# 临床康复评定与治疗

主 编 梅求安 隋玉华 高晓盟 等

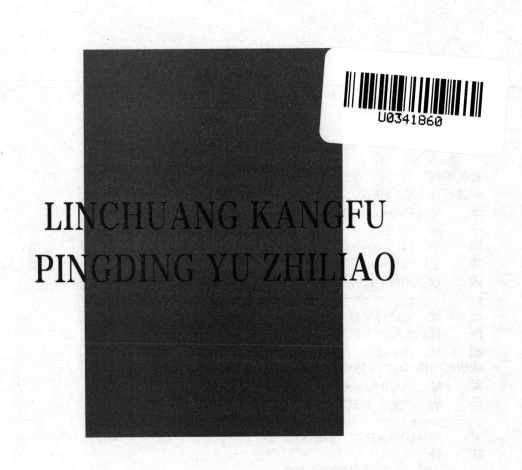

LINCHUANG KANGFU
PINGDING YU ZHILIAO

吉林科学技术出版社

**图书在版编目（CIP）数据**

临床康复评定与治疗 / 梅求安等主编. -- 长春：
吉林科学技术出版社, 2018.11
ISBN 978-7-5578-5218-4

Ⅰ.①临… Ⅱ.①梅… Ⅲ.①康复评定②康复医学
Ⅳ.①R49

中国版本图书馆CIP数据核字(2018)第248778号

## 临床康复评定与治疗

| | |
|---|---|
| 主　　编 | 梅求安　隋玉华　　高晓盟　李　鹏 |
| | 吐鲁娜依·万力　左满凤 |
| 副主编 | 桑栎楠　畅海雯　千怀兴　蔡文虹　丁鑫瑞　金　鑫 |
| 出版人 | 李　梁 |
| 责任编辑 | 赵　兵　张　卓 |
| 装帧设计 | 雅卓图书 |
| 开　　本 | 880mm×1230mm　1/16 |
| 字　　数 | 451千字 |
| 印　　张 | 14 |
| 版　　次 | 2018年11月第1版 |
| 印　　次 | 2018年11月第1次印刷 |

| | |
|---|---|
| 出　　版 | 吉林科学技术出版社 |
| 地　　址 | 长春市人民大街4646号 |
| 邮　　编 | 130021 |
| 编辑部电话 | 0431-85635185 |
| 网　　址 | www.jlstp.net |
| 印　　刷 | 济南大地图文快印有限公司 |

| | |
|---|---|
| 书　　号 | ISBN 978-7-5578-5218-4 |
| 定　　价 | 88.00元 |

# PREFACE

## 前　言

　　康复医学是功能医学，是提高生存质量的学科，康复医学早已成为卫生部规定的 13 个临床一级学科之一，康复理念也逐渐深入临床医学家心中。本书编委均是知名的临床医学和康复医学专家，在该方面有坚实的理论基础和丰富的实践经验，相信此书对复杂的临床工作有很好的参考作用。

　　本书首先简要论述了康复评定基础和康复治疗技术，然后详细介绍了临床各科常见疾病的康复，本书内容丰富，资料新颖，在科学实用的基础上介绍了一些新技术、新方法，力求能反映现代康复治疗的发展水平及其趋势。

　　由于参加编写的作者较多，写作水平和风格不尽一致，书中难免存在疏漏或错误之处，敬请广大读者批评指正，以便再版时修订，谢谢。

编　者
2018 年 11 月

# CONTENTS

# 目 录

# 第一章

## 康复评定基础

### 第一节　康复评定概述

#### 一、基本概念

康复评定是收集评定对象的病史和相关资料，提出假设，实施检查和测量，对结果进行比较、综合、分析、解释，最后形成结论和障碍学诊断的过程。康复评定的对象包括所有需要接受康复治疗的功能或能力障碍者。通过康复评定，发现和确定障碍的部位、范围或种类、性质、特征、程度以及障碍发生的原因、预后，为预防和制订明确的康复目标和康复治疗计划提供依据。广义的康复评定还包括康复目标的设定和制订治疗计划。

所谓障碍学诊断是在临床诊断基础上确定疾病或外伤所产生的后果，阐明组织、器官、系统水平的异常对于系统功能水平和对于作为一个社会人的整体功能水平的影响的诊断（表1－1）。障碍诊断是康复评定的核心。正确的康复治疗计划的制订以障碍学诊断为基础。

表1－1　疾病诊断与障碍学诊断的区别

|  | 疾病诊断 | 障碍学诊断 |
| --- | --- | --- |
| 诊断性质 | 诊断疾病或细胞、组织、器官、系统水平异常 | 疾病或外伤对功能、能力和社会参与性的影响结果 |
| 诊断目的 | 确定疾病种类；制订疾病的治疗方案 | 确定患者期望水平与实际水平之间的差距即障碍的程度；制订功能障碍的康复方案 |
| 诊断种类 | 病因诊断、病理解剖诊断、病理生理诊断 | 功能障碍诊断、功能性活动即能力障碍诊断、参与障碍诊断 |
| 诊断对象 | 疾病或外伤者 | 需要康复的患者 |

#### 二、障碍学诊断的三个层面

根据1980年世界卫生组织（WHO）第1版《国际残损、残疾和残障分类》的分类，以及2001年WHO将上述分类修改为《国际功能、残疾和健康分类》（International Classification of Functioning, Disability and Health）即ICF分类，障碍被分为三个层面：①功能障碍（残损）；②能力障碍（残疾）；③参与障碍（残障）。康复评定涵盖上述三个障碍层面的内容，评定者根据患者情况，分别从不同层面上对患者进行全面的评定，作出诊断。

#### 三、康复评定与循证医学

循证医学的核心思想是：在临床医疗实践中，应最大限度地利用科学的证据指导临床实践，制订患者的诊治决策，以减少医疗实践中的不确定性。强调以证据为基础的医学应当将医疗活动置于理性、可靠、完备、严谨的学术基础之上。

康复评定是进行高质量的康复医学研究、积累最佳研究证据的必不可少的重要手段。

## 四、康复评定的目的

康复评定贯穿于康复治疗的全过程。在运用各种疗法进行康复治疗的过程中，不同时期的评定有着不同的目的，从总体来讲，可以归纳为以下几点：①发现和确定障碍的层面、种类和程度；②寻找和确定障碍发生的原因；③确定康复治疗项目；④指导制订康复治疗计划；⑤判定康复疗效；⑥判断预后；⑦预防障碍的发生和发展；⑧评估投资-效益比；⑨为残疾等级的划分提出依据。

## 五、康复评定的类型与方法

康复评定分为定性评定、半定量和定量评定。

1. 定性评定　定性评定的对象是反映事物"质"的规律性的描述性资料而不是"量"的资料，即研究的结果本身就是定性的描述材料，主要适用于个案研究和比较研究中的差异描述。康复评定中常用的描述性定性评定资料主要通过观察和调查访谈获得。方法包括肉眼观察和问卷调查。

2. 半定量评定　半定量评定是将定性分析评定中所描述的内容分为等级或将等级赋予分值的方法。半定量分析所产生的结果要比定性评定更加明确、突出，但分值并不精确地反映实际情况或结果。临床上通常采用标准化的量表评定法。例如，偏瘫上、下肢及手的 Brunnstrom 六阶段评定法、Fugl - Meyer 总积分法等；徒手肌力检查法；日常生活活动能力的 Barthel 指数、FIM 评定等。视觉模拟尺评定亦属于半定量评定。半定量评定能够发现问题所在，并能够根据评定标准大致判断障碍的程度；由于评定标准统一且操作简单，因而易于推广，是临床康复中最常用的评定方法。

3. 定量评定　定量分析的对象是"量"的资料，这些资料常通过测量获得并以数量化的方式说明其分析结果。定量分析的目的在于更精确地定性，通过定量分析可以使人们对研究对象的认识进一步精确化，以便更加科学地揭示规律，把握本质。

定量评定通常采用特定的仪器进行检查测量，如等速运动肌力测定系统、静态与动态平衡功能评定仪、步态分析系统等。定量评定将障碍的程度用数值来表示。不同的检查项目采用特定的参数进行描述。定量评定的最突出优点是将障碍的程度量化，因而所得结论客观、准确；便于进行治疗前后的比较。定量评定是监测和提高康复医疗质量、判断康复疗效的最主要的科学手段。

## 六、评定方法的选择与评估

信度、效度、灵敏度和特异性是考察测量工具或方法优劣的重要指标。

1. 信度　信度（reliability）又称可靠性，是指测量工具或方法的稳定性、可重复性和精确性。一种测量方法的高信度在测量结果的可靠性和多次测量结果的一致性上得以体现。如果一种功能评定方法、测量工具（如评定量表、电子关节角度计）或分析方法（如步态分析系统）的重复性不好，表明该方法的信度较低。因此，在使用一种新的测量或评定方法之前，尤其是为观察治疗效果而需要进行多次评定，或在治疗过程中需要由多人进行评定时，要首先对该测量工具或方法的可信度进行检验。临床中常用的信度检验包括测试者内部信度检验和测试者间信度检验。

（1）测试者内部信度检验：测试者内部信度检验是通过同一测试者在间隔一定时间后重复同样的测量来检验测量结果的可信程度。该检验是检验时间间隔对评定结果稳定性的影响，因此，重复测量时，要注意两次测量的时间间隔要恰当。

（2）测试者间的信度检验：测试者间的信度检验是检验多个测试者采用相同的方法对同一种测试项目进行测量所得结果的一致性。在测量工具的标准化程度较低的情况下尤其要进行该检验。不同测试者的结果存在较大差异时，提示该测量方法的使用将受到质疑或限制。

一种测量方法的可信程度用信度相关系数表示，系数越大，说明测量方法的可信程度越大，测量结果越可靠、越稳定。要使一个评定量表达到高稳定性、高重复性和高精确性，设计和使用时必须做到：

①评分标准要明确并具有相互排他性；②量表适用范围明确；③评定项目的定义严谨、操作方法标准；④测试者应当定期接受应用技术的培训，以确保操作熟练和一致。

2. 效度　效度（validity）又称准确性，指测量的真实性和准确性，即测量工具在多大程度上反映测量目的。效度越高，表示测量结果越能显示出所要测量的对象的真正特征。效度根据使用目的而具有特异性。以尺子为例，用尺子测量物体的长度会得到很准确的结果。然而，如果用它测量物体的重量，则因为它和待测物之间毫无关系而使得这把尺子变得无效。由此可以看出，不同测量工具用于不同的目的，测量工具的有效性亦随之变化。因此，在选择测量方法时，应根据使用的独特目的选用适当的效度检验。常用效度检验的方法大体有三种，即效标关联效度、内容效度和构想效度。

3. 信度与效度之间的关系　信度是效度的必要条件，但不是充分条件。两者之间的关系归纳如下：①信度低，效度不可能高。②信度高，效度未必高。③效度高，信度也必然高。

4. 灵敏度　应用一种评定方法评定有某种功能障碍的人群时，可能出现真阳性（有功能障碍且评定结果亦证实）和假阴性（有功能障碍但评定结果未能证实这一结论）两种情况。灵敏度是指在有功能障碍或异常的人群中，真阳性者的数量占真阳性与假阴性之和的百分比。灵敏度检验也是检验效度的一种有效方法。

5. 特异性　应用一种评定方法评定无某种功能障碍的群体时，可能出现真阴性（无功能障碍且评定结果亦证实这一结论）和假阳性（无功能障碍但评定结果显示有功能障碍）两种情况。特异性是指在无功能障碍或异常的人群中，评为真阴性者的数量占真阴性与假阳性之和的百分比。特异性检验也是检验效度的一种有效方法。

（梅求安）

# 第二节　肌力评定

## 一、概述

1. 定义　肌力（muscle strength）是指肌肉或肌群产生张力，导致静态或动态收缩的能力，也可将其视为肌肉收缩所产生的力量。

2. 决定肌力大小的因素

（1）肌肉横截面积：每条肌纤维横断面积之和称为肌肉的生理横截面积。离体肌肉研究时，将每一根垂直横切的肌纤维切线长度相加的总和乘以肌肉的平均厚度即为肌肉的生理横截面。肌肉的横截面表明了肌肉中肌纤维的数量和肌纤维的粗细，因而可反映肌肉的发达程度。单位生理横截面积所能产生的最大肌力称为绝对肌力。肌肉的横截面积越大，肌肉收缩所产生的力量也越大。一般认为绝对肌力值在各种族人群中相对一致。

（2）运动单位募集（activation）及其释放速率（rate of firing）：一个运动神经元连同所支配的所有肌纤维称为一个运动单位，每一运动单位所含的肌纤维均属于同一类型（即或全部为Ⅰ型纤维，或全部为Ⅱ型纤维）。运动单位的激活及其释放速率被认为是与肌力相关的重要因素之一。在肌肉开始负荷时，即需要募集一定量的运动单位；随着负荷的增加，则需要募集更多的运动单位；当负荷仍然增大时，运动单位释放速率则较释放的运动单位数量更为重要，此时，释放速率是形成肌力更为重要的机制。

（3）收缩速度：是影响肌力的重要因素之一。肌肉收缩速度越低，运动单位的募集机会就越大。在等速向心收缩低角速度测试时产生较大力矩值的结果即为此证据。

（4）肌肉的初长度：肌力的产生也有赖于肌肉收缩前的初长度。肌肉的弹性特点决定其在生理限度内若具有适宜的初长度，则收缩产生的肌力较大。一般认为肌肉收缩前的初长度为其静息长度的1.2倍时，产生的肌力最大。

（5）肌腱和结缔组织的完整性：肌腱和结缔组织可帮助肌肉将张力转变为外力，这些组织和结构的损害也可不同程度地导致肌力的缺失。

（6）肌肉收缩的类型：肌肉生理收缩包括等张收缩和等长收缩两大形式。不同收缩形式的最大肌力有所不同。

（7）中枢和外周神经系统调节：产生肌力的神经生理机制包括募集纤维类型的选择、中枢神经系统对运动神经元的抑制、运动单位的同步性、冲动传导及中枢神经系统的发育等。因此，肌力的大小与中枢神经系统和外周神经系统的调节密不可分。

（8）个体状况：肌力的大小与个体状况（如年龄、性别、健康水平、心理因素等）有关。一般在20～30岁时个人的肌力水平达到峰值；女性的肌力近似为同龄男性的2/3，男性肌力通常与男性激素有关。

（9）其他力学因素：包括肌纤维走向、牵拉角度、力臂长度等也可造成肌力大小的改变。较大的肌肉中，部分肌纤维与肌腱形成一定的角度呈羽状连接，这种羽状连接的肌纤维越多，成角则越大，也就容易产生较大的肌力。肌肉收缩产生的实际力矩输出受运动节段杠杆效率的影响，故力臂长度的改变也可造成肌力大小的改变。

3. 肌肉收缩的生理类型

（1）等张收缩：包括肌力大于阻力时产生的加速度运动和小于阻力时产生的减速度运动，运动时肌张力基本恒定，但肌肉本身发生缩短和伸长，而引起明显的关节运动，也称之为动力收缩。等张收缩时，根据其肌肉的缩短和伸长情况，又可分为向心收缩（concentriccontraction）和离心收缩（eccentric contraction）。向心收缩时肌肉的起、止点相互靠近，肌肉缩短，上楼梯时股四头肌的收缩形式即为此类收缩。离心收缩时肌肉的起、止点被动伸长，下楼梯时股四头肌的收缩形式即为此类收缩。

（2）等长收缩：是肌力与阻力相等时的一种收缩形式，收缩时肌肉长度基本不变，不产生关节活动，也称为静力收缩。人体在维持特定体位和姿势时常采用这一收缩形式。不同的肌肉收缩形式产生不同的力量，其中离心收缩过程中产生的肌力最大，其次为等长收缩，最小的为向心收缩。

## 二、评定目的和临床应用

1. 目的　①判断有无肌力低下情况及其范围和程度。②发现导致肌力低下的可能原因。③提供制订康复治疗、训练计划的依据。④检验康复治疗、训练的效果。

2. 适应证　①肌肉骨骼系统疾病：包括对伤病直接引起的肌肉功能损害、运动减少或制动造成的失用性肌力减退、骨关节疾病引起的关节源性肌力减退等的评定。同时可对拮抗肌肌力平衡情况，肌力对躯干、四肢关节稳定性的影响等相关情况进行评定。②神经系统疾患：包括对神经系统（中枢神经系统和外周神经系统）损害造成神经源性肌力减退等的评定，如上、下肢代表性肌群的肌力评定可作为全面评价瘫痪严重程度的指标。③其他系统、器官疾患：握力测试、腹背肌肌力测试和局部肌肉耐力等代表性肌力评定可作为体质强弱的一般性评价指标。④健身水平：握力测试、腹背肌肌力测试和局部肌肉耐力等项目也可作为健身锻炼水平的评价指标。

3. 禁忌证　关节不稳、骨折未愈合又未作内固定、急性渗出性滑膜炎、严重疼痛、关节活动范围极度受限、急性扭伤、骨关节肿瘤等。

## 三、评定原则和分类

1. 原则

（1）规范化：对患者进行肌力评定时，应使测试肌肉或肌群在规范化的姿势下进行规范化的动作或运动，以此为基础观察其完成运动的动作、对抗重力或外在阻力完成运动的能力，达到评价肌力的目的。

（2）注重信度和效度：在肌力评定时应注意减少误差，提高评定准确性。

（3）易操作性：在临床工作中，应以简便、快捷的肌力评定方法为基础。

（4）安全性：在应用任何肌力评定方法时，均应注意避免患者出现症状加重或产生新的损害等情况。

2. 分类

（1）器械分类：分为徒手肌力评定（manual muscle testing，MMT）和器械肌力评定。后者又可分为简单仪器（如便携式测力计）评定和大型仪器（如等速测力装置）评定等。

（2）肌肉收缩形式分类：分为等长肌力评定、等张肌力评定和等速肌力评定。前两者为肌肉生理性收缩条件下的肌力评定，后者为肌肉在人为借助器械时非自然的肌肉收缩条件下的肌力评定。在等速肌力评定时，尚可进行等速向心收缩肌力和等速离心收缩肌力评定。

（3）评定部位分类：分为四肢肌力、躯干肌力评定以及对手部握力、捏力等的评定。

（4）评定目的分类：分为爆发力、局部肌肉耐力等的评定。

（梅求安）

# 第三节 肌张力评定

## 一、概述

1. 定义　肌张力是指肌肉组织在其静息状态下的一种持续的、微小的收缩，是维持身体各种姿势和正常活动的基础。在评定过程中，检查者通过被动活动肢体而感受到肌肉被动拉长或牵伸时的抵抗（或阻力）。肌张力评定主要包括：①肢体的物理惯性。②肌肉和结缔组织内在的机械弹性特点。③反射性肌肉收缩（紧张性牵张反射，tonic stretch reflex）。上运动神经元损伤的患者，肢体的物理惯性不会发生改变，因此评定肌张力过程中，一旦发现阻力增加，则表明是肌肉、肌腱的单位发生改变（如挛缩）和（或）节段反射弧内发生改变（如活动过强的牵张反射）。

2. 正常特征　正常肌张力有赖于完整的外周和中枢神经系统机制以及肌肉收缩能力、弹性、延展性等因素。具体特征为：

（1）近端关节周围肌肉可进行有效的同时收缩，使关节固定。

（2）具有完全抵抗肢体重力和外来阻力的运动能力。

（3）将肢体被动地置于空间某一位置时，具有保持该姿势不变的能力。

（4）能够维持主动肌和拮抗肌之间的平衡。

（5）具有随意使肢体由固定到运动和在运动过程中转换为固定姿势的能力。

（6）具有选择性完成某一肌群协同运动或某一肌肉独立运动的能力。

（7）触摸有一定的弹性，被动运动有轻度的抵抗感。

3. 肌张力分类

（1）正常肌张力的分类：处于正常肌张力状态时，被动运动可感到轻微抵抗（阻力）；当肢体运动时，无过多的沉重感；肢体下落时，可因此而使肢体保持原有的姿势。根据身体所处的不同状态，正常肌张力可分为：

1）静止性肌张力：可在肢体静息状态下，通过观察肌肉外观、触摸肌肉的硬度、被动牵伸运动时肢体活动受限的程度及其阻力来判断。

2）姿势性肌张力：可在患者变换各种姿势过程中，通过观察肌肉的阻力和肌肉的调整状态来判断。

3）运动性肌张力：可在患者完成某一动作的过程中，通过检查相应关节的被动运动阻力来判断。

（2）异常肌张力的分类：肌张力水平可由于神经系统的损害而增高或降低。因此，肌张力异常分为：

1）肌张力过强（hypertonia）：肌张力高于正常静息水平。被动拉伸所感到的抵抗高于正常阻力。

2）肌张力过低（hypotonia）：肌张力低于正常静息水平。被动拉伸所感到的抵抗低于正常阻力；当肢体运动时可感到柔软、沉重感；当肢体下落时，肢体无法保持原有的姿势。

3）肌张力障碍（dystonia）：肌张力损害或障碍。

# 二、肌张力异常

1. 痉挛（spasticity）

（1）定义：是指一种由牵张反射高兴奋性所致的、以速度依赖的紧张性牵张反射增强伴腱反射异常为特征的运动障碍，是肌张力增高的一种形式。所谓痉挛的速度依赖即为伴随肌肉牵伸速度的增加，痉挛肌的阻力（痉挛的程度）也增高。

（2）原因：是上运动神经元损伤综合征（upper motor neuron syndrome，UMNS）的主要表现之一。常见于脊髓损伤、脱髓鞘疾病、脑血管意外后、脑外伤、去皮层强直、去大脑强直和脑瘫等。

（3）特征：牵张反射异常；紧张性牵张反射的速度依赖性增加；腱反射异常；具有选择性，并由此导致肌群间失衡，进一步引发协同运动功能障碍；临床上可表现为肌张力增高、腱反射活跃或亢进、阵挛、异常的脊髓反射、被动运动阻力增加和运动协调性降低；可因姿势反射机制及挛缩、焦虑、环境温度、疼痛等外在因素发生程度的变化。

（4）特殊表现：包括巴宾斯基（Babinski）反射、折刀样反射（clasp knife reflex）、阵挛（clonus）、去大脑强直（decerebrate rigidity）和去皮层强直（decorticate rigidity）等。

（5）痉挛与肌张力过强的区别：肌张力过强时的阻力包括动态成分和静态成分，动态成分为肌肉被动拉伸时神经性（反射性的）因素和非神经性（生物力学的）因素所致的阻力，静态成分则是肌肉从拉长状态回复到正常静息状态的势能，为非神经性因素。神经性因素表现为肌肉运动单位的活动由于牵张反射高兴奋性而增加，中枢神经系统损伤后的痉挛、折刀样反射和阵挛皆属此类；非神经性因素则表现为结缔组织的弹性成分和肌肉的黏弹性成分的改变，尤其是在肌肉处于拉伸或缩短位制动时。在中枢神经系统损伤后，可因神经性因素造成肢体处于异常位置，并由此导致非神经性因素的继发性改变。因此中枢神经系统损伤后的肌张力过强是神经性因素和非神经性因素共同作用的结果，痉挛与肌张力过强并非等同。

2. 僵硬（rigidity）

（1）定义：是指主动肌和拮抗肌张力同时增加，导致关节被动活动的各个方向在起始和终末的抵抗感均增加的现象。

（2）原因：常为锥体外系的损害所致，帕金森病是僵硬最常见的病因，表现为齿轮样僵硬（cogwheel rigidity）和铅管样僵硬（lead–pipe rigidity）。

（3）特征：在进行任何方向的被动运动时，整个活动范围内阻力均增加，相对持续，且不依赖牵张刺激的速度；齿轮样僵硬的特征是在僵硬的基础上存在震颤，从而导致整个关节活动范围中收缩、放松交替；铅管样僵硬的特征是存在持续的僵硬；僵硬和痉挛可在某一肌群同时存在。

3. 肌张力障碍（dystonia）

（1）定义：是一种以张力损害、持续的和扭曲的不自主运动为特征的肌肉运动亢进性障碍。

（2）原因：肌张力障碍可由中枢神经系统缺陷所致，也可由遗传因素（如原发性、特发性肌张力障碍）所致。与其他神经退行性疾患（如肝豆状核变性）或代谢性疾患（如氨基酸或脂质代谢障碍）也有一定关系。此外，也可见于痉挛性斜颈。

（3）特征：肌肉收缩可快或慢，且表现为重复、模式化（扭曲）；张力以不可预料的形式由低到高变动。其中张力障碍性姿态（dystonia posturing）为持续扭曲畸形，可持续数分钟或更久。

4. 肌张力弛缓（flaccidity）

（1）定义：指肌张力低于正常静息水平，对关节进行被动运动时感觉阻力消失的状态。

（2）原因：①小脑或锥体束的上运动神经元损害所致，如脊髓损伤的早期脊髓休克阶段或颅脑外伤、脑血管意外早期；②末梢神经损伤所致，可伴有肌力弱、瘫痪、低反射性和肌肉萎缩等表现；③原发性肌病所致。

（3）特征：肌肉可表现为柔软、弛缓和松弛；邻近关节周围肌肉共同收缩能力减弱，导致被动关节活动范围扩大；腱反射消失或缺乏。

## 三、临床意义及影响因素

1. 痉挛的益处 ①下肢的伸肌痉挛帮助患者站立和行走。②活动过强的牵张反射可促进肌肉的等长和离心自主收缩。③保持相对肌容积。④预防骨质疏松。⑤减轻瘫痪肢体的肿胀。⑥充当静脉肌肉泵，降低发生深静脉血栓的危险性。

2. 痉挛的弊端 ①髋内收肌剪刀样痉挛和屈肌痉挛影响站立平衡稳定性。②下肢伸肌痉挛和阵挛影响步态的摆动期。③自主运动缓慢。④屈肌痉挛或伸肌痉挛导致皮肤应力增加。⑤紧张性牵张反射亢进或屈肌痉挛易形成挛缩。⑥自发性痉挛导致睡眠障碍。⑦髋屈肌和内收肌痉挛影响会阴清洁以及性功能。⑧下肢痉挛或阵挛干扰驾驶轮椅、助动车等。⑨持续的屈肌痉挛可导致疼痛。⑩增加骨折、异位骨化的危险性。

3. 影响肌张力的因素 ①不良的姿势和肢体位置可使肌张力增高。②中枢神经系统的状态。③紧张和焦虑等不良的心理状态可使肌张力增高。④患者对运动的主观作用。⑤疾患存在的并发症问题，如尿路结石、感染、膀胱充盈、便秘、压疮、静脉血栓、疼痛、局部肢体受压及挛缩等使肌张力增高。⑥患者的身体状况，如发热、感染、代谢和（或）电解质紊乱也可影响肌张力。⑦药物。⑧环境温度等。

## 四、肌张力评定目的和临床应用

1. 评定目的 ①提供治疗前的基线评定结果。②提供制订治疗方案和选择治疗方法的依据。③评价各种治疗的疗效。

2. 适应证 适用于中枢神经系统和外周神经系统疾患，包括神经系统损害造成神经源性肌力减退等的评定，如：上、下肢代表性肌群的肌张力评定可作为全面评价瘫痪严重程度的指标。

3. 禁忌证 关节不稳、骨折未愈合又未作内固定、急性渗出性滑膜炎、严重疼痛、关节活动范围极度受限、急性扭伤、骨关节肿瘤等。

（梅求安）

# 第四节 关节活动度的评定

## 一、概述

1. 定义 关节活动度（range of movement，ROM）是指关节运动时所通过的运动弧。关节活动度的测量是指关节远端骨所移动的度数，而不是关节远端骨与近端骨之间的夹角。

ROM 的测量包括主动和被动活动度测量：

（1）主动关节活动度（active range of movement，AROM）：指作用于关节的肌肉随意收缩产生运动使关节所通过的运动弧。

（2）被动关节活动度（passive range of movement，PROM）：指由外力使关节运动时所通过的运动弧。

2. 目的

（1）确定关节活动度受限的程度。

（2）根据主动与被动关节活动度的测量情况，明确关节活动受限的特点，区别关节僵硬与关节强直。

（3）为制订或修改治疗方案提供依据。

（4）决定是否需要使用夹板和辅助用具。

（5）治疗疗效的对比。

3. 关节活动度异常的原因

（1）关节活动度减小

1）关节内疾病：骨性病变、滑膜或软骨损伤、积血或积液、关节炎或畸形等。

2）关节外疾病：关节周围软组织损伤或粘连、瘢痕挛缩、肌痉挛、肌肉瘫痪等。

（2）关节活动度过大：可见于韧带断裂、韧带松弛、肌肉弛缓性麻痹等。

## 二、临床应用

1. 适应证　①骨关节与肌肉系统疾患、神经系统疾患及术后关节活动度受限患者；②其他原因导致关节活动障碍的患者。

2. 禁忌证　①关节急性炎症期；②关节内骨折未作处理；③肌腱、韧带和肌肉术后早期等。

（梅求安）

# 第五节　平衡功能评定

## 一、概述

1. 平衡　指维持身体直立姿势的能力。平衡功能正常应为：①能保持正常生理体位；②在随意运动中可调整姿势；③安全有效地对外来干扰做出反应。

2. 支持面　指人在各种体位下（卧、坐、站立、行走）保持平衡所依靠的表面（接触面）。站立时的支持面为包括两足底在内的两足间的表面。支持面的面积大小和质地均影响身体平衡。当支持面不稳定或面积小于足底面积、质地柔软或表面不平整等情况使得双足与地面接触面积减少时，身体的稳定性（稳定极限）下降。

3. 稳定极限（LOS）　是指正常人站立时身体可倾斜的最大角度，或在能够保持平衡的范围内倾斜时与垂直线形成的最大角度。在稳定极限范围内，平衡不被破坏，身体重心（COG）可安全地移动而不需要借助挪动脚步或外部支持来防止跌倒。正常人双足自然分开站在平整而坚实的地面上时，LOS前后方向的最大倾斜或摆动角度约为12.5°，左右方向为16°，围成一个椭圆形。LOS的大小取决于支持面的大小和性质。当重心偏离并超出稳定极限时，平衡便被破坏，正常人可以通过跨一步及自动姿势反应重新建立平衡；平衡功能障碍者则因为不能做出正常反应而跌倒。

## 二、维持平衡的生理机制

1. 概念　人体能够在各种情况下（包括来自本身和外环境的变化）保持平衡，有赖于中枢神经系统控制下的感觉系统和运动系统的参与、相互作用以及合作。躯体感觉、视觉以及前庭3个感觉系统在维持平衡的过程中各自扮演不同的角色。此外，运动系统在维持人体平衡中也起重要作用。

2. 躯体感觉系统　平衡的躯体感觉输入包括皮肤感觉（触、压觉）输入和本体感觉输入。正常人站立在固定的支持面上时，足底皮肤的触、压觉和踝关节的本体感觉输入起主导作用，当足底皮肤和下肢本体感觉输入完全消失时，人体失去感受支持面情况的能力，姿势的稳定性立刻受到严重影响，闭目站立时身体倾斜、摇晃，并容易跌倒。

（1）皮肤感受器：在维持身体平衡和姿势的过程中，与支持面相接触的皮肤触、压觉感受器向大脑皮质传递有关体重的分布情况和COG的位置。

（2）本体感受器：分布于肌梭、关节的本体感受器则向大脑皮质输入随支持面变化，如面积、硬度、稳定性以及表面平整度等而出现的有关身体各部位的空间定位和运动方向的信息。

3. 视觉系统　视觉系统在视环境静止不动的情况下准确感受环境中物体的运动以及眼睛和头部的视空间定位。当身体的平衡因躯体感觉受到干扰或破坏时，视觉系统在维持平衡中发挥重要作用，通过颈部肌肉收缩使头保持向上直立位和保持水平视线来使身体保持或恢复到原来的直立位，从而获得新的平衡。如果去除或阻断视觉输入，如闭眼或戴眼罩，姿势的稳定性将较睁眼站立时显著下降。

4. 前庭系统 头部的旋转刺激了前庭系统中壶腹嵴、迷路内的椭圆囊斑和球囊斑两个感受器。

（1）壶腹嵴：上、后、外3个半规管内的壶腹嵴为运动位置感受器，感受头部在三维空间中的运动角加（减）速度变化而引起的刺激。

（2）前庭迷路内的椭圆囊斑和球囊斑：感受静止时的地心引力和直线加（减）速度变化引起的刺激。

无论体位如何变化，通过头的调整反射改变颈部肌肉张力来保持头的直立位置是椭圆囊斑和球囊斑的主要功能，通过测知头部的位置及其运动，使身体各部随头作适当的调整和协调运动从而保持身体的平衡。在躯体感觉和视觉系统正常的情况下，前庭冲动在控制 COG 位置上的作用很小。只有当躯体感觉和视觉信息输入均不存在（被阻断）或输入不准确而发生冲突时，前庭感觉输入在维持平衡中才变得至关重要。

（3）综合处理：当体位或姿势变化时，为了判断 COG 的准确位置和支持面状况，中枢神经系统将3种感觉信息进行整合，迅速判断，选择正确定位信息的感觉输入，放弃错误的感觉输入。

5. 运动系统的作用

（1）协同运动：中枢神经系统在对多种感觉信息进行分析整合后下达运动指令，运动系统以不同的协同运动模式控制姿势变化，将身体重心调整回到原范围内或重新建立新的平衡。多组肌群共同协调完成一个运动被称为协同运动。自动姿势性协同运动是下肢和躯干肌以固定的组合方式并按一定的时间顺序和强度进行收缩，用以保护站立平衡的运动模式，它是人体为回应外力或站立支持面的变化而产生的对策。

（2）姿势性协同运动模式

1）踝关节协同运动模式（踝对策）：是指身体重心以踝关节为轴进行前后转动或摆动，类似钟摆运动。

2）髋关节协同运动模式（髋对策）：当站立者的稳定性显著下降，身体前后摆动幅度增大时，为了减少身体摆动使重心重新回到双脚范围内，人体通常采用髋关节的屈伸来调整身体重心和保持平衡。

3）跨步动作模式：外力干扰过大使身体晃动进一步增加时，重心超出其稳定极限，人体则采用自动地向用力方向快速跨出一步来重新建立身体重心的支撑点，为身体重新确定站立支持面。

## 三、评定目的和临床应用

1. 目的 ①判断平衡障碍以及障碍的严重程度。②分析平衡障碍的相关因素。③预测发生跌倒的可能性。④针对障碍的特点，指导制订康复治疗方案。⑤评定疗效。

2. 适应证 ①中枢神经系统损害：脑外伤、脑血管意外、帕金森病、多发性硬化、小脑疾患、颅内肿瘤、脑瘫、脊髓损伤等。②耳鼻喉科疾病：由前庭器官问题导致的眩晕症。③骨关节伤病：下肢骨折及骨关节疾患、截肢、关节置换；影响姿势与姿势控制的颈部与背部损伤以及各种涉及平衡问题的运动损伤、肌肉疾患及外周神经损伤等。④老年人。⑤特殊职业人群。

3. 禁忌证 下肢骨折未愈合；不能负重站立；严重心肺疾病；发热、急性炎症；不能主动合作者。

（隋玉华）

# 第六节 协调功能评定

## 一、概述

1. 定义 协调是指人体多组肌群共同参与并相互配合，进行平稳、准确、良好控制的运动能力。协调运动的特征为适当的速度、距离、方向、节奏、力量及达到正确的目标。协调是完成精细运动技能动作的必要条件。协调运动需要健全的中枢神经系统、感觉系统和运动系统。中枢神经系统中小脑、基底节和脊髓后索等参与协调控制。感觉系统中前庭神经、视神经、深感觉等在运动的协调中发挥重要作用。当上述结构发生病变时，协调动作即会出现障碍。

2. 协调障碍的机制

（1）小脑伤病：小脑的功能主要是反射性地维持肌肉张力、姿势的平衡和运动的协调。小脑通过来自前庭、脊髓及脑干内的小脑前核的传入联系，接受来自运动中枢的信息及大量与运动有关的感觉信息，具体可包括肌肉、肌腱、关节、皮肤及前庭、视器、听器等处的信息，这些传入信息是小脑作为运动调节中枢的基础。小脑的传出纤维通过丘脑皮质主要投射到大脑皮质的运动区及躯体感觉区。因此，小脑的传入、传出联系主要接受大脑皮质运动区、前庭器官及本体感觉传来的冲动，并又随时发出冲动到达大脑皮质运动区、脑干网状结构，经网状脊髓束到达脊髓，组成锥体外系的大脑皮质－小脑途径。这一途径在调节肌紧张及随意运动中起重要作用。当小脑不同部位发生伤病时，即可出现协调运动障碍。这种障碍主要表现为小脑性共济失调。

（2）基底节伤病：基底节包括尾状核、豆状核和苍白球3个主要的核团。基底节的作用为控制初始粗大的规律性随意运动（如翻身、行走），通过学习建立不随意运动技能及姿势的调整。基底节在维持正常肌张力方面也起重要作用，表现在其对皮质运动中枢与皮质下中枢的抑制作用。基底节伤病后可因伤病部位的不同而相应发生齿轮样或铅管样肌张力增高、静止性震颤（如帕金森病）、手足徐动及运动不能等障碍表现。

（3）脊髓后索伤病：脊髓后索的功能是本体感觉信息的传入和传出通道，包括姿势觉和运动觉。脊髓后索病变的特征为同侧精细触觉和深感觉减退或消失，而痛觉、温觉保存，因而发生感觉性共济失调。

3. 协调功能的发育和衰退过程

（1）协调功能的发育过程：随着小儿出生后大脑的发育、神经系统的成熟，一些原始反射的消退使得小儿随意运动、协调运动发育逐渐完善，而且这种发育完善与视觉、感知觉的发育完善密切相关。一般小儿在7岁左右平衡、精细动作、粗大运动的协调发育基本成熟。

（2）协调功能的衰退过程：老年人随着年龄的增长，可因肌力减退、运动反应时间减慢、关节柔韧性消失、姿势缺陷和平衡障碍等负面因素逐渐增多，而出现原发性或继发性的协调运动障碍。

## 二、常见协调障碍

1. 共济失调　表现为随意运动无法平稳执行，动作速度、范围、力量及持续时间均出现异常。

（1）上肢摇摆：完成穿衣、扣纽扣、端水、写字等困难。

（2）醉汉步态：步行跨步大，足着地轻重不等，不稳定；足间距离大而摇动。

（3）震颤：完成有目的的动作时主动肌和拮抗肌不协调，包括意向性震颤、姿势性震颤、静止性震颤。

（4）轮替运动障碍：完成快速交替动作有困难，笨拙、缓慢。

（5）辨距不良：对运动的距离、速度、力量和范围判断失误，达不到目标或超过目标。

（6）肌张力低下：肢体被动抬起后，突然撤除支持时，肢体发生坠落。

（7）书写障碍：患者在书写中不能适度停止，往往出现过线，画线试验（＋）。

（8）运动转换障碍：模仿画线异常。

（9）协同运动障碍：包括起身试验、立位后仰试验（＋）。

（10）其他：包括眼球震颤、构音障碍。

2. 不随意运动

（1）震颤：肢体维持固定姿势时震颤明显，随意运动时震颤可暂时抑制，但肢体重新固定于新的位置时又出现震颤。精神紧张时加重，睡眠时消失。可发生于上肢、头部、下颌和下肢。

（2）舞蹈样运动：为无目的、无规则、无节律的、可突然出现的动作。

（3）手足徐动：为间歇性的、缓慢的、不规则的手足扭转运动，肌张力忽高忽低，交替出现于相互对抗的肌群。

（4）偏身投掷症：突然发生反射性、痉挛性、有力的、大范围的一侧或一个肢体无目的的鞭打样动作。

（5）舞蹈样徐动症：介于舞蹈样运动和手足徐动之间。

（6）肌痉挛：为个别肌肉或肌群的短暂、快速、不规则、幅度不一的收缩，局限于身体一部分或数处同步或不同步出现。

3. 其他

（1）运动徐缓：运动缓慢、能力减低。

（2）强直：被动活动时肌肉张力明显增高，呈齿轮样或铅管样改变。

## 三、临床应用

1. 适应证 ①小脑性共济失调：小脑疾患、乙醇中毒或巴比妥中毒。②感觉性共济失调：脊髓疾病。③前庭功能障碍。④各种以震颤为主要症状的疾病：帕金森病、老年动脉硬化、慢性肝病、甲状腺功能亢进。⑤舞蹈样运动：儿童的脑风湿病变。⑥手足徐动：脑性瘫痪、肝豆状核变性、脑基底核变性（脑炎或中毒）等。⑦手足搐搦：低钙血症和碱中毒。⑧运动徐缓：进行性肌营养不良症。

2. 禁忌证 ①严重的心血管疾病。②不能主动合作者。

（隋玉华）

# 第七节 步态分析

## 一、步行周期

步行周期指行走过程中一侧足跟着地至该侧足跟再次着地时所经过的时间。每一侧下肢有其各自的步行周期。每一个步行周期分为站立相和迈步相两个阶段。站立相又称支撑相，为足底与地面接触的时期；迈步相亦称摆动相，指支撑腿离开地面向前摆动的阶段。站立相大约占步行周期的60%，迈步相约占其中的40%。一条腿与地面接触并负重时称"单支撑期"；体重从一侧下肢向另一侧下肢传递，双足同时与地面接触时称为"双支撑期"。

（1）首次着地：步行周期和站立相的起始点，指足跟或足底的其他部位第一次与地面接触的瞬间。正常人行走时的首次着地方式为足跟着地。不同的病理步态中，首次着地方式表现各异，如前脚掌（即跖骨头）着地、足底外侧缘着地、足跟与前脚掌同时着地。

（2）负荷反应期：指足跟着地后至足底与地面全面接触瞬间的一段时间，即一侧足跟着地后至对侧下肢足趾离地时（0~15%步行周期），为双支撑期，是重心由足跟转移至足底的过程，又称承重期，指正常行走时足跟着地至膝关节屈曲角度达到站立相期间的最大值（约发生在10%~15%步行周期）。

（3）站立中期：指从对侧下肢离地至躯干位于该侧（支撑）腿正上方时（15%~40%步行周期），为单腿支撑期，此时重心位于支撑面正上方。

（4）站立末期：为单腿支撑期，指从支撑腿足跟离地时到对侧下肢足跟着地（40%~50%步行周期）。

（5）迈步前期：指从对侧下肢足跟着地到支撑腿足趾离地之前的一段时间（50%~60%步行周期），为第二个双支撑期。

（6）迈步初期：从支撑腿离地至该腿膝关节达到最大屈曲时（60%~70%步行周期）。此阶段主要目的是使足底离开地面（称为足廓清），以确保下肢向前摆动时，足趾不为地面所绊。

（7）迈步中期：从膝关节最大屈曲摆动到小腿与地面垂直时（70%~85%步行周期）。保持足与地面间的距离仍是该期的主要目的。

（8）迈步末期：指与地面垂直的小腿向前摆动至该侧足跟再次着地之前（85%~100%步行周期）。该期小腿向前摆动的速度减慢并调整足的位置，为进入下一个步行周期做准备。

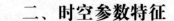

# 二、时空参数特征

## （一）步频与步速

1. 步频　单位时间行走的步数称为步频，以步数/分表示。正常人平均自然步频约为 95～125 步/分。

2. 步行速度　单位时间内行走的距离称为步行速度，以 m/s 表示，亦可以用身高或下肢长的百分比表示。正常人平均自然步速约为 1.2m/s。步速也通过下列公式计算得知。可以看出，步行速度与跨步长和步频相关，跨步长增加、步频加快、步行速度亦加快，反之亦然。

步速（m/s）＝跨步长（m）×步频（步/分）/120

## （二）步长与跨步长

1. 步长　行走时左右足跟或足尖先后着地时两点间的纵向直线距离称为步长，以 cm 为单位表示。步长与身高成正比，即身材愈短，步长愈短。正常人约为 50～80cm。一步的概念还可以时间来衡量，即单步所用的时间。

2. 跨步长　跨步长指同一侧足跟前后连续两次着地点间的纵向直线距离，相当于左、右两个步长相加，约为 100～160cm。跨步时间即步行周期时间，以秒为计时单位。用于被试者之间或自身比较时，跨步时间通常采用百分比的方式表达。

## （三）步宽与足偏角

1. 步宽　指左、右两足间的横向距离，通常以足跟中点为测量点。步宽愈窄，步行的稳定性愈差。

2. 足偏角　指贯穿一侧足底的中心线与前进方向所成的夹角。

# 三、运动学特征

运动学研究人体节段和关节在运动中的位置、角度、速度和加速度。精确地测量人体在运动过程中的位移、速度和加速度、并对这些信息进行处理和分析，对于发现和诊断病理步态具有重要价值。步态的运动学分析是一种描述性的定量分析，所得结果反映了被检查者的步态特征。骨盆及下肢诸关节在步行中的运动（屈曲、伸展、内旋、外旋、内收、外展）角度变化是临床步态分析的重要组成部分（表1-2）。

表1-2　正常步行周期中骨盆和下肢各关节的角度变化

| 步行周期 | 关节运动角度 | | | |
| --- | --- | --- | --- | --- |
| | 骨盆 | 髋关节 | 膝关节 | 踝关节 |
| 首次着地（足跟着地） | 5°旋前 | 30°屈曲 | 0° | 0° |
| 承重反应（足放平） | 5°旋前 | 30°屈曲 | 0°～15°屈曲 | 0°～15°跖屈 |
| 站立中期 | 中立位 | 30°屈曲～0° | 15°～5°屈曲 | 15°跖屈～10°背屈 |
| 站立末期（足跟离地） | 5°旋后 | 0°～10°过伸展 | 5°屈曲 | 10°背屈～0° |
| 迈步前期（足趾离地） | 5°旋后 | 10°过伸展～0° | 5°～35°屈曲 | 0°～20°跖屈 |
| 迈步初期（加速期） | 5°旋后 | 0°～20°屈曲 | 35°～60°屈曲 | 20°～10°跖屈 |
| 迈步中期 | 中立位 | 20°～30°屈曲 | 60°～30°屈曲 | 10°跖屈～0° |
| 迈步末期（减速期） | 5°旋前 | 30°屈曲 | 30°屈曲～0° | 0° |

# 四、动力学特征

动力学分析是指对人体运动进行力学分析，步态分析中动力学分析包括地反力、关节力矩、肌肉活动等及人体代谢性能量与机械能转换与守恒等。通过动力学分析可以揭示特异性步态形成或产生的原因。

1. 地反力 地反力（ground reaction force）指人在站立、行走及奔跑中足底触及地面产生作用于地面的力量时，地面因此而产生的一个大小相等、方向相反的力。人体借助于地反力推动自身前进。地反力分为垂直分力、前后分力和内外分力。垂直分力反映行走过程中支撑下肢的负重和离地能力；前后分力反映支撑腿的驱动与制动能力；内外分力则反映侧方负重能力与稳定性。

2. 力矩 力矩是力与力作用线的垂直距离的乘积，它是使一个关节发生转动的力，是肌肉、韧带和摩擦力作用的最终结果。在正常步态中，关节角度并不达到其运动范围的终点，摩擦力也非常小。因此，力矩常被认为或看做是肌肉力矩。因此，当主动肌与拮抗肌肌肉力量失衡时，维持正常关节运动的力矩将发生改变。力矩分为伸展力矩、屈曲力矩和支持力矩。支持力矩为髋、膝、踝关节力矩的代数和，是保证站立相支撑腿不塌陷的支持力。

3. 正常步行周期中下肢肌群活动 见表1-3。

**表1-3 正常步态中主要下肢肌群活动**

| 步行周期 | 正常运动 | 肌群活动 | | |
| --- | --- | --- | --- | --- |
| | | 作用于髋关节的肌群 | 作用于膝关节的肌群 | 作用于踝关节的肌群 |
| 足跟着地↓足放平 | 髋关节：30°屈曲 膝关节：0°~15°屈曲 踝关节：0°~15°屈曲 | 骶棘肌、臀大肌、腘绳肌收缩 | 股四头肌先行向心性收缩以保持膝关节伸展位，然后进行离心性收缩 | 胫前肌离心性收缩，防止足放平时前脚掌拍击地面 |
| 足放平↓站立中期 | 髋关节：30°~5°屈曲 膝关节：15°~5°屈曲 踝关节：15°跖屈~10°背屈 | 臀大肌收缩活动逐渐停止 | 股四头肌活动逐渐停止 | 腓肠肌和比目鱼肌离心性收缩控制小腿前倾 |
| 站立中期↓足跟离地 | 膝关节：5°屈曲 踝关节：10°~15°背屈 | - | - | 腓肠肌、比目鱼肌离心性收缩对抗踝关节背屈，控制小腿前倾 |
| 足跟离地↓足趾离地 | 髋关节：10°过伸展~中立位 膝关节：5°~35°屈曲 踝关节：15°背屈~20°跖屈 | 髂腰肌、内收大肌、内收长肌收缩 | 股四头肌离心性收缩控制膝关节过度屈曲 | 腓肠肌、比目鱼肌、腓骨短肌、踇长屈肌收缩产生踝关节跖屈 |
| 加速期↓迈步中期 | 髋关节：20°~30°屈曲 膝关节：40°~60°屈曲 踝关节：背屈~中立位 | 髋关节屈肌、髂腰肌、股直肌、股薄肌、缝匠肌、阔筋膜张肌收缩，启动摆动期 | 股二头肌（短头）、股薄肌、缝匠肌向心性收缩引起膝关节屈曲 | 背屈肌收缩使踝关节呈中立位，防止足趾拖地 |
| 迈步中期↓减速期 | 髋关节：30°~20°屈曲 膝关节：60°~30°~0° 踝关节：中立位 | 腘绳肌收缩 | 股四头肌向心性收缩以稳定膝关节于伸展位，为足跟着地做准备 | 胫前肌收缩使踝关节保持中立位 |

（隋玉华）

# 第八节　日常生活能力评定

## 一、概述

1. 定义　日常生活活动（activities of daily living，ADL）的概念由 Sidney Katz 于 1963 年提出，指一个人为了满足日常生活的需要每天所进行的必要活动。ADL 分为基础性日常生活活动（basic activity of daily living，BADL）和工具性日常生活活动（instrumental activity of daily living，IADI）。

（1）基础性日常生活活动（BADL）：BADL 是指人维持最基本的生存、生活需要所必需的每日反复进行的活动，包括自理和功能性移动两类活动。自理活动包括进食、梳妆、洗漱、洗澡、如厕、穿衣等，功能性移动包括翻身、从床上坐起、转移、行走、驱动轮椅、上下楼梯等。

（2）工具性日常生活活动（IADL）：IADL 指人维持独立生活所必要的一些活动，包括使用电话、购物、做饭、家事处理、洗衣、服药、理财、使用交通工具、处理突发事件以及在社区内的休闲活动等。从 IADL 所包含的内容中可以看出，这些活动常需要使用一些工具才能完成，是在社区环境中进行的日常活动。IADL 是在 BADL 基础上实现人的社会属性的活动，是维持残疾人自我照顾、健康并获得社会支持的基础。

2. 评定目的　①确立日常生活活动的独立程度。②确定哪些日常生活活动需要帮助，需要何种帮助以及帮助的量。③为制订康复目标和康复治疗方案提供依据。④为制订环境改造方案提供依据。⑤观察疗效，评估医疗质量。

3. 评定内容

（1）体位转移能力：①床上体位及活动能力。②坐起及坐位平衡能力。③站立及站位平衡能力。

（2）卫生自理能力：①更衣，如自己穿脱不同式样的上衣、裤子、袜子和鞋。②个人卫生，如洗脸、刷牙、修饰、洗澡、大小便及便后卫生。③进餐，如准备食物和使用餐具等。

（3）行走及乘坐交通工具能力：①室内行走。②室外行走。③上下楼梯。④上下汽车。⑤使用轮椅。

（4）交流能力：①阅读书报。②书写。③使用辅助交流用具，如交流板、图片、电脑等。④与他人交流。⑤理解能力。

（5）社会认知能力：①社会交往。②解决问题。③记忆能力。

4. 评定方法　基本的评价方法包括回答问卷、观察以及量表评价。

（1）提问法：提问法是通过提问的方式来收集资料和进行评价。提问有口头提问和问卷提问两种。无论是口头问答还是答卷都不一定需要面对面的接触。谈话可以在电话中进行，答卷则可以采取邮寄的方式。就某一项活动的提问，其提问内容应从宏观到微观。检查者在听取患者的描述时，应注意甄别患者所述是客观存在还是主观意志，回答是否真实、准确。当患者因体力过于虚弱、情绪低落或有认知功能障碍而不能回答问题时可以请患者的家属或陪护者回答问题。

由于在较少的时间内就可以比较全面地了解患者的 ADL 完成情况，因此提问法适用于对患者的残疾状况进行筛查。如前所述，有的患者可能并不能准确描述存在的问题；再者，如果患者并不具备医学、康复等方面的知识，也就没有能力区分出哪些因素是引起障碍的原因。因此，当评定 ADL 的目的是为了帮助或指导制定治疗计划时，则不宜使用提问法。尽管如此，在评定 ADL 的总体情况时，提问法仍是常选择的方法。它不仅节约时间、节约人力，亦节约空间。

（2）观察法：观察法是指检查者通过直接观察患者 ADL 实际的完成情况来进行评价的。观察的场所可以是实际环境，也可以是实验室。实际环境指被检查者日常生活中实施各种活动的生活环境，这里所指的环境，不仅仅包括地点如在家里，还包括所使用的物品如家中的浴盆、肥皂以及适当的时间等。社区康复常采用在实际环境中观察 ADL 实施情况的方法，检查者可在清晨起床后在被检查者家中的盥洗室里观察其洗漱情况。住院患者的 ADL 观察评定则通常在实验室条件下，即在模拟的家庭或工作环境中进行。需要指出的是，不同的环境会对被检查者 ADL 表现的质量产生很大的影响。实际环境与实验室环境条件下被检查者的 ADL 表现可能有所不同。因此，在评定的过程中应当将环境因素对于 ADL 的影响考虑在内，使观察结果更真实、准确。采用观察法评价能够使治疗师在现场仔细地审视患者活动的每一个细节，看到患者的实际表现。这一点从提问中是无法获得的，而且观察法能够克服或弥补提问评定法中存在的主观性强、可能与实际表现不符的缺陷。通过实际观察，检查人员还可以从中分析影响该作业活动完成的因素或原因。

（3）量表检查法：量表检查法是采用经过标准化设计、具有统一内容、统一评价标准的检查表评价 ADL。检查表中规定设计了 ADL 检查项目并进行系统分类，每一项活动的完成情况被予以量化并以分数表示。量表经过信度、效度及灵敏度检验，其统一和标准化的检查与评分方法使得评价结果可以对不同患者、不同疗法以及不同的医疗机构之间进行比较。因此，量表检查法是临床及科研中观察治疗前后的康复进展、研究新疗法、判断疗效等常用的手段。

## 二、常用评定量表

1. 量表种类　BADL 评定常用量表有 Barthel 指数、Katz 指数、PULSES、修订的 Kenny 自理评定等。IADL 常用量表有功能活动问卷（the functional activities questionary，FAQ）、快速残疾评定量表（rapid disability rating scale，RDRS）等。

2. Barthel 指数　20 世纪 50 年代中期由美国 Florence Mahoney 和 Dorothy Barthel 设计并应用于临床，是临床应用最广、研究最多的 BADL 评定方法。不仅可以用来评定患者治疗前后的 ADL 状态，也可以预测治疗效果、住院时间及预后。

3. 功能独立性测量　FIM 是美国物理医学与康复学会 1983 年制定的"医疗康复统一数据系统"（uniform data system for medical rehabilitation，UDSMR）的核心部分，包括供成年人使用的 FIMSM 和供儿童使用的 WeeFIMSM。FIM 广泛地用于医疗康复机构，用以确定人院、出院与随访时的功能评分。可以动态地记录功能变化。通过"医疗康复统一数据系统"所收集的患者统计资料、疾病诊断、病损类别、住院日和不同的康复措施等信息可以确定患者功能丧失的严重程度、康复医学的成果，从而评定该部门或机构的效率与成果。该系统还可以作为多学科、多机构之间研讨残疾问题的共同语言，促进康复治疗组成员之间的交流，医疗保险机构可依此确定支付或拒付。

（隋玉华）

# 第二章

# 康复治疗技术

## 第一节　体位转移技术

体位转移是指人体从一种姿势转移到另外一种姿势的过程，或从一个地方转移到另外一个地方的过程。体位转移一般包括床上转移、卧坐转移、坐位下的转移和坐站转移等。

依据转移时力量的来源，体位转移可分为主动转移、辅助转移和被动转移3大类。主动转移是指患者独自完成、不需他人帮助的转移方法；辅助转移是指由治疗师或其他人员协助的转移方法；被动转移是指患者因瘫痪程度较重而不能对抗重力完成独立转移及辅助转移时，完全由外力将患者整个抬起从一个地方转移到另一个地方的转移方法。体位转移技术是物理治疗师的基本功，本节重点介绍在他人帮助下如何完成被动体位转移。

## 一、主动转移技术

### （一）主动转移基本原则

1. 等高原则　水平转移时，相互转移的两个平面之间的高度应尽可能相等，尤其对四肢瘫的患者。

2. 稳定原则　相互转移的两个平面的物体应稳定。轮椅转移时必须先制动，活动床转移时应先锁住床的脚轮，椅子转移时应将其置于最稳定的位置。

3. 靠近原则　相互转移的两个平面应尽可能靠近。若两者之间有距离，可使用转移滑板。

4. 硬度原则　床垫和椅面应有一定的硬度。一般越硬越利于转移。

5. 利用体重原则　应当教会患者利用体重转移。如利用倾斜力、翻滚力、摆动惯性等以增加起身的动量。

6. 把握时机原则　患者学习独立转移的时机要适当。太早容易失败使患者失去信心，太晚则因依赖而失去兴趣。

7. 安全容易原则　有多种转移方法可供选择时，以最安全、最容易的方法为首选。例如患者应尽量避免被家具或轮椅大轮、脚踏板碰伤肢体或臀部。在轮椅和床之间转移时，靠床一侧的扶手要拆下，轮椅脚踏板要向侧边移开或拆除，否则可能会碰到患者踝部，导致皮肤擦伤。

### （二）床上转移活动

脑、脊髓及肌骨系统损伤患者的床上转移活动，包括床上翻身、床上移动及坐卧转移等活动。

### （三）两椅间坐位转移活动

在坐位下进行椅-椅之间转移时，不需要患者站起来。对于使用轮椅的截瘫患者，掌握了这些基本技术后，可以完成轮椅到床、座厕、地面、浴盆等处的转移，大大提高了生活的独立性与活动空间。为了叙述的方便及便于理解，下面将患者正在坐的椅子称为第一张椅子，将要转移过去的椅子称为第二张椅子，常用有下述几种方法。

1. 成角转移 两椅前缘之间夹角30°~45°，若是轮椅，需要拆除两轮椅间的扶手。步骤如下：①患者向椅前移动，并将双足放好；②靠近第二张椅子的扶手后握着第二张椅子最远侧或者扶手，另一只手握着第一张椅子。若两腿不能站立，在转移前，把两腿搬到第二张椅子前；③患者用两手撑起身体（腿可以辅助）将臀部摆到第二张椅子上面；④两手握着第二张椅子扶手，两脚进行适当调整至舒适的位置。

2. 侧方转移 两椅并排放，如果使用轮椅，两轮椅之间的扶手要拆除。步骤如下：①患者身体向第二张椅子侧斜，握着该座位的远侧扶手或座位边缘，另一只手握着第一把椅子扶手；②患者将臀部从第一把椅子横过到第二把椅子上；③调整两脚姿势慢慢坐下。

3. 滑板转移 此方法适用于两椅高度不同，或两椅间有一定距离。步骤如下：①两椅并排放着，如果使用轮椅，两椅间扶手应去掉；②滑板放在两椅间，患者坐在其中一端；③将板和椅子固定住，患者横过滑板；④移到第二把椅子后，调整两腿，然后去掉滑板。

4. 错车式转移 两椅面相对，第一把椅子略偏左（或右）侧，如果使用轮椅，应将脚踏板拉向旁边或卸掉。步骤如下：①患者向椅子左（或右）侧迈双腿，使两椅尽可能靠在一起；②患者向椅前移，将左（或右）手放在第一把椅子扶手上，右（或左）手放在第二把椅子座位后面；③两手向下用力抬起臀部，然后摆过来坐到第二把椅子上，把第一把椅子搬走（如果是轮椅，可将其推开），调整两脚及臀部，使其处于舒服位置。

### （四）床－椅转移技术及方法

上述椅－椅转移技术同样适用于床边到轮椅的转移，对偏瘫患者，已足够使用，但对于那些双下肢不能支撑地面的截瘫患者，完成这种床－椅转移有一定困难，需要用前向转移方法，步骤如下：①轮椅放置于床边，膝能接触到床边时，锁住车闸；②患者头、躯干前屈，为防止跌倒，用一手钩住扶手，另一手放在同侧下肢膝下，将该下肢抬起放在床上，用同样方法，更换另一侧，将另侧下肢抬起放到床上；③将脚踏板搬开或卸掉，打开车闸与床边对接，再锁住车闸，两手握住扶手，头、躯干后倾，撑起将身体移至床上；④两手移至床上，整理坐姿或躺至床上。

## 二、被动转移技术与方法

功能障碍比较重，不能进行主动转移的患者，通常需要他人扶抱才能完成转移活动，称为被动转移或扶抱转移。

### （一）扶抱的原则及必要准备

1. 基本原则 ①扶抱者应分腿站稳；②利用下肢肌肉承担重量，避免只用腰背力来扶抱患者；③身体循着扶抱方向移动；④扶抱中保持患者身体两边对称。

2. 扶抱前的准备 ①先要计划移动方向和方法；②预备足够的空间，使扶抱过程得以安全地进行；③若要由床移往椅或由椅移往轮椅，要先将椅或轮椅放在适当的位置，以缩短距离及减少转换方向；④对坐轮椅或在活动床上的患者要锁上轮椅或活动床，拆去阻碍移位的扶手及脚踏板；⑤倘若扶抱过程需要两位或多位扶抱者，则每一位都必须清楚地了解整个程序。开始时，由其中一位喊口号，如"一、二、三、起"，然后同时把患者扶起。

3. 扶抱时的注意事项 ①扶抱者在扶抱前需要了解患者的体形、体重；②患者的瘫痪程度，如果患者具有一定的能力，则应告诉患者尽力维持姿势平衡；③扶抱者本身的能力，并能认识到在某种情况下需要其他助手；④在进行扶抱前，应作自我介绍并向被扶抱者清楚解释目的和扶抱程序；⑤留意突然或不正常行动，如卒中患者的不随意动作。

### （二）常用扶抱技术与方法

1. 床边坐起与躺下 患者侧卧位（健侧、患侧均可）两膝屈曲。扶抱者先将患者双腿放于床边，然后一手托着肩部，另一手按着患者位于上方的股骨大转子或骨盆，命令患者向上侧屈头部，扶抱者抬起下方的肩部，以骨盆为枢纽转移成坐位，在转移过程中，鼓励患者用健侧上肢支撑。此法用于偏瘫及下肢骨折患者。对于截瘫患者，扶抱者可面对患者，扶抱两肩部拉起成坐位。

2. 坐位间转移 常用以下方法。

（1）骨盆扶抱法：①患者坐在椅子前边，身体稍前倾，两足分开，健侧脚稍后放置；②扶抱者面对患者，一膝顶着患者前面的膝使之不会倾倒，另一足适当分开放置以保持稳定；③扶抱者屈曲双膝，下蹲，腰背挺直，双臂置于患者双臀下，双手置于患者双髋下。如果扶抱者双手不够长，可把一手置于髋下，另一手抓住患者腰部的衣裤和腰带；④扶抱者让患者在口令下同时站起，然后帮助患者把髋部摆向另一个位置。

（2）前臂扶抱法：①如前所述患者作好站立的准备；②扶抱者站在患者前面，顶住患者一侧膝部，腰背伸直同时抬起双臂，患者双手置于扶抱者肘上，而扶抱者把双前臂置于患者前臂下，双手置于患者肘下扶住患者；③嘱患者屈肘并听从扶抱者口令一起站起，同样地如果要从一个坐位转移至另一个坐位，扶抱者帮助患者在坐下前摆动双髋到另一个坐位。

（3）臂链扶抱法：①如前所述患者做好站立的准备工作；②扶抱者站立在患者一侧（这里以站在患侧为例）：如前所述，扶抱者用膝顶着患者的膝，让患者把双手置于扶手上（可能的话），然后一手穿过患者较近侧的腋窝下，手置于患者肩胛上，另一只手稳定患者的骨盆或置于髋下帮助患者准备站起；③听扶抱者的口令一起站立。

（4）肩胛后扶抱法：①患者坐在椅子的前沿，双肘前伸，双手合在一起放在双膝之间，受累侧拇指置于最上边；②扶抱者面对患者顶住患者一侧膝部，双手置于患者肩后，双手掌置于患者肩胛骨上；③听扶抱者的口令一起站立。使用这种方法，扶抱者牵拉患者患侧肩胛骨，可以达到减轻痉挛的作用。

3. 双人帮助站立技术 两位帮助者分别站在患者两侧，每人以臂绕过患者背后支撑，另一臂在患者屈曲的肘部、前臂和手掌下扶住；患者两脚向前触地，身体微向前倾，在两个人帮助下站起。

# 三、抬起技术与方法

在转移过程中，患者的瘫痪程度不能对抗重力，需在帮助下转移时，扶抱者必须把患者整个抬起从一个地方转移到另一个地方。

## （一）抬起前准备

1. 扶抱者准备 需要2个或以上人员帮助转移时，必须指定一个人发口令，以保持相互之间的协调。抬起患者前，两位扶抱者两手腕应相互握住，组成抬起杠杆。常用的握腕法有：①单腕握；②双腕握；③指握；④双手握持等方法。

2. 患者准备 首先应放松，对扶抱者有信心，抬起时向前看，不要看地板或扶抱者。如果病情允许，在抬起时全力保持自己身体的位置。

## （二）常用抬起技

1. 标准式或椅式抬起法 这种扶抱法的优点是在整个过程中可观察到患者的表情和反应；对胸部和上肢疼痛的患者特别适用。两位扶抱者面对面站立，尽量靠近患者，双脚前后分开，前脚向着预定移动方向，屈膝半蹲，保持腰背挺直及抬起头部。一手扶着患者背部下端，另一手腕握，承托着大腿靠近臀部部分。患者交叉双臂于胸前或绕着扶抱者的肩部，被抱起时用脚跟向床面推，伸直双腿，帮助移动。扶抱者用下肢的力量站起将患者抬离床面，循着预定的方向把患者的重量由后脚移至前脚，到达目的地后缓缓放下。

2. 穿臂抱法 这种方法要求患者的双臂或至少一只手臂或手掌较为强壮，因此偏瘫、截瘫、脑瘫患者均可适用。患者在胸前两手交叉握着自己的手腕（同上述几种握法），扶抱者或抬起者站在患者后面，两手穿过患者腋下，握着患者前臂，身体贴近他的背部。若需要两位，则另一位扶抱者两手放在患者膝下或小腿处。使用此方法，可由一人完成患者的床上转移，两位帮助者可完成患者床椅、厕所等两地间的转移。

3. 肩膊抬起法 这种扶抱法适用于多种情况及扶抱比较重的患者。其优点：①扶抱者只需用一只手臂进行移动，空出的手可用来稳定轮椅或开门或控制患者的头部及上身；②扶抱者可面向移动方向，所以可走较长的距离及上落楼梯、巴士或坐厕等；③扶抱者与患者距离极接近，从力学上分析，这是最省力的方法。患者坐直；两位扶抱者肩对肩站立在患者的后侧，双脚前后分开，前脚向着预定移动方向；面背着患者，屈膝半蹲下，挺直腰背及抬起头；肩膊承托着患者腋下，让他的手臂垂于扶抱者背部，一手（腕握）承托着患者大腿靠近臀部部分，另一手可扶椅或患者背部；扶抱者利用腿力站起，循着预定方向把重量由后脚移往前脚将患者抬起。

## 四、脑瘫婴幼儿扶抱方法

前述扶抱及抬起方法主要适用于成人瘫痪者，有些方法也可适用于痉挛型、僵直型、徐动型等脑瘫患儿，但脑瘫在婴幼儿时期有其自身的特点，因此与扶抱正常婴幼儿不同。

1. 扶抱屈曲型患儿　屈曲型患儿的身体过于卷曲，往往不能自动抬起头部或挺直腰背。扶抱时鼓励患儿控制头部位置及伸直腰背和髋部。

2. 扶抱僵直型患儿　僵直型患儿的身躯笔直，非常僵硬，不能前后弯曲。扶抱时要防止患儿猛力将身体向后弯及鼓励患儿控制头部位置，扶抱者的手可以抱着或托着患儿的膝部，或空出一只手来。

3. 扶抱偏瘫或胯臀僵硬患儿　将患儿较差的一只手微屈放在扶抱者的肩膊上，并要保持患儿的手向上及向外伸，同时将其双腿分开骑跨在扶抱者的腰间。

## 五、借助过床板转移技术与方法

过床板由两部分构成，一是两块长约90cm、宽60cm的塑料板，质地坚硬、光滑，中间一般由皮质材料相连，方便折叠；另一是光滑的尼龙套，它正好套在塑料板上，可在塑料板上滑动。

1. 过床板的作用　过床板可轻松地实现瘫痪患者在卧位下从一个床转移到等高的另一个床，适用于早期的瘫痪患者或不能通过坐位转移的瘫痪严重的患者。

2. 借助过床板转移的方法　以从患者躺着的床（第一床）转移到另一床（第二床）为例来说明转移的步骤：①将第一床与第二床平行对接，两床调至等高，并将带活动轮的床锁死；②把患者从仰卧位翻到侧卧位，将过床板放到患者身下，然后让患者再回到仰卧位，使得其有一半身体置于过床板上；③把患者的两脚放于过床板上；④转移者把手置于患者的肩部和髋部，推动患者从第一床滑到第二床。若患者有颈部损伤，转移时一定要固定稳或有专人稳定头颈部；⑤再把患者从仰卧位翻到侧卧位，将过床板从患者身下拿出，并调整好患者卧姿。

## 六、借助升降机等机械性的转移技术

此处所指的升降机是指一种用于转移和/或吊起四肢瘫、重度颅脑损伤等严重残疾无法用人力长期进行转移的患者的机械装置，除动力装置外，还有合适的吊带及固定的坐套，它可以将患者从一个地方转移到另一个地方，如从床上到坐厕椅或到浴池等，如果患者及家人能正确操作使用，将会给他的生活带来极大方便。常用的升降机有移动式、固定式等类型。

（高晓盟）

# 第二节　关节活动技术

## 一、解剖及运动学

1. 关节解剖　关节由基本结构和辅助结构组成。前者包括关节面、关节囊、关节腔，后者包括滑液囊、滑膜皱襞、关节盂缘、关节内软骨和关节韧带等。依运动轴的数目和关节面的形状，关节分为单轴、双轴和多轴关节。关节的运动发生在构成关节的两骨关节面之间，是关节在不同的平面内围绕着基本轴发生的运动。人体有3个相互垂直的运动平面，即矢状面、额状面、水平面。与基本平面相适应，人体也有 3 个相互垂直的基本轴，即矢状轴、额状轴、垂直轴。

2. 关节运动　关节的运动方向包括屈和伸、内收和外展、旋转、翻转 4 种。根据关节运动的动力来源，关节的运动可以分为：①主动运动：关节的活动完全由肌肉收缩完成，没有任何外界的帮助；②被动运动：关节的活动完全由外力来完成，肌肉没有任何收缩；③主动助力运动：是指肌肉虽然收缩但不能作全范围的运动，需要借助外力的帮助才能完成，外力可以是徒手的或机械的，也可以是他人的或自身的健侧肢体。

根据关节运动发生的范围，关节的运动还可以分为生理运动和附属运动 2 类。生理运动是指关节在其自身生理允许的范围内发生的运动，通常为主动运动，如前面介绍的屈和伸、内收和外展、旋转、翻转等。附属运动是关节在生理范围之外，解剖范围之内完成的一种被动运动，是关节发挥正常功能不可缺少的运动，通常自己不能主动完成，由他人或健侧肢体帮助完成。例如，关节的分离、牵拉，相邻腕骨或跗骨间的滑动等。关节的附属运动是西方关节松动技术的基本操作手法。

3. 关节活动的末端感觉　末端感觉是指被动活动关节，在终末端时稍微施加压力所获得的感觉。

（1）正常的末端感觉：①软：由于关节两端的肌肉比较丰富，当被动活动关节到末端时，肌肉限制了其进一步活动，此时是一种软感觉。如肘关节或膝关节的屈曲；②韧：当关节活动到末端时，由于关节囊和关节周围韧带等软组织的牵拉所遇到的感觉。如肩关节和髋关节的旋转；③硬：这是关节活动到末端，骨与骨相互碰撞的感觉。如伸肘和伸膝时的感觉。

（2）异常的末端感觉：①松弛：关节活动到末端时无任何阻力，活动范围明显超过正常。常见于神经麻痹；②痉挛：当关节活动到末端时，由于肌肉痉挛而产生的一种回弹感觉。如脑卒中时的肢体痉挛；③阻滞：关节开始活动正常，突然不能活动，有一种被卡住的感觉，如关节内骨刺、游离体等；④其他异常感觉还有：发条感，如半月板损伤；泥泞感，如关节内积液等。

## 二、关节活动异常原因

1. 关节及周围软组织疼痛　由于疼痛导致了主动和被动活动均减少。如骨折、关节炎症、手术后等。

2. 软组织　关节周围的肌肉、韧带、关节囊等软组织挛缩时，主动和被动活动均减少。如烧伤，肌腱移植术后，长期制动等。中枢神经系统病变引起的肌肉痉挛，常为主动活动减少，被动活动大于主动活动，如脑损伤引起的肌肉痉挛。关节或韧带损伤引起的肌肉痉挛，主动和被动活动均减少。肌肉无力时，如中枢神经系统病变、周围神经损伤，肌肉、肌腱断裂，通常都是主动活动减少，被动活动大于主动活动。

3. 关节　关节内渗出或有游离体时，主动活动和被动活动均减少。关节僵硬时主动和被动活动均丧失。例如，关节骨性强直、关节融合术后。

## 三、改善关节活动的技术与方法

1. 主动运动　最常用的是各种徒手体操。根据患者关节活动受限的方向和程度，设计一些有针对性的动作，内容可简可繁，可以个人练习，也可以把有相同关节活动障碍的患者分组集体练习。适应面广，不受场地限制，但在重度粘连和挛缩时治疗作用不太明显。

2. 主动助力运动　常用的有器械练习和悬吊练习。

（1）器械练习：是借助杠杆原理，利用器械为助力，带动活动受限的关节进行活动。应用时应根据病情及治疗目的，选择相应的器械，如体操棒、火棒、肋木，以及针对四肢不同关节活动障碍而专门设计的练习器械，如肩关节练习器、肘关节练习器、踝关节练习器等。器械练习可以个人参加，也可以小组集体治疗，由于趣味性大，患者很愿意参加。

（2）悬吊练习：利用挂钩、绳索和吊带将拟活动的肢体悬吊起来，使其在去除肢体重力的前提下进行主动活动，类似于钟摆样运动。悬吊练习的固定方法可以分为 2 种，一种为垂直固定，固定点位于肢体重心的上方，主要用于支持肢体；一种是轴向固定，固定点位于活动关节的上方主要是使肢体易于活动。

（3）滑轮练习：利用滑轮和绳索，以健侧肢体帮助对侧肢体活动。

3. 被动运动　根据力量来源分为两种，一种是由经过专门培训的治疗人员完成的被动运动，如关节可动范围内的运动和关节松动技术；一种是借助外力由患者自己完成的被动运动，如滑轮练习、关节牵引、持续性被动活动等。

（1）关节可动范围运动：是治疗者根据关节运动学原理完成的关节各个方向的活动，具有维持关节现有的活动范围，预防关节挛缩的作用。

（2）关节松动技术：主要利用关节的生理运动和附属运动被动地活动患者关节，以达到维持或改善关节活动范围，缓解疼痛的目的。常用手法包括关节的牵引、滑动、滚动、挤压、旋转等。由于澳大利亚的治疗师 Maitland 发展了这一技术，故又称为"澳式手法"或"Maitland 手法"。

（3）关节牵引：是应用力学中作用力与反作用力的原理，通过器械或电动牵引装置，使关节和软组织得到持续的牵伸，从而达到复位、固定，解除肌肉痉挛和挛缩，减轻神经根压迫，纠正关节畸形的目的。

牵引的治疗作用主要为：①解除肌肉痉挛，改善局部血液循环，缓解疼痛；②松解组织粘连，牵伸挛缩的关节囊和韧带，矫治关节畸形，改善或恢复关节活动范围；③增大脊柱的椎间隙和椎间孔，改变突出物（如椎间盘、骨赘）与周围组织的相互关系，减轻神经根受压，改善临床症状。

牵引的种类根据牵引部位可以分为颈椎牵引、腰椎牵引、四肢关节牵引；根据牵引的动力可分为徒手牵引、机械牵引、电动牵引；根据牵引持续的时间可分为间歇牵引和持续牵引；根据牵引的体位可分为坐位牵引、卧位牵引和直立位牵引。

（4）持续性被动活动（continuous passive motion，CPM）：利用机械或电动活动装置，使手术肢体在术后能进行早期、持续性、无疼痛范围内的被动活动，主要用于四肢关节术后及关节挛缩的治疗，例如关节内骨折和干骺端骨折，创伤性关节炎经关节囊切除或关节松解术后，类风湿性关节炎和血友病性关节炎滑膜切除术后，关节外粘连松解术后，膝关节的内侧副韧带重建术后等。

（高晓盟）

# 第三节　关节松动技术

关节松动技术（joint mobilization）是现代康复治疗技术中的基本技能之一，用来治疗关节功能障碍如疼痛、活动受限或僵硬的一种非常实用、有效的手法操作技术，是运动疗法的重要组成部分，具有针对性强、见效快、患者痛苦小、容易接受等特点。

## 一、基本概念

关节松动技术是治疗者在关节活动允许范围内完成的一种针对性很强的手法操作技术，属于被动运动范畴，在实施时其操作手法的速度比推拿术（manipulation）要慢，具体应用时常选择关节的生理运动和附属运动作为治疗手段。

1. 生理运动（physiological movement）　关节在生理范围内完成的运动，如屈、伸、内收、外展、旋转等。生理运动可以由患者主动完成，也可以由治疗者被动完成。

2. 附属运动（accessory movement）　关节在自身及其周围组织允许范围内完成的运动，是维持关节正常活动不可缺少的一种运动，一般不能主动完成，需要由其他人帮助才能完成。例如：一个人不能主动地使脊柱任何一个关节发生分离，或者相邻椎体发生前后移位、旋转，但他人可以很容易完成上述活动，这些活动就属于关节的附属运动。

3. 生理运动与附属运动的关系　当关节因疼痛、僵硬而限制了活动时，其生理运动和附属运动均受到影响。在生理运动恢复后，如果关节仍有疼痛或僵硬，可能附属运动尚未完全恢复正常。通常，在改善生理运动之前，先改善附属运动；而附属运动的改善，又可以促进生理运动的改善。

4. 手法等级　关节松动技术的一个最大特点是对操作者施加的手法进行分级。这种分级具有一定的客观性，不仅可以用于记录治疗结果，比较不同级别手法的疗效，也可以用于临床研究。手法分级中以澳大利亚麦特兰德的4级分法比较完善，应用较广。

Ⅰ级：治疗者在关节活动的起始端，小范围、节律性地来回推动关节。

Ⅱ级：治疗者在关节活动允许范围内，大范围、节律性地来回推动关节，但不接触关节活动的起始端和终末端。

Ⅲ级：治疗者在关节活动允许范围内，大范围、节律性地来回推动关节，每次均接触到关节活动的终末端，并能感觉到关节周围软组织的紧张。

Ⅳ级：治疗者在关节活动的终末端，小范围、节律性地来回推动关节，每次均接触到关节活动的终末端，并能感觉到关节周围软组织的紧张。

上述4级手法中，Ⅰ级、Ⅱ级用于治疗因疼痛引起的关节活动受限；Ⅲ级用于治疗关节疼痛并伴有僵硬；Ⅳ级用于治疗关节因周围组织粘连、挛缩而引起的关节活动受限。手法分级范围随着关节可动范围的大小而变化，当关节活动范围减少时，分级范围相应减小，当治疗后关节活动范围改善时，分级范围也相应增大。

## 二、治疗作用及临床应用

### （一）治疗作用

1. 缓解疼痛　当关节因肿胀或疼痛不能进行全范围活动时，关节松动可以促进关节液的流动，增加关节软骨和软骨盘无血管区的营养，缓解疼痛；同时防止因活动减少引起的关节退变，这些是关节松动的力学作用。关节松动的神经作用表现在松动可以抑制脊髓和脑干致痛物质的释放，提高痛阈。

2. 改善关节活动范围　动物实验及临床均发现，关节不活动可以引起组织纤维增生，关节内粘连，肌腱、韧带和关节囊挛缩。关节松动技术，特别是Ⅲ级、Ⅳ级手法，由于直接牵拉了关节周围的软组织，因此，可以保持或增加其伸展性，改善关节的活动范围。

3. 增加本体反馈　目前认为，关节松动可以提供下列本体感觉信息：关节的静止位置和运动速度及其变化，关节运动的方向，肌肉张力及其变化。

### （二）临床应用

1. 适应证　关节松动技术主要适用于任何因力学因素（非神经性）引起的关节功能障碍，包括关节疼痛、肌肉紧张及痉挛，可逆性关节活动降低，进行性关节活动受限，功能性关节制动。对进行性关节活动受限和功能性关节制动，关节松动技术的主要作用是维持现有的活动范围，延缓病情发展，预防因不活动引起的其他不良影响。

2. 禁忌证　关节松动技术的禁忌证为关节活动已经过度、外伤或疾病引起的关节肿胀（渗出增加）、关节的炎症、恶性疾病以及未愈合的骨折。

## 三、操作程序

### （一）治疗前准备

1. 患者体位　治疗时，患者应处于一种舒适、放松、无疼痛的体位，通常为卧位或坐位，尽量暴露所治疗的关节并使其放松，以达到关节最大范围的被松动。

2. 治疗者位置　治疗时，治疗者应靠近所治疗的关节，一手固定关节的一端，一手松动另一端。为叙述方便，本节中凡是靠近患者身体的手称内侧手；远离患者身体的手称外侧手；靠近患者头部一侧的手为上方手；靠近患者足部一侧的手为下方手。其他位置术语与标准解剖位相同，即靠近腹部为前，靠近背部为后，靠近头部为上，靠近足部为下。

3. 治疗前评估　手法操作前，对拟治疗的关节先进行评估，分清具体的关节，找出存在的问题（疼痛、僵硬）及其程度。根据问题的主次，选择有针对性的手法。当疼痛和僵硬同时存在时，一般先用小级别手法（Ⅰ级、Ⅱ级）缓解疼痛后，再用大级别手法（Ⅲ级、Ⅳ级）改善活动。治疗中要不断询问患者的感觉，根据患者的反馈来调节手法强度。

## （二）治疗中手法应用

1. 手法操作的运动方向　操作时手法运用的方向可以平行于治疗平面，也可以垂直于治疗平面。治疗平面是指垂直于关节面中点旋转轴线的平面。一般来说，关节分离垂直于治疗平面，关节滑动和长轴牵引平行于治疗平面。

2. 手法操作的程度　不论是附属运动还是生理运动，手法操作均应达到关节活动受限处。例如：治疗疼痛时，手法应达到痛点，但不超过痛点；治疗僵硬时，手法应超过僵硬点。操作中，手法要平稳，有节奏。不同的松动速度产生的效应不同，小范围、快速度可抑制疼痛；大范围、慢速度可缓解紧张或挛缩。

3. 手法操作的强度　不同部位的关节，手法操作的强度不同。一般来说，活动范围大的关节（如肩关节、髋关节、胸腰椎）手法的强度可以大一些，移动的幅度要大于活动范围小的关节，如手腕部关节和颈椎。

4. 治疗时间　治疗时每一种手法可以重复3～4次，每次治疗的总时间在15～20min。根据患者对治疗的反应，可以每天或隔1～2天治疗一次。

## （三）治疗反应

一般治疗后即感到舒服，症状有不同程度的缓解，如有轻微的疼痛多为正常的治疗反应，通常在4～6h后应消失。如第二天仍未消失或较前加重，提示手法强度太大，应调整强度或暂停治疗一天。如果经3～5次的正规治疗，症状仍无缓解或反而加重，应重新评估，调整治疗方案。手法治疗有时也可以引起疼痛，轻微的疼痛为正常的治疗反应。若治疗后24h疼痛仍不减轻，甚至增加，说明治疗强度过大或持续时间过长，应降低治疗强度或缩短治疗时间。

# 四、脊柱关节松动及四肢大关节的操作要领

## （一）脊柱

1. 颈椎　包括以下手法。

（1）分离牵引：患者去枕仰卧，头部伸出治疗床外。治疗者右手托住患者头后部，左手放在下颌，双手将头部沿长轴向后牵拉，持续数秒钟后放松还原。如果是上段颈椎病变，可以在颈部中立位牵引，中下段病变，头前屈10°～15°体位牵引。

（2）侧屈摆动：患者体位同上。向右侧屈时，治疗者右手放在枕后及颈部右侧，示指和中指放在拟发生侧屈运动的相邻椎体横突上，左手托住下颌，上身左转，使颈椎向右侧屈。向左侧屈时则相反。

（3）旋转摆动：患者体位同上。向左旋转时，治疗者右手放在枕骨上托住头部，左手放在下颌，双手同时使头部向左转动。向右旋转时则相反。

（4）后伸摆动：患者体位同上。治疗者一侧大腿向前放在患者头后部支撑。双手放在颈部两侧向上提使患者颈椎后伸。

（5）垂直按压棘突：患者去枕俯卧位，双手五指交叉，掌心向上放在前额，下颌稍内收，以减轻颈椎的生理性屈曲。治疗者双手拇指并排放在同一椎体的棘突上，将棘突向腹侧垂直推动。松动上段颈椎时指背相对，松动下段颈椎时指尖相接触。$C_2$棘突在体表比较容易摸到，$C_1$和$C_3$棘突则不容易摸到。操作时可以$C_2$为准，向枕骨方向移动则为$C_1$棘突，向胸部方向移动则为$C_3$棘突。如果颈部症状单侧分布或以一侧症状为重，操作时一手固定，一手推动棘突；如果症状偏向于头侧或足侧，松动手法可以相应地偏向头侧或足侧。

（6）垂直按压横突：患者体位同上。治疗者双手拇指放在同一椎体的一侧横突上，指背相接触，将横突垂直向腹侧推动。如果疼痛明显，外侧手的拇指靠近横突尖，这样，轻微的松动即可产生明显的力学效应；如果关节僵硬明显，外侧手的拇指靠近横突根部。上述手法适用于症状单侧分布的患者，如

果症状双侧分布，治疗者可以将双手虎口交叉放在拟松动的脊椎上，拇指分别放在同一脊椎的两侧横突上，四指放在颈部侧方将横突向腹侧推动。双侧松动的手法强度应比单侧松动的手法强度要小，主要用于缓解疼痛。对关节僵硬者还是以单侧松动手法为好。

（7）垂直松动椎间关节：患者去枕俯卧位，双手拇指交叉放在前额上，治疗者一手拇指放在棘突上，一手拇指放在同一椎体的横突上，然后让患者向患侧转动约30°，治疗者双手拇指同时向中间靠拢向腹侧推动。

2. 胸腰椎　包括以下手法。

（1）垂直按压棘突：患者去枕俯卧位，腹部垫一枕头，上肢放在体侧或垂于治疗床沿两侧，头转向一侧。治疗者下方手掌根部放在胸腰椎上，豌豆骨放在拟松动的棘突上，五指稍屈曲，上方手放在下方手腕背部将棘突垂直向腹侧按压。

（2）垂直按压横突：患者体位同上。治疗者双手拇指放在拟松动胸腰椎的一侧横突上，指背相接触或拇指重叠将横突向腹侧推动。

（3）旋转摆动：胸椎旋转时，患者坐在治疗床上，双上肢胸前交叉，双手分别放在对侧肩部。向右旋转时，治疗者左手放在其右肩前面，右手放在左肩后面，双上肢同时用力，使胸椎随上体向右转动；向左旋转时则相反。

腰椎旋转时，患者健侧卧位，下肢屈髋、屈膝。屈髋角度根据松动的腰椎节段而定，节段越偏上，屈髋角度越小，节段越偏下，屈髋角度越大。治疗者双手放在上方髂嵴上将髂骨向前推动。如果关节比较僵硬，治疗者可以一手放在髂嵴上，一手放在上方肩部内侧，双手同时反方向来回用力摆动，这一手法对中段腰椎病变的效果比较好。如果是下段胸腰椎病变，可以让患者将上方下肢垂于治疗床沿一侧，借助下肢的重力来增加摆动幅度。

## （二）上肢

1. 肩关节　包括以下手法。

（1）分离牵引：患者仰卧，肩外展约50°内旋。治疗者外侧手托住上臂远端及肘部，内侧手四指放在腋窝下肱骨头内侧，拇指放在腋前，向外侧持续推肱骨，然后放松，重复3～5次。操作中要保持分离牵引力与关节盂的治疗平面相垂直。

（2）前屈向足侧滑动：患者仰卧，上肢前屈90°，屈肘，前臂自然下垂。治疗者双手分别从内侧和外侧握住肱骨近端，同时向足的方向牵拉肱骨。

（3）外展向足侧滑动：患者仰卧，上肢外展，屈肘，前臂旋前放在治疗者前臂内侧。治疗者外侧手握住肘关节内侧，稍向外牵引，内侧手虎口放在肱骨近端外侧，四指向下向足的方向推动肱骨。患者也可以取坐位，上肢外展90°，前臂旋前放在治疗者的前臂上。治疗者面向患者站立。外侧手托住肘关节和肱骨远端固定，内侧手放在肱骨近端，手指向内，将肱骨近端向地面方向推动。

当关节疼痛剧烈或明显僵硬，上肢不能前屈或外展，上述两种手法都难以操作时，可让患者仰卧，上肢放于体侧或外展至最大范围，肘关节伸、屈均可。治疗者双手拇指放在肩峰下肱骨头上，向足的方向推动肱骨。

（4）前后向滑动：患者仰卧，上肢休息位。治疗者下方手放在肱骨远端内侧，将肱骨托起并固定，上方手放在肱骨头上，将肱骨向后推动。如果关节疼痛明显，也可以双手拇指放在肱骨头上操作。患者也可以仰卧，上肢前屈90°，屈肘，前臂自然下垂。治疗者下方手放在肱骨近端内侧，将肱骨向外作分离牵引，上方手放在肘部，向下推动肱骨。

（5）后前向滑动：患者仰卧，上肢放在体侧，屈肘，前臂放在胸前。治疗者双手拇指放在肱骨头后方，其余四指放在肩部及肱骨前方，将肱骨头向前推动。患者也可以仰卧，上肢稍外展，屈肘，前臂放在治疗者肘窝处。治疗者站在患肩外侧，内侧手握住肱骨远端向足的方向作长轴牵引，外侧手握住肱骨近端，向前推动肱骨。

如果患者不能仰卧，可以取俯卧，患肩放在治疗床边缘，肩前方垫一毛巾，上肢外展，上臂放在治疗者内侧大腿上。治疗者外侧手放在肱骨远端后面固定，内侧手放在肱骨近端后面，向前推动肱骨。

（6）侧方滑动：患者仰卧，上肢前屈90°，屈肘，前臂自然下垂。治疗者外侧手握住肱骨远端及肘部固定，内侧手握住肱骨近端内侧并向外侧推动肱骨。如果关节僵硬明显，治疗者也可以用双手握住肱骨近端，颈肩部抵住肱骨远端外侧。松动时，双手向外，肩部向内同时推动肱骨。

（7）后前向转动：患者健侧卧位，患侧在上，肩稍内旋，稍屈肘，前臂放在身后。治疗者双手拇指放在肱骨头后面，其余四指放在肩部及肱骨近端前面，由后向前转动肱骨。

（8）前屈摆动：患者仰卧，上肢前屈至受限处，屈肘90°，治疗者外侧下肢屈髋屈膝放在床上与患侧上臂接触，内侧手握住患者腕部，外侧手握住肘部，在活动受限处摆动。

（9）外展摆动：患者仰卧位，肩外展至活动受限处，屈肘90°，前臂旋前。治疗者内侧手从肩背部后方穿过，固定肩胛骨，手指放在肩上，以防耸肩的代偿作用。外侧手托住肘部，并使肩稍外旋和后伸，将肱骨在外展终点范围内摆动。如果患者肩关节外旋没有困难，前臂能接触床面，治疗者也可以在此位置上将肱骨作外展摆动。

（10）水平内收摆动：患者坐位，肩前屈90°，屈肘，前臂旋前，手搭在对侧肩上。治疗者同侧手托住患侧肘部，对侧手握住患侧手部，将患侧上肢水平内收摆动。

（11）内旋摆动：患者仰卧，肩外展90°，屈肘90°，前臂旋前。治疗者上方手握住肘窝部固定，下方手握住前臂远端及腕部，将前臂向床面运动，使肩内旋。患者也可以取坐位，肩外展90°，屈肘90°。治疗者内侧手握住肱骨远端固定，外侧手握住前臂远端及腕部，将前臂向下后摆动，使肩内旋。

（12）外旋摆动：患者仰卧，肩外展，屈肘90°。治疗者下方手放在肱骨头前面固定肩部并稍向下加压，上方手握住前臂远端及腕部，将前臂向床面运动，使肩外旋。

（13）松动肩胛骨：患者健侧卧位，患侧在上，屈肘，前臂放在上腹部。治疗者上方手放在肩部，下方手从上臂下面穿过，拇指与四指分开，固定肩胛骨下角。双手同时向各个方面活动肩胛骨，使肩胛骨作上抬、下降、前伸（向外）、回缩（向内）运动，也可以把上述运动结合起来，作旋转运动。

2. 肘关节　包括以下手法。

（1）分离牵引：患者仰卧位，屈肘90°，前臂旋后位。治疗者下方手握住前臂远端和腕部背面尺侧，上方手放在肘窝，手掌接触前臂近端，掌根靠近尺侧向足侧推动尺骨。

（2）侧方滑动：患者仰卧位，肩外展，伸肘，前臂旋后。治疗者上方手放在肱骨远端外侧固定，下方手握住前臂远端尺侧向桡侧推动尺骨。

（3）屈肘摆动：患者仰卧位，肩外展，屈肘，前臂旋前。治疗者上方手放在肘窝固定，下方手握住前臂远端稍作长轴牵引后再屈曲肘关节。

（4）伸肘摆动：患者仰卧位，肩外展，前臂旋后。治疗者上方手放在肘窝，下方手握住前臂远端尺侧在伸肘活动受限的终点摆动。

## （三）下肢

1. 髋关节　包括以下手法。

（1）长轴牵引：患者仰卧位，下肢中立位，双手抓住床头，以固定身体。治疗者双手握住大腿远端，将小腿夹在内侧上肢与躯干之间。双手同时用力，身体后倾，将股骨沿长轴向足部牵拉。

（2）分离牵引：患者仰卧位，患侧屈髋90°，屈膝并将小腿放在治疗者的肩上，对侧下肢伸直。双手抓住床头，以固定身体。治疗者上身稍向前弯曲，肩部放在患腿的腘窝下，双手五指交叉抱住大腿近端。上身后倾，双手同时用力将股骨向足部方向牵拉。

（3）后前向滑动：患者健侧卧位，患侧下肢屈髋屈膝，两膝之间放一枕头，使上方下肢保持水平。治疗者站在患者身后，双手拇指放在大腿近端后外侧，相当于股骨大转子处，其余四指放在大腿前面用力将股骨向腹侧推动。

（4）屈曲摆动：患者仰卧位，患侧下肢屈髋屈膝，健侧下肢伸直。治疗者上方手放在膝关节上，下方手托住小腿，双手同时将大腿向腹侧摆动。

（5）旋转摆动：患者仰卧位，患侧下肢分别屈髋、屈膝90°，健侧下肢伸直。治疗者上方手放在髌骨上，下方手握住足跟。内旋时，上方手向内摆动大腿，下方手向外摆动小腿；外旋时，上方手向外摆动大腿，下方手向内摆动小腿。

（6）内收内旋摆动：患者仰卧位，患侧下肢屈髋屈膝，健侧下肢伸直。治疗者上方手放在患侧髋部，下方手放在患膝外侧将大腿向对侧髋部方向摆动。

（7）外展外旋摆动：患者仰卧位，患侧下肢屈髋屈膝，足放在对侧膝关节上，健侧下肢伸直。治疗者上方手放在对侧骨盆上，下方手放在患侧膝关节将膝关节向下摆动。

2. 膝关节　包括以下手法。

（1）长轴牵引：患者坐在治疗床上，患肢屈膝垂于床沿，腘窝下可垫一毛巾卷，身体稍后倾，双手在床上支撑。治疗者双手握住小腿远端，身体下蹲，将小腿向足端牵拉。

（2）前后向滑动：患者仰卧位，患侧下肢屈髋屈膝。治疗者上方手放在大腿远端，下方手掌根部放在小腿近端大约胫骨结节处将胫骨向背侧推动。

（3）后前向滑动：患者仰卧位，患侧下肢屈髋屈膝，足平放床上，健侧下肢伸直。治疗者坐在治疗床一侧，大腿压住患者足部，双手握住小腿近端，拇指放在髌骨下缘，四指放在窝后方将胫骨向前推动。

（4）伸膝摆动：患者仰卧位，患侧下肢稍外展，屈膝。治疗者将患侧下肢置于上方上肢与躯干之间，双手握住小腿远端稍将小腿向下牵引后向上摆动。

（5）旋转摆动：患者坐位，小腿垂于治疗床沿。治疗者面向患者坐在一矮凳上，双手握住小腿近端稍向下牵引。内旋时，双手向内转动小腿；外旋时，向外转动小腿。

（高晓盟）

## 第四节　肌力训练技术

肌肉的能力包括肌力和肌肉的耐力两个方面。肌力是肌肉在收缩时表现出来的力量大小，以肌肉最大兴奋时所能负荷的重量来表示，临床上通常采用手法肌力检查或利用各类肌力测试仪（如握力计、背力计、等速肌力测试仪等）来评定。肌肉的耐力是指肌肉在产生力量时所能持续的时间，通常以固定时间后的肌力能维持的时间或下降的状况来表示。肌力与肌肉耐力训练之间的差别只是在于所能承受负荷量的大小和次数的不同。因此，本节主要介绍肌力的训练方法。

### 一、肌力训练原则

进行肌力训练时，应遵循下列 4 项基本原则。

1. 超负荷训练（overload）　所谓超载是指肌肉收缩或所发生的运动，应能对抗比平常大的阻力或负荷。对于非中枢性损伤引起的肌肉力量降低，训练时的负荷应当等于或略大于手法肌力评定的等级。例如，对肌力为 3 级的股四头肌进行肌力训练时（肌力 3 级标准：关节可以抗重力全范围活动），可以在卧位或坐位让小腿做抗适当阻力的伸膝动作（股四头肌抗阻力伸膝）。只有当肌肉或肌群在这种超负荷情况下收缩时，肌力的增进最为有效。没有超负荷的肌肉训练，可以维持肌肉的现有肌力，但对增强肌肉的力量没有明显的作用。

2. 渐进抗阻力训练（progressive resistance）　虽然肌肉的力量训练在超负荷的环境下最为有效，但如果负荷增加得过快，则反而不利于肌肉力量的训练。因此，渐进抗阻力训练一是指在训练过程中，应根据肌力的大小逐渐增加负荷，让肌肉有一个适应的过程；二是指经过一段时间的力量训练后，如果肌肉可以比较轻松地完成所施加负荷的重量，表示肌肉力量已增加，此时可再适当增加训练的重量，反之，如果训练的肌肉或肌群对所施加的负荷很难完成或很容易疲劳，则说明施加的负荷过大，需要适当减量训练。

3. 个体化（specificity）　在肌力训练时，应考虑患者性别、年龄、肌群分布等特点，实施因人而异，因病而异，训练方案个体化。例如，训练多组肌群时应先做大肌肉群训练再做小肌肉群训练，因为小肌肉群的训练要比大肌肉群更容易疲劳。

4. "主动不足"或"被动不足"　　在肌力训练中，对于多关节肌群，应避免出现"主动不足"或"被动不足"的现象。

（1）主动不足：当多关节肌收缩达到一定限度时，对其中一个关节发挥作用后，就不能再产生有效的张力，因此，对另一个（或其余）关节就不能充分发挥作用，这种现象称为多关节肌的"主动不足"（或主动肌的"主动不足"）。例如，在髋关节保持直立位或后伸位时做屈膝的动作会感到困难，这是股后肌群"主动不足"的现象。又如握拳这一动作，当腕中立位或背伸位时可以很充分，而在屈腕情况下再屈指，则感到力量不足，这是因为屈腕再屈指超过了肌肉的牵拉限度，因此限制了握拳动作，即前臂屈肌群的"主动不足"。

（2）被动不足：当多关节肌被拉长伸展时，在其中一个关节已经被拉长后，在另一个（或其余）关节就不能充分被拉长，这种现象叫多关节肌的"被动不足"（或拮抗肌的"被动不足"）。例如，当仰卧位膝关节屈曲时，髋关节屈曲约达120°，而当膝关节伸直时，髋关节屈曲的幅度就小得多，这是股后肌群的"被动不足"现象。

# 二、肌力训练方法

增强肌力的方法很多，根据肌肉的收缩方式可以分为等长运动和等张运动；根据是否施加阻力分为非抗阻力运动和抗阻力运动。非抗阻力运动包括主动运动和主动助力运动；抗阻力运动包括等张性（向心性、离心性）、等长性、等速性抗阻力运动。

1. 主动助力运动　　根据助力来源分徒手助力和悬吊助力运动。

（1）徒手助力：当肌力为1级或2级时，治疗者帮助患者进行主动锻炼。随着主动运动能力的改善，治疗者逐渐减少帮助。患者也可以利用健侧肢体辅助患侧肢体运动或借助于滑轮悬吊带、滑板、水的浮力等减轻重力来运动。

（2）悬吊助力：当肌力为2~3级时，可以采用范围较大的主动助力运动。助力可以来自通过滑轮的重物或治疗者徒手施加，助力大小根据患者肢体的肌力而定。悬吊是一种比较理想的方法，利用绳索、挂钩、滑轮等简单装置，将运动肢体悬吊起来，以减轻肢体的自身重量，然后在水平面上进行运动锻炼。上下肢均可进行垂直位和水平位悬吊练习，通过肌肉的主动收缩可以维持关节的活动范围，延缓肌肉萎缩，提高肌力。

2. 主动运动　　当肌力达到2+级、3-级或3级时，可以让患者将需要训练的肢体放在抗重力的位置上，进行主动运动。

3. 抗阻力运动　　是克服外加阻力的主动训练方法，常用于肌力已达到3级或以上。根据肌肉收缩类型分为抗等张阻力运动（也称为动力性运动）、抗等长阻力运动（也称为静力性运动）以及等速运动。

（1）抗等张阻力运动：肌肉在抵抗阻力收缩时，长度缩短（向心性）或被拉长（离心性），关节发生运动。根据肌力的大小，可采取徒手或借助器械施加阻力。抗徒手阻力运动时，治疗者施加阻力的方向与运动肢体成直角，施加阻力的大小、部位与时间应根据肌力大小、运动部位而变化。抗机械阻力运动时阻力可以用砂袋、哑铃、墙壁拉力器或专用的肌力练习器等。重物可以直接固定在关节的远端，或通过滑轮、绳索固定，这种方法一般用于肌力4级或4级以上的肌力训练。根据经验，重量大，重复次数少，有利于发展肌力；重量中等，重复次数多有利于发展肌肉耐力。

（2）抗等长阻力运动：肌肉收缩时，没有可见的肌肉缩短或关节运动。虽然肌肉没有做功（功＝力×距离），但肌肉能产生相当大的张力，由此能增加力量。由于等长运动时无关节活动，力量增加的范围只能在完成收缩的位置上。因此，为了增加关节活动全范围内的肌力，必须把关节置于不同角度的位置上训练，每次抗阻力维持5~10s为宜。与等张运动相比，等长运动产生的张力比最大等张向心性收缩大，但小于最大等张离心性收缩。

（3）抗渐进阻力训练：也称为渐进抗阻力训练。训练前先测某一肌群对抗最大阻力完成10次动作的重量（只能完成10次，作第11次时已无力完成），这个量称为10RM（repeated maximum），以该极限量为基准，分 3 组训练。第 1 组取 10RM 的 1/2 量，重复练习 10 次。第 2 组取 10RM 的 3/4 量，重复练习 10 次。第 3 组取 10RM 的全量，重复练习 10 次。也有将上述训练分为 4 组，分别以 10RM 的 1/4、1/2、3/4 和全量，每组重复练习 10 次。每组训练之间可休息 1min，每天训练 1 次。其中前几组可作为最后一组的准备活动。每周重新测定 1 次 10RM 量，作为下周训练的基准。

（4）等速运动（isokinetics）：由美国学者 Hislop 和 Perrine 于 1967 年首先提出，60 年代末出现等速肌力测试训练仪，其后发展迅速，至今已有多种形式。例如：Cybex，Biodex，Kincom，Lido 等。等速测试系统主要由操作系统和电子计算机处理系统部分组成。操作系统可以提供肢体在预定速度下进行肌肉力量的测试；电子计算机处理系统可以记录不同运动速度下、不同关节活动范围内，某个关节周围拮抗肌群的肌肉峰力矩、爆发力、耐力、功率、达到峰力矩的时间、角度、标准位置和标准时间下的力矩、屈/伸比值、双侧同名肌肉的力量相差值、肌力占体重的百分率等等一系列数据，这些数据除了等速肌力测试外，其他测试方法均难以获得。因此，适用于脊柱和四肢肌肉的力量测试和训练，运动系统损伤的辅助诊断和预防，康复训练的疗效评定等。

## 三、肌力训练注意事项

由于人体各关节的每一运动，都是由几组肌群分工合作，而不是由一块肌肉单独收缩完成，因此，康复治疗中的肌力训练通常是训练肌群。训练中需要注意以下事项。

1. 心血管反应　等长抗阻力运动，特别是抗较大阻力时，具有明显的升压反应。加之等长运动同时常伴有闭气，容易引起 Valsalva 效应，对心血管造成额外负荷。因此，有高血压、冠心病或其他心血管疾病者应禁忌在等长抗阻运动时过分用力或闭气。

2. 选择适当的训练方法　增强肌力的效果与选择的训练方法是否恰当直接有关。训练前，应先评估训练部位的关节活动范围和肌力是否受限及其程度，根据肌力等级选择运动方法。

3. 阻力施加及调整　阻力通常加在需要增强肌力的肌肉远端附着部位，以较小的力量产生较大的力矩。例如，增加三角肌前部肌纤维的力量时，阻力应加在肱骨远端。但在肌力稍弱时，也可靠近肌肉附着的近端。阻力的方向总是与肌肉收缩使关节发生运动的方向相反。每次施加的阻力应平稳，非跳动性。

4. 掌握好运动量　肌力训练的运动量以训练后第二天不感到疲劳和疼痛为宜。根据患者全身状况（素质、体力）与局部状况（关节活动、肌力强弱）选择训练方法与运动量，一般每天训练 1 ~ 2 次，每次 20 ~ 30min。

（高晓盟）

## 第五节　神经发育疗法

用于治疗神经系统疾患的康复方法可以分为两大类：①神经发育疗法（neuroclevelopmental treatment 或 neurophysiological approaches），其典型代表为 Bobath、Brunnstrom、Rood、Kabat – Knott – Voss（PNF）等；②运动学习与再学习疗法（motor learning and relearning），其典型代表为 Cotton and Kinsman、Carr and shepard、Shumway – Cook and Woollacott 等。本节重点介绍神经发育疗法。

## 一、经发育疗法的共同点

1. 治疗原则　都把神经发育学、神经生理学的基本原理和法则应用到脑损伤和周围神经损伤后运动障碍的康复治疗中。

2. 治疗对象　都以神经系统作为治疗的重点对象，按照个体发育的正常顺序，通过对外周（躯干和肢体）的良性刺激，抑制异常的病理反射和病理运动模式，引出并促进正常的反射和建立正常的运动模式。

3. 治疗目的　主张把治疗与功能活动特别是日常生活活动（ADL）结合起来，在治疗环境中学习动作，在实际环境中使用已经掌握的动作并进一步发展技巧性动作。

4. 治疗顺序　按照头－尾、近端－远端的顺序治疗，将治疗变成学习和控制动作的过程。在治疗中强调先做等长练习（如保持静态姿势），后做等张练习（如在某一姿势上作运动）；先练习离心性控制（如离开姿势的运动），再练习向心性控制（如向着姿势的运动）；先掌握对称性的运动模式，后掌握不对称性的运动模式。

5. 治疗方法　在治疗中应用多种感觉刺激，包括躯体、语言、视觉等，并认为重复强化训练对动作的掌握、运动的控制及协调具有十分重要的作用。

6. 工作方式　强调早期治疗、综合治疗以及各相关专业的全力配合，如物理治疗（PT）、作业治疗（OT）、语言治疗（ST）、心理治疗以及社会工作者等的积极配合；重视患者及其家属的主动参与，这是治疗成功与否的关键因素。

## 二、Bobath 技术

### （一）理论基础

1. 灵活运用运动发育控制理论　虽然"运动发育控制理论"对 Bobath 技术的产生有重要的影响，但神经发育疗法绝不是单纯的"运动发育控制理论"的框架。Bobath 认为，教会患者正常的发育性运动并不是治疗的重点，某些正常的发育性运动对脑损伤患者来讲并不适宜，甚至会产生不利的影响。例如，原始行为对正常婴儿来讲很安全，正常婴儿头部控制的第一个反应是俯卧屈肘支撑，但这种姿势却很容易强化脑损伤患者原本占优势的上肢屈曲共同运动；不对称张力性颈反射是运动发育的正常节段，正常婴儿很快通过这一阶段，但脑损伤儿童这一反射占优势，并产生严重畸形。因此，对脑损伤患者如果完全按照运动发育阶段，按部就班地练习，很容易强化异常的运动模式，使得运动更为刻板。

2. 强调运动感觉的学习　Bobath 认为，运动是人类固有的特性，运动的感觉可以通过后天不断的学习而获得。一个比较简单的例子是儿童如何骑自行车，在这一过程中，儿童通过体验正确的骑自行车感觉来掌握骑车技术，而不是听成人对骑车要领的描述或所作的骑车示范。康复治疗同样如此。例如，在儿童脑瘫的训练中，Bobath 认为治疗通过控制和引导儿童运动的输出来影响感觉的输入，逐渐减少帮助，最终，儿童学会在没有任何帮助下控制自己的运动。不同的感觉刺激（如刷擦，震颤），能增加各种感觉的输入，却不能教会患者去如何运动。只有正常的感觉反馈本身，方可教会患者重新学会正常运动。

3. 重视技巧性动作的掌握　技巧性动作以姿势控制、调正反应、平衡反应及其他保护性反应为基础，基本技巧包括中线对称、直立反应、躯干旋转等。Bobath 认为，脑损伤患者在获得这些基本技巧后，比较容易达到不同的运动阶段，例如：在掌握中线对称后，几乎不需要经过特别练习，就可以掌握坐位技巧。Bobath 认为自发性姿势调节常伴有自主性运动，这些调节是以反射为基础，因此，称为姿势反射机制。在学习新的动作早期，姿势控制常影响了肢体运动，例如：婴儿第一次试图坐起时，躯干伸展伴有上肢的回缩，由于手远离中线的物体，从而限制了手的功能，如果上肢放在躯干中线，则会出现躯干的向前弯曲。种种躯干伸展伴随上肢回缩的现象是正常婴儿发育过程中的一个暂时阶段，而对脑损伤患者来说则常常停止在此阶段。

4. 重视整体治疗　Bobath 强调在治疗中把患者作为一个整体来治疗，不仅治疗瘫痪肢体，更重要的是鼓励患者积极参与治疗，去体会和掌握肢体运动时的感觉，而不是运动时的动作本身。正确的运动感觉对发展运动控制能力是不可缺少的，中枢神经系统损伤后，由于大脑皮层抑制功能丧失，引起了躯体运动功能障碍，患者常感觉到由异常的体位、姿势和动作传入的异常感觉。Bobath 技术主张按照正常个体发育的顺序，利用正常感觉反馈输入，如自发性姿势反射和平衡反应来调节肌张力，诱发正常的运动反应输出，通过中枢神经系统对运动输出加以重组而改善运动功能。先学习并掌握基本的姿势与运动模式，然后逐渐转变为日常生活中复杂的功能性、技巧性动作。

### （二）基本技术与手法

1. 控制关键点　关键点（key point）是指人体的某些特定部位，这些部位对身体其他部位或肢体的肌张力具有重要影响。治疗中治疗者通过在关键点上的手法操作来抑制异常的姿势反射和肌张力，引出或促进正常的肌张力、姿势反射和平衡反应。对关键点的控制是 Bobath 技术中手法操作的核心，常与反射性抑制综合应用。人体关键点包括中部关键点如头部、躯干、胸骨中下段；近端关键点如上肢的肩峰，下肢的髂前上棘；远端关键点如上肢的拇指，下肢的拇趾。

2. 反射性抑制 反射性抑制是用来抑制肌张力和姿势的一种有效方法，可以防止异常的感觉输入。常用的反射性抑制模式如下。

（1）躯干肌张力增高：躯干屈肌张力增高时，把头部放置在过伸位，可以降低屈肌张力，增加伸肌张力；躯干伸肌张力增高时，把头放置在屈曲位，可以降低伸肌张力，增加屈肌张力；躯干屈肌与伸肌张力均增高时，可以通过旋转躯干（保持骨盆不动）来抑制。

（2）肢体肌张力增高：屈肌张力增高时可取肢体外旋位，外展肌张力增高时可取肢体内旋位，上臂屈肌痉挛时，取肢体的对称性伸展（保持头在中立位，以排除不对称紧张性颈反射）。躯干、头、肢体的伸肌张力均增高时，使髋屈曲外展并屈膝即可抑制。

（3）出现痉挛：颈、臂及手出现屈曲痉挛时，可取上臂水平外展或对角线伸展来抑制；躯干与髋出现痉挛时，可将臂上举过头，以促进躯干及髋的伸展。

3. 调正反应 是指当身体偏离正常姿势时，人体会自发性地出现恢复正常姿势的动作，即头部位置，头部对躯干位置，四肢对躯干位置等恢复正常的一系列反应，称为调正反应。根据感受刺激部位和动作效应出现的部位，可将调正反应分为以下 4 类。

（1）发自颈部，作用于躯干：由于头部与躯干之间的位置变化而使躯干转动。如在仰卧位时，将头部转向一侧，由于颈部受刺激而出现胸、腰、下肢转动。

（2）发自迷路，作用于头部：当躯干位置倾斜时，保持头部直立，面部垂直，眼睛水平位的动作。例如，患者坐在椅上，被动向左、右倾斜时的头部反应。

（3）发自躯干，作用于颈部：其反应为上半身或下半身扭动时，另一半随之转动成一直线。例如，患者仰卧，将肩胛带或骨盆扭转，带动躯干转动。

（4）发自眼睛，作用于头部：当躯干位置倾斜时，由于来自眼部的刺激，而将头部保持正确位置。

4. 平衡反应 是比调正反应更高级的维持全身平衡的一种反应。当人体突然受到外界刺激引起重心变化时，四肢和躯干出现一种自动运动，以恢复重心到原有稳定状态。例如，当坐位或立位时，突然被推了一下，全身平衡状态发生了变化，此时会不自主地伸出上肢或移动下肢等以恢复平衡状态。患者也可以在坐位或站立位上，治疗者向各个方向推动患者（前、后、侧方、斜方），开始时缓慢推动，当患者能适应时可加快推动速度或增加推动幅度。在推患者时，治疗者可以用一手向一个方向推患者，使其失平衡，然后另一手抓住患者，在相反方向上将其推回中线。当患者能在稳定的平面上完成平衡反应时，就可将其放在可移动的平面上，然后移动或倾斜这一平面以引出平衡反应。

5. 感觉刺激 Bobath 技术中常用的感觉刺激主要有以下几种。

（1）加压或负重：通过施加压力与阻力来增加姿势性张力与减少不自主运动。这种负重对需要发展静力性姿势，在小范围内活动的共济失调与手足徐动症的患者特别有效，但对痉挛患者效果不佳，其原因是压力和阻力可以增加这类患者的协同收缩。

（2）放置及保持：放置是将肢体按要求放在一定的位置上；保持是指肢体在无帮助情况下，停留在某一位置。因此，放置与保持常一起应用。例如，上肢弛缓性瘫痪患者，可以在仰卧位，被动将上肢放置在前屈 90°、伸肘的位置上。通过从腕部对肘及肩部反复多次挤压，让患者保持上肢前屈、伸肘这一位置。

（3）轻推有几种手法：①压迫性轻推。即挤压关节，用来增加肌张力。②抑制性轻推。以诱发由于拮抗肌痉挛产生交互抑制的无力肌肉收缩。③交替性轻推。用方向相反的手法轻推患者，如从前向后与从后向前，从左向右与从右向左，以引出平衡反应。

# 三、Rood 技术

## （一）基本理论

1. 利用多种感觉刺激运动的产生 Rood 认为，肌肉具有不同的功能，在大部分情况下是协同收缩，有些在"轻工作"中发挥主要作用，而另一些则在"重工作"中发挥主要作用。

（1）感觉刺激要适当：适当的感觉刺激可以保持正常的肌张力，并能诱发所需要的肌肉反应。正确的感觉输入是产生正确运动反应的必要条件，有控制的感觉输入可以反射性地诱发肌肉活动，这是获得运动控制的最早发展阶段。

感觉性运动控制是建立在发育的基础之上，并逐渐发展起来的。因此，治疗必须根据患者个体的发育水平，循序渐进地由低级感觉性运动控制向高级感觉性运动控制发展。所获得的反射性肌肉反应又可以用来发展脊髓以上中枢对这些反应的控制能力。

（2）完成的动作要有目的：利用患者对动作的有目的反应，诱导出皮质下中枢的动作模式，使主动肌、拮抗肌、协同肌相互协调。例如，当大脑发出指令"捡起这本书"，所有与完成这一动作有关的皮质下中枢都按照一定程序协调不同的肌群。大脑皮质并不控制单一肌肉，患者的注意力集中在最终的目的："捡起书"，而不是躯体及四肢关节肌肉的动作本身。动作中的感觉是掌握这一动作的基础，有助于反射性地诱发出对运动的控制。虽然有目的的运动对某些重症患者不太理想（难以诱发出这种反应），但这种方式的确是一个很有效的治疗方法，特别是对躯干、上肢或下肢近端的治疗。

（3）注重感觉运动的反应：反复的感觉运动反应对动作的掌握是必需的，所用的各种活动不仅应当是有目的的反应，也应当是可重复的。

2. 利用个体发育规律促进运动的控制能力 Rood 认为，运动控制能力的发育一般是先屈曲后伸展；先内收后外展；先尺侧偏斜后桡侧偏斜；最后是旋转。

3. 利用运动控制的发育阶段 Rood 将运动控制的发育分为以下 4 个阶段。

（1）关节的重复运动：由主动肌收缩与拮抗肌抑制完成。如新生儿四肢的活动。

（2）关节周围肌群共同收缩：这是固定近端关节，发展远端关节技能的基础。

（3）远端固定，近端活动：例如，婴儿在学会爬行之前，先手脚触地，躯干做前后摆动。

（4）技巧动作：近端固定，远端活动。例如，行走、爬行、手的使用等。

4. 利用个体发育的运动模式 Rood 根据个体发育规律总结出 8 个运动模式。

（1）仰卧屈曲模式：表现为仰卧位时躯体屈曲，双侧对称，交叉支配。

（2）转体或滚动模式：表现为同侧上、下肢屈曲，转动或滚动身体。

（3）俯卧伸展模式：俯卧位时，颈、躯干、肩、髋、膝伸展，身体中心位于 $T_{10}$ 水平，这种姿势最稳定，但在伸肌张力高的患者应避免应用此模式。

（4）颈肌协同收缩模式：俯卧位时能抗重力抬头，这是促进头部控制的模式。

（5）俯卧屈肘模式：俯卧位，肩前屈，屈肘负重，这是伸展脊柱的模式。

（6）手膝位支撑模式：当颈和上肢已经能保持稳定时，可用这一体位，以促进发展下肢与躯干的协同收缩。支撑时由静态到动态，支撑点由多到少。例如，先双侧手膝着地，然后抬起一个或二个支撑点（一手或一膝），最后发展到爬行。

（7）站立：先双下肢站立不动，然后单腿站立，再重心转移。

（8）行走：是站立的技巧阶段，包括支撑、抬腿、摆动、足跟着地等。

## （二）基本技术与手法

1. 利用感觉刺激来诱发肌肉反应 常用以下感觉刺激。

（1）触觉刺激：包括快速刷擦和轻触摸。快速刷擦是指用软毛刷在治疗部位的皮肤上作 3~5s 的来回刷动，也可以在相应肌群的脊髓节段皮区刺激，如 30s 后无反应，可以重复 3~5 次。轻触摸是指用轻手法触摸手指或脚趾间的背侧皮肤、手掌或足底部，以引出受刺激肢体的回缩反应，对这些部位的反复刺激则可引起交叉性反射性伸肌反应。

（2）温度刺激：常用冰来刺激，因冰具有与快速刷擦和触摸相同的作用。具体方法是将冰放在局部 3～5s，然后擦干，可以引起与快速刷擦相同的效应。由于冰可引起交感神经的保护性反应（血管收缩），因此应避免在背部脊神经后支分布区刺激。用冰快速刺激手掌与足底或手指与足趾之间背侧皮肤时，可以引起与轻触摸相同的效应——反射性回缩，当出现回缩反应时应对运动的肢体适当加阻力，以提高刺激效果。

（3）牵拉肌肉：快速、轻微地牵拉肌肉，可以引起肌肉收缩，这种作用即刻可见。牵拉内收肌群或屈肌群，可以促进该群肌肉而抑制其拮抗肌群；牵拉手或足的内部肌肉可引起邻近固定肌的协同收缩。例如，用力抓握可以牵拉手部的内在肌，如果这一动作在负重体位下进行（肘、膝跪位），则可以促进固定肘、膝肌群的收缩。

（4）轻叩肌腱或肌腹：可以产生与快速牵拉相同的效应。

（5）挤压：挤压肌腹可引起与牵拉肌梭相同的牵张反应；用力挤压关节，可引起关节周围的肌肉收缩。因此，各种支撑位，例如，仰卧位屈髋、屈膝的桥式体位，屈肘俯卧位，手膝4点跪位，站立位时抬起一个或两个肢体而使患侧肢体负重等，都可以产生类似的效应。对骨突处加压具有促进与抑制的双向作用，例如，在跟骨外侧加压，可促进踝背伸肌，抑制小腿三头肌，产生踝背伸动作；在跟骨内侧加压则相反。

（6）特殊感觉刺激：Rood 常选用一些特殊的感觉刺激来促进或抑制肌肉。例如，听觉和视觉刺激可用来促进或抑制中枢神经系统；节奏明快的音乐具有促进作用，节奏舒缓的音乐具有抑制作用；治疗者说话的音调和语气可以影响患者的行为；光线明亮、色彩鲜艳的环境可以产生促进效应。

2. 利用感觉刺激来抑制肌肉反应 常用以下感觉刺激。

（1）挤压：轻微的挤压关节可以缓解肌肉痉挛。

挤压肩部：在治疗偏瘫患者疼痛肩时，治疗者可以托住其肘部，使上肢外展，然后把上臂向肩胛盂方向轻轻地推，使肱骨头进入关节窝，并保持片刻，可以使肌肉放松，缓解疼痛。

轻压背部：在治疗儿童脑性瘫痪时，挤压背部骶棘肌可以放松全身肌肉。例如，患儿俯卧位，治疗者双手交替由颈后部开始从上而下轻压脊柱两侧肌肉，直至骶尾部，一般3～5min 后可出现肌肉的放松效应。

加压肌腱：当手屈肌腱痉挛时，在屈肌腱上持续加压可引起该肌肉的放松。

（2）牵拉：持续牵拉或将已经延长的肌肉保持在该位置数分钟、数天甚至数周，可以抑制或减轻痉挛。例如，对屈肌明显痉挛的患者，可用系列夹板或石膏托使痉挛的屈肌处于延长的位置持续牵拉数周，然后再更换新的夹板或托使肌腱保持较长状态。

3. 临床应用 根据瘫痪性质采用不同方法。

（1）迟缓性瘫痪：对于迟缓性瘫痪，应采取快速、较强的刺激以诱发肌肉的运动，常用方法有以下几种。①快速刷擦：在关键性的肌肉或主动肌群的皮肤区域上快速刷擦；②整体运动：通过肢体的整体运动来促进肌肉无力部位收缩；③刺激骨端：适当地在骨端处敲打、快速冰敷和震动；④诱发肌肉收缩：固定肢体远端，在肢体近端施加压力和阻力来诱发深部肌肉的活动。

（2）痉挛性瘫痪：采取缓慢、较轻的刺激以抑制肌肉的异常运动，常用的方法有以下几种。①轻刷擦痉挛肌群的拮抗肌，以此来诱发关键肌的反应；②利用缓慢牵张来降低颈部和腰部伸肌、肩胛带回缩肌、股四头肌的肌张力；③通过非抗阻性重复收缩来降低肩部和髋部肌群的痉挛；④将患者放置在负重体位上，通过负重时的挤压和加压来刺激力学感受器，促进姿势的稳定。例如，为了降低上肢痉挛，促进前臂和手部的负重能力，肱骨头在关节盂内的位置必须正确，不能内收和内旋；同样，对下肢负重，髋关节必须处于中立位，没有屈曲和内收；⑤按照个体所需选择适当的模式。例如，如果伸肌张力增高应避免使用整体伸展的运动模式。

（3）吞咽和发音障碍：主要是诱发肌肉反应，可以在局部采取比较强的刺激，方法如下：①轻刷上嘴唇、面部和咽喉部，避免刺激下颌和口腔下部；②用冰刺激嘴唇和面部，用冰擦下颌部的前面；

③抗阻吸吮。

# 四、Brunnstrum 技术

## （一）理论基础

1. 原始反射　出生后的新生儿具备了许多运动反射，这些反射是生来就有的正常反射，又称为原始反射（primitive reflex），随着婴儿神经的发育及其不断完善，大部分的原始反射在 1 岁以后逐渐消失。当脑部受损后，这些反射又会再次出现，成为病理性反射。

（1）同侧伸屈反射：是同侧肢体反应，例如刺激上肢近端伸肌产生的冲动能引起同侧下肢伸肌收缩，刺激上肢近端屈肌可引起同侧下肢屈曲反射。

（2）交叉伸屈反射：当肢体近端伸肌受到刺激时，会产生该肢体伸肌和对侧肢体伸肌同时收缩；反之，刺激屈肌会引起同侧和对侧肢体的屈肌收缩。当屈肌协同抑制不足时，刺激髋或膝的屈肌不仅可以使身体同侧屈肌收缩加强，也使对侧髋、膝屈肌收缩加强。

（3）屈曲回缩反射：远端屈肌的协同收缩又称为屈曲回缩反射。表现为刺激伸趾肌可以引起伸趾肌、踝背伸肌、屈膝肌以及髋的屈肌、外展肌和外旋肌出现协同收缩。上肢也有这种屈曲回缩反射，例如，刺激屈指肌、屈腕肌时不仅能引起屈腕肌和屈指肌的收缩，也可以使屈肘肌和肩后伸肌反射性收缩。屈肌收缩能牵拉拮抗肌（伸肌），引起对抗性伸肌反射。在病理状态下，正常的抑制作用减弱，这些相互对抗的反射会引起交替的主动肌、拮抗肌肌张力亢进。

（4）伤害性屈曲反射：当肢体远端受到伤害性刺激时，肢体出现屈肌收缩和伸肌抑制。其反应的强度与刺激强度成正比。轻微刺激只引起局部反应，例如，在仰卧位下肢伸直时如果轻触足底前部，会出现足趾屈曲和轻微的踝跖屈。随着刺激强度增大，反应逐渐向近端关节的肌肉扩展，除了足趾和踝屈曲外，还可以出现屈膝、屈髋，屈曲的速度也加快，甚至会出现对侧肢体的伸展。

（5）紧张性颈反射：是由于颈部关节和肌肉受到牵拉所引起的一种本体反射，包括对称性和非对称性两种。引起反射的感觉末梢位于枕骨、寰椎、枢椎之间关节周围韧带的下方。感觉纤维经第 1、2、3 颈髓后根进入中枢神经系统，止于上 2 个颈节和延髓下部网状结构内的中枢。最后，通过神经元增加受刺激肌肉肌梭的兴奋性而引起反射活动。

对称性紧张性颈反射（symmetrical tonic neck reflex, STNR）：表现为当颈后伸（抬头）时，两上肢伸展，两下肢屈曲；颈前屈（低头）时，两上肢屈曲，两下肢伸展。即颈前屈能使上肢屈肌张力和握力增加，使伸肌张力降低，并能降低骶棘肌的活动；同时，还能使下肢伸肌活动增加，屈肌活动降低。相反，颈后伸能增加上肢和躯干伸肌的活动，降低上肢屈肌张力和握力，同时能增加下肢屈肌张力，降低下肢伸肌张力。

在个体正常发育过程中，对称性紧张性颈反射和紧张性迷路反射是婴儿学会爬行的基础，而在成人则有助于维持身体平衡和保持头部正常位置。对脑损伤所致的偏瘫患者来说，当患者想从卧位转为坐位时，由于常常抬头导致伸髋肌群张力增高，妨碍了这一动作的完成。当在床上半卧位时，由于头和躯干屈曲，使患侧下肢伸肌张力增高，上肢屈肌张力增高。当坐在轮椅中时，由于头部屈曲容易产生同样的痉挛模式。

非对称性紧张性颈反射（asymmetrical tonic neck reflex, ASTNR）：当身体不动，头部转动时，转向一侧的伸肌张力增高，肢体容易伸展，另一侧的屈肌张力增高，肢体容易屈曲，如同拉弓箭一样，故又称为拉弓反射。

在个体正常发育过程中，这一反射是婴儿学会翻身的必要条件，也是伸手抓物时视觉固定的基础。对脑损伤所致的偏瘫患者来说，由于在卧位和坐位时常常将头转向健侧，使偏瘫侧上肢屈肌张力增高，如果此时患者想伸直患侧上肢，就必须将头转向患侧，而当头转向患侧后，由于伸肌张力增高，患者不能完成屈曲上肢用手触摸自己的头或面部的动作。

当患者在爬行（手膝四点位）时，紧张性颈反射引起的反应同静态迷路反射引起的反应会相互影响，形成混合反应。爬行时颈前屈使双臂移向躯干两侧，肘、腕、指屈曲，下肢伸肌张力增加，骶棘肌放松；颈后伸则可使肩部前屈90°，肩胛骨前伸，肘伸直，腕、指伸肌张力增加，骶棘肌收缩加强，增加脊柱前凸，髋、膝、踝诸关节屈曲。

（6）紧张性迷路反射（tonic labyrithine reflex）：又称为前庭反射，是由于头部在空间位置的变化所引起。表现为仰卧位时伸肌张力增高，四肢容易伸展，俯卧位时屈肌张力增高，四肢容易屈曲，又分为静态和动态两种。

静态紧张性迷路反射：由重力作用于内耳卵圆窝感受器引起，能增加上肢屈肌张力，使肩外展90°并伴外旋，肘部和手指屈曲，双手能上举置于头部两侧。如将人体直立位悬吊起来，则其髋、膝不会完全伸直，但如让其双脚紧贴地面，髋、膝就会完全伸直。

静态紧张性迷路反射通过易化下肢，腰背及颈部的伸肌而有助于保持直立位。在伸肌收缩力弱时，让患者保持头部直立而不朝脚下看，可以加强下肢伸直。反之，如果抑制性控制不足，过强的静态紧张性迷路反射会使双侧下肢伸直而影响正常行走。由于髋部伸肌协同成分包括内收和内旋，因此静态迷路反射抑制不足会使髋部伸直、内收和内旋。

动态紧张性迷路反射：头部的角加速度运动能刺激半规管的加速度运动，引起动态紧张性迷路反射，出现四肢反应，临床上称为保护性伸展反应。例如，当向前方摔倒时，出现双手举过头顶，伸肘、颈和腰背后伸，下肢屈曲；当向后摔倒时，出现上肢、颈、腰背屈曲和下肢伸直；当向侧方摔倒时，同侧上下肢伸展，对侧上下肢屈曲。

2. 共同运动（synergy）　是脑损伤常见的一种肢体异常活动表现。当让患者活动患侧上肢或下肢的某一个关节时，相邻的关节甚至整个肢体都可出现一种不可控制的运动，并形成特有的活动模式，这种模式就称为共同运动。在用力时共同运动表现特别明显。共同运动在上肢和下肢，均可表现为屈曲模式或伸展模式。

（1）上肢共同运动：上肢屈肌占优势，屈曲共同运动出现早、也明显，表现为肩胛骨内收（回缩）、上提，肩关节后伸、外展、外旋，肘关节屈曲，前臂旋后，腕和手指屈曲。如同手抓同侧腋窝前的动作。上肢伸展共同运动表现为肩胛骨前伸，肩关节内收、内旋，肘关节伸，前臂旋前，腕和手常为伸腕、屈指。如同坐位时手伸向两膝之间的动作。

（2）下肢共同运动：下肢由于伸肌收缩占优势，因此，主要为伸展的共同运动模式。下肢伸展共同运动表现为髋关节内收、内旋，膝关节伸，踝跖屈、内翻。下肢屈曲共同运动表现为髋关节屈曲、外展、外旋，膝关节屈曲，踝跖屈、内翻。

（3）联合反应：与联合运动是完全不同的概念，联合反应是病理性的，联合运动可见于健康人。

联合反应（associated reaction）：是在某些环境下出现的一种非随意运动或反射性肌张力增高的表现，脑损伤患者在进行健侧肢体抗阻练习时，可以不同程度地增加患侧肢体的肌张力，或患侧肢体出现相应的动作，这种反应就称为联合反应。根据两侧肢体的运动是否相同又分为对称性和不对称性两种。例如，对健侧上肢进行外展抗阻，当阻力达到一定强度后，患侧肩可以出现外展动作；如健侧肘关节抗阻力屈曲或伸直，患侧肘关节可出现类似的动作。下肢在仰卧位，健侧下肢抗阻外展或内收时，患侧髋关节可出现相同动作，下肢的这种反应又称为 Raimiste 现象。

联合运动（associated movement）：是两侧肢体完全相同的运动，通常在要加强身体其他部位的运动精确性或非常用力时才出现。例如：打羽毛球、网球或乒乓球非握拍手的运动。

## （二）基本技术与方法

Brunnstrum 技术最基本的治疗方法是早期充分利用一切方法引出肢体的运动反应，并利用各种运动模式（不论这种运动是正常的还是异常的），如共同运动、联合反应，再从异常模式中引导、分离出正常的运动成分。最终脱离异常的运动模式，逐渐向正常、功能性模式过渡。下面以脑损伤引起的上肢瘫痪为例，简要介绍 Brunnstrum 技术的应用原则及具体方法。

Ⅰ～Ⅱ期：

1. 治疗目的　通过对健侧肢体的活动施加阻力引出患侧肢体的联合反应或共同运动。

2. 治疗方法　①通过近端牵拉引起屈曲反应，或采取轻扣上、中斜方肌、菱形肌和肱二头肌引起屈肌共同运动；②轻叩三角肌，牵拉前臂肌群以引起伸肌的共同运动；③迅速牵张瘫痪的肌肉并抚摸其皮肤引起反应，先引出屈肌反应或共同运动，接着引出伸肌反应或共同运动，通过被动的屈伸共同运动来维持关节的活动范围；④早期应用视觉和本体刺激。

Ⅲ期：

1. 肩和肘　治疗目的是学会随意控制屈、伸共同运动，促进伸肘，并将屈、伸共同运动与功能活动和日常生活活动结合起来。具体方法如下。

（1）学会随意控制屈、伸共同运动：①先从屈曲共同运动模式中的肩胛带上提开始，颈向患侧屈曲，当头肩接近时，对头肩施加分开的阻力，加强屈颈肌群和斜方肌、上提肩胛肌的收缩；②单侧肩胛上举，不能主动进行时，可以通过叩击或按摩上斜方肌来促进；③利用类似于下肢的 Raimiste 现象，如将患者健侧上臂外展45°后让其将臂向中线内收，治疗者在健臂近端内侧加阻力，以诱发患侧胸大肌收缩。

（2）促进伸肘反应：①在仰卧位通过紧张性迷路反射来促进伸肌群的收缩；②利用不对称紧张性颈反射，使头转向患侧，降低屈肌张力，增加伸肘肌群张力；③前臂旋前促进伸肘，旋后促进屈肘；④利用紧张性腰反射，即躯干转向健侧，健肘屈曲，患肘伸直；⑤轻叩肱三头肌肌腹或在皮肤上刷擦，刺激肌肉收缩。

（3）把共同运动应用到功能活动中：①屈曲共同运动，如患手握牙刷，而健手上牙膏等；②伸展共同运动，如穿衣时患手拿衣服让健手穿入健侧衣袖中；③联合交替应用共同运动，如擦桌子、熨衣服、编织等。

（4）把共同运动与 ADL 结合起来：如进食、洗脸、梳头、洗健侧肢体等。

2. 手　治疗目的是对抗异常的屈腕、屈指，诱发手指的抓握。可以利用近端牵引反应、抓握反射和牵引内收肩胛肌等，此外，利用伸肌的共同运动模式，保持伸腕。例如：治疗者支托和上抬臂时叩击腕伸肌；或将臂保持在外展90°左右的位置，对手掌近端施加阻力；也可轻拍伸腕肌并让患者作伸腕动作，如患者能握拳并能维持时，治疗者轻叩伸腕肌使握拳与伸腕同步，或者伸腕握拳时伸肘，屈腕放松时屈肘。

Ⅳ期：

1. 肩和肘　治疗目的是促进上肢共同运动的随意运动。

（1）训练患手放到后腰部：通过转动躯干，摆动手臂，抚摸手背及背后；在坐位上被动移动患手触摸骶部，或试用手背推摩同侧肋腹，并逐渐向后移动，也可以用患手在患侧取一物体，经后背传递给健手。

（2）训练肩前屈90°：①在患者前中三角肌上轻轻拍打后让其前屈肩；②被动活动上肢到前屈90°，并让患者维持住，同时在前中三角肌上拍打，如能保持住，让患者稍降低上肢后再增加前屈；③在接近前屈90°的位置上小幅度继续前屈和大幅度地下降，然后再前屈；④前臂举起后按摩和刷擦肱三头肌表面以帮助充分伸肘。

（3）训练屈肘90°时前臂旋前/旋后伸肘时先对前臂旋前施加阻力，再逐步屈肘；或屈肘90°时翻转扑克牌，取牌时旋前，翻牌时旋后。

2. 手　治疗目的主要为手的功能活动，伸、屈、抓握及其放松。方法如下。①患者前臂旋后，治疗者将其拇指外展并保持这一位置。②被动屈掌指关节及指间关节，以牵拉伸指肌，并在伸指肌皮肤上给予刺激；肩前屈90°以上，前臂旋前可促进伸指，反复练习直到肩前屈小于90°时仍能伸指。③保持肩前屈位，前臂旋前可促进伸第4、5指，前臂旋后可促进伸拇指，当能反射性伸指后，可练习交替握拳及放松。

（1）治疗目的：脱离共同运动，增强手部功能。

（2）治疗方法

1）巩固肩部功能：①通过上肢外展抗阻来抑制胸大肌和肱三头肌的联合反应；②被动肩前屈90°～180°，推动肩胛骨的脊柱缘来活动肩胛带；③加强前锯肌作用，当肩前屈90°时让患者抗阻向前推，并逐渐增加肩前屈的活动范围。

2）增强肘及前臂训练：用类似于Ⅳ期中旋前/旋后的训练方法，训练肩前屈 30°~90°时伸肘并旋前和旋后。

3）强化手的练习：当拇指和各指能对指时，可以开始练习手的抓握。

Ⅵ期：

1. 治疗目的　恢复肢体的独立运动。

2. 治疗方法　主要方法是按照正常的活动方式来完成各种日常生活活动，加强上肢协调性、灵活性及耐力的练习，以及手的精细动作练习。

# 五、Kabot – Knott – Ross 技术

Kabat – Knott – Ross 技术又称为神经肌肉本体促进技术。

## （一）理论基础

1. 神经生理学基础　PNF 以 Sherrington 的神经生理学为理论基础，Sherrington 在脊髓反射的研究中发现，外周所产生的输入信号可以影响脊髓运动神经元的兴奋性。凡是引起运动神经元发放冲动的刺激，均可以使与该运动神经元相邻的运动神经元处于阈下兴奋状态，而能引起处于阈下兴奋状态中的运动神经元发出冲动的刺激则被认为具有易化作用；凡是能使已经处于兴奋状态中的运动神经元停止释放冲动重新回到阈下兴奋状态的刺激则被认为具有抑制作用。

2. 解剖学基础　大多数肌肉纤维的附着和排列表现为螺旋形和对角形，这种排列方式符合神经生理和生物力学原理。大脑支配的是肌群的运动而非单一肌肉的收缩，即运动由运动模式组成，而不是由单一肌肉的收缩产生。只有整个肌群的协同运动，才能完成螺旋形或对角线运动，而螺旋形或对角线运动又可以增加对运动神经元的刺激，提高其兴奋性。

3. 发育学基础　螺旋形或对角线运动是正常动作发育的最后阶段，这是因为所有的对角线模式中总有旋转的成分，而旋转是肢体发挥正常功能所不可缺少的，例如、洗脸、梳头、吃饭、行走。由于对角线运动都越过中线，也有利于身体双侧运动的发展。

4. 基本技术　PNF 以正常的运动模式和运动发展为基础技术，强调整体运动而不是单一肌肉的活动，其特征是肢体和躯干的螺旋形和对角线主动、被动、抗阻力运动，类似于日常生活中的功能活动，并主张通过手的接触、语言命令、视觉引导来影响运动模式。

## （二）治疗原则

PNF 最基本、最有代表性的原则归纳起来有以下几点。

1. 充分挖掘潜能　每一个体都有尚未开发的潜能，PNF 在治疗中强调发挥患者的能力和挖掘体内的潜能。例如，偏瘫患者可以利用健侧肢体来帮助患侧肢体活动，或在负重活动中利用头、颈、躯干的肌肉来增强患肢的作用。

2. 利用各种反射　早期的运动以反射活动占优势，如新生儿期的各种反射活动，成熟的运动可以通过姿势反射来维持或增强。例如，伸肘肌力较弱时，可以让患者注视患侧，通过非对称性紧张性颈反射来增强。反之，也可以通过反射来影响姿势。例如，当患者从侧卧位坐起来时，可以借助身体的调正反射。

3. 按照发育顺序　动作发展的顺序总是按照整体的动作模式和姿势顺序发展。婴儿先学习滚、爬，最后学习站立和行走。在这个学习过程中，婴儿也学会了在不同的动作模式中和不同的姿势下使用四肢。又如手的使用，起初，手在良好姿势下才能拿取或抓握物体，如仰卧位和俯卧位，随着姿势控制的发展，开始学习在侧卧位、坐位和站立下使用手。

虽然正常运动的发育有一个顺序，但并非按部就班，期间可以有跳跃和重叠。例如，有的儿童可能未经过爬行这一发育过程而直接进入站立阶段；大多数儿童在不能完全独立站立，保持良好的站立平衡时，就已经开始学习步行了，这表明儿童并非在熟练地掌握了一种活动能力后才开始学习另一个更复杂

的动作。因此，治疗中如果一种发育性技能的学习不能达到预计的结果，也可以尝试另外一种相关的发育性活动。

4. **近端先于远端** 正常的运动发育是按照由头向足或由近端向远端的顺序发展，治疗中也应如此。例如，治疗时先改善头、颈、躯干功能，然后改善四肢功能。只有在改善了头、颈、躯干的运动之后，才有可能恢复上肢的精细和技巧运动。因此，当严重残疾存在时，应注意头、颈部的位置，并借助于视觉、听觉和前庭感觉器来促进肢体远端的运动。

5. **注意双向运动** 早期动作的特征是一种节律性、可逆转、自发性的屈、伸运动，因此，治疗中要注意到两个方向的动作。例如，训练患者站起时，也要训练由站立到坐下；训练更衣时，必须同时学习穿衣和脱衣这两个方面，才能达到期望的目的。

6. **拮抗中平衡** 动作的发展具有在屈肌和伸肌分别占优势中交替移动的趋势。例如，婴儿在学习向前爬时，手和脚的伸肌占优势；向后爬时，屈肌占优势。同样，治疗中如果患者屈肌张力高，应以伸肌训练为主；如果伸肌张力过高，则应以训练屈肌为主。

运动取决于屈肌和伸肌的交互性收缩，维持姿势需要不断调整平衡，而相互拮抗的运动或反射，肌肉和关节的运动则影响着动作或姿势。例如，颅脑外伤的患者，由于躯干伸肌占优势而出现平衡障碍，当坐在桌前进行认知功能训练时，难以维持坐位平衡。又如，偏瘫患者的手部屈肌占优势而出现手指屈肌痉挛，治疗时必须首先抑制痉挛。也就是说，当存在痉挛时，先抑制痉挛，后促进拮抗肌收缩，最后促进反射和姿势。

7. **强调感觉反馈** 动作能力的改善取决于动作的学习，而动作的学习应从主动肌复杂动作的条件反射开始。治疗中的多种感觉输入会促进患者动作的学习和掌握。例如，当训练脑损伤患者的肩前屈动作时，可以让患者在桌上端一个杯子，同时，通过语言信号的输入，鼓励患者注视动作的方向。同样，也可以利用触觉、听觉和视觉信号的输入。到了没有这些外部信号的输入也能正确地完成这一动作时，该动作的学习即告完成。

8. **重复所学动作** 反复刺激和重复动作可以促进和巩固动作的学习，发展力量和耐力。在动作发展过程中，未受损部分会不断重复动作技能直至掌握。这就如同儿童学习走路一样，一旦学会即成为生活中的一部分，可以自动使用这一动作，并根据需要而调整。没有实践，任何动作的学习都不可能完成。

9. **治疗要有目的** 使用有目的的活动，借助于促进技术来加快生活自理活动的学习。当把促进技术应用于生活自理训练时，其目的是改善功能活动，而这种改善仅仅通过指导和练习很难达到，还需要通过手的接触和促进预期反应的技术来纠正错误。例如，治疗屈肌痉挛患者时，可以通过牵拉手指伸肌来促进手放松抓握的物体；对平衡失调患者，通过挤压肩关节和骨盆，提供稳定，以便能完成站立洗东西的动作。

### （三）基本运动模式

1. **模式命名** PNF 模式的命名是以近端关节的运动为基准，主动肌与拮抗肌在模式中相互转化，共同构成了对角线运动。身体每一个主要部位都可以出现 2 种类型的对角线运动，包括屈、伸、旋转、离开中线和向着中线运动。头颈和躯干的对角线模式为屈曲伴右旋或左旋，伸展伴右旋或左旋。肢体对角线模式在肩关节和髋关节有 3 个方向的运动：屈－伸，内收－外展，内旋－外旋。屈、伸的参考点上肢为肩关节，下肢为髋关节。在功能性活动中并不需要每一种动作模式的所有成分都参加或需要关节的全范围运动。此外，对角线运动相互影响，可以从一种模式向另一种模式转变，或两者结合起来。

在基本模式中，肢体的远端和近端关节是固定的，中间关节则是可变的，可以在屈曲、伸直或中立位。例如：在肩的屈曲－内收－外旋模式中，近端关节（肩）必须是屈曲，远端关节（前臂）必须外旋（旋后），而中间关节（肘）可以屈曲、伸直或保持中立位。躯干常参与肢体的模式使得运动更加协调，如在肩的屈曲－内收－外旋模式中，当肩胛骨上抬时，躯干稍稍伸展并向对侧旋转。

2. **模式种类** 根据运动模式的发生部位，可以分为上肢模式、下肢模式、颈部模式；根据肢体的相互运动，可以分为单侧模式和双侧模式。

（1）上肢模式：有2个对角线（由屈到伸）运动模式：①屈－内收－外旋模式和伸－外展－内旋模式，前者如用手梳对侧的头发，后者如坐在汽车内开车门；②屈－外展－外旋模式和伸－内收－内旋模式，前者如用手梳同侧的头发，后者如用手触摸对侧腰、下腹部或大腿。不论哪一种模式，肩胛骨的运动是不可分割的一部分（图2-1）。

上肢模式可用于治疗上肢的肌肉无力，不协调，关节活动受限，也可用来活动躯干，对较强的肌肉抗阻可以使兴奋扩散到肌力较弱的肌肉。

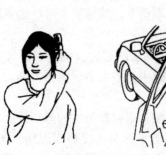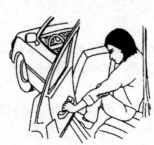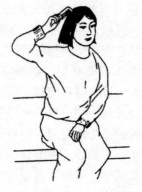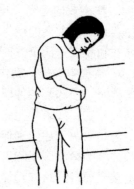

　　A. 屈－内收－外旋模式　　　B. 伸－外展－内旋模式　　　C. 屈－外展－外旋模式　　　D. 伸－内收－内旋模式

**图2-1　上肢模式**

（2）下肢模式：也有2个对角线运动模式：①屈－内收－外旋模式和伸－外展－内旋模式；②屈－外展－内旋模式和伸－内收－内旋模式（图2-2）。

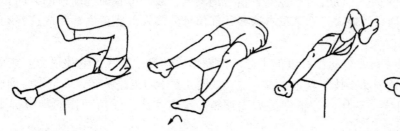

　　A. 屈－内收－外旋模式　　B. 伸－外展－内旋模式　　C. 屈－外展－内旋模式　　D. 伸－内收－外旋模式

**图2-2　下肢模式**

下肢模式可用于治疗下肢的肌肉无力，不协调，关节活动受限，也可用于躯干练习，对肌力较强的肌肉抗阻可以使兴奋扩散到肌力较弱的肌肉。

（3）颈部模式：包括屈曲或伸展，侧屈，旋转。远端部位是指上段颈椎，近端部位是指下段颈椎和上段胸椎（$T_1 \sim T_6$）。颈部的屈－伸模式为：屈－左（右）侧屈－左（右）旋及伸右（左）侧屈－右（左）旋。

（4）单侧模式：仅由一侧上肢或下肢完成的运动模式。

（5）双侧模式：由双侧上肢或双侧下肢或双侧上下肢体结合而完成的模式。双侧模式又可以进一步分为以下4种。

双侧对称模式：双侧上肢或下肢同时完成相同的运动。例如，双侧上肢同时进行屈曲－内收－外旋模式，如用双手洗脸。

双侧不对称模式：双侧上肢或下肢同时完成相反方向的运动。例如，右侧上肢完成屈曲－内旋－外旋模式，左侧上肢完成屈－内收－内旋模式，如用双手摸右耳。

双侧对称交叉模式：双侧上肢或下肢在同一个对角线上完成方向相反的运动。

双侧不对称交叉模式：双侧上肢和下肢在相反的对角线上完成方向相反的运动。

**3. 模式的时序及变化**　模式的正常时序是肢体远端关节（上肢为手和腕，下肢为足和踝）首先按要求完成活动，并保持该位置，随后其他部分一起活动。旋转是模式中的重要组成部分，由开始直至最后。应用时可通过下列方式来改变。

(1) 中间关节：改变肢体中间关节的活动可以更好地发挥功能。如在肩屈－外展－外旋时，肘关节可以由伸到屈，如用手触摸自己的头，也可以由屈到伸，如用手触摸更高的物体。

(2) 患者体位：改变体位可以增加重力的作用，例如，下肢的伸－外展－内旋模式除了可以在仰卧位练习之外，还可以在侧卧位练习，使髋关节的外展肌肉抗重力；也可以通过改变体位来利用视觉反馈，如在练习下肢模式时，让患者半卧位，使其能看见自己的踝和足。

### (四) 基本技术

PNF 除了运用基本的运动模式之外，尚有以下几种常用的基本技术。

1. 节律性启动　在关节活动范围中由被动活动开始逐渐转为主动抗阻运动。其目的是帮助开始运动，改善运动的协调和感觉，使运动的节律趋于正常。具体方法如下：治疗者先由被动活动患者肢体开始，通过口令来调整节律；要求患者按照一定的方向开始主动运动，反方向的运动由治疗者完成；练习数次等患者掌握好节律之后，治疗者再施加阻力，让患者抗阻力完成运动。

2. 等张收缩组合　一组肌肉（主动肌）持续向心、离心、稳定收缩，其目的是控制和协调主动运动，增加关节活动范围，增加肌力，以及控制离心性运动中的功能性训练。具体方法如下：患者在关节活动范围中作向心性抗阻力收缩（由治疗者施加阻力），在运动的终末端患者保持该位置（稳定性收缩），稳定后，治疗者加大阻力，使患者缓慢地回到开始收缩的位置（离心性抗阻力收缩）。

3. 拮抗肌逆转　运动中在不停顿或放松的前提下，主动改变运动的方向（从一个方向到另一个方向）。其目的是增加主动的关节活动范围，增加肌力，发展协调性，预防或减轻疲劳。具体方法如下：患者在某一方向上作抗阻力运动，当接近运动的终末端时，治疗者改变阻力的方向在肢体的背侧施加阻力，患者达到主动的关节活动范围的终末端时，随即（不停顿）改变运动的方向，抗新的阻力反方向运动。

4. 稳定性逆转　通过改变阻力的方向来改变等长收缩的方向，但关节不运动或运动范围很小。其目的是增加肌力和关节的稳定和平衡。方法如下：治疗者在一个方向上施加阻力，患者抗阻力收缩，但关节不发生运动；当患者完全抗阻力时，治疗者改变手的位置，在相反方向上施加新的阻力，患者抗新的阻力收缩。

5. 重复牵拉　通过牵拉肌肉，增加肌张力，以诱发肌肉的牵张反射。其目的是促进运动的开始，增加主动的关节活动范围，增加肌肉力量，引导关节按照既定的方向完成运动。具体方法如下：治疗者先牵拉肌肉至最大范围，然后，快速拍打拉长的肌肉，以诱发牵拉发射，患者同时主动收缩肌肉，治疗者再对肌肉施加阻力，即反射性和自主性抗阻力运动。

6. 收缩－放松　活动受限的关节等张抗阻力收缩，然后放松。其目的主要是增加被动的关节活动范围。具体方法如下：患者先活动关节至终端，治疗者施加阻力让患者主动抗阻力收缩，10～15s 之后，完全放松；患者再活动关节到新的范围，再主动抗阻力收缩，然后再放松，反复多次，直至关节活动范围不再增加。

7. 保持收缩－放松　肌肉等长抗阻力收缩后放松。其目的是增加被动的关节活动范围，降低疼痛。具体方法如下：治疗者先活动患者的关节至终端或受限处，施加阻力并缓慢增加，患者抗阻力作等长运动（关节不发生运动）5～10s，然后逐渐放松；治疗者再活动患者的关节至新的终末端，重复上述步骤。

（李　鹏）

# 第三章

# 神经电生理学

## 第一节　脑电生理检查

### 一、概述

#### （一）定义

脑电图（electroencephalography，EEG）是关于脑生物电活动的检查技术，该检查应用电子放大技术将脑部自发的有节律的生物电流放大100万倍，通过头皮上两点间电位差，或头皮和无关电极或特殊电极之间的电位差，描记出脑电波图形，以了解脑功能状态。脑电图的检查可以客观反映大脑皮层功能，对区别脑部器质性或功能性病变、弥漫性或局限性损害，对于癫痫的诊断及病灶定位、脑炎的诊断、中毒性和代谢性等各种原因引起的脑病等的诊断均具有辅助价值，为多种疾病的病情及预后的判断提供依据。

#### （二）脑电图描记的基本技术

记录脑电图（EEG）需要：①电极：收集脑电活动，并通过电极线与脑电图机相连。②放大器：因为脑电节律的波幅仅属微伏级。③滤波器：因为很慢或很快的（伪迹）节律需要从脑电图描记中滤出。④描记单位：将脑电节律描记在记录纸上，走纸速度通常为30mm/s（也可为15mm/s或60mm/s）。

### 二、脑电图的基本内容

脑电图是通过头皮上的2个电极间脑细胞群电位差的综合记录。一个电位差称之为"波"，接连2个同样的电波谓之"活动"，3个电波以上、形状一样的称为"节律"。在1s内重复出现的次数称频率。以纵坐标反映其波幅（电压）的高度，横坐标反映其电位活动时间的长短，电位活动间的关系称之为位相。这些时间、波幅和位相等构成脑波的基本要素。

1. 周期　一个波从它离开基线到返回基线所需要的时间（从波底到下一个波底），称为周期，其单位通常用毫秒（ms）来表示。

2. 频率　每秒出现的周期数。常见的有下列几种频率带：δ波：0.5～3Hz，θ波：4～7Hz，α波：8～13Hz，β波：14～30Hz（图3-1）。

3. 波幅　波幅代表脑电活动的大小，系指波顶到波底间垂直高度，用微伏（μV）表示之。按波幅的高度，将脑波分4类：低波幅：<25μV，中等波幅：25～75μV，高波幅：75～100μV，极高波幅：>150μV。

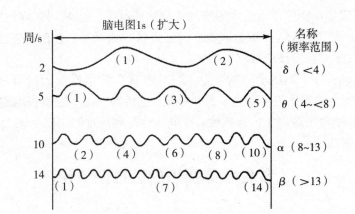

图 3 - 1　脑电图各种背景节律

4. 位相　位相是指同一部位在同一导程中不同时间里，或不同部位在同一时间（某一瞬间）里，所导出的脑波的位置关系，即时间关系。脑波以基线为标准，波顶朝上的波称为负相波（阴性波），波顶朝下的波称为正相波（阳性波）。观察同一半球不同部位和双侧半球对称部位在同一纸速下，其波顶之间有时可有时间性错位，称位相差。当两个波的位相差为 180°时称为位相倒置，当位相差为 0 时，则两个波的极性（波顶的方向）和周期长短完全一致时，称同位相。

5. 正常背景节律　不同年龄的患者以及不同的情况之下有不同的脑电节律。一般来说，每次记录均有一个优势频率，就是在记录中最为突出和明显的节律，这就叫"背景节律"。

背景节律可以认为是中枢神经系统兴奋性的总体指标，其频率随年龄增大（至成人期）而加快，睡眠时，尤其是深睡时减慢。

（1）清醒时的背景节律：婴儿 = 4 ~ 5 周/s（δ 和 θ 波）；儿童 = 5 ~ 8 周/s（θ 波）；成人 = 8 ~ 10 周/s（α 波）。

（2）睡眠时的背景节律：浅睡 = 5 ~ 6 周/s（θ 波）；深睡 = 2 ~ 3 周/s（δ 波）。

6. 异常波形　也称病理波，是指在生理条件下不应出现的波。可表现为频率、波幅、波形、时相、出现方式与出现部位等方面的异常。

（1）棘波：是一种典型的突发性异常波。波的上升支及下降支均极陡峭，周期为 20 ~ 70ms。棘波是由于大脑皮质神经元超同步放电的结果，是癫痫的一种特异性放电，尤以颞叶癫痫多见。多棘波出现常与肌阵挛直接有关，有规律的棘节律常见于癫痫大发作。14Hz 及 6Hz 正相棘节律见于间脑癫痫，也可见于其他神经精神病患者和正常人。

（2）尖波：外形似棘波，但周期较长，为 70 ~ 200ms，波幅常在 200μV 以上，波顶较钝，上升支较陡直，下降支较缓慢。尖波出现的临床意义与棘波大致相同，是神经元癫痫性同步放电结果。其发生原理可能与神经元放电的同步化时间延长有关；另一方面可能因癫痫病灶较深（位于皮质下灰质团或位于对侧半球），其神经元放电传到相应皮质的时间有所延搁所致。

（3）棘 - 慢综合波：是由一个周期短于 70ms 的棘波之后跟随一个 200 ~ 500ms 的慢波或在慢波上升支上重有棘波，称为棘 - 慢综合波。一般认为棘波代表皮质兴奋，慢波代表皮质或皮质下的抑制过程。此波以 3Hz、对称、同步性有规律地反复出现者，为失神小发作的典型脑电图表现。

（4）多棘 - 慢综合波：是由 2 个以上的棘波之后跟随一个慢波组成的综合波。见于肌阵挛性小发作、肌阵挛性癫痫。

（5）尖 - 慢综合波：是由一个尖波和一个慢波组成的复合波，尖波的周期在 70 ~ 200ms，慢波的周期在 500 ~ 1 000ms，见于局限性癫痫和失神性小发作。

（6）三相波：一种在基线相反的方向偏转 3 次的慢波，周期第 3 个波最长，第 2 波波幅最高。在浅昏迷或中昏迷时出现，其背景脑波为慢活动，多见于肝昏迷等疾病。

（7）高度失律又称高幅节律异常：是以不规则的多发性高波幅慢波和棘波及或（尖）波混合组成的一种波形，有多发性特点，见于婴儿痉挛症。

（8）懒波：是指正常脑电图中应该出现的脑波被抑制或减弱，是脑功能降低的一种表现。如 α 波节律变慢（＞13Hz）；α 波节律减弱（指数减少、波幅降低）或消失；β 波减弱或消失；睡眠纺锤波、K－综合波减弱或消失；正常诱发反应减弱或消失。

（9）爆发性抑制活动：在平坦活动的背景上，突然出现高波幅慢活动，可合并尖波和伴随抽搐，是大脑皮质和皮质下广泛性损害的表现，见于婴儿痉挛、恶性胶质瘤、脑炎极期或麻醉过深者。

（10）平坦活动：又称电沉默现象，为各种频率电活动受到严重抑制，见于大脑严重损害或各种原因所致极度昏迷者以及表浅肿瘤。

# 三、常见脑部疾患的脑电图表现

## （一）颅脑外伤

1. 脑震荡　受伤当时记录脑电图为没有节律的低幅平坦波，数分钟后患者仍在昏迷状态时则出现广泛性 δ 波和 θ 波，这可能与中脑网状结构功能低下有关。患者开始清醒后，δ 波和 θ 波减少，α 波逐渐恢复。24h 内记录有如下 4 种类型：①正常脑电图：占 70%，患者在伤后 3～7 天出现一侧或双侧散在性 θ 波或短暂性 θ 波，经 2～3 周消失，可能与脑水肿有关。②广泛性 α 波：占 15%，频率为 8～9Hz，无明显调幅，额颞导联 α 波明显增多、增高，伤后 3～7 天好转。③广泛性高幅快波：占 5%，表明大脑皮质兴奋性增高，3 天后好转。④去同步化脑电图：占 10%，脑电图呈广泛性低幅快波，混有少量低幅 θ 波或 α 波。患者因脑震荡致脑干功能低下，清醒后中脑网状结构处于兴奋状态，故呈广泛性低幅快波，称去同步化脑电图，过度换气不恢复 α 波节律为脑震荡特征。

2. 脑挫伤　因轻、中、重度脑挫伤不同，脑电图可有不同表现。

（1）轻度脑挫伤：若伤后立即进行脑电图描记，多呈现低幅的平坦波，α 波显著减少或完全被抑制，随后转变为慢波。随着意识的恢复，慢波减少，α 波节律逐渐恢复，一般在几小时或 1～2 天内恢复正常。有时遗有某些轻度的普遍性或局限性异常，如散在性低幅慢波、α 波节律调节及/或调幅不佳、两侧波幅不对称等，亦在 1～2 周内完全恢复。脑电图迅速恢复，表示伤情较轻，亦为预后良好之征象。

（2）中度脑挫伤：伤后记录到的脑电图有广泛性和局限性慢波 2 种。广泛性慢波常出现在伤后 1 个月内，经广泛性慢波过渡到正常脑电图。若临床上有好转而脑电图上异常波仍然存在，为预后不良征象。局限性慢波多数是一过性出现在伤后急性期，外伤后 1 周逐渐消退，1～2 个月内即恢复正常，如不恢复者应考虑有硬膜下血肿或脑软化灶存在的可能。

（3）重度脑挫伤：受伤初期通常处于严重抑制状态，为完全没有基本节律的平坦波；若伤情好转，则脑波波幅增高，脑挫伤急性期脑电图表现为广泛性慢波，基本节律慢至 2～4 次/s 以下，α 波节律完全消失。其夜间脑电图若为较正常的睡眠波，则预后较好，反之则预后差。伤后 1 周左右有异常波增多，应考虑并发症的可能；恢复期则由广泛性异常过渡到局限性异常，一般要 6～12 个月才能恢复正常。若 3 个月还未出现 α 波，则预后不良。若 6 个月后仍有局限性、阵发性高幅慢波或棘波、棘－慢综合波等病理波，提示有癫痫的可能。

3. 脑内血肿　在血肿部位出现高波幅局限性、多形性 δ 活动，α 波节律减弱，与大脑半球肿瘤相似，但结合外伤史不难鉴别。

4. 硬膜下血肿　其脑电图改变有 3 种形式：①局限性高幅慢波（占 50%）单个或数个连续出现，病侧 α 波频率变慢或快波减慢。②局限性低波幅（25%）多见于急性期，血肿侧或血肿部位波幅均降低或成为平坦波。③以局限性双侧性中等波幅 θ 波和慢波为主（25%）。

## （二）癫痫

癫痫是神经系统常见病，是多种病因引起的一组综合征，临床表现为发作性意识障碍及各种精神、运动、感觉、植物神经症状，呈反复性、周期性、突发性发作。脑电图表现为阵发性高波幅电活动，称痫样放电。其波形有散发性棘波、尖波、棘－慢波或尖－慢波或这些波的综合。但临床无癫痫症状，脑电图虽出现痫样放电并不能诊断为癫痫。

1. 与部位有关的（局灶性、部分性）癫痫

（1）良性儿童期中央－颞区棘波灶癫痫：中央－颞区呈钝性高幅棘波，经常继发出现慢波，这些异常可用睡眠激发，并有由一侧向另一侧扩展和偏移之倾向。

（2）儿童期枕叶阵发癫痫：发作间期在闭眼时，一侧或两侧枕区或后颞区，反复而有节律地出现阵发性高幅棘－慢波或尖波。发作时枕区放电可向中央区或颞区扩展。

（3）儿童期慢性进行性部分性癫痫持续状态：脑波在正常背景上出现局灶性阵发性棘波或慢波。

（4）颞叶癫痫：常有单侧或双侧之颞叶棘波，亦可见单侧或双侧背景活动中断，颞叶或多脑叶低幅快活动，节律性棘波或节律性慢波。

（5）额叶癫痫：脑波可呈背景不对称，前额区出现棘（尖）波或慢波。少数在临床发作前，在额叶或多脑叶（通常双侧性）出现低波幅快活动、混合的棘波、节律性棘波、节律性慢波，或者双侧高幅单个尖波，随后是弥漫性扁平波。

（6）枕叶癫痫：痫样放电于颞顶枕区连接部，可向其他部位扩展，诱发一侧后颞部、海马、杏仁核放电。

2. 全身癫痫综合征

（1）良性婴儿期肌阵挛癫痫：睡眠早期有短暂的广泛性棘－慢波爆发。

（2）儿童期失神癫痫（小发作）：脑电图在正常背景上出现双侧同步对称性 3Hz 棘－慢波，过度呼吸易被诱发出来。

（3）少年期失神癫痫：脑电图有小于 3Hz 之棘－慢波。

（4）少年期肌阵挛癫痫：脑电图有快速广泛但常是不规则的尖－慢波和多棘波，棘波与临床之抽动无关联。

（5）觉醒时全身性强直－阵挛发作性癫痫：即通常所说的大发作，分为 4 期。

先兆期：患者有奇异的感觉、情感、观念，历时数秒。脑电图出现基本节律波幅下降，出现低幅快波和散在性慢波、棘波及不规则棘－慢波。

强直期：患者突然尖叫一声，意识丧失而跌倒，全身肌肉强直，呼吸暂停，持续 10～20s。脑电图表现为额区、中央区呈广泛性高幅 20～50Hz 棘节律，随后棘波频率渐慢，波幅逐渐增高。

阵挛期：肌肉呈阵挛性抽搐，幅度由小逐渐增大，频率渐慢，伴心率增快、血压上升、瞳孔散大，历时约 20～40s。脑电图表现为连续性棘节律消失，阵挛性肌肉收缩一次，随之出现一阵棘波，肌肉松弛又出现一阵节律性慢波或间歇性电静息。在最末一次阵挛后棘波也消失。

恢复期：强直痉挛逐渐停止，呼吸恢复正常，此时口吐白沫、肌肉松弛，持续约 3min。此时脑电图表现为电静息或低幅慢波。若进入睡眠，可出现睡眠波。随着患者的意识逐渐恢复，δ 波增高变快转为 θ、α 节律。直至清醒后才恢复到发病前的脑波水平。

70%～80% 发作间歇期患者可有不同程度的异常：①发作性异常波：棘（尖）波、棘（尖）－慢波综合或爆发性高幅慢波发作。②非发作性异常波：见于不同程度的基本节律的慢化和不规则化。原发性癫痫背景脑波多属正常，继发性癫痫脑电图背景多为异常或呈局限行性改变，两侧脑波不对称不同步。

（6）West 综合征（婴儿痉挛症）：呈高幅失律脑波。

（7）Lennox－Gastaut 综合征：脑电图有异常的背景活动，<3Hz 棘－慢波，常有很多灶性异常，睡眠时见快节律爆发。

3. 不能确定为局灶性或全身性的癫痫和综合征　①以新生儿发作：脑电图常出现抑制爆发活动。②婴儿期重度肌阵挛癫痫：脑电图呈广泛性棘－慢波和多棘－慢波，有光敏感性和局灶异常。③慢波睡眠相持续性棘－慢波癫痫：慢波睡眠时出现持续性弥漫性棘－慢波。④获得性癫痫失语症（Lanbau－Kleffner 综合征）：脑电图见多灶性棘波，以及棘波和慢波发放结合在一起。

## 四、脑电图在康复功能评定中的应用

脑电图检查是康复评定的其中一项评定方法，对患者的功能状况（包括性质、程度及其影响）及

潜在能力作出评估和分析，应贯穿整个康复的始终。①能客观地反映大脑皮层功能，对病情及康复过程中的预后的判断提供依据。②有助于判断病变的部位、指示病变范围，从而使康复治疗措施更加准确、有效。③对癫痫的诊断，尤其是外伤后癫痫的判定有重要的价值。

（李　鹏）

# 第二节　肌电生理检查

神经肌肉电诊断是应用先进的探测和记录肌肉、神经生物电活动的一种技术。它以定量的电流刺激来观察神经和肌肉的兴奋性或观察肌肉在松弛和收缩时生物电活动变化以及用特定的外界刺激（包括体感、视觉、听觉）来了解中枢神经系统应答过程中产生的生物电活动。它遵循神经系统的生理特性和解剖学原则，临床上利用它诊断中枢神经系统和周围神经系统的运动及感觉的功能障碍，进行定性、定位、定量的分析。是康复医学中重要的客观的功能检查和疗效评定的方法之一，在制定康复治疗措施时也是一重要客观依据。

## 一、肌电图

### （一）概述

1. 定义　肌电图（electromyography，EMG）是一种探测和记录肌肉的生物电活动检查技术，通过这种检查技术取得的资料，有助于分析肌肉松弛和收缩时各种正常和异常的表现。临床上利用它诊断和鉴别诊断中枢性和周围性神经系统疾病和损害，包括运动终板疾病和肌肉疾病。

运动单位是肌肉功能的生物学单位，它由脊髓前角细胞及轴突、终板以及受其支配的肌纤维所组成。运动单位的大小因其所支配的肌纤维数目的多少和不同的肌肉而各异，其支配的肌纤维数目由几条至 2 000 条不等，范围直径约 5～10mm，各运动单位支配的范围有重叠。一般来说，肌肉越大，运动单位也比较大和数目比较多（图 3-2）。

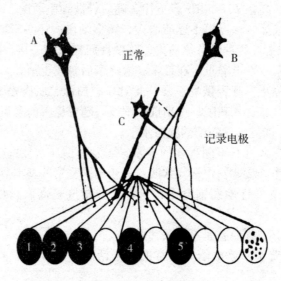

图 3-2　运动单位

肌电图主要反映运动单位的电活动，它的基础是一条条肌纤维的电活动。正常肌纤维在静止松弛状态下肌纤维外没有电活动，但在肌纤维内（膜内）与肌纤维（膜外）存在着一个电位差，称静息电位（膜电位）。当肌纤维兴奋时，由于极化膜的崩溃和电位的消失（即去极化）产生可传播的电活动，称为动作电位。

2. 肌电图检测内容　在临床肌电图检测中，所记录的不仅是一条肌纤维的电活动，而是数十条肌纤维的电活动。因此，肌电图检测技术从 4 个方面检测进行：①插入电活动：是针电极插入肌肉时，肌纤维被电极移动时的机械刺激的结果。②静息期：当肌肉完全松弛时无异常自发电位。③肌肉随意收缩时运动单位动作电位的特征性表现（如波幅、时限、波形、电位数等）。④肌肉最大用力收缩时募集电位的情况。

### （二）正常肌电图

1. 肌肉松弛时肌电图的表现　肌肉在完全放松状态下所采集到的肌电信号。

（1）插入电活动（insertion activity）：插入电活动的产生是由于针电极插入肌肉时，正常会引起短暂的电位发放，每次移动针电极都会产生，持续一般在 1 000ms 内。但在失神经支配的肌肉及某些疾病（如肌强直、多发性肌炎等）容易激惹起插入电活动活跃和延长，其起始波常为负波。

（2）电静息（electrical silence）：当健康的肌肉完全松弛时，肌纤维没有收缩，因此肌肉电极记录不到电活动，这种征象叫做电静息。电静息是一种正常表现，荧光屏上表现为一条近似平直的基线。

（3）自发电活动（spontaneous activity）：在正常情况下，肌肉完全松弛时，如果针电极在终板区可录取出终板电位（end plate potentials），它是小的单相或双相电位，开始均为负相。

2. 随意收缩时肌电图的表现　肌肉在主动收缩时所采集到的肌电仪号。

（1）正常运动单位动作电位（normal motor unit action potential）：当正常肌肉随意收缩时，出现正常运动单位动作电位，它是由一个前角细胞所支配的一组肌纤维组成，几乎但非完全同步收缩所形成的综合电位。其解剖和生理特性基于其神经支配比例，肌纤维密度、传导速度以及神经接头传递功能的不同亦有差异。但在正常情况下，综合电位有其特征性表现。其基本参数如下（图 3－3）。

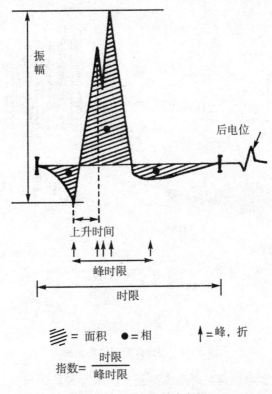

图 3－3　肌电图基本参数

1）波幅：指电位的峰值，又称振幅。正常运动单位动作电位的波幅为 300～2 000μV。

2）时限：指电位的变化从离开基线至回到基线的持续时间，是一个非常重要的数据，针电极的移动对它的影响较波幅小得多，其正常范围一般在 5～12ms。

3）相位：是指一个运动单位动作电位的综合电位，从离开基线再回到基线的次数再加 1 而得。它可以是单相、双相或三相、四相。如果多于四相，称为多相电位。这是同步化不好或有肌纤维脱失的表现。正常肌肉的综合电位一般为双相或三相，多相电位 <15%，>30% 肯定存在异常。考虑多相波时应注意不同的肌肉。

（2）干扰相（interference pattern）：当肌肉轻用力随意收缩时，运动单位动作电位互相之间可清晰地分开，电位的时限和形状可被分辨。如果肌肉收缩的力量增加，更多的运动单位被动员参与，当肌肉最大用力收缩时，许多运动单位动作电位彼此相互重叠波形，叫做"干扰相"。干扰相是健康肌肉在最大用力收缩时的正常特征性表现。

### （三）异常肌电图

肌电图学所研究的是细胞外的肌电活动。在肌源性和神经源性病损中会出现异常自发电位和运动单位动作电位的变化，它是临床检查的延伸，必须结合病史以及其他临床检查共同分析，才能更好地解决临床上的问题。

1. 肌肉松弛时肌电图的表现　常见异常表现主要有以下几种。

（1）纤颤电位（fibrillation potential）：纤颤电位是短时限低波幅的自发小电位，其时限范围是 $0.5 \sim 2ms$，波幅为 $30 \sim 150\mu V$，频率每秒 $2 \sim 10$ 次。它的波形为双相，即开始为正相，后随一个负向（图 3 -4B）。纤颤电位是由单个肌纤维自发收缩所引起。典型的纤颤电位是频率规则的发放，而频率不规则的纤颤电位，是多个肌纤维发放的结果。

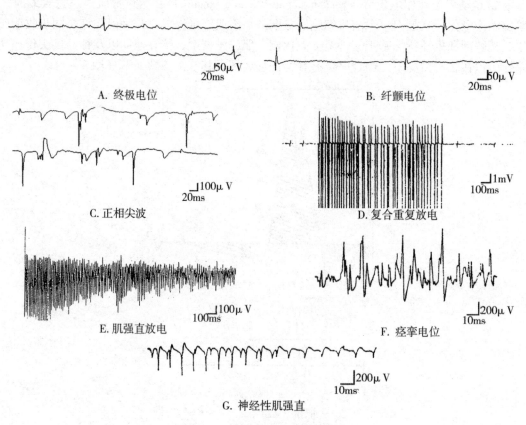

A. 终极电位　　B. 纤颤电位
C. 正相尖波　　D. 复合重复放电
E. 肌强直放电　　F. 痉挛电位
G. 神经性肌强直

**图 3 -4　部分异常肌电图波形**

对下运动神经元疾病，纤颤电位是肌纤维失神经支配的有价值的指征，一般失神经支配 $2 \sim 3$ 周后才出现。在肌肉疾病如肌营养不良、皮肌炎和多发性肌炎，也很常见。这可能是继发性神经纤维炎或退行性变和神经末梢逆行变性产生。

（2）正相尖波（positive sharp wave）：正相尖波是肌肉失神经支配时出现的另一种自发性电活动。正相尖波的时限比纤颤电位长，但波幅差不多。它的波形包括一个开始的正相尖峰，跟着一个缓慢低平的负相，总的持续时间可 $>10ms$（图 3 -4C）。正相尖波的起因是单个肌纤维的放电。

（3）束颤（fasciculation）：束颤是一群肌纤维的自发性收缩，典型的束颤可在前角细胞病变时出现。但在神经根病、嵌压神经病以及肌肉 - 痛性束颤综合征中也可出现，可分为良性束颤和病理性束颤或称为复合性束颤（图 3 -5）。

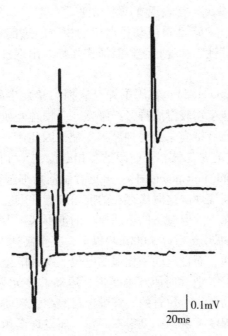

图3-5 束颤电位

（4）肌纤维颤搐（myokymic discharges）：与束颤单个运动单元发放不同，肌纤维颤搐是一个复合的重复发放，呈规律性爆发发放（图3-4D）。多见于面部肌肉病损、脑干胶质瘤和多发性硬化及周围性脱髓鞘病损。

（5）强直放电：肌强直与肌强直样电位，是插入电活动延长的一种特殊形式，代表一组肌纤维的同步放电，整个电位以一定的频率重复发放。肌强直电位其波幅和频率呈逐渐增大然后又逐渐减少，持续数秒或数分钟（图3-4E）。肌强直样电位又称怪异形高频放电，其特点是突发突止或突然变形，波幅和频率无渐增渐减变化。

肌强直电位见于先天性肌强直或紧张性肌营养不良。肌强直样电位见于肌营养不良、多发性肌炎和多种慢性失神经状态，如运动神经元病、神经根病和慢性多发性神经病。

（6）群放电位：是一种时现时消的群放电位，若是规则性的多见于帕金森病、舞蹈病、痉挛性斜颈。不规则的群放电位见于姿势性震颤、脑血管意外痉挛性瘫痪的肌肉（图3-6）。

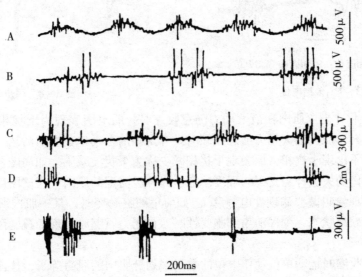

A. 局限性癫痫；B、C. 帕金森综合征；D. 神经官能症；E. 半侧面肌抽搐症

图3-6 群放电位

2. 随意收缩时肌电图表现  常见异常表现有以下几种。

（1）运动单位动作电位的变化：运动单位动作电位的相位超过四相以上，叫做多相电位。多相电位常在病理情况下出现，如神经变性、神经再生以及肌肉疾病时出现多相电位，分别称为群多相电位和短棘波多相电位（图3-7）。

神经再生电位（regeneration potential）：在周围神经病损后常发生神经病变，并随后神经再生，神经纤维的传导功能、传导冲动的速度均较健康神经纤维慢，受损神经所支配的肌纤维一部分获得再生的神经轴突分支支配。而另一部分肌纤维尚未获得神经再支配，因此运动单位动作电位变为时限延长的多相电位，叫做"神经再生电位"。它是高波幅长时限的多相电位，又称作群多相电位（图3-7A）。

巨大运动单位电位（giant motor unit potential）：多见脊髓前角细胞病变，其变化是一部分前角细胞完整无损，而一部分前角细胞受损变性。这时尚存在的前角细胞的轴突发出分支去支配失去神经的肌纤维。这样肌肉内运动单位的总数减少，但剩下的运动单位的范围却扩大了。这些扩大了的运动单位动作电位，其时限延长超过12ms，波幅升高超过3 000μV以上，甚至高达1 000μV（10mV），但相位单纯，由于同步性加强，一般二相或三相，而且是同一相似的电位。这种电位称作"巨大运动单位电位"。

肌病电位（myopathy potential）：肌病时肌纤维受损，运动神经元是不减少的，只是组成运动单位的很多纤维却遭受变性，因此运动单位内包含的肌纤维数目减少，致使动作电位的平均时限缩短，电位的波幅也降低，收缩时由于变性程度不一，所以很不同步，而呈现多相电位。这种多相电位是低波幅短时限的多相电位，即肌病电位，又称棘状波多相电位（图3-7B）。

同步电位：在同一肌肉上，用两根针电极在间距大于20mm沿肌纤维走行直角垂直插入同时引出动作电位时，如两者同时出现称为同步电位。如同步达80%以上称为完全同步电位（图3-8）。同步电位是脊髓前角细胞病变的特征性电位，也是肌源性和周围神经疾病的鉴别指标。脊髓的其他疾病，神经根和神经丛的疾病，如果累及脊髓前角均可出现同步电位。

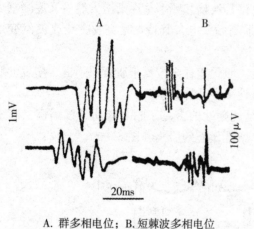

A. 群多相电位；B. 短棘波多相电位

图3-7  多相电位

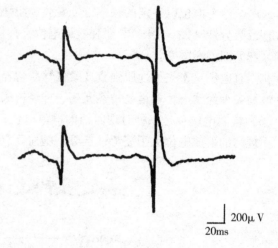

图3-8  同步电位

（2）干扰相的变化：健康肌肉在最大用力随意收缩时，肌电图表现为干扰相。当由于各种病损影响到肌肉的神经支配时，肌肉最大用力随意收缩时没有足够的运动单位参与活动，因此运动单位动作电位减少，在肌电图上不出现干扰相，而表现干扰相减少称为干扰波减少。如周围神经病损时，其干扰波减少的程度取决于肌肉的失去神经支配的程度。完全失神经支配的肌肉，当试图用力收缩时，完全没有动作电位出现，这种现象叫做"病理性电静息"。如前角细胞病变时，某一肌肉所支配的前角细胞完全变性时，则该肌肉呈软瘫状态，少许前角细胞变性时，在用力收缩时呈现稀疏的巨大电位，则可称为单纯相。

通过对最大用力收缩时运动单位动作电位的数目来划分肌肉的肌力等级，这比徒手肌力测定更具客观性和准确性以及可比性。在肌肉疾病中，虽有程度不同的肌纤维变性缺失，但神经元没有变性，一般尚有足够的运动单位参与活动，因此当肌肉最大用力时仍呈干扰相，但这种干扰相由棘状波多相电位组成，它与正常肌肉的干扰相不同，叫做"病理性干扰相"。

### （四）肌肉瘫痪时肌电图的评定价值

肌电图不论在中枢性瘫痪、周围性瘫痪及肌肉疾病所致的躯干与肢体功能障碍的诊断、评定上，还是在预后的分析上都具有非常客观的指标。

1. 中枢性瘫痪的肌电图评定　中枢性瘫痪的急性期，肢体功能障碍的早期多数呈软瘫状态。这时肌电图表现为患侧肢体的近端、远端的屈伸肌均呈现病理电静息，此时肌纤维不能有效地收缩，故不会产生动作电位。实则是脊髓处于一种失控状态，称为脊髓休克（但非本身病损所致），此期一个月左右。随后患侧肢体进入共同运动期，此时肌痉挛的肌电图表现为动作电位持续，意识支配痉挛肌松弛或在医护人员指导帮助下可以达到电静息状态。此时是康复治疗、功能训练的最佳时期。如果肌电图显示患侧肢体痉挛肌呈强烈持续状态，并且多个同一功能的肌肉均同样表现，任何指导和帮助均不能做到肌肉松弛。肌电不能显示电静息，则为进入强化共同运动期。这是康复治疗和训练最难度过的一期。如果患侧肢体的伸肌、屈肌也即痉挛肌和它的拮抗肌同时进行功能活动，肌电图同时显示动作电位，这时已达到分离运动期。通过肌电图检测客观地评定中枢性瘫痪处于哪一阶段，可作为初期、中期、后期的康复效果评定的指标。

2. 周围性瘫痪的肌电图表现　周围性神经损害，表现为迟缓性瘫痪，严重时表现为病理性电静息，通过运动单位动作电位的数量，肌电图可进行肌力的量化分级。这比徒手肌力测定更客观、更准确。也可依据异常自发电位、运动单位动作电位的表现，进行定性（是神经源性或是肌源性）、定位（神经受损水平是哪一节段的神经或是哪一水平的脊髓损害）、定量（严重程度）的评定。同时根据上述损害程度、范围可估计预后情况和指导制定康复治疗计划。

## 二、神经传导速度测定

### （一）概述

神经传导速度（nerve conduction velocity）测定是测定周围神经功能的一种检查方法。它是利用电流刺激引起激发电位，从中计算兴奋冲动沿神经传导的速度。所以神经传导速度测定是电流刺激检查方法与肌电图记录检查方法的联合应用。神经传导速度测定，分为运动神经传导速度测定和感觉神经传导速度测定。

国内外常测定的神经，上肢是正中神经、尺神经、桡神经、肌皮神经和腋神经，下肢是股神经、腓神经、胫神经和坐骨神经，也可以测定的神经有副神经、隐神经及股外侧皮神经以及面神经和三叉神经等，也可通过F波测定F波传导速度、H反射以及诱发电位来测定神经近端的损害。

### （二）运动神经传导速度测定

1. 测定和计算方法　在一条神经的经路上，选定两个刺激点，一个远端一个近端。负极置于神经的远端，其刺激引起神经去极化，先经刺激找出最佳反应刺激点，然后加大刺激强度以至超强，引出最大肌肉动作电位，即M波。以M波始点不随刺激量增加为完全，记录电极均置于神经支配的远端肌肉，计算传导速度需要测定神经通道上的两个点。在远端点刺激所得的潜伏时，称末梢潜伏时。近端点刺激的传导时间为近端潜伏时，其减去末梢潜伏时，称为传导时间（即远端和近端刺激点之间的传导时间），两刺激点之间距离传导时间除以即为该神经的运动神经传导速度（图3-9）。

测定时避免引起误差，首先刺激反应肌肉动作电位应相似，刺激强度和放大倍数一致。

2. 异常情况　可见于以下两种情况。

（1）神经失用：跨病灶的肌肉动作较病灶远端的肌肉动作波幅低平。若是轴索断伤，则在病灶近端只能引出波幅明显低平的肌肉动作电位。

（2）髓鞘脱失：在病变部位近端刺激时，传导减慢而波幅相对正常，则提示节段性髓鞘脱失。若是轴索变性，潜伏期延长或传导速度减慢，但波幅明显低平。

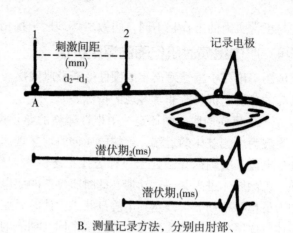

A.刺激方法，刺激电极、　　　　　　　　B.测量记录方法，分别由肘部、
　　记录电极位置示意图　　　　　　　　　　腕部记录之诱发电位

**图 3－9　运动神经传导速度测定**

## （三）感觉神经传导速度测定

1. 测定和计算方法　　测定感觉神经传导速度时，刺激和记录电极的位置与运动神经传导速度不同。即以电流刺激神经的远端，多数是手指或足趾的末梢神经，顺向地在近端两个点记录激发电位，再除两记录点之间的距离便得出感觉神经传导速度。

2. 异常所见　　由于感觉动作电位微小，潜伏期是从伪差到动作电位正峰起始时间。其异常与运动神经传导相似。①明显的神经传导速度减慢有利于髓鞘脱失的诊断。②轴索断伤时波幅明显低平。

## （四）F 波传导速度测定

F 波既可以作为运动神经传导速度的一个部分，也可以作为一个单独的测量项目。它弥补了近端神经传导功能检测的不足。F 波是经过运动纤维近端的传导又由前角细胞兴奋后返回的电位，这样便可以组成一份完整的报告，使周围神经病的定位诊断更为准确和全面。目前已在周围神经病损中被广泛应用，也被认为是有价值的测定方法。

1. F 波的生理基础　　以超强刺激作用于某一神经，可以在其远端记录到一个晚期肌肉电位，这个兴奋首先逆向传导至脊髓前角细胞，前角细胞被刺激，兴奋再顺向引起相应肌肉的动作电位，其潜伏期和波形多变而且易缺失。其原因是回返放电只发生在一小部分的运动神经元，而非全部。另外也可因远端轴索在有髓鞘脱失的节段上被阻滞，而 F 波不能引出。

2. F 波的潜伏时和波幅　　F 波由于组织电生理的原因，其出现很不规则、潜伏时有长短之差，其差值约为几个毫秒。波幅的变异也很明显，从相位、峰值和面积、形态都是多样的。它们是否存在一定的规律及临床意义，将有待进一步研讨。

3. F 波传导速度测定　　F 波传导速度的测定也可分为远端和近端。上肢和下肢的测量稍有不同（图 3－10），但原则都一样。即远段 F 波传导时间 F 腕（踝）减去运动神经传导速度测定时的 M 腕（踝）潜伏时，再减去在前角细胞转换时耽搁的 1.0ms，由于 F 波潜伏时是一个来回的传导时间，所以应除以 2，得出的结果才代表远段的 F 波潜伏时。距离的测量是上肢腕至肘，肘至颈$_7$ 棘突的和。下肢是踝至腘，腘至大转子、大转子至腰$_1$ 棘突的和。因此 F 传导速度（FWCV）计算公式如下：

$$FWCV = \frac{距离相加的和（mm）}{肘 - C_7（L_1）（F 肘 -，M 肘 -1）/2（ms）} = \cdots（m/s）$$

4. 临床应用　　吉兰－巴雷综合征是较常见的多发性周围神经病，它的损害可以在根、神经近端和远端。如果急性期在根和近端有病灶，F 波就可以消失，而恢复期又复现。F 波的延长提示近端有脱髓鞘改变。其他如糖尿病性神经病、尿毒症性神经病、臂丛和根性神经病损、脊肌萎缩症等，F 波均有较明显的延长。

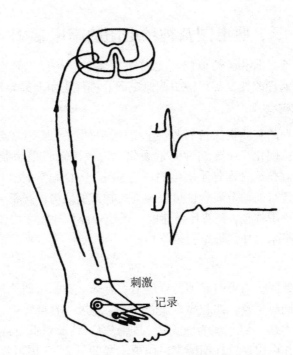

刺激

记录

图 3 – 10  F 波及其检查

## （五）H 反射

电刺激胫神经，在 M 波位置之后出现的激发电位称之为 H 反射。它在 1 岁以前的新生儿中可在许多神经中引出，但到了成人期，则只在胫神经出现。在进行胫神经运动神经传导速度检测时，当刺激量轻微或 M 波刚出现时，H 波即明显出现，随着刺激强度的加强，H 波减少，M 波逐渐加大，M 波最大时 H 波消失。H 反射原理如（图 3 – 11）。

1. H 波正常值　潜伏时 30 ~ 35ms，两侧之间差 <1.4ms，波幅 H/M 比值 <64%。

2. H 波临床意义　由于正常反射也由网状结构下行纤维所抑制，当上运动神经元病损害了这些纤维时，抑制减弱，出现了 H 反射亢进，表现为潜伏时短，波幅增高，波形多相，H/M 比值 >64%。所以 H 反射的变化反映了上运动神经元病变。H 反射可因腰骶根的损害而有改变，如 $S_1$ 根受损其表现多为 H 反射消失或者潜伏期延长。

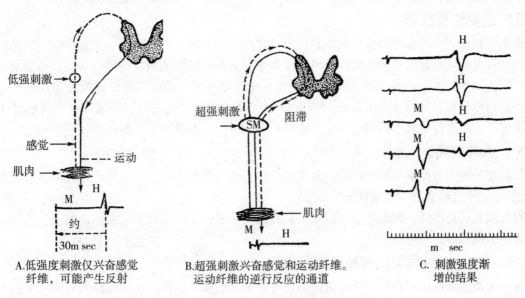

低强刺激

感觉

运动

肌肉

M

H

约

30m sec

A.低强度刺激仅兴奋感觉纤维，可能产生反射

超强刺激

SM

阻滞

肌肉

M

H

B.超强刺激兴奋感觉和运动纤维。运动纤维的逆行反应的通道

H

H

M

H

M

H

M

m  sec

C. 刺激强度渐增的结果

图 3 – 11  H 反射原理图

# 三、肌电图及神经电图的临床意义

从脊髓前角细胞至肌纤维，即沿运动单位通道的 4 个解剖位置上（前角细胞、轴突、运动终板及肌纤维）任何一个部位发生病理改变，都可能引起肌电图及神经电图上的异常变化。

## （一）脊髓前角细胞病变

脊髓前角细胞病变包括脊髓灰质炎、进行性变性的运动神经元疾病（包括进行性脊髓性萎缩症、进行性延髓麻痹、原发性侧索硬化、肌萎缩性侧索硬化、进行性脊肌萎缩症）、婴儿型脊髓性肌萎缩、脊髓压迫（指腰痛、椎间盘移位或脊椎骨质增生等压迫前角）、脊髓空洞（指病变侵犯至前角），另外还可以包括神经型肌萎缩。还有如帕金森病也可表现为失神经的肌电图异常，可检出典型的前角细胞损害的巨大电位。若病变累及周围神经，F 波传导速度、运动神经传导速度均会减慢。脊髓灰质炎后遗症的肌电图也将为手术评定及手术后功能训练提供指标。

## （二）前根病变

任何引起神经根受压的原因，均可引起神经根压迫综合征。在临床此类病损不少见，它可以单独影响到运动或感觉纤维，也可同时累及，如肿瘤、血管异常、囊肿、脊椎骨折、脊髓周围脓肿、骨关节增生、椎间盘脱出等均可引起本病，可表现为肌无力、肌萎缩、腱反射低下或消失、痛性痉挛和肌肉束颤。肌电图检测运动单位动作电位在急性期减少，而更主要的是 2～3 周后将出现大量的纤颤电位和正相尖波。传导速度检测也很有意义。

肌电图可作为神经根受压的诊断及定位诊断的检查方法，按照不同肌肉的神经节段支配去判断受压的部位，肌电图对神经受压的诊断准确性可高达 90%。

## （三）周围神经病

多发性周围神经病的发生不拘年龄和性别，一般呈慢性发展过程，如吉兰－巴雷综合征、糖尿病性周围神经病、砷中毒、尿毒症合并周围神经炎、非神经炎等。在肌电图上均表现为传导速度的减慢，F波传导速度更敏感和全面。下运动神经元的病和肌肉疾病往往必须依赖肌电图和神经电图来进行鉴别诊断。

## （四）周围神经损伤

神经损伤分 3 类，即神经失用、轴突断伤、神经离断。根据出现纤颤电位、正相电位的多少、随意收缩时干扰相的变化，可间接判断伤情，为临床是否行手术探查提供参数。

## （五）运动终板疾病

临床上遇到肌无力的患者均应想到原发性的重症肌无力、肌无力综合征、肉毒中毒等，还应想到继发于运动神经元病以及某些神经病的神经肌肉接头障碍。典型的肌电图特征是当病变肌肉重复一系列同样动作时，运动单位电位出现"衰减现象"，即电位的振幅迅速地递减和电位刺激更简便易行，即低频刺激时呈现递减现象，递减最大不超过 15%，频率提高后开始可递减但继而递增。同时还可作腾喜龙试验，注射后，再进行重复电刺激或一系列动作，振幅可见升高及推迟了肌肉的疲劳出现。

## （六）肌肉疾病

肌病是指原发于骨骼肌细胞的疾病，常见的是进行性肌营养不良、先天性肌营养不良和获得性肌病（多发性肌炎、甲亢性肌病、激素性肌病等）。

肌肉疾病其运动单位一般不减少，但由于肌纤维变性缺失，使运动单位的结构改变，其特征是低波幅、短时限的棘状波多相电位。

## （七）肌肉兴奋性异常的神经肌肉疾病

这种疾病组造成肌肉兴奋性异常的病理生理可以是在肌膜，也可以在神经轴索末梢、周围神经干或中枢神经系统，它包括萎缩性肌强直、先天性肌强直和先天性副肌强直。肌电图呈高频重复放电并渐见减弱至平静。

# 四、诱发电位及其临床应用

诱发电位（evoked potential，EP）是神经电生理研究中的新发现。神经系统接受多次感觉刺激时生物电活动发生改变，通过平均叠加记录下来称为诱发电位。

## （一）概述

1. **诱发电位的产生**  诱发电位的结构基础是神经元，神经元是神经系统的基本组成核心，它能产生、扩布神经冲动并将神经冲动传递给其他神经元或效应细胞。但神经元种类繁多，形状各异，而其结构包含胞体、树突和轴突3个细胞区。树突在胞体附近反复分支，为神经元提供接受传入信号的网络。轴突从胞体向远处延伸，引导兴奋朝远处延伸，为神经冲动传导提供通路。

诱发电位的产生与神经瞬时电信号沿神经纤维的传导有关。无髓鞘轴突传导通过已兴奋区（活动区）和未兴奋区（静息区）之间的电紧张性扩散和局部电流实现。一旦未兴奋区的去极化达到阈值，该区即可产生自发再生，由被动去极化转为主动去极化，依次向邻近的区域发展产生兴奋冲动的传导。有髓鞘轴突的传导方式也是如此，不同的是传导的方式是从一个郎飞氏结跳到另一个郎飞氏结，故其传导兴奋的速度较无髓鞘快速。

2. **诱发电位的分类**  诱发电位可分为周围神经系统诱发电位和中枢神经系统诱发电位，后者又可分为脊髓、脑干和皮层3种，以刺激性质的不同分听觉诱发电位、视觉诱发电位和体感诱发电位等，以神经传导的方向分为感觉性诱发电位和运动性诱发电位，也可按潜伏期长短等来分类。

3. **诱发电位命名法**  按诱发电位出现的先后顺序与极性来命名。以 P 表示正向波，N 表示负向波，如 $P_1N_1$、$P_2N_2$ 等表示，第一个出现的正相波即称 $P_1$ 波，视觉诱发电位常以此命名（图 3 - 12）。

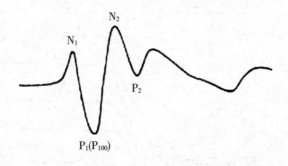

**图 3 - 12　视觉诱发电位**

按诱发电位的极性和平均潜伏时来命名。如 $N_9N_{20}P_{15}P_{40}$ 等，$N_9$ 即是在平均潜伏时 9ms 出现的负向波，躯体感觉诱发电位常以此命名（图 3 - 13）。

按记录的部位命名如马尾电位、腰髓电位、颈髓电位等。按各诱发电位出现的先后以罗马字顺序命名即：Ⅰ、Ⅱ、Ⅲ、Ⅳ、Ⅴ等，脑干听觉诱发电位常以此命名。

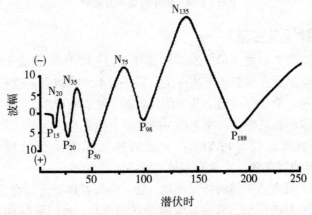

**A. 按诱发电位极性平均潜伏时命名**

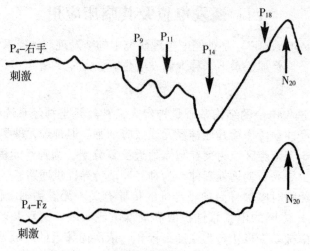

B.按记录部位命名

**图3-13　躯体感觉诱发电位**

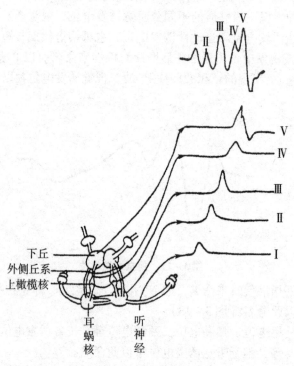

**图3-14　脑干听觉诱发电位**

## （二）诱发电位的神经发生源

　　人类诱发电位的神经发生源，更多的来自手术直接记录和临床病理或影像学相关研究。到目前为止，多数诱发电位的解剖学的发生源都尚未能肯定，只是短潜伏时诱发电位有些成分的主要解剖发生源相对明确。但需要记住，每一个成分可能由几个相邻解剖学结构所产生，而一个结构也可与几个波成分产生关系，尤其是头部记录的远场电位，决非单一的神经发生源。

　　1. 模式翻转诱发的视觉电位（PRVEP）　从后枕头皮记录到的模式翻转诱发的视觉电位（PRVEP）多数成分为枕叶皮层起源。它含有两种来源不同的成分。

　　（1）原始成分：即起自视觉感受器的视觉冲动，经外侧膝状体换元后直接达枕叶。

　　（2）辅助成分：亦称非特殊成分，起自视觉感受器的冲动，经网状结构和丘脑弥散性投射系统而达枕叶。

电极放置于枕叶外粗隆越远，所记录到的诱发电位含这种辅助成分就越多，所以准确安放电极可使这种辅助成分大为减少。

2. 脑干听觉诱发电位（BAEP） 各波的发生源主要在脑干同侧听系，由罗马数字标定 I ～ VII 波。

（1） I 波：与听神经颅外段的电活动有关，是动作电位或突触后电位。

（2） II 波：有两个发生源，一个是听神经颅内段，另一为耳蜗核的突触后电位。

（3） III 波：与上橄榄核或耳蜗核的电活动有关。

（4） IV 波：与外侧丘脑系神经核团的电活动有关。

（5） V 波：除与外侧丘脑系有关，尚涉及下丘核的中央核团。

（6） VI 波：为内侧膝状体突触后电位。

（7） VII 波：涉及听放射和原始听皮层。

3. 短潜伏期体感诱发电位 体感诱发电位（SLSEP）是因反复刺激皮肤，多由中枢神经系统的体表投射部位记录而得，其成分分别代表脊髓、脑干和大脑皮层等部位，故可作为中枢神经系统主要诊断手段之一。它有上、下肢 SLSEP 之分。

（1）上肢 SLSEP：$N_9$ 为臂丛，电位，用非头参考颈，记录时，$N_{11}$ 为颈髓后索远场电位，$N_{20}$ 为体感皮层一级原发反应，是刺激对侧中央后回记录，在中央前回记录的 $P_{22}$ 和 $N_{30}$ 可能起源于 4 区域、6 区域及 9 区域。

（2）下肢 SLSEP：马尾电位为周围神经监护电位，其作用与上肢 $N_9$ 类同，腰髓电位则起源于腰髓后角突触后电位，刺激胫后神经时对侧中央后回记录为 $P_{40}$，是一级体感皮层的原发反应。

# 五、诱发电位在临床上的应用价值

诱发电位是继脑电图和肌电图之后临床电生理学的第三大进展。临床上，诱发电位可用来协助确定中枢神经系统可疑病变，帮助病损定位，监护感觉、运动系统的功能状态，为预后和康复治疗提供确切指标，因此它是神经内科、神经外科、康复科等的有利工具，能为临床医疗、科研提供有价值的资料。

## （一）视觉诱发电位的临床应用

1. 视神经炎和球后视神经炎 PRVEP 对视神经的脱髓鞘疾病很敏感，约 90% 以上的患者都有 PRVEP 异常。

2. 多发性硬化 是中枢神经系统的脱髓鞘疾病，临床表现为四肢无力甚至瘫痪，智力意识均有不同程度下降迟钝，有学者提示 95% 以上的患者 PRVEP 异常，而且异常变化显著，$P_{100}$ 延长达 30ms 以上。

3. 弥散性神经系统病变 包括：①脊髓小脑变性；②肾上腺白质营养不良；③进行性神经性腓骨肌萎缩症；④帕金森病；⑤慢性遗传性舞蹈病；⑥恶性贫血；⑦慢性肾病；⑧脊髓病，尤其是慢性病变患者；⑨脑肿瘤和脑梗死等。以往对这些疾病不了解其有视觉系统的损害，但经检测都发现有 PRVEP 异常，无疑给这些疾病提供了又一个临床客观指标，同时给治疗方案也提出了新的要求。

## （二）听觉诱发电位的临床应用

脑干听觉诱发电位 BAEP 可以提供听力学和神经学两方面的资料，常用于下列神经系统疾病的检测。

1. 听神经痛 是 BAEP 最敏感的检测的病变。

2. 小脑脑桥脚肿瘤 如果已出现脑干和颅神经症状，这时不难诊断，如果肿瘤较小时，则 BAEP 便会帮助早期发现。

3. 脑干髓内肿瘤 BAEP 的阳性率很高。

4. 脑干血管病 脑干出血，脑干梗死，BAEP 异常率更高。另外，过性脑缺血发作或可逆性卒中发作，阳性表现文献报告不一致，但可提供异常变化指标。

5. 脑死亡 BAEP 各波均不能引出或 I 波可见，此时可判定脑死亡。

6. 其他  多发性硬化、脑桥中央髓鞘溶解症、白质营养不良。

## （三）体感诱发电位的临床应用

体感诱发电位在临床上应用很广泛，亦即从皮层到末梢的神经功能均可通过调整记录电极，精确地检测不同节段部位的情况，给临床一个明确的指标和解释。

当周围神经、神经丛、神经根、脊髓前角和后索、脑干以及皮层受损时，从不同部位记录相应的改变。尤其是大脑皮层和皮层下神经元受损时，SEP 晚成分会有异常改变，它比脑电图更敏感，更易于比较和分析。因此，临床上对如下疾病均可进行 SEP 检测：①各种周围感觉、运动神经病损；②各种原因所致神经根和脊髓受损疾患；③各系统的脱髓鞘疾病；④颅脑疾病和损伤（包括脑血管意外疾病）；⑤各种中毒和中枢神经系统损害、癫痫、精神疾病及心理研究等；⑥昏迷及死亡等。

（李　鹏）

# 第四章

# 脑血管病的康复治疗

　　脑血管病后期约占80%的患者留下各种不同程度的后遗症，如偏瘫、感觉障碍、失语、构音障碍、认知障碍、精神心理异常等。这些功能障碍妨碍了患者生活自理、重返家庭和社会，降低了生存质量。为此采用康复医学的治疗方法，可以使80%的偏瘫患者重新步行和生活自理，其中约1/3的人可以恢复工作，而且使50%的幸存者寿命延长7～10年或者更长时间。所谓康复治疗是指从医学的角度上，采取一切有利措施预防残疾的发生和减轻残疾的影响，以便患者重返正常的社会生活中。

## 第一节　脑卒中功能恢复的机制

　　20世纪初研究发现，成年哺乳动物神经元损伤后不可能再生。至今这对脑血管病功能恢复仍是最大的理论挑战。尽管如此，仍有大量脑血管病患者的运动、语言和认知功能得到显著恢复，已无可争议。一般认为，偏瘫功能恢复从发病后第1～7周开始，一直持续到3个半月左右，以后神经功能改善微乎其微。但许多临床研究发现，即使进入慢性期或发病半年以上，经过科学严格的强化训练，也会有不同程度的功能改善。如手功能恢复时间更长，个别患者可达一年以上。一般比较而言，下肢恢复率高些，其次上肢，最难的是手。20世纪60—70年代挪威神经解剖学家Alf Brodal认为"虽然没有确切的证据表明哺乳动物轴索横贯性破坏后的再生，但是多数情况下，是没受到损伤的神经纤维替代了受损的部分"。随着偏瘫功能恢复的神经病理生理研究的深入，提出了中枢神经系统可塑性（plasticity）的基本概念。中枢神经系统可塑性是指神经的修饰或适应能力，主要表现神经突触发芽、失神经超敏感、潜伏通路启用、异位皮质区替代、长时程增强等神经元突触水平变化方面，Hebb认为脑的可塑性实际是突触的可塑性，突触连接变化决定行为改变。突触变化包括突触短期的功能改变和长期的结构变化，许多研究证实这种变化机制是多样的，是在内外环境因素作用下而产生的。90年代科学家们利用经颅磁刺激（TMS）、fMRI、PET－CT等技术研究表明：大脑的功能可以增减、转移，这种变化是"使用"的结果，其与重复的量、有效率的学习、知识扩充及自动学习有关。人类新技巧的习得，可以使脑结构发生变化以适应新技巧。中枢神经损伤可以诱导可塑性的变化，而导致行为改变。同样，脑损伤后的康复训练也可能影响着可塑性机制，而使突触功能和结构发生变化。尽管脑组织损伤后恢复机制十分复杂，但是许多基础性探索研究已为康复治疗带来希望。

## 一、急性期恢复机制

　　脑卒中急性期多为第一周，一般称为"自然恢复"期或"自然治愈"期。患者主要在神经内科或脑外科救治，为了减少后遗症，康复训练也应尽早开始，如被动运动、体位变换、良性肢位的保持等。因为多数患者的每次训练时间很短，不是诱导恢复，不贻误"自然恢复"的方向，主要是起着促进恢复的辅助作用。对于自然恢复的机制的认识主要有如下方面。

　　（1）脑循环、脑水肿的改善（含损伤部位、周边和远处）。

（2）血肿的吸收。

（3）损伤神经组织的变化、吸收消失。

（4）脑代谢的改善。

（5）血－脑屏障的修复和改善。

（6）脑脊液循环的改善。

# 二、恢复期功能改善的机制

一旦急性期过后，"自然恢复"的速度逐渐减慢，而神经可塑性的恢复比例增加起来。据报道：一般在发病后3个月内为"最佳恢复期"，第6个月后功能改善速度开始变慢。运动学习和心理调整此时显得尤为重要。综上所述，应该抓住脑功能改善的有利时期，经过最初1~2个月的康复治疗，多应达到预期的目标；也有的要经过长期康复治疗，神经功能才得以改善，揭示了长期的积极康复治疗也是十分必要的，因此有人提出：脑血管病的康复治疗是个终身的过程。有的患病数个月后，因何种原因没有或不再接受康复训练，可能会缺少"神经学性"的改善，但是肌萎缩、关节僵直、躯干肌力低下等失用综合征却成为主要问题，通过改善失用综合征，实现日常生活动作能力提高的例子也不少。据资料统计，病后6个月内，70%~90%的患者能行走，1/3的能恢复实用手，约1/2的可以生活自理，1/3的还可以从事轻微的工作。这种效果和康复治疗的积极介入有关。

既然中枢神经损伤后神经元不能再生，为什么功能却得以恢复或改善呢？关于这个阶段功能障碍恢复机制的研究，1973年挪威神经学家Alf Brodal推论：尽管没有确切证据表明哺乳动物轴索横贯性损伤后的再生，但多数情况下是未受损的神经纤维代替了受损的部分。随后大量动物实验和临床观察，又相继提出了许多证据和类似观点，如残存部分的代偿机制学说、损伤周边恢复的晕影学说（半暗带区）以及结论，使人们对康复治疗能改善功能障碍的认识进一步提高。尤其近年通过fMRI、PET、经颅磁刺激（TMS）和脑电描记器（MEG）等应用，大量证据支持成熟的中枢神经系统在受损后，具有一定程度的自我修复和重组的能力，包括神经元之间变化的潜在性和重组自我修复性的所有机制。尽管对个体研究结论存在差异，但是脑功能重组的可塑性机制初步成为共识。可塑现象可能是学习和损伤修补的基础。如反复的技巧训练使大脑皮质永久或短暂产生记忆，掌握动作。脑血管病后出现偏瘫，经过康复训练，偏瘫症状得到改善甚至消失，也可视为是脑可塑性的典型表现。脑损伤后功能的修复涉及相关脑区域或核团，神经元内结构和突触水平的改变。所谓"功能修复"主要表现在"替代"和"重获"的含义上。"替代"是指神经系统利用其他的感觉传入或运动模式替换已损坏的部分，而使功能得到恢复。"重获"是指通过启用解剖上潜伏的神经结构，再次获得已丧失的功能。

## （一）脑可塑性机制

1. 神经发芽　神经发芽包括再生性发芽（regenerating sprouting）、侧支发芽（lateral sprouting）两种形态结构变化。再生发芽是消失的神经突触本身的真正再生或形成，在中枢神经系统中较少见到，常见到侧支发芽，主要是从未受损伤的神经细胞的树突或轴突中向受损伤的神经细胞生长新芽，它构成了中枢性损伤功能恢复的形态学变化，反映了功能代偿或重组的解剖学基础。

突触发芽的类型可能有如下3种：①旁侧发芽（collateral sprouting）：在神经纤维上生成新的轴索支，并且末端与另外的神经元形成新的突触。②终端发芽（paraterminal sprouting）：现存突触的终末端某部分膨出，又形成新的突触。③突触性发芽（synaptic sprouting）：仅出现突触终末的接触面扩大，突触的接触点增多。

2. 突触效率的可塑性　突触的可塑性是建立在分子水平可塑性的基础上的，它涉及神经末梢去极化、突触的运动频率、突触前膜内钙离子浓度以及外在因素的调节等。突触可塑性包括两种类型：①突触后结构上的突触接触位点数量的改变，如失神经过敏。②已有突触的功能活性变化，如在电生理学上表现为长时程增强（LTP）、长时程压抑（LTD）和失神经过敏。

（1）长时程增强（long-term potentiation，LTP）：这种现象在正常生理状况下，与学习、记忆相关。所谓LTP是指中枢神经受到一定条件刺激后，可引发突触后电位（EPSP）叠加，幅度增大，保持长时间的兴奋状态现象。它可保持十几个小时，甚至几天。当突触后膜上的 NMDA 通道受刺激时或与神经递质结合，则平素阻挡 $Ca^{2+}$ 内流的 $Mg^{2+}$ 让位，$Ca^{2+}$ 内流的浓度增加，导致了 LTP。动物训练发现：动作技能获得程度与 LTP 呈正相关，影响 LTP 的因素也影响运动的学习和记忆。

（2）长时程压抑（long - term depression，LTD）：LTD 是指突触传递效率（兴奋性）的长时间降低。这种现象存在脑的许多部位里，最早是在小脑内发现的。小脑的浦肯野（Purkinje）细胞接受的两种兴奋性突触，分别来自苔藓纤维和攀缘纤维。如果同时重复刺激两者，则可在平行纤维与普肯耶细胞间的突触上观测到普肯耶细胞放电率下降或 EPSP 降低，可长达 1 小时。目前认为 LTD 产生与 $Ca^{2+}$ 内流导致谷氨酸的使君子酸受体失敏有关。低频电刺激可使突触后膜的 NMDA 通道受到压抑，钙离子内流减少，形成 LTD。一般认为小脑突触的 LTD 效应关系到精细运动的学习和记忆。

（3）失神经过敏（denervated supersensitivity，DS）：这一现象首先发现在周围神经系统中，神经 - 肌肉接点，后来在脑内也发现。失去神经支配的肌肉的兴奋性异常增高，或者失去传入神经结构后，突触后膜对特定的神经递质的反应敏感性增强，都可使细胞膜上的受体增多，据认为其可保持失神经组织的兴奋性，减少变性，与将来重新接受新的前神经纤维的支配，形成新突触有关。

3. 神经网络功能的变通性　这里是指神经系统利用新的功能模式替代已经损失的功能，使整个运作程序仍处于有效的状态。有人提出：可塑性的潜能，或是大脑未损伤系统的重组，孕育了一个逐渐增长的积极的体系。通过越来越多的 fMRI、PET、TMS 技术研究发现：脑损伤后功能的恢复与大脑次级运动区（如补充运动区、前运动区、小脑、感觉运动区等）的参与有关，另外脑卒中的不同阶段，两侧半球激活区不同或者参与程度有差异。可以认为重组的神经学机制是一个动态过程，它可能受到神经病理损伤程度的变化、患者在康复治疗中付出的努力程度、环境和作业训练方法等因素的影响。变通性包括潜在通路的启用、古旧脑的代偿、对侧或同侧周边的代偿、不同感觉神经之间的功能替代等。

（1）潜伏通路的启用（unmasking）：中枢神经系统中每个神经细胞通过突触与其他众多神经细胞连接起来，但平时多数连接通路处于被抑制或"休眠状态"。当主要神经通路受损后，信息传达网络在数小时内出现抑制状态，感觉传入被阻断，其大脑感觉区的抑制性神经递质如 γ 氨基丁酸（GABA）出现一过性减少，以后旁侧神经通路被激活启用，发挥主通路作用。

（2）古旧脑的代偿：哺乳动物脑的最外侧皮质为新脑，当其损伤时功能丧失或降低，由脑内层的古旧脑部分承担起新脑的功能，但大多只能学会执行粗糙运动，缺乏精细动作的能力。

（3）对侧或同侧周边代偿：许多研究证实，大脑双侧半球及同侧损伤周边的皮质功能具有相互代偿的能力。目前功能影像学研究发现，运动功能重组表现可能有 3 种：患侧受累及的主要运动区发生移位；患侧未损伤部位仍有激活；非主要运动区的功能明显激活。

Morell 发现皮质某部位兴奋一定时间后，对侧相应部位的核糖核酸合成明显增加。White 对猴进行整个半球的切除试验，术后运动功能能够大部分恢复，证实了每侧半球均有双侧传出，维持身体两侧的功能。说明双侧半球相应部位间存在着联系，有利于损伤后运动功能的重新组织和支配，如语言功能的互相转移、运动能力的互相替代。

（4）感觉的替代：利用皮质内不相干的神经区域替代丧失的功能，使未受损的输出的突触效应被调整。如盲人利用触觉代替视觉做空间定位。有研究发现，截肢术后患者的肢体皮质感觉区变成颜面感觉区，考虑为感觉区域间的替代。Rossini 等研究 1 例大脑中动脉缺血性脑卒中患者，导致运动功能丧失一年后，训练右侧肢体，fMRI 发现左侧大脑半球感觉运动区不对称性增大和后移。

4. 与神经生长、发育过程相关的体内生物因子作用　目前，围绕着生物体内的促进神经生长和抑制神经生长的类生物因子研究中有许多新的发现。体内的两类物质对神经生长的作用截然不同，对神经系统产生综合性效应。

（1）促进神经生长发育的因子：具有保护、促进神经正常生长发育的称为神经营养因子（neurotrophic factor），它是一些能够提高神经元生存率的多肽。由于其局部的神经营养作用，可有利于突触的重塑和改变受体的表达。20 年来对神经营养因子的研究给予极大的重视。但是生长和再生的含义不同，迄今仍未发现确实有效的直接帮助中枢神经再生的因子。人们已经开发出许多生物制剂，在临床治疗中枢神经损伤方面发挥了一定的作用。

如神经生长因子（neuro generation factor，NGF）在神经元靶组织产生，被神经元轴突末梢摄入，逆行运输到胞体，维持神经元的存活，对损伤后的轴突有促进生长作用。又如胶质细胞源性生长因子（GDNF）对脊髓损伤的恢复具有重要作用，它从胶质细胞系分离出来，可以在运动神经损伤时保护神经元存活，与此类似的神经营养因子（neurotrophic factor，NTF），如睫状节神经营养因子（CNTF）、神经营养因子-3（NT-3）也具有一定的保护神经元存活、防止凋亡的作用。如临床应用的神经节苷脂（GM1）在正常神经元发育及分化中起重要作用，促进神经突生长，增加损伤部位轴突存活数目。

（2）抑制神经生长的因子：大量研究发现，成年动物中枢神经的轴突只能够在周围神经移植物中再生，提示中枢神经系统的内环境中可能含有某种抑制再生能力的物质。

### （二）影响中枢神经可塑性的主要因素

对于神经可塑性的影响作用，主要表现在脑损伤的功能修复程度、速度和最后的质量上。

1. 损伤（injury）的性质　神经组织受损的数量、部位、起因（创伤和疾病）、进展速度（急性和慢性）等是决定机体预后的一大因素。如脑手术时，脑组织切除区域越大，功能恢复越差，大面积脑梗死的患者也如此。重复的损伤比一次性伤害更难恢复，其可能是一个多次不固定的错误信息难以准确被中枢神经系统调节，也不利于相应的代偿机制的形成。但也有认为损伤大不一定引起重度功能障碍，与损伤部位有关。脑肿瘤是个慢性损伤过程，中枢神经系统很难对其进行有效的调整，功能障碍表现逐渐加重。

2. 可塑性临界期（borderline phase of plasticity）　脑损伤后功能的修复过程中，功能训练和药物治疗存在一个"时间窗"的问题。代偿的"敏感期"是损伤的早期，学习训练的效果明显。另外长期卧床制动、对高张力肌肉缺乏抑制、采用非正常（不科学）的动作模式训练或缺少正确的对策（如放置不管、单纯依赖药物或期待自然恢复、畏惧运动而静养等）都会延误最佳的脑可塑期，导致异常运动模式的固定化。一般认为脑卒中发病第3天后即可出现神经的可塑性变化，发病后1~3个月为自然恢复期，该期可塑性变化尤为显著。但是，可塑性是脑组织的基本能力，临界期是相对的影响因素，一些实验证明：即使中枢神经系统损伤半年以上，再次给予适当刺激，脑仍可出现激活区改变以及行为变化。

3. 再学习及训练（relearing and training）的作用　脑损伤后功能的修复是一个中枢神经系统的再学习、再适应的过程。如运动训练作为一种外界刺激，是向损伤的中枢神经系统定向地提供具体的修正方案和相关信息再传入的源泉，各种信息经过相关中枢的重组而形成一个新的行为模式，即诱发适当的运动应答。无论是感觉替代，还是神经网络功能的变通，都是要经过反复的"做"来学习和建立。例如，将两组猴大脑损伤后，次日一组开始积极的关节活动和移动训练，猴很快改善了运动功能，而饲养放置且不训练组的猴多数死于挛缩和压疮。也有人主张在神经网络重组活跃期，给予大量的位置觉和运动觉刺激（称多重感觉刺激），如让患者注视患肢、主动感知运动，体会运动中的差异变化，有助于正确模式的建立。有时可用语言提示或矫正动作，增强记忆。

突触的效率如何取决于突触使用的频率。运用得越多，突触效率越高，所以反复训练、学习才能形成突触记忆，或者使具有某种功能的神经网络结构承担新的功能。如脑血管病的恢复期（发病3个月后），中枢神经仍存在可塑性，虽然不如早期敏感，但是反复训练或者重复多种感觉的外周刺激尤为重要。功能影像学的许多研究提示，脑区激活与外界刺激量密切相关，具有明显的动态性，而与原有的功能状态不一定平行。

训练方法与脑可塑性关系密切。如强制性使用运动疗法（CIMT）、想象性运动疗法、神经易化技术、双侧运动疗法、重复训练疗法以及机器人训练等各有特点，许多功能影像技术研究发现：不同的康复训练方法在脑内表现不同的神经激活模式，因此结合病情，科学选择方法，摒弃缺少循证医学支持的技术，才可能产生更大的疗效。

4. 环境和效果（environment and effect）　一般认为，脑损伤后，通过丰富环境使剩余的功能增大而代偿。幼儿教育也证明丰富的环境对儿童智力发育有益。丰富的康复治疗环境，包括医疗、家庭及社会条件和支持氛围，有助于脑损伤后身心障碍的恢复。在小鼠实验性脑梗死后，分成环境复杂组与普通组分笼饲养，前者运动功能恢复最好，甚至将小鼠推迟 15 天再放入环境复杂笼饲养，功能恢复也优于后者。临床手术观察也显示手术后环境能够影响功能恢复的程度或速度。如对坐轮椅者进行复杂环境、社会交往、身体活动等方面比较，社会交往多者恢复较好。如果在复杂环境中允许身体自由的活动，再加上良好的社会交往，效果更好。

5. 心理素质（psychological diathesis）　可以认为所有脑卒中患者都有不同程度的自发性恢复和神经功能重组的潜力，它不仅取决于神经病理损伤程度的差异，而且与患者在康复治疗中，为实现环境和作业要求做出的积极努力程度有关。许多临床事实证明，患者的乐观、勇于面对现实，具有战胜残疾、争取自立的良好心理素质，多能产生较好的治疗效果。

6. 年龄（age）　一般而言，发育中的大脑较成熟脑组织更易变化，可塑性较大。同样部位的损伤，成年人的症状大于年轻的个体，年龄越小可塑性越好。有人认为越是成熟的个体，完成的"投射量"（突触的数量）越多，而其生长能力越是相对的小。如将幼猫和成年猫的胸段脊髓切断，前者在以后的发育中，其后肢仍有较好的运动协调能力；而后者则行走困难。但是也有不利的方面，如幼儿左半球损伤后，不仅出现运动、语言障碍，而且易伴有严重的智力和知觉缺陷，而对于同样损伤的中年人，后述症状较轻。显然，年龄对可塑性的影响具有双重性。

7. 物种（species）　物种的进化过程中，越是低等的物种结构的重组性越是占优势，越容易形成新的神经联系。

8. 药物（medicine）　临床中急性中枢性神经损伤使用的药物，能改善神经的营养状态，减少其变性，具有保护脑细胞的作用。另外前述各种营养因子的生物制剂的应用，如神经节苷脂（GM1）能促进神经的生长，有利于损伤的神经纤维修复。

9. 物理因子（physical agent）　某些物理因子可能具有促进轴突生长速度的作用。有报道 30 ～ 100mV/mm 梯度的恒定磁场可能促进中枢神经的恢复；经颅磁刺激（TMS）疗法具有兴奋或抑制中枢神经的作用，可能影响脑的可塑性。

10. 神经移植（neural transplantation）　一个世纪前人们就开始了脑组织的移植研究，动物实验和临床上已经观察到宿主脑组织与移植的幼鼠或胎儿的新生皮质细胞建立了联系，发生作用并产生营养因子影响周围的神经元，但是移植的神经组织是否能长期存活及发挥其原有的功能的问题仍未解决。近年来神经干细胞定向诱导分化调控、神经干细胞移植的研究备受重视。神经干细胞可以分化，通过分裂产生相同的神经干细胞，并进一步分化为成熟细胞，从结构和功能上替代或修复损伤的神经组织，它有可能影响神经系统的可塑性。Wagner 等将神经干细胞移植到帕金森病模型的鼠脑，神经干细胞在其脑组织中迁移并修复损毁的脑组织，且震颤症状明显减轻，可能是神经干细胞分化成为多巴胺能神经元起到治疗作用。近年来许多科学家通过获取的胚胎干细胞，在体外定向培育出全身 200 多种细胞类型及机体的各种组织、器官。另外骨髓间充质干细胞也可向多种细胞组织分化，将其移植到动物体内具有改善肢体瘫痪的作用。由于干细胞培育、分化及调控机制的复杂性，人类干细胞移植能否解决脑组织损伤后导致的局限性脑功能缺失，还需要投入大量的研究。

（吐鲁娜依·万力）

# 第二节　运动障碍的恢复过程和异常动作模式

## 一、Brunnstrom 的分析

Brunnstrom（1952）较早提出了脑卒中运动恢复的过程模式，认为中枢神经性瘫痪不同于周围性神经瘫痪，后者主要是肌力方面的变化，而前者主要是运动形式的异常，其原因为上运动神经元受损，失去了对运动系统的控制，而原始的、被抑制的、皮质以下的中枢的运动反射释放，引起了运动模式改变，临床表现肌张力升高、肌群协调性下降、共同运动、联合反应以及各种异常的姿势反射等。该恢复过程分为六个阶段（图4-1）：Ⅰ期为发病后急性期，患侧肢体呈迟缓性瘫痪。Ⅱ期为肌痉挛早期，低级的原始运动（共同运动、联合反应等）开始出现。Ⅲ期为肌痉挛及原始运动最严重阶段。Ⅳ期出现脱离共同运动的随意运动，痉挛开始减弱。Ⅴ期为分离运动期，肌痉挛明显减轻，动作更加灵活。Ⅵ期原始运动和痉挛消失，协调运动基本正常，仅表现在精细动作和运动速度方面的微弱差别。这个过程多数患者要持续5周到3个月。此期间随意运动从水平低下或消失到重新出现和提高（如果停滞某个阶段，称之"死胡同"），实际上是运动模式的转换过程，这个理论是脑卒中偏瘫评价和治疗的基础。康复治疗中，先抑制早、中期异常运动模式，然后建立起后期的正常运动模式。

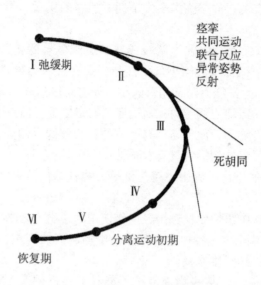

**图4-1 脑卒中运动功能恢复过程**

## 二、异常动作模式

脑卒中异常动作表现在肌紧张，共同运动，联合反应及紧张性姿势反射等方面。

### （一）肌紧张的异常

肌紧张指对身体某部位施被动运动时，肌肉收缩时发生的动作，或者向反方向牵拉或伸直时肌肉出现抵抗。脑卒中恢复期患侧肢体多出现高度肌紧张或痉挛，其原因非常复杂，机制尚未弄清。一般认为正常的肌张力主要依靠牵张反射中的紧张性反射来维持。其由肌梭内的核链纤维和Ⅱ类传入纤维组成次级感觉末梢，对缓慢持续牵拉肌肉较敏感，引起的牵张反射持久，属于静态紧张性的收缩。它是全身肌紧张产生的基础，也是维持躯体姿势的最基本反射活动，只有适宜的肌紧张才有正常的动作和行为。次级感觉末梢通过中间神经元与高位中枢有广泛的神经纤维联系，高位中枢可以通过下行抑制系统控制牵张反射。当脑卒中发生时，脑组织对下行系统控制受到破坏，紧张性反射活动的抑制被解除，而引起了肌痉挛。也有人认为上神经元损伤后，肌肉、肌腱、关节的黏弹性结构发生一定改变，导致张力增高。

痉挛发生在一个或全部肌群上，其紧张模式是由最强肌肉（群）的牵拉反射来决定的。所谓最强肌肉指抗重力肌，如上肢屈肌为抗重力的优势肌，下肢伸肌为优势肌，其异常时表现如下。

头部：头向患侧倾斜，面部转向健侧。

上肢：呈屈曲模式。肩胛骨后旋，肩胛带下降，肩关节内收内旋；肘关节屈曲，伴有前臂旋前；腕关节屈曲且偏向尺侧；手指内收屈曲。

躯干：躯干向患侧屈曲并转向后方。

下肢：呈伸展模式。骨盆转向患侧后方且上提，髋关节伸展、内收和内旋，膝关节伸展，足跖屈和内翻，足指屈曲、内收（偶有大足指伸展）。

## （二）共同运动模式（synergy movement）

动物实验证实，脊椎动物的屈肌（或伸肌）运动系的神经元之间，都存在着功能性联系。当上位神经对其控制减弱时，屈肌群（或伸肌群）就可能出现共同性收缩，称之为共同运动。它是一种交互抑制关系失衡的表现，都伴有肌张力异常，多表现肌张力增高甚至痉挛。脑卒中患者做肢体随意运动时，可以表现出各种瘫痪侧肢体的共同运动模式。

1. 上肢共同运动　屈肌运动模式：让患者举起上肢，可见肩胛骨上举和后退，肩关节外展和外旋（或内旋）屈曲；肘关节屈曲，前臂旋后；腕关节掌屈，手指屈曲和内收。

伸肌运动模式：让患者向正前方伸展时，可见肩胛骨向前方伸出和下降，肩关节内收、内旋和伸展；肘关节伸展，前臂旋前；腕关节背屈，手指呈内收、屈曲或伸展。

2. 下肢共同运动　屈肌运动模式：让患者屈髋时，可见患侧骨盆上提和后移；髋关节屈曲、外展和外旋；膝关节屈曲；踝关节背屈和内翻，趾关节伸展或背屈。

伸肌运动模式：可见髋关节伸展，内收和内旋；膝关节伸展，踝关节跖屈和内翻，趾关节跖屈或内收（也有伸展的）。

## （三）联合反应（associated reaction）

联合反应属于患侧的异常反射性动作。当随意用力或者给予随意性刺激或活动身体某个部位时，兴奋会传导到身体的其他部位（患侧），强行改变了原有的自主活动。如打哈欠、咳嗽、打喷嚏时，可出现患侧上肢的联合反应。走路时患侧上下肢可以出现联合反应，上肢呈屈曲状且肩被固定，下肢伸肌运动模式被强化，难以迈步，导致全身平衡困难。联合反应可以从健肢的活动诱发出患肢的活动，患侧上下肢之间也可以互相诱发出来。联合反应容易强化肌痉挛，妨碍了功能性动作的恢复，如上肢呈持续屈曲状态，则可影响上肢功能恢复，甚至丧失功能。

## （四）异常姿势反射

所谓姿势反射是指人类在发育过程中，为了保持一定的姿势和平衡而建立的一系列紧张性反射活动，如迷路性紧张反射、对称性颈紧张反射、非对称性颈紧张反射、阳性支持反射、交叉性伸展反射、抓握反射等，表现特征各异，正常人在出生的3~12个月内见到。随着身体发育，高级神经中枢对其调控、整合、抑制，一般不易被察觉。脑卒中时，这些姿势反射会以夸张的形式出现而被人们注意。在康复治疗中，既可利用反射活动改善姿势或诱导出随意的正常动作，有时也需要抑制多余的反射活动，避免其产生的不良后果。

1. 迷路紧张性反射（tonic labyrinthine reflex）　该反射是通过头部空间位置的变换，使前庭器官将冲动沿第8对脑神经的前庭支传入脑干综合而成的。仰卧位时全身伸肌紧张性增高，俯卧位时其紧张性下降，而全身屈肌紧张性增高，呈屈曲状态。临床表现如下。

（1）取仰卧位时，下肢伸肌痉挛加重。头向后顶压床面，患侧躯干向后退。向前方牵拉肩胛时，有抵抗感。长期卧床的患者，上述症状更明显。

（2）翻身时，如果患者向床面伸展颈部，会导致伸肌紧张，妨碍了翻身动作执行。

（3）患者突然站立起来时，颈部向后伸展，会诱发下肢伸肌模式，把身体推向后方，使臀部从座位上滑落下去或呈左右不对称姿势。同样，坐位时如果屈曲颈部，可以诱导全身呈屈曲状态而突然跌倒。

2. 对称性颈紧张反射（symmetric tonic neck reflex，STNR）　对称性颈紧张反射是通过颈部肌肉和关节的牵张诱发出来的。在正常发育中，该反射同迷路的前庭反射协同起作用，维持幼儿爬行姿势。颈后伸时，两上肢的伸肌和双下肢的屈肌紧张度升高，颈屈曲时，两下肢的伸肌和双上肢的屈肌紧张变强。脑卒中患者临床表现如下。

（1）在头或躯干下放入高枕头时，即头或躯干呈半卧位屈曲状态，患侧上肢屈肌和下肢伸肌紧张度增强。坐在轮椅上低头弯背时也可表上述痉挛亢进现象。

（2）有的患者步行时低头屈颈，目光注视地面，可使患侧下肢伸肌张力亢进，支撑期出现膝过伸

— 63 —

展，足趾屈触着地面，髋关节被推向后方。由于髋及膝部伸肌松弛不下来，易形成弧形步态迈步。此外因头颈屈曲，而强化了上肢的联合反应，使上肢屈肌痉挛亢进。

（3）患者欲从床边挪到椅子上，起立时，当伸展颈部时，会导致患侧下肢屈肌紧张增强，膝关节屈曲且上提离开地面，造成起立困难。

3. 非对称性颈紧张反射（asymmetric tonic neck reflex，ATNR） 也在颈部被诱发出来。左右转动颈部时，与颜面同侧的上下肢伸肌和后头侧上下肢的屈肌紧张性增高。脑卒中患者在临床表现如下。

（1）卧位或坐位时，一般患者将面部转向健侧，容易引起患侧上肢屈曲动作。当站立时，将头转向健侧时，患侧下肢屈肌也易出现痉挛，导致站不稳。

（2）欲伸展患侧上肢，患者用力将面部转向患侧，企图加强肘伸展动作，否则伸展更加困难。由于上肢屈肌痉挛占优势，有时尽管面部转过来，仍然无法抑制痉挛。

（3）下肢肌低紧张者欲站立时，面部屡次转向患侧，主要是为了稳定和强化下肢的伸展活动。

4. 阳性支持反射（positive supporting reaction） 该反射是因足跖面，足掌的第一，五跖趾关节处受到刺激而引起的反应。如反复接触地面，受到压迫或牵拉便可引起该反射持续发生，使下肢伸肌紧张性增高。偏瘫患者临床可表现如下。

（1）一般患侧足的跖趾关节底部最先接触地面，立即出现下肢全部伸肌痉挛，似如硬木棍，膝呈过伸展状，难以站稳，直到进入摆动期也很难放松下来。下肢产生了一股后推力，身体重心无法转移到患侧下肢上来。

（2）足背屈的被动训练时，如果操作者手用力触压上述部位；也可诱发出下肢的伸肌痉挛。

5. 交叉性伸展反射（crossed extension） 该反射属脊髓反射，当一侧下肢受到疼痛刺激时，其下肢发生屈肌收缩反射，而对侧下肢伸肌紧张性增高，呈现伸展状态。偏瘫患者表现如下。

（1）患者仰卧位屈曲双下肢做"架桥"训练，能将臀部抬起，但是一旦再将健侧离开床面时，患侧下肢会出现伸展使"桥"倒塌，无法主动进行训练。

（2）如果把体重压在健侧下肢上，从坐位上起立，只要健侧下肢刚一伸直，患侧下肢就反复出现屈曲，接着走路也很难支撑身体。

（3）走路时，一旦健侧迈步时，患侧下肢会出现完全伸展的模式，很难保持身体平衡。如果接着摆动患侧下肢，显得僵硬而不灵活。

6. 抓握反射（grasp reflex） 该反射是通过刺激手掌或手指腹部的本体感受器而诱发出来的。表现手指屈曲内收状态。脑卒中患者临床表现如下。

（1）在患者手掌中放置某个物品，均可使腕关节手指屈曲兴奋性增高，肘也出现被动屈曲。有人为防止屈指，常让患者握硬滚筒，如果引起了抓握反射，反而加重了痉挛。

（2）患者能主动伸展患侧手指，但在功能性活动中，经常握住后就很难放开。患侧手掌经常像使劲地握着什么东西似的，走路时更明显。

上述各种姿势反射常常是综合在一起对身体产生影响，典型而孤立存在的较少。在康复治疗中，要反复学习动作，但是要避免重复那种异常的动作模式，如果不学习有意义的精细动作，患者只能掌握原始的反射性动作，必然导致痉挛的增强，因此，应该尽早指导患者采用正确或接近正常的有效方法。

（吐鲁娜依·万力）

## 第三节 康复开始时机和病例的选择

康复治疗何时介入脑卒中治疗，各国家的做法不一，但早期介入已形成共识。介入条件也逐渐明确，1990 年 WHO 卒中康复专家委员会建议，脑卒中的康复治疗应当遵循五个原则。

（1）正确选择病例，掌握好适应证和禁忌证。

（2）及早开始主动性康复训练。

（3）分阶段进行康复。

（4）按预定的康复程序进行。

（5）实行综合性康复管理。

# 一、康复介入的条件

及早实施康复治疗，以减少并发症和改善功能障碍。但何时开始康复，并无统一意见。国外有的提出发病后第3天即可开始介入康复治疗，也有的认为发病第5天后开始。我们国家"九五"攻关的脑血管病康复研究结论认为：一般缺血性脑卒中的康复宜从发病1周后开始，出血性脑卒中的康复宜在第2周开始。但是每个患者病情不同，开始介入康复的时间只能作为参考，关键要视病情稳定程度来确定，包括基础疾患、原发神经病学疾患和其他并发症、并发症有无及严重程度。这些都是能否实施正规程序化康复的基本条件。

1. 病情稳定　指体温、血压、脉搏、呼吸等生命指征平稳，神经系统症状稳定，营养正常，或鼻饲、静脉给营养途径已建立。这类患者就应该及早介入康复治疗。但是如果意识状态波动，甚至昏迷，功能障碍仍在加重，心律失常、心肌梗死、严重肺部感染、急性肾功能不全、血压过高等病情变化明显的，一定要暂缓或慎重康复治疗，甚至禁忌康复介入，此时应以临床救治为主。待上述情况好转后，方可考虑康复的正规化治疗。

2. 血压和心率　一般国内外主张在保证安全的前提下，血压应保持正常范围，心率指标在100次/分以下；运动训练时不超过110次/分。对慢性高血压或动脉硬化的老年人，血压降得过低，会使脑灌注量下降，易诱发二次脑卒中，因此收缩血压可酌情放宽。参考国内外资料，一般维持在140～160mmHg为宜。运动训练后血压可能会上升，但收缩压不宜超过10mmHg以上，运动时间不超过30分钟，或者运动中适当休息5～10分钟。康复训练中可进行动态血压监测，以保证安全。

3. 体力　体力是维持主动康复训练的基础。体力欠缺训练效果不佳，保持旺盛的体力有助于能力的提高。患者在发病后静养期间，活动减少，体力多下降，营养支持低于发病前。因此，多数患者即使脑卒中较轻或青壮年患者，当初入康复训练时，都可感到体力不支、疲倦，如果伴有心脏病、糖尿病则疲倦现象尤为突出。一般在训练开始的1～4周内，体力不支情况明显，此适应阶段过后，疲劳会逐渐减轻。

对于其他系统疾病引发的疲倦，应当查找原因及时处置，争取改善体力，适时介入康复。有报告认为，血糖过高或过低都易导致训练中的疲劳甚至危险，如2型糖尿病患者用胰岛素调整血糖时，50岁以下的空腹血糖维持在5～6mmol/L；老年或慢性糖尿病患者空腹血糖维持在5～7mmol/L，餐后血糖维持在7～10mmol/L，糖化血红蛋白在6.2%～8.0%，则可以进行适当的康复训练。

一般将患者体力分为三类：

（1）每日可进行3小时以上的体力活动。

（2）每日可1～3小时活动。

（3）每日只能低于1小时活动。

一般认为，只要能辅助下坐位维持达到30分钟，就具备了进入正规康复训练的最少体力。对于早期卧床或尚不能坐位的患者，尽管体力不佳，只要生命体征稳定，可酌情实施床边被动活动。

# 二、脑卒中康复治疗的禁忌证

对一般脑卒中患者急性期的治疗而言，康复医学性处置作为辅助性的治疗是必要的。但从保证治疗安全角度考虑，一部分患者不宜做康复训练，应以临床医学治疗为主。下述三种情况不应康复治疗：

（1）病情过于严重或在进行性加重中，如深度昏迷、颅压过高、严重精神障碍、血压过高、神经病学症状仍在进行发展中等。

（2）伴有严重并发症，如严重的感染（吸入性肺炎等）、糖尿病酸中毒、急性心肌梗死等。

（3）严重的系统性并发症，如失代偿性心功能不全、心绞痛、急性肾功能不全、严重精神病、活动性风湿等。

（吐鲁娜依·万力）

# 第四节 功能障碍的评价

评定的目的主要是寻找妨碍正常功能的原因或出现症状的问题所在，以确定如何改善障碍的康复治疗计划。此外也可以通过评价检查治疗效果，修订康复程序或方法。评价时，多采用量表等工具，所用量表必须具有实用性、有效性（效度）、可信性（信度）。入院时进行初期评定，每个月也可实施中期评定，出院时进行末期评定。一般围绕以下方面问题评价，如：意识水平、吞咽障碍、失语、肢体运动控制、躯干控制（平衡水平）、认知能力、感觉、步行、情绪状态、独立性、二便控制能力、智力水平、参与水平等，为此各国根据当地情况，设计形成了许多脑卒中后功能障碍评价的量表，有单个项目评价的，也有综合性评价的。目前使用较多的如美国国立卫生研究院卒中量表（the NIH Stroke Scale，NIHSS）、哥本哈根卒中量表（The Copenhagen Stroke Scale）、斯堪的纳维亚卒中量表（Scandinavian Stroke Scale，SSS，瑞典）、脑卒中临床神经功能缺损评分标准（中国）、神经功能量表（the Canadian Neurological Scale，CNS，加拿大）、脑卒中残损评定法（Stroke Impairment Assessment Set，SIAS，日本）、脑卒中神经功能统一量表（Unified Form for Neurological Stroke Scale，UNSS）、欧洲卒中评分（theEuropean Stroke Scales，ESS）、Barthel 指数（Barthel Index，BI）、Fugl - Meyer 偏瘫身体功能评价法（瑞典）、Brunnstrom 偏瘫肢体功能分级法，功能独立性量表（Function Independent Measure，FIM，美国）以及各种吞咽功能分级标准等。使用中可参考脑卒中常见问题选择某些评价项目和相关的量表进行。为了正确把握功能障碍的评价方法，本部分主要就与障碍相关的基本知识概念及常用评价方法加以介绍。

# 一、脑卒中患者常见问题

## （一）生物水平/残损（impairment）

1. **左大脑半球损伤** 可表现为右侧偏瘫（如出现利手麻痹，可施利手交换训练）、右半侧身体感觉障碍、失语症、观念失行、观念运动失行等。

2. **右大脑半球损伤** 可表现为左侧偏瘫、左半侧身体感觉障碍、左半侧空间忽略、注意障碍、病态失认、穿衣失用等。

3. **双侧大脑半球损伤** 常见于多发性腔隙性梗死或多次脑卒中发作等，临床可见两侧肢体瘫痪、躯干肌力低下、假性延髓性麻痹（构音障碍、吞咽障碍）、意欲低下、智力减退等。

4. **脑干损伤** 交叉性瘫痪、脑神经损害症状（复视、周围性面瘫、眩晕、耳鸣、吞咽困难等）、共济失调。

5. **小脑损伤** 眩晕、共济失调。

## （二）能力低下/残疾（disability）

1. **基本动作能力障碍** 可表现仰卧位到坐位、跪位、站立等姿势转换及保持能力障碍，尤其双侧身体瘫痪时，因为肌力低下，起立、坐位、站立的保持更加困难。

2. **步行移动能力低下** 因步态、使用支具等不同，而步行表现不一（表4-1）。

表4-1 脑卒中异常步态表现

| 部位 | 姿势 | |
| --- | --- | --- |
| | 患侧站立相 | 患侧摆动相 |
| 躯干 | 前倾，侧方摆动 | 前倾，侧方摆动 |
| 骨盆 | 旋转、Trendelenburg 征 | 上提 |
| 髋 | 外旋、伸展欠充分 | 屈曲不充分或过屈、外旋 |
| 膝 | 屈膝、抖动、过伸展 | 伸展不充分 |
| 踝 | 全足底同时着地、尖足、内翻 | 拖地、足下垂、内翻、过背屈 |
| 足趾 | 屈曲 | |

3. 日常生活动作能力（ADL）障碍 主要表现在就餐动作、洗漱整容、更衣动作、排泄动作等动作能力低下或不能。有的患者需要护理照料，生活质量下降。

## （三）社会性不利/残障（handicap）

脑卒中的功能障碍多为突然出现，如果症状很重，容易产生混乱。正值工作年龄，家庭经济来源成为问题。对于高龄老人来说，还会出现护理照顾的问题，应该用细致妥善的对策来解决。

1. 经济保障 如医疗及生活费用来源方面，保险的种类、公费医疗、社会或社区性福利服务的利用问题。

2. 护理问题 人员、心理、经济能力等问题。

3. 家居环境 间壁、地面、楼梯、扶手、浴室、洗手间设备以及周围环境不适应患者，需要改造的环境。

4. 职业 对病前的工种、设备、通勤方法和工作环境不再适应。

5. 生存质量的考虑 需要扩大生活空间（购物、娱乐、兴趣、教育、驾驶等），理解身体功能的状态，提高满足度，援助患者对生活的要求。

# 二、运动功能障碍的评价

脑卒中运动功能障碍属于中枢神经性障碍，表现特点不同于周围神经损伤。目前国内外运动功能评价量表较多，如 Brunnstrom 肢体运动功能评价表、Bobath 评定法、上田敏评定法、Fugl – Meyer 评定法、MAS 评定法都是围绕运动模式和功能评定，但是各有侧重。肌肉张力的评价多采用修改的 Ashworth 量表（TAS）。平衡评价量表有 Romberg 试验、功能够物试验（FRT）、Tinet 平衡量表、Berg 平衡评价量表等。另外关节活动度评定可采用临床骨科的方法。一般认为，常规的徒手肌力评定方法（6 级肌力评定法）不大适用重症障碍患者的肌力定量，因各种原始反射存在，使得测定值不稳定或不确切。

# 三、步态分析

对脑卒中患者进行步态分析或评估的目的，是为了纠正异常步态，提高步行能力。因此首先要熟悉正常人体步行模式，然后才可能发现问题所在。目前临床上多采用传统的目测方法分析，也有使用如三维分析系统能够在三维空间里对受试者步行运动规律、力学变化及肌肉活动进行定量的、精确的及客观的评价。

## （一）正常人体步行模式

1. 基本概念 如下所述。

一步（step）：一侧足跟着地到另一侧足跟着地期间的动作。

步幅（step length）：一步动作时双足跟之间的距离。

步行周期（walking cycle）：一侧足跟着地后，依次同足跟再次着地的连续动作，为步行的基本单位。

足夹角（food angle）：足底长轴与前进方向所成夹角。

步行率（walking rate）：每分钟步数，它与年龄、身高、性别有关。

每步时间：每个步幅所需时间。

每分速度（m/min）：每分钟所走的距离。每步时间及每分速度均可表示步行的速度。为方便起见，也有用测定 10 米距离内所用时间来表示速度。步行周期分为站立相和摆动相，各相又分成若干期（图 4 - 2）。

2. 决定步行效率的因素 效率较高的步行是重心上下和左右方向移动低幅度，接近与地面平行的直线移动，这种状态下的能量消耗最少。其受以下 5 个因素影响。

（1）骨盆转动：骨盆围绕垂直轴在水平面上旋转运动，转动轴心为髋关节，内旋在站立相初期最大，外旋在摆动相初期最大。每侧为 4°，两侧合计为 8°。作用：骨盆转动可减少垂直向下方的振动幅度。

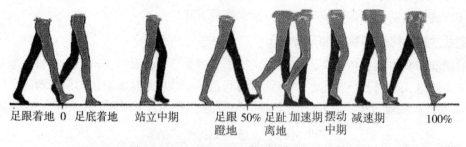

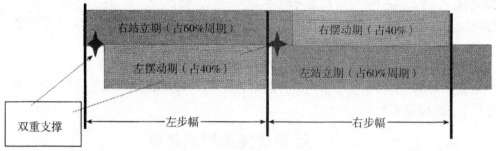

足跟着地 0　足底着地　站立中期　　足跟 50% 足趾 加速期 摆动 减速期　　100%
　　　　　　　　　　　　　　　蹬地　　离地　　　中期

**图 4 - 2　步行周期的各阶段示意图**

（2）骨盆的侧向移动：当一侧进入站立相时，该侧髋关节垂直处于内收位时，骨盆自然会向该侧移动约 3cm，由于股骨与胫骨之间形成生理性外翻夹角，使骨盆侧移减少 1/2。

（3）骨盆的倾斜：行走时摆动相侧的骨盆在额状面的运动，从水平位置向下倾斜约 5°（重力作用）。作用：可减少重心的垂直向上的振幅。

（4）站立相时的膝伸屈活动：膝关节在一个站立相时，表现"伸展 – 屈曲 – 伸展 – 屈曲"的双重膝作用（double knee action）。它具有减少运动冲击、减少重心上升幅度（屈曲）的功能。

（5）膝和踝关节的协调运动：站立相时，足跟着地期表现踝关节 0°、膝伸展；然后足底着地期表现踝跖屈、膝屈曲；站立中期时，踝开始背屈，膝伸展；足趾离地期，踝跖屈、膝屈曲。作用：减少重心上升幅度。

## （二）常见异常步态原因分析

1. **踝关节跖屈位着地（多见）**　如下所述。

（1）伴有足前部位外侧着地（腓肠肌痉挛，短缩/胫前肌活动低下）。

（2）足底外侧（足内翻）着地（腓肠肌痉挛，短缩/胫前肌活动低下）。

（3）足趾尖先着地（足趾屈肌群痉挛较强）。

（4）足底部向地面摔打（足底全面着地）（小腿三头肌痉挛较弱，且足背肌控制也不充分）。

（5）膝过伸展踝关节背屈受限（股四头肌控制不灵下肢着地常常变得困难。尤其在下楼梯时患肢内收，多数着地困难）。

（6）足底内侧着地者极少（患者病前为足外翻者例外）。

2. **着地阶段膝关节的分析**　如下所述。

（1）膝关节从着地期前开始持伸展或过伸展，多数人直至着地仍维持该种肢位。原因可见比目鱼肌挛缩、股四头肌控制不灵（0°～15°）。

（2）本体感受器障碍者用膝关节伸展位着地，并确认着地后才开始移动身体。

（3）用膝屈曲位着地的人，一旦足底着地，因阳性支持反应的影响，也可见到膝伸肌紧张度增高的现象。

3. **站立中期膝关节的分析**　如下所述。

（1）多数情况下，膝的过伸展状态残留，到后来，最终使躯干前进受到限制。因下肢支持体重，大腿四头肌显示异常的紧张，同起初的小腿三头肌痉挛相符，易呈现膝关节的伸展或过伸展。

（2）本体感受器障碍时，即使是运动功能水平较高，也常常用膝过伸展位来获得稳定性。

（3）控制膝的肌力低下，因心理恐惧导致膝过伸位。

（4）少数患者呈现膝屈曲状态：大腿四头肌张力低下时，尤其在站立之初，出现膝屈曲（处于10°~15°状态），直到中期因为膝的不稳定，无助力下步行变得困难。考虑原因与足背屈控制下肢向前方运动的肌活动能力低下及下肢伸肌群的共同运动受限有关。

4. 站立中期髋关节分析　髋关节的外展肌作用不充分时，出现 Trendelenburg 步态（臀肌麻痹时所见的摇晃步态），骨盆过度侧向移动。为代偿，多显示躯干前屈，行走时左右摆动躯干和臀部。

5. 站立后期　如下所述。

（1）踝关节：小腿三头肌处于紧张状态，靠其收缩产生前进力（后蹬地力）的能力低下。另踝关节处于背屈状态，着地时间延长。

（2）膝关节：因大腿四头肌的过紧张，关节屈曲减少且延迟了。

（3）髋关节：为迈腿准备易出现外旋位，导致足尖离地困难。

6. 摆动初期　如下所述。

（1）伸肌共同运动一旦增强的话，在踝关节上则发生反尖足（足下垂）。膝关节因伸肌紧张屈曲变得困难，导致足尖拖地。另外由于用力迈出，也常常出现划弧步态。躯干向健侧屈曲。

（2）屈肌共同运动模式处于优势时，髋关节和膝关节成过度屈曲，也常常伴有髋关节外旋。

7. 摆动后期　如下所述。

（1）为了准备足着地，小腿三头肌、大腿四头肌、髋内收肌的紧张度逐渐增大，髋关节也常常表现出明显的内收。

（2）急剧迈出小腿，着地前伸膝→屈膝位是一种情况，着地时逐渐伸展膝的情况也有。

## 四、日常生活动作的评价

日常生活动作能力（Activity of Daily Living，ADL）的评价主要是为了解病后患者，为了独立生活而反复进行的、最必要的基本活动的能力。它是一种综合能力的测定，对制订和修订训练计划，安排患者重返家庭和工作岗位十分重要。量表有 Barthel 指数、功能独立性评定（functional independence measure，FIM）、KATZ 指数及 PULSE 简表（详见有关资料）。这里主要介绍 Barthe 指数分级法（表4-2），该法将日常生活动作障碍分成轻、中、重三级，轻度：大于60分，中度：60~41分，重度功能障碍：小于40分。一般入院时 Barthe 指数为0~20分者属于重症，约35%死亡，16%能返回家庭，完全依赖。指数60~100分者，轻度依赖，约95%能重返家庭。

表4-2　Barthel 指数评分法

| ADL | 自理 | 稍依赖 | 较大依赖 | 完全依赖 |
| --- | --- | --- | --- | --- |
| 就餐 | 10 | 5 | 0 | 0 |
| 洗澡 | 5 | 0 | | |
| 洗漱（洗脸，刷牙，梳头，刮脸） | 5 | 0 | | |
| 更衣（含系鞋带） | 10 | 5 | 0 | |
| 控制大便 | 10 | 5（偶可控制） | 0 | 0 |
| 控制小便 | 10 | 5 | 0 | |
| 如厕（擦，穿衣，冲洗） | 10 | 5 | 0 | |
| 床-椅转移 | 15 | 10 | 5 | |
| 平地行走45m | 15 | 10 | 5（用轮椅） | |
| 上下楼梯 | 10 | 5 | 0 | |

## 五、失认症与失用症的检查

失认症和失用症均为脑卒中引起的高级神经功能障碍，另外常见的失语症也属此范畴。上述症状是妨碍康复治疗的重要因素，由于其病变的部位和症状不完全对称，所以确切地了解症状行为学，在康复治疗中具有十分重要的意义。关于失认发生的机制尚无统一认识，如：断离症状学认为，左半球枕叶以及胼胝体的大部分损伤，视觉信息传入不到左后枕叶，也不能从右后枕叶通过胼胝体传递到左半球语言区域，所以表现为同名性偏盲、物体失认、色彩失认、单纯失读等症状；还有视觉信息处理三阶段理论学说等。

### （一）失认症（agnosia）

失认症指对于借助视觉、听觉、触觉等所获得的感觉情报不能认知的障碍，即通过感觉系统却不能知觉物体的现象。如借助视觉时，虽然有视力、色觉等成分的视觉能力，但却无视觉认知，或对视觉物不能称呼，并非失语症所致。失认限定在某种感觉方式上发生，即用一种感觉时不能认知的刺激，来刺激其他感觉系统时却能被认知。如用眼睛看，什么也不明白，但用触觉、听声音、用语音解释，则很快理解。一般临床上，直接诉说失认症状者少，视觉性失认者常说："看不见，不明白"，但是视力检查，几乎未发现视力异常。

1. 视觉性失认　视觉性失认是指虽然视力正常，且触觉和听觉认知也能正常进行，仅视觉性认知处于障碍状态。

（1）功能水平分类

1）统觉型视觉失认（apperceptive agnosia）：对形状认知困难，不能判别显示在眼前的两个图形异同，重叠在一起就更难判断。不能临摹或相互配对。责任病灶在双侧枕叶。检查方法可用判断重叠图形中所包含的图形。

2）联合型视觉失认症（associative visual agnosia）：又称为认知到命名水平障碍，指把知觉的内容和观念联系起来的活动障碍。这类患者可能会临摹，但是无法理解那些是什么。可能会形态与形态的配对，但是不明白其意，不能命名。病灶：胼胝体、左枕叶内侧面。检查法：临摹图形，令其回答是什么。

3）同时失认（simultaneous agnosia）：指对逐个认知的综合障碍。虽然对每个视觉对象能够认知，但是对其整体不能认知，看一幅画时能够一个一个地描述和理解内容，但是描述全幅画的整个含义就不理解了。病灶：左枕叶前部或左枕叶外侧部。检查方法：看图说明意义。

（2）根据视觉输入种类的分类

1）色彩失认（color agnosia）：患者对颜色的辨别无障碍，但是丧失了对颜色的认知。即虽然颜色的名字被告之，但是却指示不出其颜色。被提示有2个颜色，可以理解其相同或不同。尽管被告之其颜色的名字，但是却指不出来是哪一个，也说不出其颜色的名字。例如，说不出香蕉的颜色，即使涂上颜色也说不出来。病灶：视觉联合区。

2）颜色与命名断离障碍（disconnection color anomia）：属于色彩失认，主要表现在色彩与语言的联合上的障碍。因为患者有色彩知识，让其看香蕉和苹果的画时，可以用相应的色彩涂抹，但是不能命名是什么颜色。另外，可以进行色与色的配对，但是不能用语言来说明。病灶：左枕叶内侧面、胼胝体。

3）相貌失认（prosopagnosia）：指不能认识别人的相貌。患者不能认识周围的人或名人，说不出其姓名。例如，看着图可以临摹，但到底是谁却不知道。相貌失认表现为同一张脸也不认识，或在同一角度可以认识，但是改变了角度或有阴影时就不能认识了，也有只认识同一张脸，其他一概不认识。病灶：双侧枕侧叶。

4）物品失认（visual object agnosia）：指看见物体而不能说出是什么或不明白是什么。但是摸一摸，听一听其发音就明白了。

5）其他视觉失认：视觉空间失认，指视觉对象空间绝对和相对位置上不能定位以及比较大小困难，又称空间盲。半侧空间忽略属于此列，对患侧空间看不见或略微看到一些。

2. 听觉失认（auditory agnosia） 听觉失认指对语言和自然界的声音等各种差异不能认知，根据声音分类如下。

（1）环境失认（auditory sound agnosia）：主要是对周围环境的声音不能认知，对狗叫声、汽车声虽然能听到，但是什么声音却不清楚。病灶：颞上回、角回、顶叶（下部）。

（2）纯词性耳聋（pure word deafness）：不能掌握说话声音的障碍，患者对熟知听惯的语言能够听见，但是不懂内容，如同听外语一样。与能听但不明白其意的感觉性失语不同，前者当认知后马上就明白其意。后者对口语理解力极差。病灶：左颞叶皮质及皮质下。

（3）感觉性失音乐（sensory amusia）：听音乐，对音乐的节律、节拍等不能认知的障碍。对两个音的高低是否异同不明白。病灶：左枕叶。

3. 触觉性失认（tactile agnosia） 触觉性失认属于触觉认知障碍范畴，包括形状失认和材料失认（两者也属于皮质性感觉障碍的症状）、真性触觉失认。

（1）形状失认：指不能认知物体的形状差异和大小等障碍，手模两个物体不能区别其形状和大小等。

（2）材料失认：摸物体能知道物体的大小、形状、但是对于材质的软硬、粗滑等不能认知。

（3）触觉性失象征：对于形状和材料能认知，但是对于触摸对象是什么不知道。这种可以认为是真性触觉失认。

4. 身体失认 由于对身体图形障碍，身体构造知识缺乏。不能认清身体的各部位，搞不清各部位位置的关系的障碍。

（1）单侧身体失认：患者处于似乎不认为自己半个身体存在的状态，对于患侧半身不注意，不关心，也不想使用它，使用手时也如此。病灶：右顶叶后下方。

（2）手指部位失认：患者不能按照口令指出身体的各个部位，对各个部位的称呼也不知道。问眼睛在哪里，虽然能够听到，但是不能指出来。病灶：左半球后1/2处。

（3）手指失认：不能称呼自己的手指，命令其指出某个手指，不明白。检查法：命令患者说出两手指间的手指。

## （二）失用症（asymbolia）

失用症是指不伴有运动瘫痪、失调、痴呆的完成运动的障碍。其产生的前提是患者首先完全理解应该做什么，而且又具备该方面知识，如果动作完成失败，可称为失用。失用的特征之一为自动性、随意性分解，即患者不能有意图或有意识地完成动作，但有时不自觉地很容易完成某种动作。如不能模仿伸舌头，但在不同场合偶尔可以观察到伸舌动作。与失认的原因一样，是因为脑损伤而产生的获得性症状，但是必须和感觉障碍、失语、失认等作出鉴别。

Hecaen（1978）失用的分类：

（1）意念运动性失用（ideomotor apraxia）：是意念中枢与运动中枢之间联系受损所引起的。由于两者联系的损伤，运动的意念不能传达到运动中枢，因此患者不能执行运动的口令，也不能模仿他人的动作。但是由于运动中枢对以往学习过的动作仍有记忆，有时能下意识地、自动地进行常规的动作。例如，给患者勺子时，他能够自动地用勺子盛东西吃，但是告诉他，用勺子吃东西时，他却不会使用勺子了。病灶：缘上回运动区和运动前区，胼胝体。

检查方法：

1）模仿动作：操作者示范举起自己某手指，口头命令患者模仿进行，不能模仿者为阳性。

2）按照口头命令动作：不执行指令的患者为阳性。①颜面颊部动作：口头指令患者吹灭火柴或伸舌头。②四肢性动作：让患者按照指令。表演举手礼、使用牙刷、使用锤子钉钉子、用脚踢球等动作。③全身性动作：让患者表演鞠躬、跳舞、拳击等动作。

（2）意念性失用：正常有目的性的运动需要经历"认识－意念－运动"的过程。认识到需要运动时就有了运动的动机，产生了运动的意念，做出运动的计划，控制肌力、肌张力、感觉、协同运动，才能完成有目的的运动。意念中枢的受损（在左顶下回、缘上回），不能产生运动的意念，即使肌力、肌张力、感觉、协同运动正常也不能产生运动称之为意念性失用。这种患者精细动作完成较为困难，各种基本动作的逻辑顺序混乱，可以完成一套动作中的一些分解动作，但是不能将各个组成部分合乎逻辑地连接成为一整套动作。例如，让患者点烟，患者把火柴当作烟叼在嘴里面，而用烟卷去划火柴盒。

检查方法：

给患者准备信封、信纸、邮票及糨糊，让患者封信封。如果患者操作程序混乱为阳性。

（3）结构失用（constructional apraxia）：结构失用是以空间失认为基础的，基本动作没有失用，但是，固定和视觉空间有关的正确位置尚有困难。患者不能描绘和搭拼简单的图形。病灶：常在非优势侧顶叶和枕叶交界处。

检查方法：

1）画空心十字试验：不能完成者为阳性。

2）火柴棒拼图试验：操作者用火柴棒拼成各种图形，让患者模仿。

3）拼积木：取 Wechsler 智力测试的积木四块，依次排成下列四种图形，再让患者复制。

4）几何图形临摹法。

（4）穿衣失用症（dressing apraxia）：以视觉空间失认为基础的失用症。表现为对所穿衣服各部位辨认不清，因而不能穿衣服。可伴有身体失认症。病灶：常在右顶叶、枕后叶。

检查方法：让患者自己穿衣、穿鞋。如果对衣服部分反正、左右、手穿不进袖子、系扣、系鞋带有困难者为阳性，能在合理时间完成者为阴性。

（5）步行失用（walking apraxia）：患者不能发动迈步步行的动作，但能越过障碍和上楼梯。如果在前方放置一障碍物（例如砖头），他会迈出第一步，并且可以继续向前走，但是不容易拐弯。病灶：运动区皮质的下肢区。

检查方法：根据患者不能发起迈步动作，但是，遇到障碍物时能够自动越过，遇到楼梯能够上楼梯，走路时拐弯困难等一系列异常表现来确定。

（左满凤）

# 第五节　康复治疗程序及方法

## 一、康复治疗的范畴

在康复治疗中，应该了解或弄清解决问题的范畴，围绕其中开展有目的的治疗工作。

### （一）促进自然恢复

有利于尽快改变循环代谢，促进脑循环自动调节和血 – 脑屏障功能的正常化。

### （二）防止继发性功能障碍的发生

（1）预防肌萎缩、肌力低下、挛缩、骨质疏松等失用综合征。

（2）预防韧带弛缓、肩手综合征等误用综合征。

（3）如已经发生上述综合征，应及时矫治。

### （三）强化残存的功能

在加强改善患侧肢体功能的康复训练过程中，对于健侧来说，其不一定是"健常"的，也应该对健侧上下肢进行功能强化性训练，有时此类训练可作为重点进行。如老年人在脑卒中发生之前，就可能存在肌力低下。

### （四）改善瘫痪侧

瘫痪侧随意运动能力的改善与肌力的改善相比，应该放在首位。提高随意运动控制能力的神经肌肉易化技术［如 PNF 技术、Bobath 疗法、Brunnstrom 疗法、Rood 法等，统称为促通技术（neuro – muscular facilitation）］、运动再学习法、强制性使用运动疗法（CIMT）、想象性运动疗法、双侧运动疗法、重复训练疗法以及机器人训练等各有特点，结合病情评价，应进行科学选择运用。

### （五）高级神经功能障碍（失语、失认、失用等）的评价

康复治疗中，要对高级神经功能障碍进行如实的评价，这不仅能够预测功能障碍，还能决定治疗方案。它在判断整体性预后上十分重要的，对确定最终康复目标有重大影响。

### （六）排便排尿自立

发病早期就应开始排便排尿的训练，使患者自立，不仅能减轻护理工作量，也关系到开展其他项目训练，提高日常生活能力等，也可以减少或预防尿路感染或等其他并发症。

### （七）代偿方案

为改善功能，有各种代偿的方法，不能千篇一律采用某种习惯的方式。要因人因症而异，如多数老年人的功能改善不如中青年人，在发病之后就可能马上出现肌力低下，为适应患者可使用必要的支具、自助具。

### （八）简化日常生活动作（ADL）

脑卒中患者多伴有肌力低下，耐久性差的问题，可导致生活能力下降，应该协助患者想办法简化生活动作，使其容易掌握要领，多练习患者容易做的动作。

### （九）危险因素及并发症的管理

重点管理好高血压、动脉硬化、糖尿病、冠心病等并发病。不能忽视上述疾病的各种症状的观察，发现时要及时妥善处置。

### （十）神经障碍的改善

许多神经障碍的改善机制并非十分清楚，如发病1年后的患者中仍可见到肌力迅速提高，上下肢瘫痪才进入完全恢复的高峰阶段。有时也可见到，尽管脑功能改善进入"无希望"时期，但有时失语症却明显改善。一般认为，这种现象起因于脑的可塑性，根据康复技术，如能控制可塑性朝向更加合理且具有功能性的方向进行的话，就更有意义了。这也是康复治疗研究的课题。因此摒弃不科学的，无意义的康复方法是十分重要的。

## 二、康复治疗程序及方法

脑卒中康复治疗主要是通过运动疗法为主的综合措施，促进运动功能恢复，减少后遗症和并发症，充分调动残余功能，调整心理状态，学会使用辅助器具，指导家庭生活，争取实现生活自理。功能训练不应理解为"治愈"功能障碍，主要是控制异常的，原始的反射活动，改善异常运动模式，防止其构筑化，重建正常运动模式，强化随意性控制动作的能力。其次，加强软弱肌肉力量的训练。脑卒中恢复各期表现不同，所采用方法要有所区别。

### （一）早期康复护理内容

发病早期康复治疗的重点是护理，尤其重症者，其关节活动度的维持，体位变换，良性肢位的保持等都是不可缺少的。

在坐位和站立训练时，危险因素的管理非常重要。如脑卒中发病初血压自动调节功能低下，姿势的急速变化可引起体位性低血压，因此在血压略高点的条件下，训练反而安全些。在抗重力体位下训练，注意保持脑血液循环量问题。

（1）不能使血压过度下降，维持一定高度。可使用血压监护仪，每2～5分钟测量一次。血压低时，如与训练前相比较，收缩压下降30mmHg以下应停止训练，但要排除降压药物的作用。

（2）心率不能过快：一般在100次/分以下可以训练，有心房纤颤时在140次/分以下可以训练。

（3）注意观察临床症状：有颜面苍白、冷汗、发绀、呵欠、自觉疲劳等，应终止训练。

## （二）康复程序

1. 超急性期（发病几日内） 如下所述。

（1）神经内外科性治疗：如生命指征、神经所见、头部 CT、MRI、血液、心电图等检查；清除血肿手术、脑水肿预防或减压、维持脑血流量、预防恶化和再发。

（2）康复治疗：主要目的是预防失用、维持健侧和躯干肌力、维持立位感觉、安定心理状态。意识障碍恢复时，施关节活动度训练、变换体位、保持良肢位。做好危险因素的管理，施短时间的坐位、立位训练等。

2. 急性期（约 1 周内） 如下所述。

（1）神经内外科性治疗：脑水肿的预防、减压，维持脑血流量；预防恶化和再发、营养管理、危险因素、全身性管理等。

（2）康复治疗：目的同上。提高功能，逐渐向实用步行努力。

3. 恢复期早期（2~4 周） 如下所述。

（1）神经内外科性治疗：预防恶化和再发、营养管理、全身及危险因素管理；预防并发症。

（2）康复治疗：功能恢复训练、日常生活动作训练、高级功能训练、心理治疗。

4. 恢复期中后期（2~6 个月） 如下所述。

（1）神经内外科性治疗：对痉挛增强的抑制、疼痛的对策（如丘脑痛）。

（2）康复治疗：主要目的是功能和能力障碍治疗、家庭和社会的适应、对障碍的接纳和克服的对策，包括功能恢复训练、日常生活训练、高级脑功能训练、ADL 关联训练、耐力和体力训练、就职前训练、住宅环境整修等。

5. 慢性期或后遗症期（7 个月至 1 年及以上） 如下所述。

（1）神经内外科性治疗：预防再发，维持健康水平、外科性功能再建术。

（2）康复治疗：主要目的是寻求社会性的适应。包括高级脑功能训练、职业环境调整、功能维持。一边维持功能一边生活。

## （三）各阶段的康复治疗

1. 物理治疗 如下所述。

（1）床边训练

1）早期的体位：早期就保持良好的肢位，后期的肢体功能状况会更好。卧床姿势要点：保护肩部，（尤其肩在下方的侧卧姿势），取上肢良性功能肢位（肩前伸、肘轻度伸展位），预防髋关节外旋和外展，预防膝关节出现过伸展或屈曲挛缩，预防足内翻和跖屈。需要注意的是，传统的用手握毛巾卷来使手指伸展的方法可能会因抓握反射的作用而导致手指屈曲痉挛加重，因此不建议在患手中放置任何物品。抗痉挛体位摆放如下：

健侧卧位：

头颈：中立、对称；

受累侧上肢：下方垫枕头、前伸，腕关节中立位、手指伸展、拇指外展；

躯干：对线良好；

受累侧下肢：髋部前屈，用枕头支撑；膝部略屈曲。

患侧卧位：

头颈：中立、对称；

受累侧上肢：肩关节下方垫枕头前屈，伸直肘关节，前臂旋后、腕关节中立位、手指伸展、拇指外展；

躯干：伸直，对线良好；

受累侧下肢：屈膝；

非受累侧下肢：屈膝，膝关节下方垫枕头。

仰卧位：

头颈：中立、轻微前屈；

受累侧上肢：前伸，轻度外展、外旋，腕关节中立位、手指伸展、拇指外展；

躯干：伸直，对线良好；

受累侧下肢：髋部下方垫枕前屈；足底无支撑物。

2）被动关节活动度训练：为预防关节挛缩，早期可施关节的被动训练。肩及踝关节最易产生挛缩，应给予高度重视。关节训练的重点如下：

肩：外展、外旋、屈曲　　　　　髋：外展、伸展

肘：伸展　　　　　　　　　　　膝：伸展

手：背屈、伸展、尺屈　　　　　踝：背屈

3）助力运动和主动运动：如果全身状态稳定，可逐渐增加助力下的主动运动和独立的主动运动训练。如用健侧手与患侧手十指交叉，协助做伸展、上举运动，可以预防肩肘挛缩，也会有助于以后的坐位和起立时的姿势活动。

4）床上起坐训练：起坐时要注意自觉症状和血压变化，然后再进行坐位维持练习。

5）坐位平衡训练：首先可使用起坐床协助患者进入床上坐位训练。基本上达到此目的后，立即让患者垂双足坐在床边练习平衡。助力者可坐在患者一侧向左右前后轻轻摇晃患者身体，强化坐位平衡能力。

6）乘轮椅训练：此训练几乎与坐位训练同时开展，让患者坐在轮椅上，主要训练耐久力。

7）起立训练：随后开展由床向轮椅移动及向厕所移乘的训练，此时也要进行起立训练。

（2）训练室训练

1）基本动作训练：翻身、骨盆上举训练、起立、长坐位训练、膝跪位训练、三肢和四肢支持、爬行训练、臀部蹭行训练、坐位到站起训练等。

2）平行杠内训练：在平行杠内，先从轮椅坐位开始训练，逐渐转向立位平衡训练、平行杠内行走训练等。根据健足和患足的位置关系分为4种类型的步态。①相反型：健足、患足交替落在前方。②平齐型：摆动足落下与支撑足平齐。③患足前型：患侧足总是落在健侧足的前方。④健足前型：健侧足总是落在患侧足的前方。

各种类型可以互相变化，随功能改善，最后进入平齐型→相反型，步行速度和耐力也随之提高。

3）持杖步行训练：一般多使用T字手杖，有共济失调、重症麻痹、上肢肌力低下时，可选用稳定性好的肘杖、四点杖。在使用手杖和迈足的时间关系上，可分为3点步行和2点步行方法。三点步行顺序：手杖→患足→健足，再反复前述动作，总是保持三者分别运动；两点步行顺序：手杖和患足→健足，再反复前述动作，总是分成两个运动部分进行。

4）上下阶梯：学会平地步行后，施上下阶梯训练。先使用扶手上下阶梯，再试用手杖。上下阶梯的方法有2足1阶和1足1阶两种方法：2足1阶指双足在每个台阶上，落齐后再迈步；1足1阶指双足交替迈上迈下。最初训练时多采用2足1阶法，上时先迈健足，下时先迈患足，这样做稳定性较好。

5）实用性步行训练：主要进行室外训练，以适应生活环境。如练习上下火车站和商店的阶梯、坡道，学走凹凸不平的砂石路，跨越小沟，练习慢跑等。

6）驱动轮椅：适用重症老人或体力衰竭者。一般将患足放在轮椅踏板上，用健足向后蹬地，健侧手向前转动铁轮行走。对于步行缺乏实用化和远距离移动者，可以使用轮椅。

7）下肢支具的应用：下肢支具可作为提高步行能力的一种方法而使用。分为长短两种支具，依症状而用。

小结：实现步行功能的物理治疗简述为如图4-3所示程序，对于伴有疼痛、肩手综合征、Pusher征，半侧空间者等还可采用其他物理治疗手段，如光、电、热疗等方法。

2.作业治疗　作业治疗主要是针对上肢及手功能进行的训练。

（1）床边训练：作业治疗应在早期床边开始进行，包括体位、关节活动度训练、助力下的主动运

动、主动运动、抗阻运动等，各种注意事项与物理治疗相同。急性期的作业疗法目的：改善肢体功能障碍，预防失用征。促进就餐动作、排泄动作等日常生活动作的早期自立。

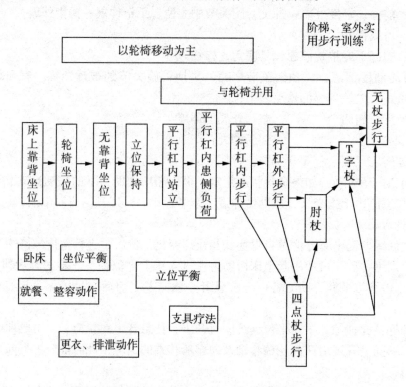

**图4-3 实现步行功能训练图**

（2）训练室训练：患者的坐位可维持30分钟时，就可以实施训练室的作业治疗。依据病情选择如砂磨板、滑车、体操棒、套圈、拧螺杆、剪纸、编织、刺绣、书法、绘画、皮革工艺、陶艺等方法。通过这些方法，达到如下目的。

1）增大或维持关节活动度。

2）强化肌力（含健侧和患侧）。

3）耐久力训练。

4）提高协调性和精细性。

5）培养注意力、改善精神状态、预防或改善痴呆。

6）放松心情、娱乐调整心理。

7）日常生活动作训练、家务动作训练。

8）职业前训练。

9）失认、失用治疗。

10）支具使用。

（3）神经肌肉易化训练：患侧上肢的运动感觉再教育训练与提高健侧的代偿能力同时进行。利手侧重度瘫痪时，利手交换训练也应进行。卧位时训练上肢上举，促进肩胛骨周围肌群随意控制能力。坐位时把患肢放在身体的前方或后方，支撑身体重量，可以诱发肌收缩，促进肘伸展活动。在套圈和拧螺丝等训练中，应该注意抑制肌痉挛。神经肌肉易化技术较多，常用 Rood 法、Brunnstrom 法、Bobath 法、PNF 法等。

3. 日常生活动作训练　首先评价日常生活动作能力，尽量设定具体的目标，仔细观察运动功能的状态，制订合适的训练计划。训练中，应选择含有必要的坐位和起立动作内容的作业课题，在训练的场合下获得日常生活动作。

（1）就餐动作：利手无障碍时就餐无困难。利手有障碍时，可以训练非利手，使用匙子、叉子就餐。伴有半侧空间忽略、失用症者还应该训练高级神经功能。

（2）洗漱整容：洗脸、刷牙、梳头等动作，在恢复期轻症者可以使用自助具，基本可达到自理。如果在床上或椅子上进行这类动作，还应进行坐位或立位的平衡训练。

（3）更衣动作：因单侧肢体瘫痪及关节挛缩，应修改衣服和更衣方法。如前开领衬衣，先穿患侧上肢袖子，随后到肩上，再向后伸健肢穿入袖口。脱衣动作顺序相反。穿裤子也是先穿患足，然后穿健足；如果躺着穿，可将臀部抬起。坐位时稍站立，将裤子拉到腰部。脱裤子时，先从健侧脱下，再坐到椅子上脱患侧。

（4）排泄动作：如果基本动作、移动动作、更衣动作不能正确进行，则排泄动作也困难。对于站立平衡、移动能力低下的患者，可以手扶栏杆，改进移动方法，还可以使用携带式简易便器、尿壶。对居室改造，使之适合患者如厕。

（5）生活关联动作与就职前训练：烹饪炊事、洗刷、扫除、外出、购物等家务活训练，可根据个人能力及以后的需求进行。

如果涉及再就职，作业治疗应以职业内容为标准，尽量选择与实际情况相适应的训练项目。

4. 脑高级功能障碍训练　如下所述。

（1）失认的康复治疗：失认症状在临床上很少单独出现，所以有时它与感觉障碍很难区别，例如，联合型视觉失认和失语。失认的症状并非固定不变，这里叙述的仅仅是临床症状，临床上要诊断失认还需要详细慎重的检查。

目前失认的康复治疗，多将知觉、认知、运动三者功能训练结合同时进行。常用方法有 4 种：

1）神经发育（NDT）或感觉运动法：主要用来提高患者的感知和控制自身的能力。如利用前庭感觉和触觉输入，训练患者控制姿势和平衡。鼓励应用两侧身体。

2）训练转移法（TTA）：假定重复练习一种训练知觉的作业，会影响人将来的类似行为。如在桌子上做形状匹配联系，将会转变为将衣物形状和身体部分匹配等需要知觉技能的行为。

3）功能治疗法（FRA）：反复练习与日常生活动作（ADL）密切相关的活动，如在轮椅上转移身体、烹调食物等训练患者的知觉功能。

4）行为疗法（behaviour therapy）：脑血管病中常出现忧郁、疲劳、经受不了挫折环境、认识过程存在缺欠、持续动作、记忆力不清、缺乏洞察力等行为可以用条件反射的方法，将中性刺激与引起所需要的反应的刺激匹配起来。例如，当患者拒绝起床或去治疗室训练时可以出现焦虑，解决办法，只有去治疗室才提供饮食，几日后患者就会就范。

感知觉障碍方面包括实体感缺失、体像障碍、单侧忽略、同向偏盲、双侧空间认识不能（左右失认、手指失认、失读及失写的 Gerstmann 综合征，垂直感觉异常）、视觉失认（形状、面貌、空间关系）等均可以采用上述四种方法进行，主要在作业疗法中实施。

（2）失用症的康复治疗

1）意念性失用：因为患者完成动作逻辑混乱，那么可以将一个整套动作分解成为若干个小动作，按照顺序训练，每个动作完成后予以提示，反复训练逐渐掌握整个运动完成的程序。如果知觉技能不能改善，可以集中改善某个单项的技能。

2）意念运动性失用：由于患者不能按照医师的命令进行有意识的运动，但是过去曾经学习过的运动可能自发出现。因此，治疗时要设法触发其无意识的自发运动。例如让患者刷牙，命令不行，模仿医师刷牙也不行，但是将牙刷放在患者手中或许能够自动刷牙。这就是要常常启发患者无意识运动以达到改善功能的目的。但是没有学习过的动作，是无法启发的。

3）结构性失用：选用对患者有目的和意义的作业课题，治疗中多运用暗示和提醒。最初让患者复制事先的示范（平面图或者立体构造图），多给暗示，以后能力提高时逐渐减少提示次数，并增加构造图的复杂性。

4）穿衣失用：医师可以用暗示、提醒，甚至一步步地用语言指示，同时用手教患者进行，也可以给患者上下衣、左右部分作上明显记号，以引起注意，同时辅以结构失用的训练方法效果更好。

5）步行失用：由于患者不能发起步行的动作，可以在前方放置障碍物或者"L"形手杖，诱发迈步，还可在开始步行时用喊口令配合行走，加大上肢的摆动以帮助行走。

5. 言语矫治　如下所述。

（1）构音障碍：发音器官的训练主要有放松练习、腹式呼吸训练、构音器官运动（下颌运动、颊部、口唇及舌的运动等）、吞咽训练、发音训练等。重症者可并用手势或手指点字、笔谈等代偿手段，还可借助多媒体语音训练器、录音（像）机等进行。

（2）失语症：失语症类型较多，可根据症状程度进行听、说、读、写、计算能力的训练。

6. 室外、外出、外宿训练　室外、外出、外宿可作为专门能力来训练，才能让患者更好适应外界环境。根据门诊和通勤的手段，指导患者及家属使用室外支具的方法、移动轮椅方法、乘的士、上下公共场所的楼梯及电梯、购买车票等方法。另外出院前回家暂居的过渡计划和家室试住训练也应实施。通过这方面的训练，尽量解除患者及家属不安、恐惧、疲劳等感觉，使患者较快地重新适应家庭或社会生活，逐渐减少对医院的依赖性。

（左满凤）

## 第六节　脑卒中常见并发症的康复处置

### 一、肌痉挛

#### （一）临床表现

肌痉挛有碍运动的正确执行，严重的可导致肌肉、肌腱及关节挛缩，影响生活质量。临床表现如下。

（1）患者在启动快速转换运动方面存在困难。

（2）姿势变化会引发痉挛增强或减弱。常见上肢屈肌和下肢伸肌痉挛模式。

（3）原动肌和拮抗肌的肌电图检查有异常兴奋波形。

#### （二）综合处置

1. 预防各种影响痉挛的因素　如各种疼痛、感染、用力、压疮、排尿困难、结石、便秘、温度、衣服和鞋子不合适、骨质疏松、失眠、精神紧张、情绪激动不安等因素都可导致痉挛加重。

2. 正确地指导运动控制训练　Carr 和 Shepherd 等人认为：痉挛主要是肌肉长度相关性变化和运动控制障碍。如能维持软组织长度，运动训练消除不必要的肌活动，将训练协同收缩作为特定的目标，则痉挛不会发展到严重的程度。有人主张训练动作不应过度用力，即采用中度以下强度，缓慢持续牵伸软组织，会使肌张力明显下降，推测与牵张受体、疲劳或对新的伸屈姿势的适应有关。

Sahrman 研究肘屈伸动作，发现痉挛产生的主要原因不是拮抗肌的牵张反射，而是原动肌收缩募集受限和延迟，并且运动结束后原动肌收缩终止也发生延迟。因此建议治疗重点应强化有效的交替运动，而不应该直对痉挛治疗。上述研究提示正确实施牵张技术以牵引痉挛肌肉；注意作业活动中，避免反复使用代偿运动模式，减少不必要的肌肉参与；利用作业活动增加主动肌和拮抗肌的协调性。

3. 通过体位摆放或矫形器保持痉挛肌持续牵张，防止挛缩　体位包括在床上、轮椅或扶手椅子上的任何静态姿势，都应该强调体位摆放的重要性。合理的摆放主要是注意头和颈的对线，躯干对线，盂肱关节对线，肩胛骨对线，维持外展、外旋、肘伸展位和长屈肌的长度。患者并非每天整日接受康复治疗，多数时间处于坐位和卧床休息中，即处于体位制动状态，容易引起痉挛和挛缩，因此也应该把体位摆放视为积极的康复治疗。

对于痉挛波动明显的患者，可采用矫形器，或者低温塑板、树脂板制作的肢体矫形器，均可抑制痉挛或防止挛缩。国外也有用石膏材料制作肢体管套（型），用在上下肢痉挛部位，进行持续固定牵张，具有较好的效果。

4. 物理因子治疗　如下所述。

（1）冷疗：冰袋冷敷痉挛肢体，或把肢体浸入冷水中 20 分钟可缓解痉挛；也可用冰块按摩需治疗的部位。

（2）热疗：红外线照射、湿热敷疗法、温水浴均有缓解痉挛，止痛作用。

（3）经皮电刺激疗法：据报道其可降低肌痉挛，每次治疗效果维持数十分钟到 24 小时。反复应用，可获得持续性效果。

5. 肌电生物反馈训练　研究表明可减少休息时的痉挛肌活动，可以用于控制拮抗肌活动训练。

6. 经颅电刺激疗法　重复经颅磁刺激（repetitive transcranial magnetic stimulation，rTMS）和经颅直流电刺激（transcranial direct current stimulation，tDCS）技术对抑制肢体痉挛，提高随意运动能力具有疗效。此技术也可用于认知障碍、失语症及脑卒中后抑郁症、焦虑症等的康复治疗。

7. 脊髓电极刺激疗法　将特制电极埋藏在体内，通过电刺激脊髓相应节段，改变突触前抑制、牵张反射，抑制痉挛状态。

8. 手术治疗　适用于综合疗法无效的严重痉挛患者。手术方法包括选择性背根切除术、脊髓切断术、脊髓切开术、矫形外科手术等。

9. 常用药物治疗　如下所述。

（1）巴氯芬（Baclofen，又名力奥来素，脊舒）：通过激活突触前抑制的神经递质 GABA 的 β 型受体，实现对痉挛的控制。用法：开始为每次 5mg，2～3 次/日，以后每 3 天或5～7 天增加 5mg，直到出现理想效果后用维持量。每日最大剂量在 80mg，一般服药后 1 周起效。不能突然停药，应逐渐减量。除了口服之外，巴氯芬还可以经髓鞘内注射。尤其对口服巴氯芬效果不佳的重度痉挛患者，可早期鞘内注射。不良反应：肌张力过低、疲劳、头晕，感觉异常，甚至诱发癫痫。另外此药与三环类抗抑郁药并用时，作用增强。

（2）妙纳：主要是盐酸乙哌立松，在体内阻滞了肌梭传入神经纤维以及运动神经纤维发出冲动，达到了松弛骨骼肌的作用。用法：初次剂量成人每次 25mg，一日 3 次，3 天后每次 50mg，一日 3 次。每日最大剂量不超过 400mg。不良反应：困倦、头痛、失眠、恶心、腹泻等。

（3）替扎尼定（diazepam）：主要作用于脊髓和脑干网状系统能拮抗中枢 α 肾上腺素的活性，使脊髓中间神经突触前末梢兴奋性氨基酸释放减少，或者抑制神经递质氨基乙酸的活性，改善肌肉痉挛。用法：初始剂量 2～4mg，夜间单次给药。4 天后增加到 4～6mg，达到效果且不良反应小时用维持量。每日最大剂量 36mg。不良反应：嗜睡，口干，乏力，低血压等。

（4）其他：如地西泮，可乐定，吗啡类等药物也具有缓解痉挛作用。

### （三）神经化学阻滞疗法

1. 苯酚　苯酚又名石炭酸，用于临床治疗肌痉挛挛缩约 50 年历史。它是一种神经崩解剂，可使组织蛋白凝固。将其注射到周围神经附近，能减少神经到肌肉的冲动，维持疗效时间较长，一般通过针电极定位运动点之后，注射 2%～7% 石炭酸水溶液 1～20ml，注射无效时可重复注射。注射后如有疼痛感，可用非甾体类药物或三环类抗抑郁药物，缓解疼痛，也可用经皮电刺激方法止痛。

2. 无水乙醇　用于功能丧失、痉挛较严重的患者。无水乙醇可以使神经细胞脱水，变性，硬化，丧失传导功能，属于不可逆性阻滞，应慎用。

3. 神经肉毒素　作用于周围运动神经的末梢、神经肌肉接头处，抑制突触前膜对乙酰胆碱的释放，引起肌肉松弛麻痹。因其毒性作用较强，因此初始注射剂量必须严格掌握，应根据年龄，体重，肌肉部位确定剂量。一般注射后 1 周开始逐渐发生作用，疗效可持续 3 个月。

上述疗法使用时均应配合运动疗法进行。

## 二、失用综合征

脑卒中患者因长期卧床制动、运动不足，均可引起以生理功能衰退为主的失用综合征。在日常临床医护工作中，非常戒备长期卧床，尽量让患者早期离床活动，为回归日常生活而努力。那种不必要的安静卧床，使全身出现退行性变化，也可能导致原有疾病的恶化。当然，病变局限在身体某个部位时，为治愈局部病灶，不排除该部位的安静休息。如急性关节炎、骨折时，其患肢通常进行生理活动的力量都没有，肌肉的过度收缩必然有碍于原疾病的治愈，安静作为治愈疾病的体内环境稳定因素是不可缺少的。所谓安静一方面作为治疗手段利用，另一方面由于安静容易继发退行性病变，如何处理这种不良反应，成为康复医学的重大课题。因长期卧床或安静引起的继发性障碍中，骨骼肌萎缩和肌力低下最明显，其次骨、关节系统、呼吸系统、循环系统、自主神经系统、皮肤组织，甚至中枢神经系统等均有不同的功能退化，这种变化包括组织学、生化学、生理学等方面变化。

### （一）肌萎缩

长期卧床制动、运动不足时，一般组织学可见肌纤维直径缩小，横纹减少等退变，肌纤维绝对量比健侧减少30%~40%，神经肌结合部和肌梭形态几乎无变化，肌肉内神经纤维多正常，肌肉内的结缔组织比肌纤维增加。

不活动的肌肉在相当短的时间内变细，其张力及耐久力也下降，这属于肌组织的失用性萎缩（disuse atrophy）。另外如将支配某肌肉的神经阻断，那么脱离了神经支配的肌肉也会快速陷入萎缩状态，肌肉变细小，张力下降。神经冲动不能到达，无相应的肌收缩运动，这就是肌组织的失神经萎缩（denervation atrophy），又称完全性失用性萎缩。失用性萎缩和失神经萎缩有着根本不同。肌肉一旦失去神经，会出现失神经现象，如对乙酰胆碱感受性升高等各种特异变化，萎缩继续发展，即肌组织不停地分解、吸收乃至消失。而失用性萎缩无此现象，肌纤维虽有减少，但不会消失，一般认为这与神经末梢分泌微量的激素样物质营养肌肉有关。为维持正常肌肉，其必要的肌活动是其最大限度的20%~30%的肌收缩，而正好相当日常生活中所需的肌收缩力。

对于失用性肌萎缩的康复防治上，首先是预防运动器官障碍。已经发生肌萎缩时，应强化随意性收缩活动，去除产生失用性萎缩的原因。了解失用性肌萎缩和失神经性萎缩的区别，可试用电刺激方法促进萎缩恢复及防止萎缩的恶化。

### （二）关节挛缩

在关节的活动度限制上，一般被分为挛缩和强直。由于皮肤、肌肉、神经等构成关节体外部的软组织的变化，而引起的运动障碍，叫做挛缩。由于关节端、关节软骨、关节囊、韧带等构成关节体本身变化，而引起的运动障碍，叫做强直。痉挛性偏瘫中，一个极重要的且频发的并发症即肩关节挛缩。有人将其分类为肩胛上臂关节囊炎、肩胛关节周围炎、肩半脱位（亚脱臼）、肩手的综合征。肩胛上臂关节囊炎发生时，根据穿刺出来的渗出液便可证明，且疼痛明显，炎症消退后，多数有关节囊的粘连，广泛地出现肩关节的挛缩。肩胛关节周围炎发生时，关节的活动度受限。多数人同时发生从肩到上肢的肩手综合征。

组织学方面的研究较多，就其共性而言，首先对关节固定后，局部的循环障碍导致软组织的细胞浸润，纤维析出，结缔组织增殖，引起关节腔的狭小，关节软骨的变性坏死。关节腔内的纤维愈合，向骨性强直发展起来。

治疗方法主要是关节活动度的维持及增大的训练，为了预防康复治疗中意外事故的发生，应遵照以下原则或方法。

1. 关节活动度维持性训练　每日3次，每次要进行全方位的活动度训练。因肌力低下或疼痛自身无法训练时，可施助力运动。关节有炎症者在训练时，要防止疼痛产生，不适当地或过度的运动都是有害的。

2. 关节活动度增大性训练　对挛缩肌肉牵拉时，要稍稍超越疼痛的范围，并短时间维持该肢位。在骨萎缩、麻痹的某些部位，特别要注意避免因训练造成的组织损伤。关节运动时，要注意上下固定好，按着正确的方法进行，切勿急剧粗暴用力进行活动度增大训练。如以关节活动度增大、减轻疼痛为目的的"松动（mobilization）疗法"也可以采用。

### （三）骨质疏松症

实践证明机械性刺激可引起骨量（bone mass）的变化，而长期卧床、关节固定，弛缓性麻痹等都可因减少对骨的机械性刺激，导致失用性骨萎缩，又称为骨质疏松症。这时尿钙量增加，平衡呈负值。骨量的下降几乎和负钙平衡成正比例，由于骨量的减少，骨的物理性质也发生了改变。当骨被吸收及骨量减少超过25%时，X线检查可见骨小梁数目减少、变细，间隙增宽，骨密度降低，即一般所谓的"失矿物质"、"脱钙"、"脱石灰化"。在骨吸收过程中，不仅有无机物质失去，同时有机物质也失去。骨质疏松也可伴随年老而出现，一般视为正常生理现象。骨的发育生长过程中，即有骨组织形成（成骨细胞作用）过程，也有骨组织吸收（破骨细胞作用）过程，实际是反复不停地吸收和重建。生长期骨的增加量超过吸收量，成人期两者大体相等，进入老年期时骨的吸收量又超过了增加量，而表现骨质疏松。如有前述因素的影响，则骨质改变更加明显。

在缺少肌肉反复收缩的情况下，供给骨髓内的氧浓度下降，从而刺激了破骨细胞，促进了分解骨组织的溶酶体酶的分泌。Jee 和 Arnold（1959）实验发现：骨皮质血管减少时，出现血流量减少，骨形成和骨吸收速度（动态平衡）没有变慢，与其相反，而是骨被改建，也就是说，因为骨组织乏氧，成骨细胞的成骨能力没低下，而是破骨细胞的溶骨能力提高了。

失用性骨萎缩的康复：

1. 适当的运动　制定科学的运动处方。由于压电效应电流的变化可影响成骨细胞及破骨细胞的功能，在康复措施中，把能够产生出这种电刺激效果的机械因素作为重点来掌握。如为了产生出强度较大的电流量，应给予快速负重，急速的负重方法比缓慢地负重更有利于骨的形成。沿着骨轴的方向给予周期性压力、对治疗和预防骨质疏松很重要。骨承受肌肉和重力负荷，其负重能力与骨的横截面积承受的力有关。如果已出现骨萎缩，负荷过大就会引起骨折，产生疼痛，即使轻微的骨折也会出现疼痛，造成功能障碍。所以在康复训练中，主动运动、抗阻运动等负荷增大时，必须注意受力情况，防止发生骨折。

2. 脉冲电刺激　近年研究报告：脉冲电磁场（PEMFS）可能通过作用于破骨细胞、成骨细胞、软骨内成骨、骨局部调节因子、基因表达及骨代谢，实现防治失用性骨质疏松的目的。

3. 药物　适当补充含有维生素 D 的钙制剂。

## （四）体位性低血压

长期卧床的重度脑卒中患者常常合并体位性低血压症，只要坐起或站立，则出现头晕，血压下降等循环器官症状，甚至引起意识障碍，无法实施康复训练。

1. 起立时的循环调节机制　正常人从卧位到坐位或立体的体位变换时，循环系统应按下列生理变化过程进行。

（1）从心脏以下的血管网扩张。

（2）返回右心房的静脉血流减少。

（3）心搏出量减少。

（4）总末梢阻力减少。

（5）动脉血压下降。

（6）脑血流量减少。

对于健康人来说，由于调节机制的健全，一般收缩压的下降达不到20mmHg以上，舒张期血压的变动也不大。最重要的是脑血流量保持恒定。一旦发生问题，就要引起体位性低血压症状。其发生机制是由于生理解剖学因素的调节机制的缺陷，会出现程度不一的以循环为主症的体位性低血压症状。这类因素最重要的表现是血管收缩的敏感性。起立时，末梢血管系统，尤其当静脉系统的反射机构发生障碍时，因重力作用导致下半身的血液潴留，即静脉血管网的扩张引起血液潴留。这样直接造成循环血量的减少，心排出量下降，收缩期血压下降，进一步引起脑血流量以及冠状血流量的减少。

对此，为维持心排出量的心脏搏动数增加，借助血管压力感受器引起反射性地小动脉收缩，使流入下半身的血液再返回右心房。但由于调节功能不能充分发挥，遂产生低血压症状。只要维持了脑循环血流量，就能避免发生症状，但是血压的下降程度与自觉症状并非有平行关系。

近年来，在儿茶酚胺、钠、钾、醛固酮、类固醇和游离脂肪酸等方面的研究较多。其中与儿茶酚胺相关的研究，如神经末梢处去甲肾上腺素分泌不足和游离脂肪酸（NEFA）、多巴胺 β 羟基化酶（DBH）活性等。有人测定了体位性低血压患者尿中的肾上腺素排泄量，24 小时测定开始变少，起立时也未发现尿中其含量增加。其他报告在立位时，多数未见血或尿中儿茶酚胺增加，考虑其与交感神经末梢分泌去甲肾上腺素的功能障碍有关。

2. 诊断　仅凭最初的一般问诊作出医学诊断，是不全面的。体位性低血压的确定及分类，它的病变程度，多半要靠起立试验和心电图起立试验。

Schellong（1954）把体位性低血压分成两种类型：

（1）低张力型：无反射性动脉收缩障碍，由于静脉收缩欠佳，静脉瓣功能低下，引起心脏以外静脉血流潴留。一般舒张期血压和心率无变化，偶尔可增加。主要特征：收缩期的血压、脉压及心搏量均减少。

（2）动力型：是因代偿性动脉收缩能力低下而引起的。收缩期和舒张期血压均下降，心率几乎不增加，偶尔减少。

Schellong 体位试验检查如下：

主要在卧位和起立位时进行测定血压和心搏动数。首先，测定安静卧床时血压和心搏数，然后让其起立，每隔 1 分钟测定一次，共测 10 分钟。10 分钟后，再让其回到卧位，进行同样的血压及心搏动数测定。

由此可进行上述分类为 hypotone 型和 hydrodyname 型。收缩期血压下降 16.19mmHg 为界限值，下降 20mmHg 以上的为病态改变，判断为阳性。此时血压下降的程度根据障碍的程度显示了多样性。如，起立后开始明显地血压下降，或者起立初期有稍微下降，经过一段时间变得愈加明显，再者在全部过程中一直表现为明显血压下降。

心电图的起立试验也被广泛采用，主要在进行 Schellong 试验时，进行心电图分析。

在康复治疗中，尤其在起立训练场合，经常发生体位性低血压。特别是瘫痪和循环系统存在障碍，长期被迫卧床者和偏瘫、截瘫者多半合并有体位性低血压症。如果最初注意到该症状的康复措施，那么，出现的问题可能会少些。另外，如发作时，迅速将头部放低，一旦卧位就可迅速恢复原状。这种教育也是必要的。

3. 康复治疗　如下所述。

（1）运动疗法：必须从急性期就进行有计划的治疗。尽可能早期开始体位变换，用半卧位床靠背椅等进行坐位训练，用电动起立床逐渐增加体位角度，来获得适应性训练，最终实现由卧位到站立的目的。

结合上述渐进性起立训练，以残存功能的强化，全身调整训练等为目标的运动疗法，对血液循环的改善，静脉的恢复有重要的作用，在这点上，不仅主动运动，即便是偏瘫的被动运动也是颇有效果的。

（2）物理机械方法：根据实际需要，为防止腹部、下肢血液潴留，可在身体外部使用辅助用具，一般常用腹带和有弹性的长筒袜等。

（3）药物疗法：主要使用升压药、激素、自主神经调节剂、β 受体阻断剂等药物。除了颈髓损伤，上述药物一般都有效果。

# 三、肩手综合征

肩手综合征在偏瘫并发症中，常表现疼痛和挛缩变形，其成为妨碍康复实施的重要因素。该症可与许多疾病伴发，而且都表现着一定的临床症状和经过。从发生机制看，一般认为其属于反射性营养障碍的综合征，它同自主神经功能状态有关。50% ~70% 的患肢经常出现水肿，水肿的原因有肌运动减少造成淋巴循环障碍，大脑对末梢循环反射性控制障碍、毛细血管通透性变化、血管壁弹力低下等。另外，一时性水肿，几乎出现在大多数病例中。

## （一）临床表现

脑卒中的肩手综合征不同于一般性的肩痛性运动障碍，主要考虑为异常血管神经反射引起，临床上易误诊为肩周炎、颈椎病、风湿性关节炎等。由于发病机制不同，治疗和预后都不同，必须首先明确诊断。依据 Brunnstrom 运动功能检查法，上下肢在Ⅲ级以下的重症脑卒中瘫痪患者多合并肩手综合征；与下肢相比，上肢恢复不良者易合并本症。

肩手综合征诊断标准按 3 期进行。

第一期：肩痛限制运动及特发性手肿胀。皮肤温度略高，有末梢循环障碍，有时显苍白色。

第二期：肩和手的自发痛及手的肿胀消失，出现皮肤萎缩，小指肌萎缩，有时手掌肌膜肥厚，指关节活动受限。缺少恰当的治疗可进入第 3 期。

第三期：手的皮肤和肌肉明显萎缩，手指完全挛缩。X 线上可见广泛的骨质疏松表现。

脑卒中患者伴发本症有 5% ~27%，性别上差异不大。一般在 40 岁以上有增高趋势。偏瘫患者主要在患侧上肢出现。

### （二）肩手综合征的机制

Steinbrocker（1947）把反射性营养障碍作为肩手综合征的机制提出来，引起人们关注，其理论建立在中介神经元构成的多数链和闭链两条传导通路的假定基础之上。

（1）从后根来的传入感觉冲动进入脊髓中间池，如果末梢的刺激状态在某种程度上继续存在，冲动就会在闭链中循环起来，成为反复强化自身的异常持续状态。

（2）上述冲动使通过前角和侧角的传出性交感神经活动性增强，结果使末梢损害部位的本来不良的刺激状态进一步恶化，反射性地引起恶性循环。

### （三）治疗

主要是控制疼痛和预防继发性的关节挛缩和肌萎缩。由于疼痛，可能有的患者拒绝康复训练。虽然有些轻症病例可以自然治愈，但早期开始康复治疗，多可获得较好的临床效果。

1. 物理疗法 为了改善早期患肢循环，对肩和手并施温热疗法有一定效果，为了预防制动和关节僵直，可做轻柔的关节活动度训练和按摩，有利于肩关节活动度的作业课题也可选用。

2. 肢位处理 注意平时的良性肢位的保持。护理中对患肢尽量给予保护性处置，如应尽量减少在患肢注射，搬动患者时不要用力拉动患肢，另外还要给予必要的心理支持。为减轻症状，可使用吊带或在轮椅上安放小桌托着上肢，还可用低温热塑板支具来维持手的良性肢位。

3. 压力消肿 手有肿胀时，术者可用自己的双手，从患侧远端交替挤压皮肤，并向心性地往肩部移动。也可用气压泵式支具来减轻水肿。

4. 药物 肿胀疼痛和局部炎症表现相似，投用非甾体类药物和地塞米松均有一定效果。对于合并糖尿病或潜在性末梢神经障碍的患者应使用维生素 $B_1$ 和维生素 $B_{12}$ 等药物。

5. 交感神经阻滞方法 其机制主要是对交感神经反复阻滞，阻断了恶性循环通路，也有人认为是使交感神经过剩的冲动输出造成的血管痉挛出现缓解或消失，血流量增大，末梢部位淤积的疼痛物质被清除。

6. 手术 切除感觉神经或其神经根、交感神经节以及神经干，可改善末梢血流的异常现象，出现血管扩张和血流量增加。除此之外亦可使用血管扩张剂，但效果有时不理想。

## 四、肢体水肿

脑卒中患者经常发生上下肢水肿、疼痛，使康复训练受到影响。

### （一）脑卒中肢体水肿原因

（1）体位变化压迫引起损伤：如长期卧床、卡压综合征等。

（2）血管肌肉的泵活动下降：由于运动不足，肌肉泵活动下降，导致肢体循环减慢，静脉压增多、渗出、水肿。

（3）交感神经营养障碍。

（4）患肢内血栓形成：与长期制动、动脉硬化、高脂血症等因素有关。

（5）心、肺、肝、肾等脏器功能衰竭。

## （二）上肢水肿

1. 肩手综合征　见本节相关内容。

2. 胸廓出口综合征（thoracic outlet syndrome）　包括斜角肌综合征、颈肋综合征、肋锁压迫综合征、过外展综合征、锁骨下肌综合征、第一肋骨综合征等。尽管其致病机制不尽相同，但临床上所表现的症状却很类似，Peet 等在 1956 年将上述综合征统称为胸廓出口综合征。脑卒中后出现胸廓出口综合征主要因脑卒中后体位改变而引起，也可表现上肢水肿、疼痛，应同肩手综合征鉴别，针对病因治疗。

患者自述颈肩不适及手指刺痛，头部向侧屈、后仰，上肢肿胀等臂丛神经症状，或表现交感神经受压症状，患肢的血管功能舒张障碍，发绀或苍白、水肿无力。头旋转向健侧时，该肌受牵拉，疼痛加重，前斜角肌处加压试验呈阳性。由于脑卒中患者长期卧床，患侧肩部呈内旋位，头部前屈，颈髓过伸，导致神经，血管束在前斜角肌处受压。除了脑卒中体位改变因素外，也有的与斜角肌先天畸形、肥厚或外伤引起斜角肌痉挛等因素有关。

此症治疗主要是解除卡压因素，才能消肿止痛。通过运动疗法强化肩胛带肌力，防止肩胛带下垂；牵伸挛缩的肌肉等软组织，缓解神经，血管束压迫。治疗程序如下：

（1）调整卧床体位：枕头高度适宜，患肩部不能过度内旋，头不宜长时间屈曲；减少侧卧睡姿。提倡仰卧位，就寝时肩胛骨下置枕，保持肩胛骨内旋位等。

（2）休息：减少患肢活动，症状重者上肢可用吊带或三角巾暂时悬吊以缓解症状，不提重物。

（3）Britt 肩胛带肌力增强训练：包括深呼吸训练、前锯肌训练、背伸训练、斜方肌中部纤维训练、斜方肌下部纤维训练、耸肩训练、背伸训练等。

（4）理疗：超声波、中频疗法、温热敷法等。对前臂和手肿胀的患者可行温冷浴交替治疗，温浴 40～42℃，冷浴在 15℃ 左右，交替治疗时，宜温浴始并温浴终。

（5）按摩：放松前斜角肌。

（6）药物：可选用塞米昔布、罗非昔布或尼美舒利等非甾体药物。

（7）局部注射疗法：用利多卡因、少量皮质激素做局部浸润或神经阻滞。

（8）手术：如前斜角肌切除术、第一肋骨切除术及锁骨切除术等。

## （三）下肢深静脉血栓

下肢深静脉血栓又称为血栓性静脉炎，临床表现患肢肿胀，疼痛，局部体温升高，肢体皮肤红晕、发绀或苍白。超声波检查可发现下肢深部静脉血栓形成，血流速度改变，核素扫描、静脉造影可提示血管内腔狭窄改变。

其机制可能是血管内皮损伤，血流速度减慢或血液存在高凝倾向而引起。脑卒中患者长期卧床制动是导致上述机制恶化的最高危险因素。其他如高龄、高脂血症、心力衰竭、肥胖等也是不可忽视的危险因素。

由于下肢深静脉血栓容易出现栓子脱落。导致肺栓塞，甚至心搏骤停。因此脑卒中后静脉血栓成为康复治疗中应密切关注的并发症。重点是做好康复预防。降低血栓发生概率。

（1）尽早实施肢体主动活动。

（2）功能性电刺激疗法：能引起中度血流速度增快，并且能提高纤维的溶酶的活性。

（3）卧床期利用气压循环加压装置，增加下肢血流速度和血流量，以减少血栓发生。

（4）卧床休息时，下肢抬高，平日可穿弹力袜。

（5）药物：试用小剂量肝素，尿激酶防止新血栓形成，但要注意预防出血并发症。

（6）手术治疗：早期对髋骨静脉手术取出新鲜血栓。

## （四）其他疾病引起双下肢水肿

脑卒中患者出现双下肢水肿多见于充血性心力衰竭、肾衰竭、糖尿病相关的小血管疾病、淋巴循环障碍等因素有关。应查明原因，进行病因治疗，消除水肿。

# 五、肩关节半脱位

肩下垂明显者如不处置，易导致肩关节炎疼痛等。在弛缓性瘫痪时，可用三角巾或吊带包扎固定，每日用手掌轻叩三角肌、冈上肌处，提高其张力。还可令患者用健侧手协助上举患侧上肢。另外，如果长时间固定于内收内旋位置，容易引起肩关节强直，所以要定时松解固定，进行肩关节周围肌的促通练习。

# 六、吞咽障碍

吞咽困难（dysphagia）是一种临床症状，表现为食物从口腔输送到胃的过程发生障碍。脑卒中的急性期，吞咽困难发生率很高，约占40%～50%，随着疾病的自然恢复，多数患者的吞咽功能可逐渐恢复，但约有10%的患者，吞咽困难不能自行缓解，需要进行专门的康复治疗。

神经性吞咽困难就餐时，入食呛、咳嗽、咳吐（在吞咽之前、中、后，残留食物被吸入气管）；咽食后声音改变、有呼噜声音；咽食困难、口中有食物残渣；淌唾液；胃灼热、反酸；吃饭费时间；食欲差、疲倦、体重减轻、消瘦。

## （一）吞咽困难的检查

询问病史，了解患者吞咽时发生呛咳或噎塞的频度、加重或缓解的因素、伴随症状，是否反复发作呼吸道感染等。检查患者的意识状态、是否气管切开、营养状况、言语功能、体重等。可根据 Leopold 分期，把摄食 – 吞咽过程分为认知期、准备期、口腔期、咽期和食管期 5 阶段，依次进行摄食 – 吞咽的临床检查。

1. 认知期障碍　常见于病变累及两侧大脑的假性延髓麻痹或非优势半球额叶损伤的患者。观察其摄食表现，评价患者的认知、注意力、情感控制等能力。严重的高级脑功能障碍，会制约康复训练的效果。

2. 准备期障碍　表现为口唇闭锁不全、流涎、食物容易从口中漏出；口腔内感觉障碍、咬肌与舌肌运动障碍；检查牙齿有无缺损、义齿是否适合等。

3. 口腔期障碍　由于舌肌僵缩、协调运动障碍，食团形成及输送困难，口腔期时间延长；吞咽后口腔内有食物残留；构音及发声障碍等。

4. 咽期障碍　该期的主要障碍是误咽或吸入，口腔控制能力低下、吞咽反射延迟或消失的患者，容易发生吞咽前吸入（aspiration before the swallowing）；喉头闭锁不全的患者，容易发生吞咽中吸入（aspiration during the swallowing）；喉头举上不全、咽蠕动低下、环咽括约肌不能适时松弛的患者，则常常发生吞咽后吸入（aspiration after the swallowing）。咽期障碍的临床评价，应注意检查 V 、Ⅶ、Ⅸ、Ⅹ 、Ⅻ 对脑神经及吞咽反射、腭反射等。观察吞咽时有无食物经鼻反流（鼻咽腔闭锁障碍）及呛咳发生。一些高龄患者，由于感觉迟钝、支气管纤毛运动能力降低，吞咽中即使发生吸入，亦可能无呛咳发生，表现为隐性吸入（silent aspiration），引起吸入性肺炎，临床检查时应特别注意。另外，吞咽发生后，滞留在咽壁、会厌谷和梨状隐窝的食物残渣，可随时发生吸入，称为延迟吸入（delayed aspiration）。发声呈湿性嘶哑，系食物或液体侵入喉头前庭所致，提示患者潜在吸入的危险。

5. 食管期障碍　由于食管平滑肌蠕动障碍或痉挛，食物沿食管向下输送困难，可引起胸部堵塞感；由于环咽括约肌、食管或胃括约肌弛缓，咽下的食物会发生反流，导致误咽。

## （二）吞咽功能评价

1. 反复唾液吞咽测试（repetitive saliva swallowing test，PSST）　决定吞咽功能的要素是吞咽反射的引发和吞咽运动的协调性，其中吞咽反射的引发，可凭借喉部的运动进行判断。才藤荣一（1996）提出反复唾液吞咽测试，它是一种观察引发随意性吞咽反射功能的简易评价方法。具体操作步骤如下。

（1）被检查者取坐位，卧床患者，宜取放松体位。

（2）检查者将示指横置于被检查者甲状软骨与舌骨间，嘱其做吞咽动作。当确认喉头随吞咽动作上举、越过示指后复位，即判定完成一次吞咽反射。当被检查者因口干难以吞咽时，可在其舌面上注入约 1ml 水，再行吞咽。

（3）嘱被检查者尽力反复吞咽，并记录完成吞咽次数。高龄者在 30 秒内能完成 3 次吞咽即可。对于有吞咽困难的患者，即使第 1 次吞咽动作能够顺利完成，但接下来的吞咽动作会变得困难，或者舌骨、喉头尚未充分向前上方移动就已下降。

2. 饮水试验　洼田俊夫等（1982）提出的灵敏度较高的吞咽功能检查方法，具体操作如下。

（1）测试过程：患者取坐位、颈部放松。用水杯盛温水 30ml，让患者如平常一样喝下，注意观察患者饮水经过，并记录时间。饮水经过可分为五种情况：

1）一次喝完，无呛咳（根据计时又分为：①5 秒钟之内喝完。②5 秒钟以上喝完）。

2）两次以上喝完，无呛咳。

3）一次喝完，有呛咳。

4）两次以上喝完，有呛咳。

5）呛咳多次发生，不能将水喝完。

（2）吞咽功能判断：正常：1）①；可疑：1）②、2）；异常：3）、4）、5）。

3. 其他评定方法　吞咽造影录像检查（Video fluorography，VF）、吞咽视频内镜检查、超声波检查、表面肌电图检查均可以直观咽部肌运动状况。

## （三）康复治疗

1. 间接训练　训练目的：从预防失用性功能低下、改善吞咽相关器官的运动及协调动作入手，为经口腔摄取营养做必要的功能性准备。

由于间接训练不使用食物，安全性好，因此适用于从轻度到重度的各类吞咽困难患者。间接训练一般先于直接训练进行，直接训练开始后仍可并用间接训练。常用的间接训练方法有以下几种。

（1）口唇闭锁练习：口唇运动训练可以改善食物或水从口中漏出。让患者面对镜子独立进行紧闭口唇的练习。对无法主动闭锁口唇的患者，可予以辅助。当患者可以主动闭拢口唇后，可让患者口内衔以系线的大纽扣，治疗师牵拉系线，患者紧闭口唇进行对抗，尽量不使纽扣脱出。其他练习包括口唇突出与旁拉、嘴角上翘（作微笑状）、抗阻鼓腮等。

（2）下颌运动训练：可促进咀嚼功能，做尽量张口，然后松弛及下颌向两侧运动练习。对张口困难患者，可对痉挛肌肉进行冷刺激或轻柔按摩，使咬肌放松；通过主动、被动运动让患者体会开合下颌的感觉。为强化咬肌肌力，可让患者做以白齿咬紧压舌板的练习。

（3）舌的运动训练：可以促进对食物的控制及向咽部输送的能力。可让患者向前及两侧尽力伸舌，伸舌不充分时，可用吸舌器轻轻牵拉舌尖，然后让患者用力缩舌，促进舌的前后运动；通过以舌尖舔吮口唇周围，练习舌的灵活性；用压舌板抵抗舌根部，练习舌根抬高等。

（4）冷刺激（ice-massage）：冷刺激能有效地强化吞咽反射，反复训练，并可易于诱发吞咽反射且吞咽有力。用卵圆钳夹持冰块，轻轻刺激软腭、腭弓、舌根及咽后壁，然后嘱患者做吞咽动作。如出现呕吐反射即应终止刺激；如患者流涎过多，可对患侧颈部唾液腺行冷刺激，3 次/日，10 分钟/次，至皮肤稍发红。

（5）构音训练：吞咽困难患者常伴有构音障碍，通过构音训练可以改善吞咽有关器官的功能。

（6）声带内收训练：通过声带内收训练，改善声带闭锁功能，有助于预防食物进入气管。

（7）咳嗽训练：吞咽困难患者由于肌力和体力下降、声带麻痹，咳嗽会变得无力。强化咳嗽有利于排出吸入或误咽的食物，促进喉部闭锁。

（8）促进吞咽反射训练：用手指上下摩擦甲状软骨至下颌下方的皮肤，可引起下颌的上下运动和舌部的前后运动，继而引发吞咽动作。此方法可用于口中含有食物却不能产生吞咽运动的患者。

2. 直接训练　直接训练的适应证是：患者意识状态清醒、全身状态稳定、能产生吞咽反射、少量吸入或误咽能通过随意咳嗽咳出。

（1）体位：由于口腔期及咽期同时存在功能障碍的患者较多，因此开始训练时，应选择既有代偿作用且又安全的体位。开始可先尝试30°仰卧、颈部前倾的体位。该体位可利用重力使食物易于摄入和吞咽；颈部前倾可使颈前肌群放松，有利于吞咽。偏瘫患者应将患侧肩背部垫高，护理者于健侧喂食。

（2）食物的选择：一般容易吞咽的食物具有下述特征。①柔软、密度及性状均匀。②有适当的黏性、不易松散。③易于咀嚼，通过咽及食管时容易变形。④不易在黏膜上滞留等。应根据患者的具体情况及饮食习惯进行选择，兼顾食物的色、香、味等。

（3）一口量：即最适于患者吞咽的每次喂食量。一口量过多，食物易从口中漏出或引起咽部滞留，增加误咽的危险；一口量过少，则难以触发吞咽反射。应从小量（1～4ml）开始，逐步增加，掌握合适的一口量。

（4）调整进食速度：指导患者以较常人缓慢的速度进行摄食、咀嚼和吞咽。一般每餐进食的时间控制在45分钟左右为宜。

（5）咽部滞留食物的去除法：可训练患者通过以下方法去除滞留在咽部的食物残渣。①空吞咽：每次吞咽食物后，再反复做几次空吞咽，使食物全部咽下，然后再进食。②交互吞咽：让患者交替吞咽固体食物和流食，或每次吞咽后饮少许水（1～2ml），这样既有利于激发吞咽反射，又能达到去除咽部滞留食物的目的。③点头样吞咽：颈部后仰时会厌谷变窄，可挤出滞留食物，随后低头并做吞咽动作，反复数次，可清除并咽下滞留的食物。④侧方吞咽：梨状隐窝是另一处吞咽后容易滞留食物的部位，通过颈部指向左、右侧的点头样吞咽动作，可去除并咽下滞留于两侧梨状隐窝的食物。

3. 物理因子治疗　如下所述。

（1）电刺激治疗：如低频电吞咽治疗仪，通过颈部电极，输出电流，对喉返神经、舌下神经、舌咽神经等与吞咽、言语功能相关的神经进行刺激，强化吞咽肌群和构音肌群的运动功能。当患者主动吞咽时，还可接受同步电刺激，帮助完成吞咽活动。

（2）肌电生物反馈治疗：可增强与吞咽相关肌肉的肌力，促进吞咽动作的协调性，达到改善吞咽功能的目的。

4. 针灸治疗　常用穴位有风池、翳风、廉泉、人迎、合谷、内关、金津、玉液等。

5. 替代进食　如下所述。

（1）鼻饲法：经鼻插入胃管摄食，方法简单，但会使口腔、咽喉部分泌物增加，并妨碍吞咽活动，不宜长时间使用。

（2）间歇性经口腔－食管插管摄食：仅摄食时插管，痛苦小，且可避免留置插管对患者造成的不良心理影响。便于保持鼻腔、口腔和咽部的卫生。因为食物经食管摄入，符合生理规律，有促进改善吞咽功能的效果。

6. 手术治疗　经康复治疗3个月以上，吞咽功能无改善的患者，应转耳鼻喉科或外科进行会诊，必要时手术治疗。如环状咽肌切断术、喉上抬术、咽瓣成形术、胃造瘘。

### （四）误咽和窒息的处理

由于正常吞咽时的气道保护机制发生了障碍，食物误入气管。呛不等于误咽（silent aspiration），它是误咽的信号，因气道感觉障碍差异，即使有误咽，不一定有呛的表现。如不明显的误咽，本人不注意继续吃东西，误咽量增加结果引起肺炎。通常误咽引起咳反射，喉头感觉低下时，经常发生呛咳误咽。误咽时，保存冷静，目视下方，令患者弯腰，快速叩其背部催吐。如果发生窒息，立即用吸引器吸引或用手指抠出。

## 七、Pusher 综合征

Pusher 综合征是一种脑卒中后较为严重的体位控制障碍。由 Davies（1985）首先描述并提出，在国内被译为"倾斜综合征"、"中线偏移征"或者"身体不成直线"等，也有人将其归为"躯体平衡障碍"。Pusher 综合征患者在任何体位都强烈地由非瘫痪侧向瘫痪侧推离，并抵抗使体重向身体中线或过中线向非瘫痪侧移的被动校正。Pusher 综合征是康复训练中的重症，其病变机制较为复杂，如用常规的康复训练方法往往难以奏效，康复治疗难度较大。研究显示，在脑卒中所有可能的运动感觉后遗症中，对脑卒中后患者日常生活独立和步行影响最大的就是体位控制的障碍，因此可以认为体位的控制也是实现生活自理的最佳"预报器"。日本（1996）统计其发生率是25%，哥本哈根脑卒中研究（1996）报道其发生率5%～10%，国内刘世文等（1998）统计发生率为17%～23%。

### （一）发病机制及病变定位

Davies 认为 Pusher 综合征与顶叶受损后严重的对侧空间忽略有关，并预示 Pusher 综合征趋向于起因右侧大脑病变，而且该病症严重度可以变化。

Kamath HO 等人研究认为：人体内存在有与垂直重心有关的主观姿势垂直和主观视觉垂直两条通路。患有 Pusher 综合征的患者，当其向非偏瘫侧倾斜18°时，患者认为身体方向是垂直的，而其主观视觉垂直没有受到损伤。所以，人体内这两条通路是分离的。主观姿势垂直通路决定了人体对姿势的控制。由于脑卒中损伤了这一与姿势垂直相关的通路而出现了向瘫痪侧倾斜的 Pusher 综合征，即使主观视觉垂直（SVV）的感知不受干扰，直立状态仍然可能受到影响。即：当患者感觉自己的身体是端正的时候，正是从脑病变同侧（脑损伤侧）的推离（调整），导致身体向脑损伤对侧倾倒，实际上他们的身体向脑损伤侧倾斜了大约20°角（偏离中心线约18°）。另外，有研究发现23例严重对侧倾斜患者脑梗死 MRI 投影的重叠区以丘脑后外侧区域（是从脑干到前庭皮质的前庭途径的"中继结构"）为主。提示了这一区域的神经表达紊乱涉及对侧倾斜的问题，而病因学、血管分布及病变范围和其紊乱有密切的关系。目前其病变机制仍不清楚，有待深入研究。

### （二）临床表现

左侧偏瘫患者的 Pusher 综合征的发生率比右侧偏瘫的略高。以左侧偏瘫患者为例，其临床表现形式如下。

（1）头转向右侧，同时向右侧移，即从右肩到颈的距离明显缩短。偏瘫数月后，颈部可能僵硬到几乎不能活动。

（2）患者从其左侧接受刺激的能力降低，如视觉、触觉、运动觉及听觉刺激的接受能力均明显降低，多伴有单侧空间忽略。

（3）躺在床上，患者用健手把住床边，担心掉下来。

（4）坐位时，左臀部负重，左侧躯干明显缩短。坐在轮椅上，身体靠向轮椅左侧坐。试图把重心向右转移会遇到阻力。床椅转移困难，把患者转移到放在其健侧的椅子上尤其困难，其右手和右腿有力地向运动的反方向（左侧）推。

（5）站立时，身体重心偏向左侧，姿势歪斜，甚至治疗师都难以保持患者直立。

（6）行走时，重心不易向右侧转移，左腿屈肌占优势，伸肌支持不充分，健腿迈步困难，一般日常生活活动都相当困难。

Pusher 综合征多在早期出现，在6周内缓解，也有少数的 Pusher 综合征患者症状可持续3～10个月。Pusher 患者和非 Pusher 患者两者的运动功能恢复，在超过3个月周期的研究报告都提示有显著改善。

多数 Pusher 综合征都伴有单侧空间忽略（约88.2%）、失认、失用（约41.2%）等高级神经认知功能障碍的问题。经严格实验提示 Pusher 综合征与单侧忽略症可能为两种独立存在的现象，只不过是有时交叉出现。

### （三）康复治疗

由于 Pusher 综合征在一部分偏瘫患者中存在，其表现为姿势不平衡、向瘫痪侧倾倒、站位时瘫痪侧下肢的屈曲模式等特殊的征象以及伴发的单侧空间忽略、疾病失认等神经心理学症状，在治疗中需结合其特殊性，进行针对性的治疗，其最后各种能力的恢复与无 Pusher 综合征的偏瘫患者基本相同。但是由于存在有特殊征象与症状需要纠正，所以其康复治疗需要较长的时间，应早期进行。

**1. 重心转移训练** 由于重心偏向瘫痪侧，早期要训练重心移到非瘫痪侧，后期再训练其将重心向瘫痪侧移，纠正重心的不正常偏移。这里，对于躯干肌的协调性训练十分重要。

2. 伸肌张力强化 在训练站位中，一般瘫痪侧下肢屈肌占优势，患者难以维持站立，要强化训练其伸肌张力，必要时使用站立床、膝夹板、石膏或弹力绷带支持。

3. 平衡训练 双重作业任务的平衡训练和设计复杂的感知情况，以促进恢复日常生活中需要的多样的充分自动性和适应性的平衡技能的训练。当平衡恢复减慢时，如使用扶杖，在无干扰站立的时候可能改善双下肢负重和体位的稳定性。在我们临床的体会，仰卧位的倾斜姿势先消失，然后是坐位，最后是站位。尤其是站位平衡的训练需要较长的时间。

4. 神经心理学症状的治疗 对于伴有的神经心理学症状的，应用半侧空间遮盖眼镜纠正单侧空间忽略，不断地让患者集中注意其忽略的瘫痪侧肢体及应用口令、暗示及提醒的方法纠正其疾病失认。运用口头回忆法进行 ADL 能力的训练。随着神经心理学症状的改善，患者的倾斜症状也能够得到基本纠正。

# 八、异位性骨化

异位性骨化（ectopic ossification）又称为骨化性肌炎（myositis ossificans），是脑卒中的并发症之一，因其疼痛多数会妨碍康复治疗的进程。由于其发生机制有许多不明点，有时预防和治疗较难。Hoften 等报告小儿脑外伤的异位性骨化发生率约 5%；Mharton 等脑卒中调查有 0.5% 发生异位骨化，而日本西崛等报告为 20%。

## （一）发病原因

本病为进行性骨质结构在肌肉结缔组织内沉积所引起的肌肉硬化的一种疾病。异位骨化不是脑卒中特有的并发症，病因不清。有学者报道产生骨化有四个因素：①刺激因素：其中挫伤占 60%～70%，可导致血肿，这种损伤可很轻微，仅少量的骨骼肌或肌原纤维受损。②损伤信号：损伤组织或细胞分泌一种信号蛋白。③存在基因表达缺陷的间叶细胞，这些细胞接受适当的信号后可生成骨样或软骨样细胞。④存在连续发生骨化组织的环境，其中信号基因最为关键。

有人认为骨化性肌炎和异位骨化是两个不同的概念。骨化性肌炎是指肌肉组织由于损伤或者出血，导致组织机化，形成硬结和挛缩，应该有明确的局部损伤史，局部疼痛不一定很明显，但有一定程度的活动受限，骨化性肌炎未必在关节周围，而是比较集中在肌肉内。异位骨化的病因不很清楚，因此预防困难。目前比较强调避免损伤局部，但是有时没有任何损伤，也可以发生。目前一些书籍的定义不统一，骨科学常说的骨化性肌炎和神经科常说的异位骨化，两者描述的临床表现虽有差异，但是基本雷同。

## （二）诊断

Kewaramam 等认为将异位性骨化发生分成阶段，对诊断有意义。Wharton 等（1970）将异位骨化的形成分为 3 个阶段（表 4-3），最终性诊断主要根据 X 线所见的骨化像。发生初期不显示骨化征象。但是局部红肿痛，ALP（碱性磷酸酯酶）和 CPK（肌酸磷酸激酶）值上升，骨质扫描测定局部值增高等改变均有临床意义。

表 4-3 Wharton 异位骨化 3 阶段分类法

| 阶段 | 临床及化验所见 | X线所见 |
|---|---|---|
| Ⅰ急性期 | 肿胀，皮肤红斑，局部发热，运动限制，血沉加快，血清 ALP 及 CPK 升高 | 初期 X 线正常，软组织上斑点分布、形成稀疏的骨小梁（无新生骨），骨扫描密度增加 |
| Ⅱ亚急性期 | 多见持续性局部发热，皮肤红斑，肿胀消退。运动进一步受限，可触及不规则肿块，血沉值常常升高。血液 AIP 和 CPK 不上升或正常 | 斑点状的新生骨区域略减少，进一步出现有骨小梁性的新生骨。骨扫描值升高 |
| Ⅲ慢性期 | 局部发热、红斑，肿胀多消失。运动进一步受限。可触及骨块。化验值多正常 | 在成熟的骨上，点状物消失。定期 X 线检查骨也无变化。骨密度定期检查相对减少 |

X线确诊报告的发现时间多在 1~6 个月。早期或更长时间后也有发现。一般为临床上在 X 线确认之前，发生局部肿胀、肿痛，要追究其产生的缘由。

脑卒中的易发部位为瘫痪肢体，下肢见髋、膝关节处，上肢多在肘和肩部大关节处。手足小关节处很少发生。

### （三）异位性骨化治疗

（1）预防为主：Finkle 认为早期合理治疗可以减少异位性骨化的发生，早期康复治疗具有预防效果。但是过度的 ROM 训练可以导致肌肉内小出血，形成骨化，因此施行保护十分重要。体位变换时，瘫痪肢体的处理要十分谨慎主要用在预防。在预防和治疗方面，首先应加强对容易发生异位骨化的创伤患者护理，切忌对关节进行粗暴被动运动与锻炼活动。一旦怀疑有异位骨化则不能进行被动活动，即让患者的关节主动活动限制在无痛的幅度范围内。

（2）药物：羟乙膦酸钠（Etridronate Disodium）有一定效果。

（3）物理因子疗法：按照病变不同阶段采用各种疗法。

（4）中西医结合的分期治疗。

急性期（反应期）：局部软组织出现肿块，有时发热伴有局部疼痛，关节活动受限，X 线摄片示软组织内有不规则棉絮状模糊或关节周围云雾状的钙化阴影。以肘关节骨化性肌炎为例，在前臂伸屈肌、肱二头肌及肱三头肌近肘关节处采用轻柔适中的抚摸揉推弹拨等手法，以松解剥离肌腱腱膜及肌肉的粘连，其后术者一手持患肢腕部，一手持肘关节上中部，轻微持续牵引，再持患肢腕部轻柔地作肘关节无痛下的内收、外展和前后屈伸方向的抖动及环转手法。切忌手法粗暴及对局部肿块和关节囊行按摩刺激，更忌对肘关节用力拔伸牵引、硬性内翻、外翻及前后屈伸。手法治疗期间同时配合局部中药熏洗并指导患者行无痛或稍痛下肘关节主动活动功能锻炼。

中期（活跃期）：发热、局部皮温高、压痛、质硬肿块，局部肿块因逐渐骨化较前增大明显，肌肉僵硬萎缩，关节疼痛不明显；关节功能活动障碍；X 线摄片示肿物周围花边状新骨大量生成，界限清楚，经过一段时间后，肿物停止发展并有所缩小，而形成较为致密的骨化性团块。可给予患肢依照早期手法按摩，然后，术者一手持患肢肘关节近端，一手持患肢前臂中部，柔和稍用力逐渐被动屈伸肘关节。常常可听到骨化性肌炎断裂声及粘连撕裂声，此时肘关节的被动活动可达到基本正常范围。如遇骨性阻挡，切忌强行被动屈伸，以免再次发生骨折。应待骨化组织逐渐成熟及局限后，行手术治疗。手法治疗后，局部中药熏洗治疗，并指导患者在疼痛可耐受情况下，行肘关节以主动活动为主，被动活动为辅的功能锻炼。

晚期（骨化期）：局部无疼痛、肌肉僵硬萎缩严重、关节强直在某一体位或仅有轻微的活动度；X 线摄片示，出现壳状骨性软骨，骨化范围局限，骨化明显致密。行手术切除骨化组织及关节松解术，如肘外侧切口，在肱骨外髁嵴部分别向肘前及肘后剥离，显露骨化组织后将其切除并彻底松解粘连组织，闭合切口前应松止血带仔细止血，放置负压引流。术后经 3 周制动，进行关节主动活动以免再发生粘连，待刀口愈合拆线后，行中药熏洗治疗。异位性骨化有再发的可能。

中药熏洗方剂：

方药：土鳖虫、泽兰、木香、王不留行、海桐皮、土茯苓、鸡血藤、三棱、莪术各 30g、生川乌、生草乌、木瓜各 20g、穿山甲 15g 放入专用盆中，加醋 2 000ml 浸泡 30 分钟，再加水 2 500ml 煎，离火去渣。将患部放于药液之上，外盖布罩。先以热气熏蒸，并用毛巾蘸药水热敷患处，待水温降至 50~60℃时，将患部浸入盆内作浸洗，边洗边轻揉。每次熏洗约 1 小时，每日 2 次，每剂洗 2 天，5 剂为 1 个疗程。

# 九、脑卒中后焦虑和抑郁

脑卒中发生后心理反应历经的阶段大体有震惊期、否认期、抑郁或焦虑期、对抗或依赖期、承受（适应）期。故认为焦虑和抑郁是脑卒中后的一种正常心理反应过程。各阶段可持续几天、数周，甚至几个月；各阶段可全部表现，也有的仅出现几个阶段或交叉出现，表现也程度不一。因此康复治疗时，要根据患者心理变化规律特点，有针对性进行心理治疗，促使患者接受残存的功能障碍和重新获得满意的生活质量。

## （一）脑卒中焦虑状态

1. 诊断　发作时，患者多自觉恐惧、紧张、忧虑、心悸、出冷汗、震颤及睡眠障碍等。无论是焦虑症或焦虑状态，临床多用抗焦虑药治疗。

（1）可疑诊断：焦虑自评量表（SAS）大于41分，提示可能存在焦虑。

（2）严重程度：按照汉密尔顿焦虑量表（HAMD）评定。总分 <7 分为无焦虑、>7 分可能有焦虑、>14 分为中度焦虑、>24 分为重度焦虑的标准，评定焦虑症状的严重程度。

2. 心理治疗　家庭成员、心理医师、临床医师、责任护士都应分别对患者进行心理暗示，正面激励患者。针对患者不同情况，尽量消除存在的顾虑，增强其战胜疾病的信心。

3. 药物治疗　抗焦虑药其安定作用较弱，对精神患者无效，但可稳定情绪减轻焦虑及紧张状态，并能改善睡眠；尚有肌肉松弛作用。本类药不引起锥体外系症状。但长期应用可产生习惯性，亦可成瘾，突然停药可产生戒断症状。

目前常用的安全有效的抗焦虑药有氟西汀（百忧解）、氯氮平、地西泮（安定）、艾司唑仑（舒乐安定）、硝西泮及甲丙氨酯（眠尔通，安宁）等。

## （二）脑卒中后抑郁状态

脑卒中后抑郁状态（post‑stroke depression，PSD）是脑卒中常见的并发症之一，为感觉"情绪低落"的忧伤或郁闷，是对丧失、失望或者失败所产生的一种正常或异常的负性情绪反应。其发生率占脑卒中患者的30%～60%。它不仅可以使神经功能缺损恢复时间延长、生活质量下降，甚至可以使死亡率增加。由于临床医师重视不足，其漏诊率高达75%。早期诊断并给予 PSD 患者适当的抗抑郁治疗，是提高生存质量和医疗质量的有效途径。抑郁在最初3个月发病率为25%，对康复可能有明显的负面影响。

主半球前部包括额叶的外侧主要部分或左侧基底节病损可发生抑郁，认为与脑干蓝斑等处向左额叶和左丘脑投射 NE 和5‑HT纤维受到损伤有关。

1. 诊断　如下所述。

（1）可疑诊断：抑郁自评量表（SDS）大于41分，提示可能存在抑郁。

（2）严重程度：汉密尔顿抑郁量表（HAMD）：总分 <8 分为无抑郁、≥8 分为轻度抑郁、≥17 分为中度抑郁、≥24 分为重度抑郁的标准，评定 PSD 抑郁症状的严重程度。

2. 心理治疗　在积极治疗原发病、康复和处理危险因素外，家庭成员、心理医师、临床医师、责任护士分别对患者进行心理治疗（解释、安慰、鼓励、保证），针对患者不同情况，尽量消除存在的顾虑，增强其战胜疾病的信心。继发性者除去原发致病因素外，对脑卒中抑郁症状群的处理原则上与原发性抑郁症相同。

3. 药物治疗　抗抑郁药的作用是从不同角度（酶或受体或摄取泵）提高 NE（去甲肾上腺素）或 5‑HT（5‑羟色胺）。

（1）三环类抗抑郁药（TCA）：常用阿米替林、多塞平，还有丙米嗪、氯米帕明等。三环类抗抑郁药的适应证为各种类型抑郁症，有效率70%～80%，起效时间1～2周，剂量范围12.5～25mg/d，缓慢加量，分次服。因镇静作用较强，晚间剂量宜大。马普替林虽为四环结构，但药理作用与三环类抗抑郁药一致。

（2）5‑羟色胺再摄取抑制剂（SSRI）：目前抗抑郁药以 5‑羟色胺再摄取抑制剂为首选。如氟西汀（百忧解）适应证除抑郁障碍外，也能治疗强迫症、神经性贪食症。尽管 SSRI 比 TCA 的不良反应明显少而轻，且有每日1次服药的简便优点，但本身也有兴奋、激动、失眠、恶心、腹泻、性功能障碍的不良反应。氟西汀因其镇静作用小，可白天服用。为减轻胃肠道刺激作用，宜餐后服用。一般2～4周出现疗效。老年体弱者宜从半量开始。喜普妙（西酞普兰）是选择性最强的，安全性高，药物相互作用少，较适合老年和躯体障碍伴发的抑郁。西酞普兰每片20mg，成人常用剂量20～40mg/d。帕罗西汀（盐酸帕罗西汀片），一般剂量为每日20mg。早餐时顿服。与所有的抗抑郁药物的治疗应维持数月以巩固疗效。停药方法与其他精神药物相似，需逐渐减量。不宜骤停。

与此同时，近几年也发展了选择性NA再摄取抑制剂（NRI），5-HT和NA再摄取双重抑制剂（SNRI），NA能与特异性5-HT能抗抑郁剂（NaSSA）等一系列新型抗抑郁药，如万拉发新、米氮平、噻奈普丁、安非他酮。米氮平（瑞美隆）：成人和老人起使剂量应为15mg/d，临睡前服用1次或分次早晚各服1次。逐渐加大剂量至获最佳疗效，有效剂量通常为15～45mg。应连续服用，最好在症状完全消失4～6个月后再逐渐停药。

对抗抑郁药物不良反应较重者，宜减量、停药或换用其他药。一般不主张两种以上抗抑郁药联用。

（左满凤）

# 第五章

# 周围神经疾病的康复

## 第一节 概述

### 一、临床解剖及生理

周围神经的基本组成单位为神经纤维，许多神经纤维构成神经束，若干神经束组成神经干，神经干内有大量间质组织，如胶原纤维、脂肪组织以及营养血管、淋巴管等。神经纤维的中央是神经细胞的轴突，外周有鞘膜（髓鞘和神经膜）。施万细胞产生鞘膜，由于细胞的旋转，施万细胞膜相互贴合形成了围绕轴索的同心圆板层，即髓鞘。而在外面的施万细胞膜和胞质则成为神经膜。无髓鞘纤维为一个施万细胞包裹数条轴突，而每条轴突各有系膜，且不发生旋转，故不形成髓鞘，也无郎飞（Ranvier）结。有髓鞘纤维的髓鞘相隔一定的距离有郎飞结隔开，结间的距离与纤维的直径成正比，神经冲动的传导速度与有髓鞘纤维的外径成正比。神经冲动的传导在无髓鞘纤维是沿着神经纤维连续依次推进，而有髓鞘纤维是由一个郎飞结到另一个郎飞结跳跃式前进的。因此有髓鞘纤维发生脱髓鞘变性或恢复后，施万细胞增殖而郎飞细胞增多，都可使传导速度减慢。

周围神经干内有许多神经束，后者有众多的神经纤维组成。结缔组织膜位于神经干周围称为神经外膜，在神经束外的神经束膜，进入束内分布于神经纤维之间，成为神经内膜。周围神经的血液供应来自局部动脉，其血液供应丰富，有较多侧支循环，神经干有较粗大血管伴行，由1个动脉和2个静脉组成血管束，通过沿途分出的节段血管进入神经，节段血管进入神经外膜后即分为升支和降支，延续为神经外膜血管，互相吻合，神经外膜血管的分支延续形成神经束间血管网，束间血管网的分支斜行穿过束膜进入神经束内，形成纵行排列的以毛细血管为主的微血管网，由于以上的解剖特点，除非广泛的大动脉病变，很难引起周围神经的梗死。

### 二、基本病理改变

病理学上有几种独特的病变过程，但是他们并非疾病特异性的，在任何一个特定患者这些过程以不同的结合方式出现。主要有节段性脱髓鞘、华勒变性（Wallerian degeneration）及轴索变性。

髓鞘是神经纤维最易受损的成分，因为它可能作为 Schwann 细胞原发病变的一部分而崩解，或累及轴索的病变使其产生继发性改变。髓鞘局部变性而轴索无受累称为髓鞘轴索型（medullary – axonic），可发生在轴索断裂处的最近端（根性）或远端（华勒变性）或作为全身性代谢性多发神经病（轴索变性）的逆返性死亡（dying – back）现象。轴突变性时，周围神经轴索远端受到累及。

节段性脱髓鞘时因轴索完好，所以裸露的轴索只需获得髓鞘，功能就会恢复很快。新形成的 Ranvier 结之间的节段较正常的薄而且长度不等。相反，华勒变性和轴索变性时恢复较慢，常需数月或1年甚至更长时间，因功能恢复之前轴索必须先再生，然后再与肌肉、感觉器官、血管等再连接。

华勒变性：见于各种创伤、牵拉、缺血、高低温、电击等，直接使神经纤维受损中断后发生的变性，称为华勒变性。病变发生后其断端远侧的轴索和髓鞘很快自近端向远端发生变性、碎裂，由施万细胞或巨噬细胞吞噬，断端近侧的轴突和髓鞘可有同样的变化，但一般只到最近的 1~2 个郎飞结而不再继续。若断端离细胞体太近，则细胞体也可以发生变性解体。

轴索变性：可源发于轴索或细胞体的损害，如维生素缺乏、代谢障碍、中毒、感染等因素，轴索首先发生变性，继发髓鞘崩溃，病变呈多灶性分布，多由末端向近端发展，可影响到胞体的代谢，但胞体多数完好。轴索变性后运动终板也会随之变性，所支配的肌纤维萎缩。

节段性脱髓鞘：特点是个别施万细胞变性使所需节段的髓鞘脱失。其原发的损害在髓鞘，沿神经纤维有长短不等的节段性脱髓鞘破坏，轴索正常，因此肌肉较少萎缩，但严重的节段性脱髓鞘，也可继发轴突变性而致肌萎缩。节段性脱髓鞘可见于 Guillain – Barre 综合征、白喉等某些炎症以及某些遗传性或后天代谢障碍性疾病。

## 三、周围神经冲动传导

神经纤维对生物信息的传递通过产生动作电位来完成。神经纤维内部含有大量钾离子和尚未明确的阴离子，而在细胞外液含有大量钠和氯离子，细胞内、外液间存在 60~90mV 的电位差，对细胞外液来说细胞内液相对为负电位，这个电位差称为膜电位或静息电位。静息膜对钾离子通透性高，而钠离子则难于通过。任何原因引起的动作电位的触发，可使钠离子由细胞外液向细胞内液移动，膜电位失去平衡，继之钾离子向细胞外液移动，钠、钾离子向细胞内外液的移动可致细胞膜的除极和复极，致使动作电位完成，钠、钾离子向膜内、外移动的过程由钠泵完成。

神经和肌肉均为不良导体，兴奋和静息的纤维段间存在电位差，有髓鞘的神经纤维并非每段均被兴奋，髓鞘使电阻明显增加，因此其兴奋传导为由一个 Ranvier 结节跳至另一个 Ranvier 结节，故其传导速度快。而无髓鞘纤维的兴奋传导需连续由兴奋段向静息段传导，因而传导速度慢。

## 四、周围神经纤维的变性与再生

神经纤维受到物理、化学、生物等各种因素的损害所出现的病变统称为变性。当轴突与神经元离断后数小时，即可出现轴突内结构的改变，轴浆分布不均，细胞器肿胀、溶解，最后导致整个轴突的破碎溶解。由于神经纤维的损伤，1d 后出现髓鞘板层结构的模糊以至消失，1 周后髓鞘物质中较为复杂的髓磷脂降解为简单的类脂，或中性脂肪，髓鞘的变性、崩解和消失过程，一般称为脱髓鞘（demyelination）。

在轴突与髓鞘变性的同时，施万细胞出现增殖，伤后 3d 至 3 周为增殖高峰，施万细胞可能利用退化的髓鞘物质来重建新的髓鞘。受伤后的胞体出现肿大，胞质尼氏体溶解或消失。

周围神经断伤后，远端的轴突与髓鞘崩解而施万细胞大量增殖，这种增殖为再生的轴突铺路，增生的施万细胞沿神经基膜整齐排列，形成一条实心的细胞带。此带可引导再生轴突支芽向一定的方向生长，直达相应的靶器官。再生髓鞘是由施万细胞逐渐围绕轴突形成的。损伤后 2~3 周出现髓鞘修复，再生髓鞘一般较原有髓鞘薄，郎飞结节间距缩短，传导速度慢于正常的神经纤维。受损纤维可以轴突再生，邻近未受损的纤维也可在郎飞结处长出侧芽向实心的细胞带生长，直达靶器官，这种现象称为侧支发芽。总之，再生神经纤维结构重建取决于近端支芽是否生长旺盛；施万细胞铺路是否完备；再生神经纤维与靶器官是否相适应。三者均不可缺少，否则再生不良。

## 五、周围神经损伤的分类与特征

1. 周围神经损伤的类型分类与特征　周围神经损伤根据 Seddon 于 1943 年提出的观点，按周围神经损伤的类型分为 3 类：神经失用（neurapraxia）、轴突断裂（axonotmesis）、神经断裂（neurotmesis）。三者的特征如表 5 –1 所示。

表 5-1 3 种周围神经损伤的特征

| | 神经断裂 | 轴突断裂 | 神经失用 |
|---|---|---|---|
| 原因 | 切伤和撕裂伤、枪弹伤、骨折、牵引、注射、手术、缺血等 | 同左，还有长期压迫、摩擦、冻伤等 | 枪弹伤、牵引、短暂的压迫、冻伤、手术、缺血等 |
| 主要损伤 | 完全解体 | 神经纤维断裂，施万鞘保持 | 较大纤维的选择性脱髓鞘，无轴突变性 |
| 解剖的连续性 | 可丧失 | 保持 | 保持 |
| 运动瘫痪 | 完全 | 完全 | 完全 |
| 肌萎缩 | 进行性 | 进行性 | 很少 |
| 感觉障碍 | 完全 | 完全 | 常无 |
| 自主神经障碍 | 完全 | 完全 | 常无 |
| 变性反应 | 有 | 有 | 无 |
| 病灶远端神经传导 | 无 | 无 | 保存 |
| 运动单位动作电位 | 无 | 无 | 无 |
| 纤颤电位 | 有 | 有 | 偶见 |
| 手术修复 | 主要 | 不需要 | 不需要 |
| 恢复速度 | 修补后每日 1~2mm | 每日 1~2mm | 迅速、数日或数星期 |
| 性质 | 不完全 | 完全 | 完全 |

（1）神经失用（neurapraxia）：为暂时的神经功能传导阻滞，通常多见于机械压迫、牵拉、电击伤、冻伤、缺血等，容易累及臂丛神经、桡神经、尺神经、腓神经等。神经失用不发生华勒变性，刺激阻滞点的近端可能出现波幅降低，刺激阻滞点的远端波幅正常。不出现失用和营养障碍，一般在 6 周内神经功能可以恢复，目前认为阻滞时间可能会长于 6 周，Wynn-Parry 等见到一例肘部的尺神经压迫，病程达 18 个月，并引起完全的感觉和运动麻痹，而当压迫解除，数日内其功能完全恢复。代谢障碍所致的尺神经阻滞可能有缺血因素参与。

（2）轴突断裂（axonotmesis）：轴突断裂较神经失用损伤更为严重，轴突在鞘内发生断裂，神经鞘膜保存完好，多见于严重的闭合神经挤压伤，如肱骨干骨折所致的桡神经损伤。轴突断裂时，损伤部位以神经支配的远端运动、感觉和自主神经功能全部丧失，并发生华勒变性。由于神经膜保持完好，轴突再生时一般不会发生迷路，其神经功能恢复接近正常，但在神经被牵拉的部位，尤其臂丛神经，可能由于扭转力的关系，被扭转的神经出现结构瓦解，再生时出现轴索迷路，因而交叉支配会不可避免地发生。轴索再生速度，成年人每天约 1mm，儿童为 2mm。其再生能力与损伤部位至效应器间的距离以及成人的年龄等有关。

（3）神经断裂（neurotmesis）：神经断裂指神经束或神经干的断裂，即除了轴索、髓鞘外，包括神经膜完全横断，必须经过神经缝合或神经移植，否则功能不能恢复。

2. 周围神经损伤的程度分类与特征 周围神经损伤根据 Sunderland 于 1968 年提出的观点，按周围神经损伤程度分为 5 类。

（1）一度损伤：主要表现在神经损伤处出现暂时性神经传导功能中断，而神经纤维在其胞体与末梢器官之间的连续性仍保持完整，神经损伤的远端不出现华勒变性，对电刺激的反应正常或稍减慢。其功能可于 3~4 周内很快地获得完全恢复。

（2）二度损伤：主要表现为轴突中断，即轴突在损伤处发生坏死，但轴突周围的结构仍保持完整，损伤的轴突远端出现华勒变性，但不损伤神经内膜管的完整性。因此出现神经暂时性传导功能障碍，神经支配区感觉消失、运动肌麻痹、萎缩。二度损伤的神经可自行恢复，预后良好，恢复的时间取决于轴突从损伤处至支配区感觉和运动末器官的距离，即每日以 1~2mm 的再生速度向远端生长。

（3）三度损伤：其病理特征不仅包括轴突断裂，损伤的神经纤维远端发生华勒变性，而且神经内膜管受到损伤、不完整；而神经束膜所受影响很少，所以神经束的连续性仍保持完整。由于神经束内损伤，神经束内部出血、水肿、血液微循环受损，缺血和神经束内的神经内膜管纤维性变，这些因素都可能成为神经再生的障碍。发生三度损伤的神经束，其损伤范围既可以是局限性的，也可以沿着神经束影响到相当长距离。三度损伤的神经退行性变化比二度损伤更为严重，特别是在神经损伤的近端，通常伴有一些神经轴突缺失，因而减少了有利于神经再生的轴突数量。同时发生于神经束内的轴突再生，可能出现与末梢器官错接现象。由于神经内膜发生不同程度的纤维化，影响神经的再生和恢复。因此，三度损伤的神经虽可自行恢复，但神经纤维数量有所减少，导致功能上并不能完全恢复。

（4）四度损伤：神经束遭到严重破坏或发生广泛断裂，神经外膜亦受到破坏，神经束与神经外膜相嵌在一起，二者无明显分界，但神经干的连续性保持完整。神经损伤处变成以结缔组织替代纤维化条索，施万细胞和再生轴突可以扩展，与纤维组织交织在一起形成神经瘤。损伤神经远端仍发生华勒变性。四度损伤的神经束被破坏程度比三度损伤更为严重，再生轴突在数量上大为减少，再生轴突在神经束内可以自由进入束的间隙，以致许多再生轴突缺失或停止生长，同时也增加了再生轴突误入另一个神经内膜管的机会。由于神经广泛损伤，瘢痕化程度更为严重和广泛，导致更多再生轴突受阻，或走上"迷路"。结果只有很少的轴突能到达神经末梢区域，形成有用的连接。四度损伤的神经，因所有神经束广泛受累，其支配区的运动肌功能和感觉、交感神经功能基本丧失。该度损伤的神经需要进行手术，切除瘢痕段神经，进行神经修复。

（5）五度损伤：整个神经干完全断裂，断裂两端完全分离，或仅以细小的纤维化组织形成瘢痕索条相连。其结果是损伤神经所支配的运动肌、感觉神经和交感神经功能完全丧失。五度神经损伤需通过手术修复。

目前 Sunderland 分类法更能客观地反映出神经损伤各种程度的变化特点，所以逐渐被从事周围神经损伤治疗的医师所接受。同时也逐渐应用于周围神经病的康复之中。Sunderland 分类法与 Seddon 分类法的主要异同在于 Sunderland 分类法中的三、四、五度损伤与 Seddon 分类法中所描述的神经断裂相同，只是程度上的差异。这些差异在指导临床实践中非常重要，如 Sunderland 三度损伤的治疗，在手术治疗时应以神经内松解为主，而四、五度损伤则以神经缝合或神经移植为主。

# 六、周围神经疾病的分类

周围神经分布于周身的各个不同的部位，其疾病分类较为复杂，从科研、临床等不同角度有不同的要求，从临床的角度来说，应从实用为原则。

1. 传统分类　传统上把周围神经疾病分为神经痛与神经炎 2 大类。

（1）神经痛（neuralgia）：受累的感觉神经分布区发生剧痛为主要特征，而神经的传导功能正常，没有感觉及运动障碍，例如原发性三叉神经痛、原发性坐骨神经痛等。

（2）神经炎（neuritis）：过去在临床上任何原因所引起的周围神经损害统称为神经炎，包括了感染、外伤、中毒、压迫、缺血和代谢障碍等，周围神经有变性的病理改变，但并非都是属于炎症性病理改变，所以神经炎已改称为神经病（neuropathy）。但习惯上仍沿用神经炎。

2. 功能分类　如下所述。

（1）感觉性周围神经病：单纯感觉神经受损所致的周围神经病。临床上主要以感觉神经所支配区的感觉系统障碍。

（2）运动性周围神经病：单纯运动神经受损所致的周围神经病。临床上主要以运动神经所支配区的运动功能障碍。

（3）自主神经性周围神经病：单纯自主神经受损所致的周围神经病。临床上主要以自主神经所支配的功能障碍。

（4）混合性周围神经病：单纯性周围神经损伤临床上较少见，混合性周围神经损伤较常见，临床上功能障碍表现多种多样。

3. 解剖学的分类 如下所述。

（1）轴索变性型周围神经病。

（2）脱髓鞘性周围神经病。

4. 受损神经数目的分类 按受损神经的多少分为 3 种。

（1）单神经炎（单神经病）：指任何单个神经的损害，临床症状和体征完全符合该神经支配的范围。多由局部原因引起。如：①外伤、挫裂伤、牵引伤、不恰当部位注射引起；②压迫、肿瘤、椎间盘突出、颈肋或机械压迫如石膏固定等；③局部感染；④某些重金属中毒：虽不是局部原因，但也可以单神经损害突出。

（2）多发性神经病：指分布广泛的、双侧对称性四肢远端为主的神经病，表现为手套袜套型感觉障碍、下运动神经损害及自主神经功能障碍。病因通常都是全身性弥漫性作用于周围神经而引起，如中毒、营养缺乏、代谢障碍、感染、遗传等。

（3）多发性单神经炎（单神经病）：同时或先后 2 个或 2 个以上的，通常是单独的而非相邻的周围神经干的损害，病变的早期先从单神经病开始，其后数目逐渐增加，使其变为多数性单神经病的表现，如果周围神经广泛受累则与多发性周围神经病很难区分。病因多由全身性及疾病引起，如代谢障碍、营养缺乏、结缔组织疾病、全身的感染、中毒及免疫功能障碍，如慢性炎症性脱髓鞘性复发性神经根神经病等。从单神经病到多发性神经病的进程意示着病变的多灶性及不规则分布。

5. 损害部位分类 按神经受损部位分为 5 种。

（1）神经根炎：如 Guillain - Barre 综合征。

（2）神经节炎：如面神经膝状神经节病毒感染所引起的 Hunt 综合征。

（3）神经丛炎：如臂丛神经炎。

（4）神经干炎：如尺神经、正中神经、桡神经炎等。

（5）末梢神经炎：如多发性神经病。

6. 病因分类 病因明确且有特征的，就以病因命名（如神经纤维瘤、桡骨骨折并发桡神经损伤等）。

（1）遗传性周围神经病。

（2）外伤、嵌压性周围神经病。

（3）炎症性周围神经病。

（4）代谢性周围神经病（糖尿病、维生素缺乏等）。

（5）中毒性周围神经病。

（6）缺血性、血管炎性或周围血管阻塞性周围神经病。

（7）先天性周围神经病。

（8）风湿疾患性、结缔组织病性周围神经病。

（9）酒精中毒性周围神经病。

（10）恶性肿瘤性周围神经病。

（11）其他。

# 七、周围神经损伤的严重程度分级

根据周围神经损伤的严重程度分为 5 级。

Ⅰ级：受损局部出现暂时性传导阻滞，纤维完整性无损，无变性，常于 3～4 周内完全恢复。

Ⅱ级：轴突中断，但轴突周围结构完好，故轴突可以以 1～2mm/d 的速度再生。

Ⅲ级：轴突中断，神经内膜管损伤，但神经束膜改变极少，故神经束的连续性尚完整。伴有一些轴突缺失。由于神经内膜有不同程度的纤维化，影响再生和恢复，故虽可自行恢复，但恢复不完全。

Ⅳ级：比Ⅲ级更严重，轴突数量明显减少，所有神经束膜广泛受累，瘢痕化严重，不能自行恢复，需手术切除瘢痕后重新缝接吻合。

Ⅴ级：神经干完全断裂，两端完全分离，需手术才能恢复。

# 八、康复评定

由于周围神经于是由运动、感觉和自主性神经纤维组成的，因此周围神经损伤后将引起该支配区的运动、感觉和自主性神经功能障碍。周围神经损伤的康复首先是对于损伤状况的评定，正确了解周围神经损伤部位、程度以及一些自然状况。

1. 特殊畸形观察　当周围神经完全损伤时，所支配的肌肉主动功能消失，肌张力消失并呈松弛状态，肌肉逐渐发生萎缩。由于与麻痹肌肉相对的正常肌肉的牵拉作用，使肢体呈现特有畸形。如上臂部桡神经损伤后，因伸腕肌、伸指肌和伸拇肌发生麻痹，而手部受正常的屈腕肌、屈指肌和屈拇肌的牵拉，使手呈现典型的垂腕和垂指畸形。腕部尺神经损伤后，它所支配的小鱼际肌、第三与第四蚓状肌和所有骨间肌发生麻痹，由于手部正常的屈、伸指肌的牵拉，使环指和小指的掌指关节过伸、指间关节屈曲，呈现典型的爪形指畸形。尺神经损伤发生于肘部，因环指和小指的指深屈肌也发生麻痹，手部爪形改变较尺神经在腕部损伤者为轻。

2. 运动评定　神经完全损伤后，肌肉的肌力完全消失，但在运动神经不完全损伤的情况下，多表现为肌力减退。伤病后的神经恢复或手术修复后，肌力可能将逐渐恢复。首先应进行 MMT 检查，正确地评定肌力，目前临床上仍多采用 Lorett 1912 年提出的 6 级评定标准。

0 级：肌肉无任何收缩。

Ⅰ级：有肌纤维收缩，但不能产生关节运动。

Ⅱ级：肌肉收缩可产生关节运动，但不能抵抗重力。

Ⅲ级：肌肉收缩可抵抗重力，但不能抵抗阻力。

Ⅳ级：肌肉能对抗部分阻力并带动关节运动，但肌力较正常差。

Ⅴ级：正常肌力。

有些病例可用关节活动度检查（ROM－T）评定关节、肌肉、软组织挛缩程度。肢体麻痹范围广的病例也可行日常生活动作（ADL）测试，确定肢体运动能力。

3. 感觉评定　周围神经损伤后，其分布区的触觉、痛觉、温度觉、振动觉和两点辨别觉可完全丧失或减退。由于各皮肤感觉神经有重叠分布，所以其分布区的皮肤感觉并不是完全丧失，而是局限于某一特定部位，称为单一神经分布区（或称绝对区）。正中神经损伤，开始时为桡侧 3 个半手指，即拇指、示指、中指和环指桡侧有明显感觉障碍，后来仅有示指和中指末节的感觉完全丧失，即为正中神经单一神经分布区。尺神经损伤后，开始是小指和环指尺侧感觉发生障碍，后来只有小指远端两节感觉完全丧失的尺神经单一神经分布区感觉丧失。桡神经单一神经分布区是在第 1、2 掌骨间背侧的皮肤。

在神经不全损伤的情况下，神经支配区的感觉（触觉、痛觉、温度觉、振动觉和两点辨别觉）丧失的程度不同。在神经恢复过程中，上述感觉恢复的程度也有所不同。目前临床上测定感觉神经功能多采用英国医学研究会（BMRC）1954 年提出的评定标准。

$S_0$：神经支配区感觉完全丧失。

$S_1$：有深部痛觉存在。

$S_2$：有一定的表浅痛觉和触觉。

$S_3$：浅痛触觉存在，但有感觉过敏。

$S_4$：浅痛触觉存在。

$S_5$：除 $S_3$ 外，有两点辨别觉（7～11mm）。

$S_6$：感觉正常，两点辨别觉≤6mm，实体觉存在。

感觉检查包括浅感觉（痛、温、触）、深感觉（关节位置、震动、压痛）和复合觉（数字识别、两点辨别、实体），还要根据病例特点询问有无主观感觉异常（异常感觉、感觉错觉等）。

4. 自主神经功能评定　神经损伤后，由交感神经纤维支配的血管舒缩功能、出汗功能和营养性功能发生障碍。开始时出现血管扩张，汗腺停止分泌，因而皮肤温度升高、潮红和干燥。2 周后，血管发生收缩，皮温降低，皮肤变得苍白。其他的营养性变化有皮肤变薄、皮纹变浅、光滑发亮，指甲增厚并出现纵形的嵴、弯曲和变脆，指（趾）腹变扁，由于皮脂分泌减少，皮肤干燥、粗糙，有时皮肤可出现水疱或溃疡。骨骼可发生骨质疏松，幼年患者神经损伤侧肢体可出现生长迟缓。

5. 神经干叩击试验（Tinel 征）　在神经损伤和神经再生的判断方面有一定的临床价值，此方法简单易行。在神经断裂后，其近侧断端出现再生的神经纤维，开始时无髓销，如神经未经修复，即使近端已形成假性神经瘤，叩击神经近侧断端，可出现其分布区放射性疼痛，称为 Tinel 征阳性。通过这一试验可以判定断裂神经近端所处的位置。断裂的神经在经过手术修复以后，神经的纤维生长会沿着神经内膜管向远端延伸，此时沿着神经干缝合处向远端叩击，到达神经轴突再生的前沿时，即出现放射性疼痛，通过这一试验，可以测定神经再生的进度。

对于有些闭合性伤病，特别是不伴有骨折的单纯性神经损伤，如牵拉伤、医源性注射损伤、神经摩擦伤等，在神经损伤的部位、程度和损伤神经修复后其恢复情况的准确判断上，神经电生理学如肌电图、神经传导速度检查等辅助检查手段，可以获得准确的客观依据。

6. 周围神经电生理学评定　对于周围神经损伤的诊断，通过详细的询问病史，准确的临床检查，作出正确的诊断并不困难。但对于神经损伤部位、程度和损伤神经修复后其恢复情况的准确判断，则需要周围神经电生理学检查作为辅助的检查手段，为评定提供更加准确的客观依据。低频电刺激使用电变性检查（RD）很方便。不过为了准确判定操作程度，最好使用 i/t 曲线、时值、肌电和神经传导速度测定等。

（1）古典电诊断：主要根据神经肌肉对直流电、感应电的反应来评定神经肌肉变性反应的程度，其情况如表5-2所示。

表5-2　神经肌肉变性（直流电、感应电）反应的判断

|  |  | 部分变性反应 | 完全变性反应 | 绝对变性反应 |
|---|---|---|---|---|
| 感应电流 | 单极刺激运动点 | 反应弱 | 无反应 | 无反应 |
|  | 双极刺激肌肉 | 反应弱 | 无反应 | 无反应 |
| 直流电流 | 单极刺激运动点 | 反应弱 | 无反应 | 无反应 |
|  | 双极刺激肌肉 | 收缩迟缓，可能阳通>阴通 | 迟缓反应，可能阳通>阴通 | 无反应 |
| 预后 | 恢复所需时间 | 3~6个月 | 1年以上或不能恢复 | 不能恢复 |

注：阳通、阴通分别代表阳极通电时的收缩强度（ACC）和阴极通电时的收缩强度（CCC）。

（2）肌电图检查：周围神经损伤时的肌电图表现大致如下。

1）部分失神经损害：①松弛时有纤颤电位、正锐波等失神经电位，或出现束颤电位，插入电极可诱发失神经电位，插入电位延长，病变后期插入电位可减弱；②轻收缩时多相电位增加，超过总动作电位的10%；③动作电位平均时限延长，>15ms；④最大收缩时，不出现干扰型而仅出现混合型或单纯型。①~④4项中必须有①、②2项方可成立诊断。

2）完全失神经损害：①松弛时有纤颤电位、正旋波等失神经电位，插入电极时可诱发上述电位，病变后期插入电位可减弱或消失；②不能完成最大收缩，即使作意志收缩时也无任何动作电位。

（3）神经传导速度检查：神经传导速度是神经系统周围部分病变的敏感指标，使用得十分广泛。而且它不以受试者的意志为转移，因而较为客观、可靠。运动神经传导速度的检查，多采用两点刺激法，这样可以减少共同误差，提高准确性。

运动神经传导速度（m/s）＝两刺激点间的距离（mm）/两刺激点潜伏时之差（ms）

（4）诱发电位检查：周围神经病的常规电生理学检查法是感觉与运动传导速度测定和肌电图。在某些情况下 SEP 有所帮助。

1）周围神经：与感觉神经传导速度测定比较起来，SEP 的优点是能查出严重伤病后残存的感觉神经兴奋与传导功能。

2）神经丛：SEP 对神经丛损伤的诊断价值主要在于确定是否有神经撕脱，若有 SEP 则表示并无撕

脱，不需手术缝合，但不排除神经松解的必要。至于损害的定位诊断，可根据神经根、神经干、神经束的支配范围，选择适当的刺激点以鉴别。有 $P_{13}$ 而无 $P_{13} \sim N_{20}$ 者为神经根损害而非神经丛损害。

3）神经根：常规 SEP 对诊断椎间盘的神经根挤压征无益，因为传导径太长而病变仅数毫米。改进的办法是皮神经刺激、节段刺激和运动点刺激。皮神经刺激的距离太远、节段片区皮肤刺激的 SEP 太小，运动点刺激比较理想。SEP 检查不能代替常规的 EMG，只在感觉症状重而肌电图正常时，异常 SEP 有助于诊断，但正常 SEP 也不能完全排除神经根受压。

4）神经节病：其特点是 SEP 和 SCV 均不能测出。

（5）完全离断时神经吻合术后对神经再生的估计：一般于吻合后 4 周出现神经干动作电位，后者出现数周后才可查出诱发电位，诱发电位的出现又早于临床上的功能恢复。

神经吻合后 3 个月，如能测出体感诱发电位（somatosensory evoked potentials，SEP）多表示预后良好。如能测出感觉神经动作电位（sensory nerve active potentials，SNAP）则痛觉、触觉可以完全恢复，反应过渡现象消失。恢复效果良好者 SEP 波幅可恢复到健侧的 65% 左右；MCV 可恢复到健侧的 80% 左右，但术后十几年仍恢复不到 100%。

（6）上肢周围神经损伤后运动功能恢复的分级：英国医学研究委员会（British Medical Research Council）曾将其分级标准化，具体内容如下。

$M_0$：无肌肉收缩。

$M_1$：在近端肌肉中恢复到有可觉察到的肌肉收缩。

$M_2$：在近端与远端的肌肉中均恢复到有可觉察到的肌肉收缩。

$M_3$：无论近端还是远端的肌肉，所有重要的肌肉都恢复到有足够的力量去对抗阻力的程度。

$M_4$：功能恢复如 $M_3$，除此以外，能够进行所有协同的和独立的运动。

$M_5$：完全恢复。

（7）由于周围神经的损伤而造成的上肢损伤百分数的评定

1）由于疼痛、感觉丧失引起的上肢损伤百分数的评定如表 5-3 所示。

表 5-3　周围神经的损伤引起痛觉丧失造成的上肢损伤百分数

| 分级 | 特征 | 相当于上肢损伤的百分数 |
| --- | --- | --- |
| Ⅰ | 无感觉丧失、自发痛和异常感觉 | 0 |
| Ⅱ | 伴有或不伴痛觉减弱，活动时可忘却 | 1~25 |
| Ⅲ | 伴有或不伴痛觉减弱，干扰但不妨碍活动 | 26~60 |
| Ⅳ | 伴有或不伴痛觉减弱，妨碍了活动（轻神经痛） | 61~80 |
| Ⅴ | 伴有严重痛觉障碍，可使患者喊叫，并妨碍了活动（重神经痛） | 81~95 |
| Ⅵ | 伴有严重痛觉障碍，可使患者喊叫，妨碍了所有活动 | 96~100 |

2）由于力量丧失和运动缺陷引起的上肢损伤百分数的评定如表 5-4 所示。

表 5-4　周围神经的损伤引起力量丧失和运动缺陷造成的上肢损伤百分数

| 分级 | 特征 | 相当于上肢损伤的百分数 |
| --- | --- | --- |
| Ⅰ | 无感觉丧失、自发痛和异常感觉 | 0 |
| Ⅱ | 伴有或不伴痛觉减弱，活动时可忘却 | 1~25 |
| Ⅲ | 伴有或不伴痛觉减弱，干扰但不妨碍活动 | 26~60 |
| Ⅳ | 伴有或不伴痛觉减弱，妨碍了活动（轻神经痛） | 61~80 |
| Ⅴ | 伴有严重痛觉障碍，可使患者喊叫，并妨碍了活动（重神经痛） | 81~95 |
| Ⅵ | 伴有严重痛觉障碍，可使患者喊叫，妨碍了所有活动 | 96~100 |

# 九、康复治疗

有可能自然恢复的周围神经损伤（Sundeland Ⅰ～Ⅲ度）的治疗。

（1）药物：除可肌内注射或静脉滴注神经生长因子（NGF）制剂再生外，尚可应用维生素 $B_1$、维生素 $B_{12}$、烟酸、ATP、辅酶 A 等神经营养药物以促进再生。

（2）神经肌肉电刺激疗法：神经肌肉电刺激疗法（neuro - muscular electrical stimulation，NES）是周围神经损伤后的主要康复治疗。

1）NES 的作用和优点：延迟病变肌肉的萎缩，在人和动物身上均证明，电刺激虽不能防止肌萎缩，但确可延迟肌萎缩的发展。其原理尚未彻底阐明，但可能与下列因素有关，即被动的节律性收缩，与正常体育锻炼相仿，可以改善肌肉的血液循环和营养，保留肌肉的正常代谢。有实验证明：电刺激能使正常肌动脉血流增加 86%。保留肌中糖原含量，借此节省肌中蛋白质的消耗。蛋白质消耗少，肌的消瘦即可减轻。规律性的收缩和舒张所产生的"唧筒效应"（收缩时挤压其中的血管和淋巴管，促使其排空，舒张时又使其扩张，促进血和淋巴的流入，有如抽水唧筒一样），可促进静脉和淋巴回流，改善代谢和营养，延缓了萎缩。

防止肌肉大量失水和发生电解质、酶系统和收缩物质的破坏。保留肌中结缔组织的正常功能，防止其挛缩和束间凝集。

抑制肌肉的纤维化：失神经支配后，肌肉有纤维化及硬化的倾向，电刺激可以防止肌肉结缔组织的变厚、变短和硬化。

电刺激延迟肌萎缩的作用是肯定的，而且比按摩有一定的优点，如电刺激能使肌块较重和肌肉较强；另外，电刺激能改善动、静脉和淋巴循环，而按摩主要改善静脉和淋巴回流，另电刺激改善淋巴回流的作用也比按摩强；按摩可防止挛缩，但对延迟萎缩多无效。

由于电刺激有上述优点，而且应用上比按摩节省人力，故在失神经肌肉的治疗上，很有价值。

2）NES 的时机：失神经后 1 个月，肌萎缩最快，因此宜及早进行电刺激。当不能肯定但疑及肌肉有失神经支配的情况时，也应尽早进行这种治疗。

失神经后数月，仍有必要施用电刺激治疗，但效果已不肯定。此时虽不一定能延迟萎缩的进程，但对防止纤维化仍有效。

在进行电刺激之前，均应判明肌肉是否有恢复神经支配的可能。如根本不能恢复神经支配，则电刺激的作用就不明显，因一旦电刺激停止，肌肉仍然萎缩。因此，电刺激只是在肌肉仍有恢复神经支配的可能时才真正有用。

3）NES 中所用的电流波形：由于在活体上，任一肌肉的周围都可能有其他肌肉和感觉神经，因此电刺激不仅可以刺激病肌而且还可能刺激邻近的感觉神经和正常肌，刺激前者可以引起疼痛，刺激后者可使反应灵活的正常肌发生收缩，这就达不到单独刺激病肌的目的。为此人们力图寻找一种能够专门刺激病肌而不致刺激其周围正常肌和感觉神经的具有选择性刺激作用的电流。

理想的电流应具备的条件为能选择性地只刺激病肌而不波及其邻近的正常肌；能只刺激病肌而不引起或少引起感觉性反应。

4）电极技术：一般主张用双极法，因双极法能使电流集中于病肌，不致因邻近肌受刺激而影响电流。但当肌肉过小或需刺激整个肌群时，双极法就不够适宜，这时应采用单极法：用一小的主电极放于小肌运动点上，用另一较大的电极放在腰骶部或肩胛骨处。治疗时电极面积可大些，以免引起疼痛。双极法时可用 2 个 $5cm \times 6cm$ 的电极，视肌肉大小而定。

5）电流极性的选择：单极法时一般选用阴极，如阳极通电收缩大于阴极通电收缩时，可改用阳极作为刺激电极。如用双极法，阴极多放于远处。

6）每次治疗时肌肉收缩的次数：起初进行治疗时，每次应使每条病肌收缩 10~15 次，休息 10min，如无条件可休息 3~5min 后再使之收缩相同的次数，如此反复 4 次。在整个治疗时间内每条病肌收缩 40~60 次是至少应有的数值。

随着病情的好转，以后每次每条病肌收缩 20~30 次，整个治疗时间总收缩 80~120 次。

7）每日治疗的次数：有实验证明，每日治疗 4~6 次比 1~3 次好。但在门诊条件下，很难达到多次的治疗。因此，如无条件，应每日至少治疗 1 次，病情好转，也应每星期治疗 3 次。

8）一些加强电刺激效果的方法：使肌肉抗阻力收缩。当肌肉对刺激反应良好时，可逐步给肌肉增加负荷，使它抗阻力收缩，以加强效果。抗阻力不外乎是对抗肢体本身重量、加负载或反向牵引等数种。

抗肢体本身重量：如刺激股四头肌时，让患者坐在床边或椅子上，足部离地，四头肌受刺激时，发生伸膝动作，肌肉需向前上方伸张下垂的小腿，此时小腿的重量就是股四头肌要对抗的阻力。

加负载：在足背加上沙袋，则股四头肌对抗的阻力除小腿重量外还有沙袋，故负荷较大。不加沙袋时，小腿本身的重量是股四头肌要对抗的阻力；加沙袋时，小腿本身的重量及沙袋重量，同为股四头肌要对抗的阻力。

使肌肉等长收缩：等长收缩法是使肌肉收缩时，长度不缩短的方法。此法能增加肌肉的张力。

值得注意的是，不论何种方法，电流引起收缩时，患者应同时尽力试图主动收缩该肌，这样电刺激引起的收缩加上患者主观意向的配合，功能的恢复将更好。

（3）短波或分米波透热：实验证明，分米波的凹槽型辐射器和短波的电缆电极对肌肉的加热最佳，因此可对患肢进行上述的透热，如在 NES 前进行，效果更好。治疗时患者感到局部有微温的剂量即可。因患者经常伴有感觉迟钝或消失，因此应慎重地控制剂量，治疗每次 10～15min，每天 1～2 次。

（4）肢体涡流浴：肢体涡流浴（whirl poolbath）是将肢体放入特制的浴槽中，槽内有喷嘴或螺旋桨将水激起旋涡。由于此法综合了温度和机械刺激，对改善病肢血液循环有良好效果，每次治疗 5～20min，水温调节在 38℃ 左右。

（5）水中运动疗法：是让患者在水中行 PT，由于水有浮力，可以使患者利用浮力的作用，进行平时难以进行的活动训练；如肢体功能有所恢复，需肢体作抗阻力训练时，又可让肢体作与浮力方向相反的运动。治疗时温度 37.5～38.5℃，每次 10～20min 不等。

（6）肌电生物反馈治疗：此法是应用特制的肌电图生物反馈仪，通过皮肤电极从肌肉中引出肌电图，再将肌电图的变化变为声音、光亮度和仪表上刻度的变化。这样，在正常情况下患者意识不到的肌电活动就变为看得见和听得到的讯号，患者再设法通过主观意志加强这种讯号（即加强肌电活动），使之向理想方向发展。这种方法在肉眼难以看出肌肉收缩时最有用，因在这种情况下，患者以为自己无法引起随意收缩而常失去信心，其实不是不能引起肌肉收缩，而只不过是收缩太弱，此时虽肉眼看不到肌肉收缩但肌电仍然存在。因此，通过表面电极检出后，通过光、声或仪表指示告知患者，患者可明显地增加信心，而且可依据反馈讯号进行治疗。

（7）关节活动度训练、按摩：由于电刺激的时间不会持续很长，为避免因肌肉失去收缩而致关节僵直，需经常活动瘫痪肢体的关节。在电刺激时间以外，加上按摩可增强疗效。

（8）增强肌力和耐力的训练：增强肌力有两个目的，一是增强最大肌力的瞬间爆发力；二是增强肌力的耐久力。一般认为，训练增强最大肌力时用静态肌肉收缩的等长运动法较好，而增强肌肉的持久力用动态肌肉收缩的等张运动为佳。

1）等长运动：全力或接近全力使肌肉收缩，持续 3～10s，一般持续 6s。一次收缩时间并非越长越好，用比最大肌力稍弱的力量收缩肌肉时，可使时间稍长或增加收缩次数，每次中间可休息 2～3min，做 3 次则每日一遍即可。这是一种最简单而又有效的肌力增强法，特别适用于骨折、关节炎、疼痛等关节不能活动的情况下做肌力增强训练。

2）等张运动：可分为向心性等张运动和远心性等张运动。①向心性等张运动用最大肌力的 1/2 以上的阻力训练时即起增强肌力作用，2/3 以上的阻力效果最好。1/2 以下的阻力如增加运动次数，可培养肌肉的持久力。②远心性等张运动用比最大肌力稍重的重量使收缩中的肌肉一点一点伸展开。在肌力减弱期间徒手进行最适宜。远心性等张运动能增强预备肌力或持久力。③肌肉功能的再训练，在麻痹的急性期肌力在 0～2 级时进行肌肉功能再训练，与被动运动方法相似，但强调了下意识地传到中枢里的肌肉运动的感觉。④辅助的主动运动，当肌力恢复到除去肢体自身重量而关节能够活动时，即应开始在协助下行主动活动，要随着肌力恢复的程度不断改变协助锻炼的方法。

徒手辅助主动运动时，应随着肌力的细小变化而变化，所给予的协助力要降到最低限度，主动运动稍有恢复就应减去辅助力量；用悬吊协助的主动运动用悬吊装置、悬空架、顶棚上的绳索、悬吊绳等，将运动部位吊起，以减轻自身重力，然后在水平面上运动；滑面上辅助主动运动在光滑的板面上撒上滑石粉减少摩擦阻力，在上面滑动运动；用滑车、重锤协助的主动运动这种方法是在垂直面上的运动，是利用滑车和重锤减轻运动肢体自身重量。这种方法只适用于肩、膝关节等，不能用于指、手、肘、距小腿关节，如拮抗肌没有恢复到可以拉起重锤的肌力时则不能使用这种方法；利用浮力辅助的主动运动（水中运动疗法），利用水对肢体的浮力或加上漂浮物来减轻重力的影响进行辅助的自主运动，通常是在温水槽或水池内实施。

（9）主动运动：肌力恢复到3级时即应开始做抗自身重力的主动运动。肌力达到4级或5级能克服外加阻力的患者，与辅助主动运动相同，可利用徒手、滑车和重锤、弹簧、重物、摩擦力、浮力及流体阻力等进行锻炼。一旦肌肉已恢复到能随意收缩即应尽量多作主动收缩，一旦能抗阻力收缩即应进行增强肌力和耐力的训练。

（10）日常生活活动训练：比复合性基本动作稍晚些或同时开始。下肢用支具、手杖、拐杖、轮椅，上肢用夹板、自助具等防止畸形，充分补偿其失去的功能。上肢更应及早开始。在肌力增强训练期间禁止使用的代偿运动，此时应积极予以鼓励。

（11）作业治疗：无论选用哪种作业方法都会有某些抗阻力的作用，因此尽量应用健康情况下需两侧肢体参加的作业内容为好。随着肌力的恢复，根据恢复程度逐渐增加患侧肢体的操作。

运动疗法的原则是，先做被动运动，然后由自己活动患侧肢体，待肌力多少有些恢复后再一边做被动运动一边在别人的帮助下做自主运动，以后再进入完全的自主运动，最后做抗阻力运动。

在运动神经细胞修复的过程中，适当的治疗性作业不仅能维持和改善肌肉的功能，而且还能改善患肢的血供和增加关节的活动范围。

总的来说，在促进瘫痪恢复的治疗过程中应注意以下几点：①在等待肌肉功能恢复期间不要使用代偿性运动训练；②恢复肌肉功能无望时再发展代偿功能，不过一定要注意不能促成肢体畸形；③伴有感觉障碍时要努力防止皮肤损害；④任何情况下都禁忌做过伸展性动作；⑤如果挛缩的肌肉和短缩的韧带有固定关节作用时，以保持原状为好；⑥作业训练应适度，不可过分疲劳。

（桑栎楠）

## 第二节　急性炎性脱髓鞘性多发性神经根炎

急性炎性脱髓鞘性多发性神经根炎（acute inflamatory demyelinating polyradiculoneuropathies，AIDP）又称急性感染性脱髓鞘性多神经根神经病，1916年Guillain、Barre和Strohl相继报道神经根炎综合征的病例，本组病例脑脊液蛋白增高，缺少炎细胞反应，称之为Guillain – Barre syndrorne（GBS），本病为病因不明的神经系统免疫介导性疾病，急性或亚急性发生的两侧对称性肢体的周围性瘫痪，广泛侵犯脊神经根、脊神经、脑神经，甚或累及脊髓和脑部，脑脊液蛋白细胞分离，病理表现为周围神经的血管周围淋巴细胞浸润以及炎性脱髓鞘。

### 一、流行病学

GBS是非创伤性急性神经肌肉麻痹的最常见的疾病，我国尚无完整的发病率资料，1985年全国农村流行病学调查，GBS的患病率为16.2/10万，美国为（10~20）/10万，死亡率为10%，重残者为20%（严重运动功能障碍及需要人工呼吸机辅助呼吸1年以上者），每年新发病例约相当脊髓损伤发病的1/2，发病男女性别之比为2∶1。发病年龄以青少年为多，赵葆洵（1978）报道北京地区156例，30岁以下占75.6%，在美国有两个高发年龄段，即16~25岁和45~60岁（Hurwitz，1983），夏秋季为好发季节，赵葆洵报道6~10月份发病者占75.7%。

### 二、病因

病因不十分明确，约70%患者发病前2~4周有病毒感染史，如上呼吸道、胃肠道等症状，少数患者病前有手术史或疫苗接种史。其他一些感染因子如单疱病毒、带状疱疹病毒、流感 A 及 B 病毒、腮腺炎病毒、麻疹病毒、人类免疫缺陷病毒、巨细胞病毒、肺炎支原体病毒及肠弯曲杆菌等。个别患者于患系统性红斑狼疮，霍奇金病及其他淋巴瘤后出现 GBS 症状。多数学者认为 GBS 是一种由免疫介导的自身免疫性疾病。其一，疾病发生与感染或前驱症状没有直接关系，多为感染后 2 ~ 4 周发病；其二，用免疫方法注射 P2 碱性蛋白或半乳糖脑苷脂可造成实验性变态反应性神经炎，它具有与 GBS 相似的病理、生理、脑脊液改变。

## 三、病理

主要病理改变为运动、感觉神经根、后根神经节、周围神经、脑神经等单核细胞浸润和节段性脱髓鞘，炎细胞围绕神经内膜及神经外膜的血管周围，形成血管鞘，节段性脱髓鞘是 GBS 的主要病理改变，早期郎飞结节凹陷，结节附近髓鞘开始破坏，电镜下可见巨噬细胞对髓鞘的吞噬过程，一般不伴轴索变性，重症患者或疾病晚期可并发轴索变性，肌肉出现失神经支配及萎缩。

## 四、临床表现

半数以上患者发病前 2 ~ 4 周有轻度发热、咽痛、鼻塞或腹泻等呼吸道及消化道症状。继之呈急性或亚急性起病，出现手指、足趾麻木、无力，1d 内迅速出现双下肢无力，为双侧对称性，3 ~ 4d 进展为站立及步行困难。不同程度的双上肢、颜面、咽部肌肉均可受累，肢体麻痹以肩带肌，骨盆带肌为重，10% ~ 30% 患者出现呼吸肌麻痹。疼痛常见，多累及双下肢近端姿势肌或背肌。

自主神经功能障碍常见，如心动过速、直立性低血压、高血压或低血压、括约肌功能障碍等。自主神经功能障碍多为非持久性，一般持续 1 ~ 2 周可缓解。

GBS 有多种变异类型，给诊断带来一定困难，如 Fisher 综合征，临床以眼肌麻痹，共济失调，腱反射消失为特点。复发性 GBS，可以复发 1 次至数次不等，复发间隔时间从数周至数年不等。其他如自主神经功能不全（pandysautonomia）等。

## 五、实验室检查

1. 脑脊液检查　绝大多数患者脑脊液蛋白含量增高而细胞数正常，脑脊液蛋白增高多于发病后 1 周出现至第 3 周最高，而后逐渐下降，一般为 1 ~ 5g/L，在后期可达 28g/L，鞘内 IgG 合成率增高，可发现单克隆球蛋白带，脑脊液细胞数大多正常，一般 < 10 × 10^6/L，少有 > 50 × 10^6/L 者，轻度增高的细胞为 T 淋巴细胞。脑脊液的蛋白细胞分离现象对 GBS 的诊断有特定意义。

2. 肌电图检查　GBS 为神经根的节段性脱髓鞘病变，EMG 的检查早期可有 F 波或 H 反射反应延长，继之出现传导速度减慢，末端潜伏期延长及波幅降低等。Asbury（1990）提出诊断脱髓鞘病的 4 条标准，符合其中 3 条者考虑为髓鞘脱失。

（1）2 条以上运动神经的传导速度减慢：①如波幅高于正常下限的 80% 时，传导速度低于正常下限的 80%；②如波幅低于正常下限的 80% 时，传导速度低于正常下限的 70%。

（2）1 条或 2 条运动神经的传导阻滞或异常的一过性离散：腓骨头至踝间的腓神经、肘至腕间的正中神经或尺神经的任何一条均可。部分传导阻滞的标准是近端与远端的时限改变 < 15% 及近端与远端的波幅差 > 20%。一过性离散和可能传导阻滞的标准是近端和远端的时限改变 > 15% 及近端与远端的波幅差成负波峰值下降 > 20%。

（3）2 条以上神经的末端潜伏期延长：①如波幅高于正常下限的 80% 时，潜伏期延长需超过正常上限的 125%；②如波幅低于正常下限的 80% 时，潜伏期延长需超过正常上限的 150%。

（4）F 波消失或 2 条以上运动神经 F 波轻微的潜伏期延长：①如波幅高于正常下限的 80% 时，F 波潜伏期延长应高于正常上限的 120%；②如波幅低于正常下限的 80% 时，F 波潜伏期延长应高于正常上限的 150%。

# 六、诊断标准

Asbury（1990）关于 GBS 的诊断标准目前广为应用。

1. 肯定诊断　如下所述。

（1）双侧上肢和下肢进行性无力。

（2）腱反射消失。

2. 强力支持诊断　如下所述。

（1）数日至 4 周进行性的病程。

（2）力弱的相对对称性。

（3）轻度的感觉症状和体征。

（4）脑神经特别是双侧面神经的损害。

（5）病程停止进展后 2~4 周开始恢复。

（6）自主神经功能障碍。

（7）发病时不伴发热。

（8）脑脊液蛋白增高而细胞数 $< 10 \times 10^6/L$。

（9）典型的电生理改变。

3. 可疑诊断　如下所述。

（1）有可疑肉毒中毒、肌无力、脊髓灰质炎或其他中毒性神经病。

（2）卟啉代谢异常者。

（3）白喉近期感染者。

（4）不伴力弱的纯感觉综合征。

鉴别诊断主要应考虑疾病的临床过程和肌无力的类型。包括压迫性脊髓病、横贯性脊髓炎、重症肌无力、基底动脉闭塞、癌性脑膜炎、癌性神经病等。此外尚需与低磷酸盐血症、重金属中毒、含有神经毒素的鱼中毒、肉毒中毒、蜱麻痹等进行鉴别。

# 七、治疗

GBS 进行性发病的特点及其严重的临床表现（如呼吸麻痹）决定了早诊断、早治疗的重要性，因为发病原因不十分清楚，对某些治疗方法尚有不同意见。

1. 综合治疗　保持呼吸道通畅、注意排痰，必要时气管切开或人工呼吸机辅助呼吸。定时翻身防止压疮，关节被动活动防止关节挛缩，保证营养及液体入量。

2. 血浆交换和免疫球蛋白静脉注射　20 世纪 80 年代早期开始在美国和法国应用血浆交换治疗 GBS，认为该法可以缩短病程，改善患者的运动功能，增加患者在 6 个月内恢复的概率，近年来用免疫球蛋白静脉注射（IVIg），Dutch 对 100 例 GBS 用 IVIg 治疗并与血浆交换方法进行对照，认为 IVIg 效果更好，但有时容易复发。应用血浆交换和 IVIg 可以缩短呼吸机的使用时间，可使之减少 50% 的时间。

3. 皮质类固醇的应用　关于皮质类固醇的治疗尚有争议，对实验性动物模型的应用有良好效果，临床上用于早期重症患者也有一定益处，但对改善预后，缩短病程无任何帮助。鉴于血浆交换与 IVIg 治疗的条件所限与昂贵的价格，大量甲泼尼龙的冲击治疗尚不失为可以考虑的治疗方法。

4. 药物治疗　大量神经营养药物，能量合剂等应使用较长时间，如 B 族维生素类、ATP、辅酶 A 等。根据病情辨证施治中医中药治疗以及针灸治疗均可获良好效果。

# 八、病程

GBS 病程与年龄密切相关，成年人尤其老年人较儿童病程长。北美做过预后相关因素的研究，认为下列情况预后差。老龄、病程中需要呼吸机辅助呼吸、病情进展快、电生理指标异常、未进行血浆交换等。GBS 的恢复与性别、职业、有无糖尿病，以及既往是否用过皮质类固醇或其他免疫治疗尚不十分清楚。

GBS 发病至出现严重神经功能缺损的时间平均为 8d，若在此时间前进行血浆交换或 IVIg 治疗可以缩短病程，但不能改变疾病的预后，对于复发病例，做血浆交换或 IVIg 治疗，多可达到巩固病情减少复发的目的。

粗略统计，急性 GBS 大约 40% 患者需住院康复，在疾病的发展与恢复过程中出现的多种并发症、严重地影响病程和预后，以致导致重度神经功能缺失。

1. 辅助呼吸器的应用　重症患者由于呼吸肌受累，需使用呼吸机辅助呼吸，据流行病学研究，GBS 患者 10% ~ 30% 需呼吸机辅助呼吸，5% ~ 10% 遗留严重残疾，3% ~ 8% 死亡。当肺活量下降至 < 18ml/kg 需气管插管，呼吸机的使用延长了患者住院时间，其步行能力的恢复也相应延迟。

GBS 病程的前 12 周，约 30% 患者可出现呼吸衰竭或肺部感染，但多数均可获得呼吸功能适当的恢复，25% 可能发展为肺炎，由于肺炎后的瘢痕形成或由于长期气管插管呼吸功能不充分而导致限制性肺部疾患及气管炎。

2. 深静脉血栓（deep venous thrombosis，DVT）　深静脉血栓为 GBS 常见并发症，其发生率我国尚无详细资料，未曾有系统研究。国外一项早期研究指出，GBS 并发的 DVT 其栓子大约 1/3 会走向肺部，使病情严重，与长期卧床等有关。虽然 DVT 发生的危险因素不十分清楚，但注意早期被动活动肢体，勤翻身不失为预防 DVT 的上策。

3. 自主神经功能障碍（dysautottomia）　GBS 的自主神经功能障碍常见有直立性低血压、血压不稳定或心律失常。近年来已将自主神经功能障碍的概念扩大为包括膀胱与直肠的功能障碍。不伴有膀胱与直肠障碍的自主神经功能障碍可能与呼吸器的使用有关，在过去的流行病学调查中发现急性期出现自主神经功能障碍预示心律失常的发生，膀胱障碍多在疾病的早期出现，但多可有较好恢复，少数男性患者可遗留排尿乏力，不同作者报道了关于自主神经功能障碍与心律失常、心血管功能障碍甚或死亡的关系，100 例 GBS 患者中有 11 例涉及循环系统障碍，其中 7 例死亡，均为严重心律失常，关于自主神经功能障碍的发病率及病死率目前尚无详尽的研究。

4. 疼痛和感觉异常　多数学者认为疼痛为 GBS 诊断的主要临床指征，个别患者甚至是该病早期的唯一症状，疼痛类型包括：感觉异常、感觉迟钝、胸背痛、神经根痛、肌痛、关节痛、内脏不适以及虚性脑膜炎性头痛。一组临床病例报道指出，疾病早期甚至有 55% 的患者均有不同程度、不同性质的疼痛，甚至 70% 左右的患者疼痛症状可持续整个病程，影响预后。GBS 发病后轻度的抑郁及对疾病恢复失去信心的精神衰竭，更加重了疼痛的持续。

5. 制动（immobilization）　GBS 患者早期表现为四肢肌张力低下或软瘫，由于肢体无随意运动如同被固定一样，长期制动容易并发压疮、肌腱短缩和关节挛缩、双足下垂的临床表现相似于腓神经麻痹。早期治疗方法与上运动神经元损伤而致的脊髓损伤、脑外伤相似。以上并发症对功能缺损的影响尚为未知数。

骨的钙代谢障碍和异位骨化均可发生，重症 GBS 由于制动引起的高钙血症已时有报道，尽管关于高钙血症与异位骨化在 GBS 的发生尚无满意的解释，但普遍认为与长期制动有关。

6. 贫血　在住院康复的 GBS 患者中贫血发生的概率较脊髓损伤为多，可能与制动有关，根据回顾性研究，急性 GBS 住院康复患者中，79% 患者的血细胞比容和血红蛋白均低于正常平均值，若曾接受过血浆交换治疗，以上两项均值可高于正常平均值。一项研究指出制动对于健康男人的影响。即被限制卧床休息时红细胞及网织红细胞均缓慢下降持续超过 5 周，血浆交换可以降低炎性免疫球蛋白对骨髓前体的影响，因此利于纠正贫血，对贫血的干预，利于纠正直立性低血压。贫血不影响 GBS 的预后。

7. 脑神经损害　脑神经的损害多见于急性重症患者或较长时间住院康复的患者，既往研究认为脑神经损害出现于 GBS 发展的高峰期，而脑神经损害与肢体的运动功能缺损无相关性，脑神经损害可引起一侧或双侧颜面麻痹，咽下困难，声音嘶哑，视神经炎及听力缺失。

# 九、康复治疗

据估计，GBS 住院治疗患者中，40% 需住院康复，其中需要呼吸机辅助呼吸者，住院康复时间会更长，如果伴发自主神经功能障碍，脑神经损害以及其他临床并发症均会影响康复进程和预后。因此 GBS 的康复过程是长期而艰巨的，其复杂和艰巨性相似于脊髓损伤和脊髓灰质炎。

一项研究指出，住院康复患者中有 54% 为持续性的一个肢体至四肢麻痹，但关于这些患者的康复预后尚缺乏系统的资料。

GBS 的复发推迟康复进程，深感觉尤其关节位置觉的障碍延长患者康复及住院时间。

评估内容包括：全身功能状态，即心肺功能状况，是否使用呼吸机，有无各种并发症，有无复发等。

ADL 用功能自立度（functional independence measure，FIM）方法评估。

残疾评定用 6 分功能量表（6 - point functional scale）。

0：健康。

1：有轻微症状和体征。

2：不需辅助可步行 5m。

3：需辅助步行 5m。

4：轮椅或卧床生活，需束缚保护。

5：白天或夜间部分时间需呼吸机辅助呼吸。

6：死亡。

此量表评估 GBS 6 ~ 12 个月病程的患者，但 GBS 的恢复至少可为 18 个月，故此量表有一定局限性。

GBS 的肌肉麻痹为一组肌群，很少为单个肌肉，故康复结局评定多用 ADL 及残疾评估的方法而不用 MMT 方法来评估某一块肌肉的力量恢复的程度。

康复程序如下。

1. 维持和扩大关节活动范围 GBS 患者可能出现一侧上肢、下肢或四肢的力弱或完全麻痹，自急性期开始，由于关节的制动，使其周围皮肤、皮下组织、肌肉等的粘连极易导致关节的疼痛、肌肉短缩、关节挛缩，为了预防以上并发症的出现，被动运动具有重要作用，视患者肢体麻痹程度而决定做被动运动、辅助下的主动运动或主动运动。

2. 增强肌力的训练 根据瘫痪肌肉的肌力情况决定增强肌力训练的模式，如为了训练最大肌力需做等张收缩训练，而等长收缩可训练肌肉的耐久力。

3. 综合基本动作及 ADL 训练 在以上训练基础上，训练患者翻身、起坐、坐位平衡、爬行位保持平衡、扶棒站立、平行棒内步行、扶杖步行等。ADL 的训练应始于疾病之初，可以使用自助具或支具来补偿上下肢丧失的功能，除极重症 GBS 外，一般均可达到 ADL 自立。

4. 支具及夹板的应用 由于肢体长期的弛缓性瘫痪，早期若不置诸关节于功能位，极易发生关节挛缩变形，若将关节置于中间位，肌萎缩及关节囊的挛缩、粘连可降低至最小限度。应将关节取最利于日常生活的角度以夹板固定，以髋关节为例，应取屈曲 20°、外展 10°、外旋 10° 的功能位，即使发生关节僵直，也能步行或取坐位。若挛缩变形发生在比较重的外展或内收位，无论步行或坐位均有困难，夹板的应用，除在功能训练时脱下，原则上卧床或休息时均应使用。

5. 温热疗法及其他物理治疗 对于促进随意运动的恢复，缓解疼痛，防治关节挛缩等均有补益，适当时机择用生物反馈或肌电生物反馈亦为行之有效的方法。由于多数患者存在感觉障碍，治疗时应避免烫伤。

6. GBS 并发症及有关问题处理 如下所述。

（1）疼痛和感觉障碍：对 GBS 疼痛的处理近年来为大家重视，疼痛多为肢体或轴位（如脊柱、腰背等），已有学者报道因疼痛而致关节活动障碍，且认为此组患者可能为对于疼痛的耐受性低下。应用三环类抗抑郁药和辣椒碱可收到较好效果，某些抗抽搐药如卡马西平、加巴喷丁对神经源性疼痛也有效。对于严重持续性疼痛可应用曲马朵以及某些麻醉药可收到有益效果。关于神经于阻滞法止痛尚无有关资料报道。经皮电刺激和脱敏治疗均有一定效果。

一些患者深感觉受累，表现音叉震动觉与关节位置觉减退或消失，临床表现为协调障碍和感觉性共济失调，对其治疗重点为反复的协调功能训练和感觉再整合功能（sensory reintegration）训练，负重训练和传统的 Frenkel 训练法为行之有效的方法，通过这些康复治疗技术的实施，可以发展运动印迹，从而改善感知觉。

（2）自主神经功能障碍：认为自主神经功能障碍不常见，因而在临床上无足轻重，这种看法是不全面的，尽管一些住院康复患者未曾出现心律失常，但可能有直立性低血压、高血压、交感神经功能亢进或膀胱、直肠障碍，重症 GBS 患者 19%～50% 并发直立性低血压交感神经功能障碍者，对血管活性药物非常敏感，容易在吸气时出现低血压或高血压的发作，仰卧位时易发生心律失常，适当饮水，穿弹力袜，腹部绷带可预防发作。

膀胱与直肠功能障碍多在 GBS 的早期出现，膀胱障碍时其管理的主要原则为避免膀胱过度膨胀，必要时间歇导尿，给膀胱以充盈，排空机会可防止感染发生，大约 30% 的患者出现泌尿系感染。一般多数患者膀胱功能障碍可完全恢复。

（3）呼吸系统并发症：GBS 病程的前 12 周约 30% 患者可出现呼吸衰竭和肺部感染。由于呼吸肌受累或延髓麻痹而致吸入性感染。呼吸机停止使用后，限制性肺部功能障碍可能持续相当的时间，限制性肺在正常人睡眠时快动眼（REM）相也可出现，此时中枢神经系统对于高碳酸血症及低氧血症的反应降至最低点，氨茶碱用于限制性肺的治疗，可减轻夜间患者低碳酸血症及低氧血症，从而改善了呼吸中枢的控制且可调节血气的变化。减少分泌物及使呼吸道引流通畅对改善呼吸功能非常重要，应告之患者做阻抗吸气训练，对于已做气管切开的气管套管应视时机做定期定时的关闭，以训练其呼吸肌，但应注意勿引起呼吸肌过度疲劳，否则易诱发呼吸衰竭。

（4）失用综合征：已如前述，由于长期制动引起的深静脉血栓，高钙血症，贫血，血细胞比容降低以及体重减轻均可发生，应早期开始被动运动，早期下地负重，条件允许时及早做抗阻力运动。

（5）心理障碍：心理状态影响康复预后，GBS 可引起长时间中等程度的抑郁甚或精神衰竭，尤其常见于呼吸机辅助呼吸者，有学者报道长期使用呼吸机影响认知功能。GBS 的心理和社会问题相似于脊髓损伤，有条件的医疗机构、心理和社会工作者应尽早介入。

（桑栎楠）

## 第三节　慢性炎性脱髓鞘性周围神经病

慢性炎性脱髓鞘性周围神经病（chronic inflammatory demyelinating polyneuropathy，CIDP）是常见的，国外报道患病率儿童为 0.5/10 万，成人为（1.0～2.0）/10 万。经典的 CIDP 已逐渐被临床所认识，但更多的非典型的 CIDP 由于症状不典型而延误治疗，由此出现的肢体功能障碍以及脑神经损害严重影响了患者生活能力及生活质量。

### 一、临床特征

经典的 CIDP 是以进行性加重，远端和近端肌肉均受累，对称性肌无力，病程超过 2 个月为特征，年轻人更常见。有感觉减退、腱反射减弱或消失、脑脊液蛋白增高、神经传导和神经活检有脱髓鞘表现。病程可能是复发或慢性进行性，对皮质类固醇治疗效果较好。

目前 CIDP 已被逐渐地认识，也对此病提出了许多定义。主要依据是临床表现和电生理研究，而不是脑脊液和神经活检的改变，美国神经病协会（AAN）标准确诊必须有脑脊液和神经活检，而 Saperstein 或炎性神经病原因和治疗（IN-CAT）组的诊断标准因不考虑此 2 项检查，故应用更为广泛。

非典型 CIDP：目前诊断的 CIDP 患者中，有相当一部分临床表现和电生理检查并非完全呈对称性肢体远端和近端同时受累，对激素治疗反应也不完全相同，推测与经典的 CIDP 有不同的免疫异常原因。是否是 CIDP 的变异或不同的疾病还不清楚。

## 二、诊断

1. 电生理 CIDP 患者神经传导研究显示具有脱髓鞘的主要特征。美国神经病学术委员会认为下面脱髓鞘的 4 项标准中，要存在 3 项必须的神经电生理特征：部分性运动 - 神经传导阻滞；运动神经传导速度减慢；周围运动潜伏期延长；F - 波潜伏期延长。对于临床研究确诊包括的脱髓鞘标准已经修订，Thaiset - thawatkul 等强调把周围复合肌肉动作电位的弥散作为 CIDP 一项很敏感诊断标准，神经电生理是确定疾病部位、范围、严重程度的客观指标，为评价疾病预后提供参考价值。

2. 实验室检查 大多数专家认为脑脊液检查是为了证明 CIDP 的典型表现，蛋白增加和细胞数正常或仅轻度升高，故不是必需的，较多的实验室检查对寻找脱髓鞘周围神经病的其他原因，以及共存疾病是必要的。

3. 神经活检 一些专家认为神经活检无诊断价值，而其他的观点认为，在近 60% 的 CIDP 患者诊断和治疗是必要的。Bosboom 等对 CIDP 和伴有慢性特异性轴索周围神经病患者的神经活检标本，比较了脱髓鞘体征。两组大多数的活检标本有相似性或重叠的异常性。另外 CIDP 患者神经活检的诊断价值可能低，主要是 CIDP 的病变是神经的近端部分或神经根，或运动神经，而这些部位不能获得神经活检。此外，在疾病早期伴随或继发轴索变化可能掩盖了脱髓鞘和炎症表现，尽管有这些限制，但是神经活检仍然被认为是有意义的。HAQ 等观察到腓神经活检比电生理检查更敏感，同样 Vallet 等报道了一组 44 例中有 8 例神经活检有 CIDP 病理表现，即使他们没有脱髓鞘的电生理证据。值得注意的是这些患者中有 5 例对治疗有良好的反应。对于临床可疑的 CIDP 患者，缺乏脱髓鞘的电生理改变或有可疑的血管炎，推荐神经活检。

MRI 可能用于证明近端神经或神经根变粗和钆增强，即反映了马尾神经或臂丛神经活动性炎症和脱髓鞘。在大约 50% 的 CIDP 患者中可检测出臂丛神经不规则肿胀和 $T_2$ 加权像上信号增强，这些改变还在与周围性脱髓鞘有关的 IgM 单克隆 γ 球蛋白病患者中看到，提示后者疾病具有相似的广泛的神经病变。

脑 MRI 扫描可以显示一些 CIDP 患者的中枢神经系统有脱髓鞘病灶，尽管缺乏大脑及小脑症状，不过在一项研究中 CIDP 患者中有大约一半患者存在视通路的脱髓鞘，以及视诱发电位潜伏期延长，有 5%~30% 患者有脑神经损害的症状，有意义的是在 MRI 观察到的中枢神经系统病变引起的症状，在用免疫球蛋白治疗后可以消失。

## 三、康复治疗

康复治疗应在疾病早期进行，由于 CIDP 是一种慢性进行性疾病，更多的患者因为遗留有神经系统功能障碍，而使患者角色形象改变，社会联系减少，对个人生活担忧，经济差的患者常常为生活费用、住院费用等而忧愁焦虑，从而加重了疾病的严重程度。因此对此类患者应进行心理评估并给予相应的心理干预措施，采取认知疗法，纠正错误的认知，解除患者的心理障碍，促进康复。另外，积极配合肢体康复训练，如针灸，推拿和各种理疗等。临床经常看到一部分患者，因早期康复治疗不及时或不当，遗留下本可避免的残疾或并发症。如足下垂、肌萎缩、皮肤营养障碍等、严重影响生活质量，因此康复治疗在 CIDP 早期就应引起重视，如对肌张力低下、肌萎缩患者，除加强推拿外，还可以进行肌肉生物反馈电刺激或低中频电刺激等理疗。

综上所述 CIDP 是一种非自限性疾病，不经治疗症状常进行性加重，即使进行了治疗而没有注意到长期维持，复发率也是相当高的。因此早期诊断、合理治疗，对 CIDP 的预后具有重要意义。

（桑栎楠）

# 第四节 酒精中毒性周围神经病

## 一、临床症状

酒精中毒性周围神经病常缓慢发病，感觉和运动神经常同时受累，也有学者认为感觉障碍为主，运动神经受累较晚，下肢先出现症状，上肢很少受累。感觉神经异常的表现为肢体末梢对称性手套袜子型麻木、疼痛及感觉迟钝，传导深感觉和触觉的躯体传入纤维属直径最大、传导速度最快的有髓 A 类纤维，有文献报道此纤维对酒精毒性敏感，从而较早出现震动觉敏感性下降，这符合酒精性周围神经病常先累及最长最粗的神经纤维的观点；运动神经受累的表现为下肢末端软弱无力，腱反射减弱或消失，跟腱反射改变要比膝反射早，病变严重者可有肌萎缩；自主神经受累的表现有直立性低血压、阳痿、尿便异常、肢体皮肤干燥、手足多汗、听力受损等。

## 二、诊断

酒精中毒性周围神经病的诊断尚无统一的标准，国外多采用 Googwin 等提出的酒精中毒的诊断标准，即饮酒史，每日饮酒至少 1 年以上，或每周 1 次，每次饮用 300ml 以上超过 1 年。有酒精中毒的各种临床表现。国内学者对于此病的诊断多从以下几方面考虑。

（1）饮酒史：有 5 年以上饮用烈性白酒，日饮酒量在 100ml 以上。

（2）慢性进行性周围神经受累的症状和体征。

（3）可伴有中枢神经系统受累或皮肤营养障碍。

（4）排除其他原因所致周围神经病：简言之，饮酒史对于本病的诊断十分重要；本病以感觉障碍为明显，但此指标易受主观因素影响；腱反射减弱是比较客观且阳性率较高的体征，但易受年龄因素的影响。

周围神经病患者进行肌电图、感觉神经传导速度（SCV）、运动神经传导速度（MCV）检查，发现三者之一的异常率为 100%，单纯做肌电图检查不能明确病变部位是在周围神经、神经根、还是在脊髓前角细胞，故神经传导速度（NCV），即 MCV 和 SCV 的测定十分必要。冯昱等的研究结果表明肌电图和 NVC 的改变在肢体远端重于近端，下肢明显重于上肢，与临床特点相符，但张虹等提出上下肢肌电图和 NCV 的异常无明显差别，与临床表现不一致。国内外的学者赞同 SCV 的异常比 MCV 异常更常见的观点。H 反射（H - refrex）是测定神经传导速度的较为灵敏的实验方法，Schott 等的实验研究主张 T 波反应是更为灵敏且简单无痛的诊断酒精性周围神经病的方法。交感神经皮肤反应（sympathetic skin response，SSR）可用于诊断酒精中毒所致的自主神经病变，沈翠茹等对慢性酒精中毒者进行 SSR 检测，发现其潜伏期显著延长，下肢波幅明显降低，并且饮酒年限、饮酒量与 SSR 的异常呈正相关。

## 三、治疗

酒精中毒性周围神经病的治疗遵循戒酒和补充营养两大原则。国外有学者研究酒精中毒性周围神经病患者继续饮酒的同时给予充足的维生素治疗，其症状和体征未出现明显的改善，相反戒酒而完全不接受维生素治疗，他们均有不同程度的恢复，可见戒酒对于此病的治疗至关重要。戒酒时宜循序渐进，逐渐戒除，以防发生戒断综合征，有顽固酒瘾者可用戒酒硫，为防止戒断后癫痫发作，可服苯二氮䓬类药物，但忌用巴比妥类及吗啡类药物。轻症患者可口服多种维生素，尤其是维生素 $B_1$，伴有胃炎者应肌内注射维生素 $B_1$，同时静脉滴注葡萄糖和能量合剂以保证足够热能。对于周围神经病变严重者，可应用神经营养因子、神经节苷脂等营养神经的药物。若伴有 Wernicke - Korsakoff 综合征，静脉滴注纳洛酮效果显著。

（畅海雯）

## 第五节　糖尿病性周围神经病

糖尿病是常见的全身性代谢性疾病，其基本的病理生理为绝对或相对的胰岛素分泌不足所引起的代谢紊乱。糖尿病性周围神经病（DN）是糖尿病最常见的并发症之一，临床颇常见。其发生率可高达 60% ~90%。可呈对称性复发性神经病、单神经病或复发性单神经病，可累及感觉、运动和自主神经，多以感觉性症状为主。本文结合近几年来国内外有关文献，就其发病机制、临床表现、电生理检测及治疗做一概述。

# 一、病因与发病机制

糖尿病性周围神经病的发病机制至今未明。目前认为，高血糖导致的代谢异常，多元醇代谢异常，异常血脂与氨基酸代谢，超氧化物和自由基的作用，蛋白糖化，微血管异常与 NO 的功能异常，前列腺素代谢、肉毒碱代谢、神经生长因子和非酶促蛋白糖基化等因素有关。但是认为高血糖导致代谢异常是神经病变发病的潜在启动与关键因素。目前认为，起病初主要是与高血糖有关的代谢性神经病，其次是血管性病变。此后，以上的多因素相互作用对疾病的发展起重要作用。主要包括以下内容。

1. 代谢性学说　由于山梨醇、果糖增多和肌醇减少导致神经细胞、轴索和髓鞘发生病理及电生理方面的改变。高血糖可使位于施万细胞内的醛糖还原酶活性增加，将过多的葡萄糖催化生成山梨醇，山梨醇脱氢酶再将其氧化为果糖。山梨醇和果糖都是高渗性物质，它们在神经细胞内的积聚过多可引起神经细胞内的渗透压增高，造成水钠潴留，致使神经细胞水肿、变性、坏死，并引起神经纤维脱髓鞘和轴索变性。局部渗透压改变可导致轴突缩窄。葡萄糖与肌醇结构相似，因而高血糖可竞争性地抑制一种调控肌醇运输系统的钠依赖载体，使细胞对肌醇的摄取减少，此代谢环路的变化可导致 $Na^+/K^+ - ATP$ 酶活性下降，直接影响神经组织中 $Na^+$ 依赖性的氨基酸转运，并引起神经细胞发生病理及电生理方面的改变。

2. 糖基化血红蛋白（HbA1c）学说　HbA1c 是由血红蛋白与细胞内外的蛋白质结合而成，可反映近期（1～3 个月）的血糖代谢状况。大多数文献均表明它与电生理检测结果呈负相关，比空腹血糖和餐后 2h 血糖更为可靠，但其对 DN 发病机制的影响目前尚未十分清楚。高血糖通过使脂蛋白糖基化而促使动脉硬化形成。

3. 血管性学说　高血糖可使血管结构蛋白和胶原蛋白发生非酶性糖基化，使小动脉和毛细血管的内皮细胞增生，内膜、基膜增厚，毛细血管通透性增加，轻则影响微循环，使神经组织损伤；重则引起管腔变窄，血液黏度增高，血流淤滞，甚至形成血栓，使神经组织缺血、缺氧。大血管病变主要为动脉粥样硬化，是糖尿病性脑血管病的主要原因。与非糖尿病者相比，糖尿病性脑血管病起病较早、进展较快、病情较繁重；微血管病变可能是造成糖尿病性神经病变的重要原因之一。

4. 血管活性因子减少　糖尿病患者神经内膜的平滑肌舒张功能受损可能与血管舒张因子的耗竭及其内膜对其敏感性的降低有关；2 型糖尿病（DM）患者一氧化氮（NO）水平的下降与长期代谢紊乱有关。另外，糖尿病患者花生四烯酸代谢异常，前列环素（$PGI_2$）与血栓素（$TXA_2$）的比例下降，导致血液呈高凝状态，可进一步引起神经组织缺血。

5. 脂质代谢异常　糖尿病时血浆低密度脂蛋白、胆固醇、三酰甘油等增多，高密度脂蛋白降低。

6. 其他　高血压、高龄、高脂血症、肥胖、遗传、吸烟、酗酒均可使血糖进一步增高，而导致神经结构和功能的异常。

# 二、病理改变

糖尿病性周围神经病的病理改变在糖尿病多发性神经病，既可见轴索变性，亦可见节段性脱髓鞘的混合性损害，以轴索变性为主，细神经纤维受累显著。病程较久的慢性患者，有髓纤维明显减少。神经膜细胞内类脂小体增多，其基膜及神经束膜增厚。可累及自主神经，可见交感神经链的节细胞增大、变性，有髓纤维数量减少，内脏大神经曾见节段性脱髓鞘。在单神经病或复发性单神经病，包括近端糖尿病性神经病、躯干神经根病、上肢单神经病、第Ⅲ对脑神经病等。为神经的营养血管性病变，特别是小动脉和毛细血管的基膜增厚，内皮细胞增生，血管壁内有脂肪和多糖类沉积，致使管腔狭窄。另外，血黏滞度增高，神经的滋养血管易被纤维蛋白和血小板聚集物堵塞。尤其后一阶段是髓磷脂纤维变性，与局部缺血有关。糖尿病性肌萎缩主要为血管性因素。可能由于感染（免疫）性血管炎而致神经纤维缺血后变性。

# 三、分类

糖尿病按照受累神经所在部位分为3类。

1. 脊神经病变　包括远端神经病变、近端神经病变和单神经病变。

2. 颅神经病变　包括单颅神经病变和多颅神经病变。

3. 自主神经病变　按照临床表现分为以下2型。

（1）亚临床型：亚临床型糖尿病神经病变有神经功能异常，感觉或运动神经传导速度减慢，感觉神经阈值升高，但无临床神经病变的症状和体征。

（2）临床型：临床型糖尿病神经病变是指有神经病变的症状体征和（或）临床可检查到的神经功能异常。临床神经病变为1个或一些特异性的临床综合征，表现为弥漫性或局灶性改变。

# 四、临床表现

若以周围神经传导速度或临床判断，糖尿病性周围神经病的患病率为47%～90%。青少年和新诊断的糖尿病患者，其神经并发症少于久病者，病程＞25年者，约半数伴发周围神经病。诊断依据，临床有糖尿病基础，存在周围神经损害的症状、体征或电生理检测的异常（即亚临床DN），并排除其他原因引起的肢体麻木、无力、疼痛。

1. 感觉性神经病　表现为肢体远端对称的多发性神经病，大多起病隐匿，自下向上进展，下肢较重。主要症状包括肢体麻木和疼痛，多为隐痛、刺痛、烧灼痛，夜间尤甚。体检可发现袜套、手套式感觉减退或缺失，跟、膝腱反射减弱或消失。病理改变呈小纤维受累为主、大纤维受累为主或混合型3种类型。小纤维受累为主者，常有痛温觉和自主神经功能减弱，可在感觉障碍较严重的部位即趾骨、足跟、距小腿关节等处发生溃疡，形成经久难愈的"糖尿病足"，给患者造成极大的痛苦，有的患者趾关节、跖趾关节发生退行性病变，形成Charcot关节。大纤维受累为主者，可表现为行走不稳、容易跌倒等感觉性共济失调。

2. 运动性神经病　多为亚急性或慢性起病，可对称，也可单发，有的表现为远端肌力弱和肌萎缩，可表现为下肢力弱和疼痛。

3. 自主神经性神经病　慢性长病程的糖尿病患者，几乎都有自主神经功能障碍，病理及临床症状表明，患者的交感和副交感神经的传入和传出纤维均可受累。表现如下。

（1）心率调节反应：患者在活动、深呼吸时对心率的调节反应减弱，甚至完全性心脏失神经，心率固定，故应限制活动。

（2）直立性低血压：由于交感缩血管神经变性，站立时窦弓反射减弱，心率增加不明显，不能调节动脉压的明显降低，发生直立性低血压。严重者产生头晕、黑矇、晕厥等症。

（3）迷走神经对消化道的调节功能减弱：可引起食道蠕动和胃排空能力减弱，表现为上腹不适、饱胀、恶心、呕吐、腹泻、便秘等。由于胆囊收缩功能减弱，易发生胆石症、胆囊炎。

（4）出汗异常：可有下肢无汗而头、手、躯干大量出汗，吃饭时明显，即所谓的"味觉性出汗"（gustatory sweating）。

（5）泌尿生殖系统的异常：如尿意减弱、排尿次数减少、膀胱容量增大，形成低张力性膀胱，排尿困难，易发生尿路感染和肾功能障碍；男性患者常见阳痿、逆行射精等性功能障碍。

4. 其他表现　脑神经病。糖尿病患者脑神经麻痹的发生率明显高于非糖尿病患者，以动眼神经麻痹最为多见，可单发、也可双侧受累，其次为滑车神经、展神经、面神经麻痹，可表现为多组脑神经受损；嵌压性神经病，常见挤压部位易患性增加，可出现多处压迫性麻痹，如腕管综合征（压迫正中神经）、肘管综合征（压迫尺神经）、跖管综合征（压迫胫神经）。

# 五、诊断

糖尿病神经病变的诊断是最近的研究热点。1988年美国糖尿病协会与神经病变协会提出一套重要的诊断与检测糖尿病神经病变的方案（圣安东尼奥康斯宣言）。这个草案提出每个患者至少从以下方面进行检测。包括临床症状、临床体征、定量感觉检查、自主神经功能测试，电诊断研究。

临床检查包括检查足外观是否有皮肤干、胼胝、裂纹、感染或畸形，是否有溃疡，踝反射减弱和蹬趾背部的震动觉减弱。肌电图检查对诊断糖尿病性神经病有比较好的依据。尽管临床上糖尿病患者出现肌肉病变样的改变或肌肉萎缩，但是肌电图上常见到的是受累肌肉失神经支配的表现，出现肌肉最大收缩时动作单位显著减少，伴随出现自发电位，如纤颤电位和正锐波。在轴索损害明显时运动单位电位减少明显，出现自发性电活动。纤颤电位的出现是神经源性损害的早期改变，在合并远端型感觉性神经病的患者，即使临床上没有肌无力和肌萎缩，在肌电图上也经常检测到纤颤电位，提示存在亚临床型运动神经病变。神经传导速度改变，特别是感觉神经传导速度的异常是糖尿病神经损害的早期表现，而且是亚临床型神经病变的最常见改变，包括感觉神经传导速度下降、动作电位波幅减小和动作电位时限延长。

糖尿病的病程越长，运动神经传导速度的下降越明显。而运动神经传导速度的下降幅度和神经病变的严重程度相关。在血糖控制不佳的青年糖尿病患者，运动神经传导速度的下降尤其明显，早期及时有效的治疗可以改善神经传导速度。神经传导速度的改变还与神经损害的类型有关，对于合并对称性感觉性神经病的患者，最常见的改变是腓总神经动作电位的脱失，主要是感觉神经纤维。当运动、感觉性神经病同时存在时，运动神经传导速度的减慢最为显著。在单神经病变的患者，传导速度的改变仅见于临床上受累的那根神经。神经纤维节段性脱髓鞘是造成神经传导速度下降的主要因素。近几年随着 F 波、H 反射、体感诱发电位（SEP）在 DN 领域中的应用，为近端神经病变的判断提供了新的工具。F 波潜伏期传导速度、波幅、时限的变化，可反映近端神经的病变，可弥补远端运动传导测定的不足。根据上、下肢 F 波与远端运动传导的异常率无明显差异，提示 DN 近端、远端均有受累。H 反射可测定 α 运动神经元的兴奋性及整个传导通路上感觉、运动纤维的功能状态，为 DN 提供早期诊断依据。SEP 是对感觉传导速度一种补充，可提供混合神经中感觉纤维近端段的信息。单纤维肌电图（SFEMG）是国外一种新技术，主要涉及颤抖（jitter）和纤维密度（FD）两个参数。FD 增加反映轴突芽生，而颤抖则通过同一运动单位内两根肌纤维动作电位在传导时间上的差异，反映早期神经再支配的活动性。Bril 等通过 36 例 I 型、54 例 II 型 DN 患者的 SFEMG 检测，发现所有患者均显示有 SFEMG 异常（包括 18% NCV 正常的患者），表明 SFEMG 在检测 DN 的再生神经纤维活动性方面具有较高的敏感性，相对于 NCV，可更精确地反映神经再生及失神经程度，客观定量地评价神经肌肉的功能状态，是 DN 及其他神经病变早期诊断的颇有价值的检查手段。

# 六、治疗

1. **严格控制血糖** 目前饮食控制、体育疗法联合降糖药、胰岛素治疗，均可以防止、延缓、并一定程度上可以逆转临床症状，改善神经传导速度。同时治疗要特别注意潜在的低血糖以及低血糖对神经系统的危害作用。

2. **改善微循环** 常用于治疗的血管扩张药可以大致分成 4 类：抗肾上腺素类药、$Ca^{2+}$ 拮抗药、肾素血管紧张素酶抑制药、前列腺素衍生物类。这一类药物主要改善神经内膜的微循环。钙拮抗药还可以促进神经和毛细血管的生长，增加血流量，如尼莫地平。使用大剂量 654-2 治疗后，可以明显改善症状，而且不良反应少，能长期耐受。

3. **其他可用的药物** 醛糖还原酶抑制药、肌醇、抗机化药、乙醚-L-肉碱、Primrose、抗自由基制剂、神经营养因子、甲基 $B_{12}$、前列腺素等。

4. **对症治疗** 对疼痛可予以苯妥英钠、卡马西平、阿米替林等治疗。对糖尿病性胃麻痹可以使用胃肠动力药，如甲氧氯普胺、多潘立酮和西沙必利。

（畅海雯）

## 第六章

# 常见骨科疾病的康复

## 第一节 周围神经损伤

### 一、运动疗法

运动疗法（exercise therapy）也称医疗运动（therapeutic exercise），在我国也称体育疗法或体疗，是利用运动锻炼，通过促进功能恢复或功能代偿的途径来促进机体康复的方法。下面重点谈肌力练习。

#### （一）肌力练习基本原理

肌力练习（strength exercise）即用来维持及发展肌肉功能的专门练习。根据"超量恢复"的规律，肌肉或肌群作适当的练习，使肌肉产生适度的疲劳后，在休息过程中，肌肉经过恢复阶段达到超量恢复阶段，然后回到运动前状态。如在超量恢复阶段进行下一次练习，可保持超量恢复不使消退，并逐步积累，使肌肉肥大，肌力增强。

肌肉收缩的强度对肌力练习的效果起决定性影响，以最大收缩强度的40%强度收缩时，运动单元募集率较低，且主要募集Ⅰ型肌纤维，对增强肌肉耐力有效；强度增大时募集率增高，Ⅱa型Ⅱb型纤维依次参与收缩，对增强肌力有效。首先要求恢复肌力，而肌肉耐力则在日常生活及工作中也有较多机会锻炼，故宜首先重视高强度收缩的练习。

在实施过程中根据原来肌力水平选择运动方式，如：

（1）肌力为0时，进行电刺激及传递冲动练习，后者即主观努力，试图使瘫痪肌肉收缩的练习，此时大脑运动皮质发放神经冲动，经一定的运动通路向周围传递，其可以活跃神经轴索流，增强神经营养作用，促进周围神经的再生及功能恢复。常与被动运动结合进行。

（2）肌力为1~2级时，仍可采用肌肉电刺激法。此时肌肉已有一定的肌电活动，可以采用肌电反馈电刺激法，即用肌电图表面电极拾取肌肉主动收缩时的肌电信号，加以放大后，用以启动脉冲电刺激以引起或加强肌肉收缩。此法用专门仪器进行。它是肌电生物反馈与电刺激疗法的结合，可能取得较好效果。

此时传递冲动已能引起一定的肌肉收缩，可以与被动运动结合，成为助力运动。应注意强调主观用力，仅给予最低限度的助力，防止以被动运动代替主动运动。助力可由治疗师（士）用手法施加，也可由患者的健肢徒手或通过棍棒、滑轮系统提供。

（3）肌力为3~4级时，应进行抗阻运动，使肌肉在运动中承受较大的阻力以增加肌纤维募集率，从而促进肌力较快的增长。

#### （二）抗阻练习

1. 等张练习（isotonic exercise） 又称动力性练习（dynamic exercise），即利用肌肉等张收缩进行的抗阻练习。典型的方法是直接或通过滑轮举起重物的练习，如举哑铃、沙袋，或拉力器练习。其特点是其所用重物产生的运动负荷不变，肌肉产生的最大张力也不变，但在一个动作过程中关节处于不同角度时，肌肉收缩产生的最大力矩不同，所能克服的负荷也不同，为了完成全幅度运动，负荷不能太大。加之运动加速与减速时受惯性的影响，阻力矩不能经常与肌肉的最大力矩相称，使运动中一大部分时间阻力矩低于肌肉最大力矩，影响锻炼的效果。

用等张练习增加肌力的关键在于用较大阻力以求重复较少次数的运动即引起肌肉疲劳，即大负荷少重复的原则。Delorme 于 1945 年据此原则提出一种渐进抗阻练习法（progressive resistance exercise, PRE），取得较好效果。其法是先测定重复 10 次运动的最大负荷，称为 10RM 值（10 – repetition maximum），作 3 组各 10 次的运动练习，依次用 1/2，3/4，及全 10RM 值作运动负荷。前两组用作准备运动，第三组是主要练习。每周重复测定 10RM 值，以修正练习时的实际负荷量，使其随着肌力的增长而增加。

2. 等长练习（isometric exercise）　即利用肌肉等长收缩进行的肌力练习，由于不引起明显的关节运动，又称静力练习（static exercise）。等长练习操作简便，应用广泛。其缺点是被认为主要增强静态肌肉；有显著的角度特异性，即只对增强练习角度附近约 20° 范围内的肌力有效，也有报道对增强肌肉耐力作用较差，同时对改善运动的精确性、协调性无明显帮助。

1953 年 Hitting 和 Miiller 报道作一次持续 6s 的、强度为最大收缩的 2/3 以上的等长练习即可显著地增强肌力。以后不少研究倾向于增加运动次数和负荷，如有人发现 20 次 6s 的等长练习效果优于 3 次 6s 的练习。以后更有人提出 Tens 法则，即主张收缩 10s，重复 10 次为 1 组练习，每次作 10 组练习，即每次做总共 100 次计 1 000s 的等长收缩练习。等长收缩时间持续一般主张为 6～10s，有适当的间歇以利肌肉血液循环，推迟疲劳。可将收缩强度与重复次数作不同的组合，以利于重点增强肌力或耐力。

多角度等长练习（multiangle isometric exercise, MIE），由于等长练习有姿位特异性，即关节处于某一角度下进行的等长练习，主要募集相应的一部分肌纤维，只对增强关节处于此角度邻近范围时的肌力有效。为了利用等长练习的优点同时克服这一缺点，近来有人提出多角度等长练习，即在条件许可时在整个关节运动幅度中每隔 20～30° 作一组等长练习，以全面增强肌力。此法在等速肌力练习器械上进行比较方便。

3. 短促最大收缩练习（brief maximal exercise, BME）　这是 Rose 在 1957 年提出的一种等张收缩配合应用的肌力练习方法，最初用在股四头肌练习。其法即在等张抗阻伸膝后维持等长伸膝 5s，重复 5 次。其阻力酌情逐步增加。此法在临床上也有广泛应用。

范振华于 1973 年将 Delorme 的 PRE 与 Rose 的 BME 法结合，设计一种股四头肌渐进抗阻练习方法。即先测定膝屈曲 45° 时的等长伸膝肌力，用测得肌力的 80% 作起始负荷。每次练习时先用此负荷的 1/2 作等张抗阻伸膝并维持等长伸膝 10s，休息 20s；接着用此负荷的 3/4 重复练习一次，等张伸膝后维持等长伸膝直至肌肉疲劳。如最后一次等长伸膝时间超过 10s，即将下一次练习负荷适当增加。每次超过则每次增加。范氏对 129 例，135 个各种下肢创伤病例的进行观察，平均每次练习可使等长伸膝力矩增加 1.96nm。在第一个疗程（10 次）平均增长 2.60nm。分别占健侧下肢伸膝力平均值的 1.7% 及 2.5%，而未锻炼的健侧相应增加为每次 0.07nm。

4. 等速练习（isokinetic exercise）　20 世纪 60 年代后期 James Perrine 提出等速练习的概念，被以后的研究者认为是肌肉功能锻炼中的一项革命。现已被公认为最先进的肌肉训练方法而被广泛使用。

等速运动是指运动中，运动速度恒定（等速）而阻力可变，运动中的速度预先在等速仪上设定，不管受试者用多大的力量，肢体运动的速度都不会超过预先设定的速度，受试者的主观用力只能使肌肉张力增高，力矩输出增加，而不能产生加速度（运动开始和末了的瞬时加速度和减速度除外）的一种运动。

等速运动时，肌纤维长度可缩短或拉长，引起明显的关节运动，是一种动力性收缩，类似肌肉等张收缩。但运动中，等速仪器所提供的是一种顺应性阻力，阻力大小随肌肉收缩张力的大小而变化，类似肌肉等长收缩。因此，等速肌肉收缩兼有等张收缩和等长收缩的某些特点或优点，是一种特殊的肌肉收缩方式。

等速肌力测试：如果将等速运动中肌肉收缩过程通过等速仪记录下来，经计算机处理，得到力矩曲线及多项反映肌肉功能的参数，作为评定肌肉运动功能的指标，这种测试方法称为等速肌力测试。测试中，等速仪器所提供阻力与肌肉收缩的实际力矩输出相匹配，为一种顺应性阻力。这种顺应性阻力使肌肉在整个关节活动中每一瞬间，或处于不同角度时，都能承受相应的最大阻力，产生最大张力和力矩输出，有利于肌肉发挥最大收缩能力。但在等速肌力测试中，所测得的关节活动力量，如肩关节的内旋/外旋肌力，往往是一组肌群的肌力之和，而不是某一块肌肉的肌力，要了解运动中某块肌肉的活动情况，则需要利于肌电图作半定量分析。等速肌力测试还获得肌肉作功能力，爆发力及耐力等数据，并且一次测试可同时测得主动肌和拮抗肌两组肌力，可了解拮抗肌肌群间的平衡情况。与徒手肌力检查相比等速肌力测试的最大优点是能精确测定肌肉功能并能进行量化（肌力在3级以上可用此法）。

等速肌力训练分向心、离心、短弧及多角度等长肌力训练等方法。其优点为高效；安全；一次可同时训练主动肌和拮抗肌；可提供不同的速度训练；可提供反馈信息，进行最大肌力收缩及次大收缩练习；可作全幅度及短弧度练习。

5. 各种抗阻练习方式的综合利用方案　各种肌力练习的方式视肢体伤病性质，病程阶段，症状，关节活动度及肌力水平和设备条件区别选择。随着病程的推移及功能的进步，抗阻联系的方式可作连续的改变，举例如下：

多角度，次长度等长练习；

多角度，最大强度等长练习；

短弧度，次大强度等速练习；

短弧度，等张练习；

短弧度，最大强度等速练习；

全幅度，次大强度等速练习；

全幅度，最大强度等速练习。

## （三）肌力练习时的注意事项

（1）正确掌握运动量与训练节奏：下一次练习在上一次练习后的超量恢复阶段内进行。确定超量恢复阶段根据肌力恢复并有增强，患者自我感觉疲劳完全消除，肌肉有力，再练习积极性高来判断。在较劳累的肌力练习后这种现象多在48h后出现，故肌力练习多隔天进行，可视实际情况适当提前或延后。

（2）注意无痛锻炼。

（3）充分动员患者。

（4）注意心血管反应。

## （四）关节活动度练习

牵伸纤维组织的方法大致有：①主动运动。②被动运动。③助力运动。④关节功能牵引法。

# 二、作业疗法

## （一）概念

作业疗法（occupational therapy）的含义是指：受躯体损伤或疾病、心理社会功能障碍、发育或学习失能、贫穷或文化差异及衰老进程所限制的个体，通过有目的的活动（purposeful activity），最大程度地提高独立程度，预防残疾（失能），保持健康。一般认为，作业疗法其实就是将脑力和体力综合运用在日常生活活动，游戏，运动和手工艺等活动中进行治疗，其性质和劳动有类似之处。

作业疗法的内容由教育，治疗和咨询组成。专门的作业疗法活动包括：①教授日常活动技巧。②提高感觉—运动技巧，完善感觉功能。③进行就业前训练，帮助就业。④培养消遣娱乐技能，提高休闲活动的能力。⑤设计、制作或应用矫形器、假肢或其他帮助适应的器具。⑥应用特殊设计的手工业和运动来提高功能性行为能力。⑦进行肌力测试和（romge of motiom，ROM）测试。⑧帮助残疾人适应环境等。以上这些活动分个体、小组或社会结构进行。

## （二）作业疗法的自然科学理论基础

人类的生活活动中包含了一系列的适应（adaption），即转变功能以维持生存和健康。生物、心理和环境等因素可以妨碍适应，从而导致功能障碍和疾病。另一方面，人类的自身发展和从事这种活动时，人的躯体和精神状态可以发生良好的变化，良性的变化有利于发展适应。基于这种理论，通过作业活动，就可以发展适应，从而达到预防和治疗疾病的目的。另外，作业疗法也根据人类发育的规律，促进患者生理功能和心理社会状态的改善。

## （三）作业的内容和属性

作业的内容包括劳动（work），日常生活活动（daily living task 或 activity of daily living，ADL）和游戏（play）。劳动是指可以创造价值的作业活动，如手工艺（编织等）和园艺（种花等）。日常生活活动是指为达到生活自理而必须进行的一系列基本活动，如床上活动（翻身，坐起，上下床等），更衣、进食、移动、个人卫生（洗浴、上厕所等）和做家务（洗衣服等）等。游戏指打球、下棋、郊游等消遣性活动。

# 三、物理疗法

物理疗法简称理疗，是研究应用人工的和自然的物理因子（如电、光、声、磁、热等）来防止疾病的一门学科。

## （一）理疗作用

1. 物理治疗 ①消炎。②镇痛。③改善血循环。④兴奋作用（理疗可兴奋神经及肌肉组织，增强肌肉收缩功能，防治肌萎缩）。⑤促进神经纤维再生。⑥促进瘢痕软化吸收，促进粘连松解。⑦调节中枢神经系统及自主神经系统功能。

2. 物理预防 适当的理疗措施可增强机体的免疫功能，增强抗病能力。

3. 物理康复 可动员机体后备力量，增强代偿，促进恢复。

## （二）理疗的作用机制

（1）反射作用。

（2）体液作用。

（3）直接作用：①对机体组织器官的直接作用。②对致病因子的直接作用。

由于人体对物理因子的刺激会产生适应性，因此治疗到一定次数后即使再增加治疗剂量或延长治疗次数，也不再出现疗效。所以理疗要分疗程进行，在两个疗程之间要有一定的间歇期。物理因子可以治疗、防病，但使用不当也可产生相反的结果。为了使理疗获得满意的疗效，必须在诊断明确的前提下，正确掌握理疗的剂量与疗程。理疗应尽早开始。

## （三）理疗的方法

（1）直流电疗法及低频脉冲电疗法

1）直流电疗法：指应用 50～80V 电压的直流电治病：直流电是一种电流方向不随时间改变而改变的电流，应用较低电压（50～80V）的直流电作为治疗疾病的方法，称为直流电疗法。常用的直流电疗法有平稳直流电、不规则直流电、脉动直流电和断续直流电。当直流电通过人体时，在体内产生了一系列复杂物理化学变化，包括电解、离子水化、电泳和电渗现象，极化现象等。直流电对神经系统的影响包括：①对神经系统产生兴奋或抑制作用。如脊髓通以下行直流电，可使膝反射亢进。②对自主神经系统引起相关的内脏组织器官发生功能改变。③对运动神经及肌肉的影响，断续电阴极可促使神经再生。④对感觉神经及其他器官的影响，直流电对皮肤感觉神经末梢有刺激作用，阴极下产生针刺感，阳极下有烧灼感。因此，直流电的治疗作用主要表现在：①阴极能改善局部组织血循环、营养、代谢和含水量，具有消炎，刺激组织再生，促进溃疡愈合，软化瘢痕，对静脉血栓也有治疗作用。因此直流电阴极有消炎消肿作用。②阳极降低组织兴奋性，具有镇静、镇痛作用。而阴极提高组织兴奋性，具有兴奋刺激作用。③断续直流电能引起肌肉收缩，具有增强肌肉收缩功能、防止肌萎缩的作用。

直流电药物离子导入疗法：兼具直流电与药物双重作用，离子反射作用。

2）低频脉冲电疗法：应用频率＜1 000Hz的脉冲电流治疗疾病的方法：对感觉神经和运动神经都有强烈刺激作用。常用：①感应电疗法。②失神经支配肌电刺激法。对于失神经支配肌宜选用具有选择性刺激病肌作用的三角波脉冲电流来做电刺激，它既能使失神经支配病肌充分收缩，尽可能不引起皮肤疼痛，和肌肉疲劳，同时又避免使非病变的拮抗肌产生收缩。对完全失神经支配肌，脉冲前沿取150～600ms，间歇时间3 000～6 000ms；部分失神经支配肌，脉冲前沿取50～150ms、间歇时间1 000～2 000ms。一般都采用运动点刺激法。常用于治疗下运动神经元病损所致失神经支配肌肉，病程在3个月内者都可延缓肌肉萎缩；3个月至1年者，可防止肌肉纤维化，3年以上虽预后不良，但仍有恢复的可能性。③神经肌肉功能性电刺激疗法。④间动电流疗法：直流电基础上叠加半波或全波整流后的正弦电流而成的电流治疗疾病。可促进周围血液循环，调节神经肌肉组织的紧张度。⑤经皮神经电刺激疗法：治疗疼痛为主的无损伤治疗方法。禁用于：装有心脏起搏器者、妊娠，颈动脉窦部位。⑥断续直流电疗法：适应下运动神经元损伤所致的弛缓性麻痹，改善肌肉组织营养，提高肌张力，防止肌萎缩等。

3）中频电疗法：频率为1 000～100 000Hz的正弦交流电治疗疾病：包括：①音频电疗法：频率为1 000～5 000Hz的等幅正弦电流治病。②干扰电流疗法。③调制中频电疗法。

4）高频电疗法：用频率高于100kHz的震荡电流及其所形成的电磁场治疗疾病。常用短波、超短波、微波电疗法。短波指波长100～10m，频率3 000～30 000kHz；超短波：波长10～1m；微波：波长1m～1mm、频率300～300 000MHz。注意微波对成长中的骨组织有损害，能破坏骨骺，孕妇、3岁以下幼儿忌做微波治疗，睾丸避免微波辐射，对癌症禁忌用小功率微波作治疗。

（2）光疗法：红外线（波长760～400nm），紫外线（波长400～180nm），激光疗法各有其适应证及禁忌证。

（3）超声波疗法（国内常用超声波频率为800kHz）。

（4）传导热疗法（蜡疗能耐受55～60℃。坎离砂疗法）。

（5）水疗法：局部水疗有旋涡浴、冷热交替浴；全身水疗有盐水浴、松脂浴、中药浴，水下运动疗法。

（6）冷疗法、磁疗法。

（7）肌电生物反馈。

## 四、周围神经损伤后康复治疗的基本方法

1. 电刺激　较常用的电刺激方法是用低频脉冲电疗、干扰电疗法等刺激神经或肌肉，引起肌肉收缩，从而防止或减轻肌萎缩，又称"电体操"。在损伤部位的两端进行适当的离心性或向心性的物理因素的刺激，可能会促进神经的定向生长。已有多种使用电、磁、激光、超声波等作为手段，达到促进周围神经再生的方法。多种物理治疗可能促使离断的神经纤维分泌一种"扩散因子"，增加了引导再生神经纤维的定向生长的信息量，促进水肿消退、炎症吸收，改善组织的新陈代谢，改善神经纤维生长的微环境。在周围神经损伤处采用某些促生长剂药物作离子导入电疗，可能对神经纤维生长有促进作用。一般认为肌力越弱，特别是0级或1级时，电刺激的价值越大。

2. 按摩与被动运动　周围神经损伤后或手术后拆除外固定时应及时进行按摩与被动运动，以活跃局部血液淋巴循环，增强新陈代谢，消肿并松懈瘢痕粘连，预防肌肉缩短和关节挛缩。按摩与被动运动还能通过反射引起肌肉收缩，减轻肌肉的萎缩。周围神经损伤时，肌肉呈现弛缓性瘫痪，按摩手法应强调柔中有刚，但又忌动作粗暴，按摩手法一般从近心端开始到远心端。

3. 传递冲动　在肌肉的主动收缩尚未出现或刚刚出现时，经常性地反复多次地鼓励患者进行主动运动，也就是使相应的大脑运动皮层及脊髓前角细胞兴奋，并发放运动冲动，使之沿神经轴索传导。其作用可能为防止神经元变性、加强轴索流的输出及传导，发挥神经营养作用，从而促进周围神经纤维的再生。这种试图引起瘫痪肌肉运动的练习，就称为"传递冲动"练习。

4. 主动、助力、抗阻运动　增强肌力的最好方法是主动运动。周围神经损伤后的肌肉出现微弱的收缩，就应立即开始主动运动的训练。2 级肌力时加作助力运动或负荷运动，肌力 3 级时加主动运动，4 级时作抗阻运动，各组受累肌肉依肌力大小分别进行适当方式练习。

5. 肌电生物反馈训练及肌电生物反馈电刺激　肌电生物反馈法即用电极引出较弱的肌电信号，加以放大以声或光的方式显示给患者，用以诱导患者更好地进行肌肉收缩或放松的练习。此法已成功地应用在 3 级以下肌力的肌肉锻炼。近年发展起来的肌电生物反馈电刺激法除把肌肉内引出的微弱电信号放大显示于患者外，同时把此电信号增强，重新输入同一肌肉束刺激其收缩，或者用肌电信号放大后，触发一组脉冲电位，对同一肌肉进行电刺激。这样把肌电生物反馈训练与脉冲电刺激疗法即有机地结合起来，除了增强肌力外，通过从中枢到靶器官之间远心及向心冲动的反复接通，有利于恢复及改善肌肉的神经控制，有助于提高运动灵活性、稳定性和协调性，可能对神经或肌腱移位术后肌力的训练有特殊价值。

6. 实用功能训练　实用功能练习即日常生活活动能力练习（如穿衣、个人卫生、进食等）和其他有实用价值的活动功能练习（如使用各种用具、操作计算机等）。在肢体基本功能恢复不良时进行这些专门训练，可以增强独立生活及参加工作的能力。有时需要在特殊支具帮助下，利用特制工具进行。

## 五、周围神经损伤在功能恢复期的康复医疗方法

（1）当肌电图显示神经尚无运动动作电位临床检查肌力为 0 级时，应活动未受伤的其余肢体，增强体质；注意保护伤肢，避免加重周围神经损伤。在感觉神经尚未恢复时注意避免皮肤烫伤。指导患者每日作数百次传递冲动和每日一次的轻柔按摩和被动运动；在周围神经损伤处，作每日一次药子导入电疗约 20min。休息时注意保持患肢在正常功能位，也可安上特定支具，预防肌腱、关节挛缩。

（2）肌电图显示神经已部分再生时，临床检查肌力为 1 级或 2 级时，除继续进行以上治疗及练习外，应增加患肢每日一次负荷主动运动或助力训练，有条件的最好在温水浴池中进行，增加每日一次的肌电图反馈治疗，或肌电生物反馈电刺激治疗。

（3）肌电图显示神经再生或恢复良好，临床检查肌力为 3 级时，继续按摩和药物离子导入治疗、每日一次主动训练或助力训练及肌电生物反馈电刺激治疗。增加部分实用功能训练。

当肌力恢复到 4 级时继续按摩，增加患肢的抗阻肌力训练，也可采用等动训练器训练肌力，加强实用功能训练。若右力手恢复不理想，可训练左力手来代偿。

## 六、神经肌腱移位术后康复医疗的特殊问题

周围神经损伤严重而神经修复无效时，可以采用神经或肌腱移位术。周围神经和肌腱移位术是一种积极的功能替代法，由于原来的神经或肌肉的功能在移位后发生很大改变，大脑运动区的有关运动定型必须随着发生变化。因此，康复医疗的一个重要任务是积极训练建立起新的中枢运动动作定型。

在肌腱移位术前，应加强该肌力的训练，努力增强其肌力。在神经或肌腱移位术后，应尽早积极进行分阶段有目的的训练。如在膈神经接到肌皮神经术后，通常需固定 6 周左右，固定期间的康复医疗与骨折后固定期的相同。拆除外固定后，首先指导患者吸气时努力主动屈肘，争取神经移位术的初步成功。在这时所有按摩、被动运动均应注意动作应轻柔、小心，肩外展的幅度应从小到大，切忌动作粗暴与突然，避免过重牵拉所移位的神经。在初步训练目的达到后，接着开始训练在缓慢地吐气时，仍然努力保持肘关节主动屈曲，直到训练到正常速度呼气时仍然保持肘屈曲。同时也练吸气时保持肱二头肌松弛。最后，再练随意呼吸时作肘关节的主动屈与伸。经过每天几十次、数百次的刻苦训练，逐渐建立起大脑运动区新的屈肘运动中枢。膈神经移位代肌皮神经达到完全成功。一般 8～9 个月，屈肘肌力可达 3 级以上。上述训练期间，还应配合用电体操，寻找刺激膈神经的合适的"扳机点"完成屈肘动作。采用音频电疗法松解移位术后的组织粘连。肌电生物反馈法与肌电生物反馈电刺激应用于神经移位术后的功能训练中，显然有较好的疗效。

肌腱移位术后约一个月拆除外固定后，这时除了应用物理疗法外，特别要加强肌肉的主动运动。如

在腓肠肌移位代胫前肌时，首先作双侧踝关节背伸，从轻到重，每日数十次可，开始手术侧踝背伸的主动运动尚未出现时，可以先作助力运动，若移位后的肌腱稍有随意运动，应采用肌电生物反馈法或肌电生物电刺激法，特别是后一种方法，既训练了肌力，又有利于主动肌与拮抗肌群的协调，效果较好。然后，再转为单侧下肢训练主动背伸踝关节，直到新的踝背伸功能重新建立为止，这时提示大脑皮层运动区新的踝背伸中枢已经建立。

周围神经修复或肌腱移位后的肌力恢复到Ⅳ级时，应以抗阻肌力训练法为主，结合实用功能的训练，争取早日恢复功能。

（畅海雯）

# 第二节　外伤性瘫痪患者

一旦瘫痪患者生活体征稳定、骨折部位稳定、神经损害稳定或压迫症状缓解、呼吸平稳后，即可进入恢复期治疗。

## 一、康复治疗

### （一）肌力训练

肌力训练的重点是肌力要达到Ⅲ级，可以逐步采用渐进抗阻练习；肌力Ⅱ级时可以采用滑板运动或助力运动；肌力Ⅰ级时只有采用功能性电刺激的方式进行训练。肌力训练的目标是使肌力达到Ⅲ级以上，以恢复实用肌肉功能。肌力训练的强度和着重点取决于损伤的程度（完全或不完全）、时间和平面。从总体上看，截瘫患者为了应用轮椅、拐杖或助行器，在卧位、坐位时均要重视锻炼肩带肌肌力，包括上肢支撑力训练、肱三头肌和肱二头肌训练和握力训练。对于采用低靠背轮椅者，还需要进行腰背肌的训练。为了步态训练，应该进行腹肌、髂腰肌、腰背肌、股四头肌、内收肌等训练。卧位时的训练方法包括举重、支撑，坐位时可利用倒立架、支撑架等训练。总之，应根据不同损伤平面以及损伤时间确定分阶段的训练方案。

肌电触发功能性电刺激治疗是近年来的新发展，其优点是可以将微弱的肌肉收缩（肌力0～Ⅱ级的肌电通过放大，触发机器发出足以诱发肌肉收缩的低频电刺激，从而使肢体产生运动）。这种方式可以使患者看到微弱肌力时训练的效果，对于增强患者的训练意识和主观能动性有较大帮助，已被临床普遍采用。

### （二）肌肉牵张训练

肌肉牵张训练包括腘绳肌、内收肌牵张和跟腱牵张。腘绳肌牵张是为了使患者直腿抬高大于90°，以实现独立坐位。内收肌牵张是为了避免患者内收肌痉挛而造成会阴部清洁困难。跟腱牵张是为了保证跟腱不发生挛缩，以进行步行训练。牵张训练是康复治疗过程中必须始终进行的项目。牵张训练还可以帮助降低肌张力，从而对痉挛有一定的治疗作用。

### （三）坐位训练

正确独立的坐姿是进行转移、轮椅和步行训练的前提。床上坐姿可分长坐（膝关节伸直）和短坐（膝关节屈曲）。实现长坐才能进行床上转移训练和穿裤、袜和鞋的训练，其前提是腘绳肌牵张度必须良好，关节被动活动度超过90°。坐位训练还应包括平衡训练及躯干向前、后、左、右侧平衡训练，以及旋转活动时的平衡。这种平衡训练与中风和脑外伤时平衡训练相似。

### （四）转移训练

转移训练包括帮助转移和独立转移。前者是指患者在他人的帮助下转移体位，可有两人帮助和一人帮助；后者是指患者独立完成转移动作，包括从卧位到坐位转移、床上或垫上横向和纵向转移、床至轮椅和轮椅至床的转移、轮椅到凳或凳到轮椅的转移，以及轮椅到地、地到轮椅的转移等。在转移时可以借助于一些辅助具如滑板等。

## （五）步态训练

步态训练首先要分析步态，以确定残疾程度，分析髂腰肌、臀肌、股四头肌、腘绳肌等肌力的功能状况。完全性脊髓损伤患者步行的基本条件是有足够的支撑力和控制力，即脊髓损伤平面必须在胸或胸以下。如果要具有实用步行能力，则平面必须在腰或腰以下水平。对不完全性损伤者，则要根据肌力情况确定步态预后。步行训练的基础是坐位和站位平衡训练、重心转移训练和髋、膝、踝关节控制能力训练。对于以上关节控制肌的肌力经过训练仍然不能达到3级以上水平者，必须使用适当的支具以代偿肌肉的功能。在具备以上条件之后，患者可以开始平衡杠内练习站立及行走，包括三点步和四点步、二点步，并逐步过渡到助行器或双拐杖行走。行走训练时要求上体正直、步伐稳定、步态均匀。耐力增强之后可以练习跨越障碍、上下台阶、摔倒及摔倒后起立等。从功能角度，步态训练后可以达到以下功能性结果：

（1）社区功能性行走：要求达到：①终日穿戴支具并能耐受。②能自己上下楼。③能独立进行日常生活活动。④能连续行走900m左右。

（2）家庭功能性行走：只能完成上述前3项活动，但行走距离不能达到900m。

（3）治疗性步行：上述4项活动均不能达到，但可借助支具进行短暂步行。这种步行有助于改善患者的心理状态，减少压疮的发生机会，减少发生骨质疏松的机会或程度，改善肌肉的血液循环，减轻肌肉萎缩，促进排尿排便，减少对他人的依赖性等，因此仍具有治疗价值。

## （六）轮椅训练

在选择合适的轮椅之后，患者可以选择的姿势是：腰椎后突，骨盆下旋，身体的重心落在坐骨结节上方或后方（后倾坐姿）或相反的前倾坐姿。前倾坐姿的稳定性和平衡性更好，而后倾姿势较省力和灵活。要注意防止骨盆倾斜和脊柱侧弯。轮椅操纵训练上肢的力量及耐力是轮椅操纵的良好前提，在技术上包括前后轮操纵，左右转、进退操纵，前轮跷起行走及旋转操纵，上一级楼梯训练以及下楼梯训练。注意每坐30min，必须用上肢撑起躯干或侧倾躯干，使臀部离开轮椅面减轻压力一次，以免坐骨结节发生压疮。

## （七）功能性电刺激

用功能性电刺激（FES）恢复肢体功能的方法，已经使四肢瘫痪的患者能够用手抓放物体，使截瘫患者在步行器的帮助下能够行走，但这项技术仍处于实验阶段。有利于肢体控制的FES系统是由一个多道的电刺激器组成，包括电脑控制装置（开路或闭路控制）、电极（表面或植入）和导线。有时可采用传感器。以较低的电流定量地激活运动传出和感觉传入神经纤维，直接或通过反射途径引起收缩。用于上肢控制的FES研究和应用非常复杂，需要仔细选择有适应证的患者，同时还需要进行手部肌肉重建术。通过对每一下肢的2块或4块肌肉进行FES刺激，能够使得截瘫患者站立和短距离行走，但要使这一技术成功地为临床所应用，还得满足安全、可靠、功能要求、能量消耗、使用简便、美观大方和经济方面的种种要求。FES具体方法多采用脉冲方波。①体表刺激法：治疗时，将电极置于股四头肌或小腿腓肠肌皮肤表面的合适部位（运动点）。损伤平面$C_7$以上的患者腹肌麻痹，躯体控制能力很微弱，手的残存功能很少或基本丧失，常在前臂尺侧腕屈肌或肱二头肌放置电极，以锻炼手臂的功能。②埋入式刺激法：将电极植入需要运动的主要肌群。一般采用低频恒流电脉冲，可刺激多达32块瘫痪的肌肉。

## （八）物理治疗

1. 低频电刺激疗法 适用于松弛性瘫痪。根据已发生瘫痪的肌肉对直流电及感应电的反应情况，选用合适的电流。如果对先行的感应电流无反应，可用断续直流电或指数曲线电流刺激。用点状电极或滚动电极刺激运动点，每次10min左右，1次/d，10~20次为一疗程。

2. 超短波疗法 根据瘫痪的肢体将电极分别放在脊髓损伤部位及双足或双肩臂上，无热量或微热量，每次10~15min，1次/d，10~15次为一疗程。

3. 电水浴疗法 不仅有电流作用，而且有水温作用，作用面积较广，对于脊髓腰节段并发马尾损伤引起的瘫痪比较适用。治疗时，把36~38℃温水注入足槽内，使水深达到小腿中部，另一板状电极置于腰部，接通直流电流，电极极性可相互交替，每次15～30min，1次/d，20～30次为一疗程。

4. 漩水浴　水温36～38℃，每次10～15min，1次/d。在水中通入压缩空气，使水产生旋涡和波浪，可以改善肢体功能。

5. 局部光疗法　将瘫痪肢体放入局部光浴器中，每次20～30min，1次/d，15～20次为一疗程。

### （九）作业治疗

脊髓损伤作业治疗主要应用于颈髓损伤者，促进上肢功能的恢复。如果损伤者尚存在三角肌和肱二头肌功能，可以训练借助辅助具进食，即采用腕支具固定关节，利用固定在腕支其上的餐具将食物送入口中。可以使用电动轮椅，可以借助他人帮助完成转移动作和坐位时的臀部减压动作。如果损伤者有一定的伸腕功能，屈肘功能正常，但没有独立的手指功能，可以训练利用伸腕动作脱衣，将衣扣改为尼龙搭扣，可以自己穿脱衣裤。可用手支具补偿抓捏功能进行手部活动，包括书写活动。如果损伤者主要训练手指功能，尽可能独立地进行抓握活动，包括穿脱衣服、家务劳动等，必要时仍需借助手支具如采用手柄加粗的刀、砧板及锅铲等进行厨房活动。厨房设施必须降低高度，使患者可以在坐位进行操作。

### （十）肌肉功能重建

肌肉功能重建主要用于上肢功能障碍者，$C_5$损伤者可将三角肌后份加腱条移植到肱三头肌上，建立伸肘功能；$C_6$损伤者伸肘功能重建同上。此外，可将拇长屈肌腱固定在掌骨面上，将拇指固定，同时将桡侧腕长伸肌固定在指屈肌上，重建手指抓握功能。$C_7$损伤者可以将肱桡肌固定在拇对掌肌上，以恢复拇对指功能。因下肢承受力量较大，肌肉功能重建的功能性作用有限。

## 二、瘫痪并发症的康复治疗

### （一）疼痛处理

绝大部分脊髓损伤患者在损伤平面以下均有不同程度的感觉异常，文献报道的发生率在80%～94%。部分感觉异常可以是疼痛，发生率为14%～45%。比较公认的估计是，1/3～1/2的脊髓损伤患者有疼痛，其中有10%～20%达到严重程度并影响日常生活5%严重者需要手术治疗。脊髓损伤后疼痛的性质、程度和分类，目前没有公认的定义，因而给统计带来较大的差异。

1. 疼痛的分类　目前，最常用的是按神经生理特征分类。

（1）周围神经痛（包括马尾）：伤后数天或数周发生，表现为刺痛或烧灼痛，持续时间数秒或数十秒。安静时加重，活动时好转。

（2）脊髓中枢痛：伤后数周至数月发生，表现为持续性刺痛或麻木。活动加重，休息好转。

（3）内脏痛：伤后数周至数月发生，表现为持续性烧灼感。

（4）肌肉张力或机械性痛：伤后数周至数月发生，表现为钝性酸痛，持续时间可变。活动加重，休息好转。

（5）心理源性疼痛：发作特征、疼痛性质和持续时间以及发作诱因、缓解因素可变。

2. 疼痛的治疗

（1）预防性措施：疼痛可以由于感染、压疮、痉挛、膀胱和肠道问题、极度温度变化、吸烟、情绪波动等因素诱发，因而避免这些因素或进行积极的处理、治疗，可以有效地防治疼痛。保持良好的营养及卫生状态、正确地处理骨折和软组织损伤、适当的关节被动和主动活动，以及正确的体位，均有助于避免疼痛发生或治疗疼痛。适当的运动是预防肩袖损伤和肩关节周围炎最有效的方法。在卧位时，患者应该使肩外展的肘关节稍伸展，用枕头支托。

（2）心理治疗：所有慢性疼痛均有一定的精神因素参与，故放松术、催眠术、暗示术、生物反馈、气功、教育等均有助于治疗。

（3）运动及理疗：运动有助于增加关节活动范围，提高肌力，改善心理状态；按摩、理疗和水疗有助于减轻局部炎症，改养血液循环。这些均有助于治疗慢性疼痛。

（4）药物治疗：脊髓损伤患者使用止痛药物非常广泛，但有关药物止痛作用的研究甚步，缺乏科学依据。一般使用的药物为非甾体类消炎镇痛药。麻醉镇痛药只有在疼痛极度严重时才可考虑使用。目前三环类抗抑郁药已广泛用于治疗中枢性和周围性疼痛。单纯使用药物治疗的有效性只有22%，因而最好和其他措施配合使用。

（5）电刺激：各种神经电刺激已广泛应用于止痛和解除痉挛，经皮神经电刺激（TENS）在脊髓损伤的应用开始于1967年。常用的方法为脉冲方波，频率20～200Hz，电流强度以患者能耐受为度。可供选用的治疗部位有穴位、局部、脊髓相应节段1次/d，每次20～30分钟。但有部分患者的疼痛在电刺激后加重，特别是中枢性疼痛患者。此外，还有可能造成膀胱逼尿肌和括约肌协同异常。采用植入电极的骶段硬膜外电刺激止痛和解除痉挛的短期效果较好。但也有上述不良反应，长期治疗效果均不太理想。深部脑电刺激止痛近年来已开始试用，但效果尚有待确定。

（6）神经外科手术：手术治疗包括神经干切断术、交感神经切除术、脊髓前外侧或后根切断术和脊髓切断术，应用于脊髓损伤疼痛已经有数十年的历史，有效率在40%～50%。由于长期疗效不佳，国外已经较少使用。经皮脊髓射频治疗的有效性为40%。新近最受重视的治疗是脊髓后根消融术，其有效率为50%，但弥散性远端肢体疼痛（有效率为20%）和烧灼感（有效率为38%）的疗效较差。

（7）中医治疗：中药、针刺、针灸。

总之，对于周围性疼痛的治疗方法较多，效果也较好。但对中枢性疼痛的治疗目前尚无良策。需要强调指出的是，多数脊髓损伤者的疼痛只有在影响功能的情况下才必须治疗。疼痛如果不影响功能就不一定要治疗，以避免止痛治疗本身的不良反应。治疗时要注意明确疼痛原因和诱因，采取综合措施，力争取得最佳效果。

## （二）肌痉挛

1. 肌痉挛的发病机制　脊髓圆锥以上水平的损伤均可保留部分脊髓反射弧。正常情况下，脊髓中枢的兴奋性由大脑皮质控制，以保持正常的随意运动。脊髓损伤后，大脑皮质对脊髓中枢的控制作用降低或丧失，而脊髓中枢的兴奋性提高，从而造成肌痉挛。肌痉挛一般在损伤后3～6周开始发生，6～12个月达到高峰。

2. 肌痉挛的主要临床表现　肢体被动运动时肌张力增加，并与速度呈正相关。皮肤刺激退缩反应过强，腱反射亢进，踝阵挛阳性，巴氏征阳性。

3. 肌痉挛的常见诱因　膀胱充盈或感染、结石、尿路阻塞、压疮以及机体的其他感染或损伤是诱发痉挛的常见诱因。因此，患者反复发生痉挛时要注意是否有并发症发生，及时去除诱发因素是缓解痉挛最有效的治疗方法之一。

4. 肌痉挛的缺点　①过强的肌痉挛可以造成较强的皮肤剪力，从而会造成皮肤损伤或压疮。②痉挛时关节活动限制而影响日常生活活动的完成。③股内收肌痉挛会影响大小便及会阴部清洁卫生。④痉挛时可诱发疼痛或不适。⑤以上损伤可因呼吸肌痉挛而导致呼吸窘迫等。

5. 肌痉挛的优点　①股四头肌痉挛有助于患者的站立和行走。②膀胱肌和腹部肌痉挛有助于排尿。③下肢肌痉挛有助于防止直立性低血压。④四肢肌痉挛有助于预防深静脉血栓的形成。

6. 康复治疗　①去除诱发因素如结石、感染等。②牵张运动及放松训练。③药物如安定等，均对解痉有治疗作用。④神经根封闭治疗、水疗、手术治疗以及直肠电刺激治疗等，均有一定效果。

## （三）压疮

压疮又称褥疮，是卧床或坐轮椅患者的常见并发症。即使在具有良好设备的现代医院内，仍有发生巨大深度压疮的可能。据报道，我国1976年唐山地震致伤的一组SCI患者在第1个月内发生压疮的达82.4%。SCI患者和老年人为两组压疮的高危人群，老年SCI患者发生率更高。压疮加重患者的精神创伤，妨碍活动，增加护理难度，延长住院时期。严重压疮大量渗液可引起慢性衰竭。压疮感染引起败血症，更是SCI患者死亡的主要原因之一，故压疮的防治是SCI治疗与康复的重要问题。

1. 压疮的病因　皮肤及软组织受压超过平均毛细管压（4.27kPa）时，组织内血流停止，持续一定时间即可引起组织坏死，产生压疮。实验证明诱发压疮的压力大小与其持续时间呈负相关，即较大的压力能在较短时间内造成压疮。较短时间的间歇性压力也可引起毛细管内膜损伤及血小板血栓而引起压疮。压力与剪切应力结合对毛细血管损伤更大，更易引起压疮。SCI 患者处于不稳定的坐位时坐骨结节处的受力即是如此。近骨骼突起处的皮肤和软组织由于压力集中，常首先受损，故骶部、坐骨结节部、股骨大转子、足跟及背部都是压疮的好发部位。此外，压疮的发生与局部潮湿、受凉、吸烟、情绪不佳及消瘦、贫血等局部或全身性因素有关。

2. 压疮的检查及分级　压疮的检查应包括其部位、大小、深度及创面颜色的描述。压疮大小通常用手法测定其长径及宽径，也有用照相法、扫描求积法等方法。深度的分级方法较多，常用的把压疮分成 5 级：Ⅰ级指表皮和真皮红、肿、发热、变硬，但无破损；Ⅱ级指皮肤溃破累及浅层皮下组织；Ⅲ级指真皮及全层皮下组织受累，未累及深筋膜；Ⅳ级指溃疡基底深及骨骼；Ⅴ级专指深部软组织坏死有窦道形成时。

对压疮表面颜色的描述：黄色提示有表层组织坏死；黑色提示有较陈旧的坏死组织黏着；灰白色表示血运不佳；红色提示肉芽生长。还要注意水肿、炎症等表现。

3. 压疮的预防　关键在于严格执行防压疮护理。卧床患者每 2h 翻身一次，翻身时避免拖移患者以防组织受剪压应力损伤。能自行翻身的患者应鼓励多翻身及改变体位。俯卧位较少形成局部高压区，可能时也应采用。注意皮肤保持干燥及温暖。局部按摩可能增加毛细血管损伤，宜慎行。

有多种为预防压疮而设计的床垫。塑料海绵床垫要求厚达 10cm 以上。变压充气床垫可分区升降压力，效果较好。各种床垫表面应透气、散热、平整无明显皱褶。各种床垫的使用都不能保证骨突起处组织压力低于毛细血管压，从而防止局部组织缺血，故不能替代定时的翻身及皮肤护理。

防止压疮的坐垫通常用泡沫塑料或胶体制成，也有充气或充水的。一般都不能使坐骨区压力低于毛细血管压，仍须经常改变体位或用上肢支撑使臀部暂时升高坐垫。站立行走训练可有效地消除局部受压，也是防止压疮良法。有报道作臀大肌电刺激可改变臀部压力分布，改善血液循环，有助于防止压疮，对 SCI 患者的实用价值未明。

4. 压疮的治疗　压疮的愈合过程也如其他创伤，按以下顺序进行：最初阶段为炎症期，血小板凝集，有白细胞及巨细胞浸润以清除坏死组织及细菌，并激活纤维母细胞，后者合成胶原纤维及蛋白多糖，形成肉芽组织；然后肉芽收缩，缩小创面，上皮增生移行，覆盖创面；再经历愈合组织的成熟过程即纤维组织再机化，使瘢痕软化、变平、褪色。整个过程可经历很长时间。

压疮的治疗首先是加强上述预防压疮的护理，增加翻身次数，可能时包括采用俯卧位，更好地利用床垫或特殊形状的塑料垫解除疮部压力，但不引起另处的压力集中。有皮损及溃疡形成时适当方法及适时的换药十分重要。渗液过多时可每日更换敷料 2 次，不使过湿。换药时可用红外线照射创面以降低湿度。感染较著时可使用杆菌肽、新霉素、多粘菌素 B 等药物换药。创面存在坏死组织时也可敷用胰蛋白酶、木瓜蛋白酶、胶原蛋白水解酶等促进其溶解清除。创面有新鲜肉芽增生及开始表皮移行时不宜频繁换药，以免损伤新生表皮。但须保持创面润湿，避免形成焦痂。由血小板及巨噬细胞分泌的生长因子可引导表皮细胞增生及向剖面移行。有人用血小板悬液以凝血酶激活，制成软膏敷于创面以促进愈合。创面上存在深厚坏死组织时应行清创，可用外科手术或二氧化碳激光法。对久治不愈、创面纤维组织硬化、血运不佳、肉芽活力丧失或合并窦道形成的压疮，应考虑施行压疮整块切除及皮瓣或肌皮瓣修复手术。

治疗压疮时必须重视患者的营养情况。SCI 并发压疮者多数存在贫血、低蛋白、低胆固醇、缺铁缺锌等问题，必须注意补充。需要每日足够的蛋白摄入及充足的热量摄入，缺锌者应补锌，并给予充足的维生素 C。

压疮愈合后再次发生的机会很高。有报道 61% 的创口在 9.3 个月后复发，故愈合后仍须十分重视继续执行预防压疮的各项措施。

## （四）泌尿系统并发症

1. 尿路感染　截瘫患者由于排尿障碍或持续性导尿管引流常引起尿路逆行感染。因感觉障碍，发生尿路感染时的尿道刺激症状不明显，只能通过对尿液混浊，尿中有红、白细胞，尿培养阳性，血象示白细胞增多和体温升高等感染现象观察。没有全身症状时一般不必采用药物治疗，即使应用，效果也不好，也就是说不能完全消除菌尿。长期导尿管留置者不能完全消除泌尿系感染。在出现全身症状时，最好进行尿培养和药敏试验，以选择恰当的抗菌药物。常用的理疗方法如下：

（1）超短波治疗：肾区治疗用两块板状电极在肾区前、后对置，无热量或微热量，1次/d，每次15~20min，10~15次为一疗程，适用于急、慢性肾盂肾炎。膀胱治疗用两块板状电极于膀胱区和腰骶部前后对置，微热量，1次/d，每次15~20min。当膀胱刺激症状明显时，可先在膀胱区后在肾区进行治疗；或于当天上、下午各治疗一个部位。

（2）微波疗法：圆形辐射器置于肾区，距离10cm，强度50~100W，每次5~10mm，1次/d，应用于慢性感染。

（3）紫外线疗法：适用于反复发作而无肾功能不全的慢性患者，采用肾区照射。用红斑量，每周3次，6~10次为一疗程。

2. 泌尿系统结石　由于脊髓损伤患者饮水一般偏少，加上长期卧床，使尿液浓缩；长期不活动造成高钙血症和高磷酸血症，因而患者容易发生泌尿系统结石，也容易继发泌尿系统感染。防治的方法主要是：适当增加体力活动，减少骨钙进入血液，多饮水，增加尿素和尿钙排泄。根据结石的性质适当改变尿液的酸碱度。必要时可以采用超声波体外碎石、中药排石等。

### （五）性功能障碍

脊髓损伤后的性功能障碍是康复过程中极为重要的问题，这涉及生理、心理、生育等方面。由于传统意识的影响，中国人倾向于回避这一问题，从而使许多脊髓损伤患者面临这方面的困境而无法得到合理的康复治疗。

1. 脊髓损伤平面及严重程度与性功能障碍的关系　$T_{10}$~$L_1$平面以上完全性脊髓损伤可使男女生殖器感觉全部丧失，但直接刺激可以使阴茎反射性勃起或阴唇反射性充血，阴道润滑，阴蒂肿胀，产生这一现象的原因是损伤平面以下尚存在交感和副交感神经反射。$S_{2-4}$平面完全性损伤者生殖器官感觉完全丧失，男性丧失勃起和射精能力，不可能通过生殖器刺激而获得性高潮。$L_2$~$S_1$平面完全性损伤者出现分离反应，即男性可以有生殖器触摸和心理性勃起，但不能协调一致。男女均不能通过生殖器刺激而获得性高潮。$T_{10-12}$的完全性损伤可使交感神经活动丧失，因而心理性男性阴茎勃起反应和女性阴道血管充血反应丧失。如果损伤平面以下的脊髓骶节段未受影响，直接刺激生殖器能产生反射现象。$T_{12}$以下完全性损伤后，心理性阴茎勃起还可存在，但这种勃起的时间较短，通常不能满足性交。对女性$T_{12}$平面以下患者的心理刺激也能引起阴蒂充血、阴唇充血和阴道的润滑，并可引起骨盆区域的较正常弱的快感。脊髓骶节段或马尾损伤时这种骨盆反射消失不完全性脊髓损伤后运动、感觉和自主神经所保留下来的功能各不相同，对性功能的预测就不太精确。

2. 男性性功能障碍

（1）勃起：勃起是一种血管生理现象。血管扩张充盈引起勃起，血管关闭时阴茎疲软。勃起包括反射性勃起和心理性（精神性）勃起。心理刺激既可引起兴奋，亦可造成抑制。由于触摸引起的反射性勃起可因心理因素而抑制，脊髓的勃起兴奋和抑制机制十分复杂。大脑边缘系统和下丘脑起关键作用。内脏传出冲动至脑，再由脑发出冲动沿锥体外系下行至脊髓勃起中枢，后者与$T_{11}$~$L_2$的交感神经节前纤维以及$S_{2-4}$的副交感神经相关，副交感神经协同交感神经引发勃起，一氧化氮为勃起的神经递质。完全性下运动神经元截瘫患者丧失反射性勃起能力，但可以有心理性勃起，说明交感神经传出与勃起的联系。反射性骶节段副交感神经介导，由阴部神经的感觉传入触发。$T_{10}$是截瘫患者是否有生殖器疼痛的关键平面。从总体看，74%~99%的患者可以有勃起，7%~8%可以射精；颈髓和胸髓损伤患者多数均可有勃起，在具有勃起能力的患者中，76%在损伤后6个月内恢复，其余均在1年内恢复。其中93%可以成功地进行性交，10%可以射精，5%具有生育能力。上运动神经元完全性损伤者93%、不完全性损伤者98%具有反射性勃起能力（30%有射精能力）。完全性下运动神经元损伤的患者中，26%有心理性勃起，不完全损伤者中83%有心理性勃起能力。

（2）射精：射精主要受交感神经控制，包括膀胱颈关闭、躯体反射和海绵体肌、精囊腺和输精管的协同收缩。上运动神经元完全性损伤者有射精能力的仅为4%，不完全性损伤者为30%，下运动神经元完全性损伤者有射精能力的为18%，不完全损伤者可达70%，$T_{12} \sim S_2$平面损伤者可以出现混合性勃起或射精。$T_{4 \sim 5}$平面损伤者性冲动时可诱发自主神经反射，机制不明。

（3）性交：不完全性下运动神经元损伤有阴茎勃起者80%可以性交，其中70%可以射精，但满意度只有15%～25%。

（4）睾丸功能及激素分泌：损伤后睾丸产生精子的能力降低，成年人可以出现睾丸间质组织硬化，间质细胞和生精小管萎缩，青少年可出现睾丸发育障碍，约50%患者的精子生成能力可以保持正常。由于脊髓损伤患者经常采取坐位（轮椅），因而睾丸的温度相对增高，可能与上述睾丸组织的异常有关。目前，还没有资料证实这些异常与损伤水平、程度有内在联系。睾酮水平和下丘脑－垂体－睾丸轴激素水平均未见显著损害，尽管在急性期可有血浆睾酮水平下降。

3. 恢复勃起能力的技术

（1）血管活性物质阴茎海绵体注射：Virag等首先报道采用罂粟碱注射阴茎海绵体以恢复脊髓损伤患者的勃起功能。将罂粟碱和酚妥拉明联合应用最为常见。一般注射于阴茎根部后外侧，剂量为罂粟碱25mg/ml和酚妥拉明0.83mg/ml的混合液0.1～1.0mL；也有人主张只采用罂粟碱。使用剂量可以达到罂粟碱10～80mg，酚妥拉明2～10mg，注射液量可以达2ml/次。剂量应该由小逐渐增大，直至达到满意效果。应该在注射3～5min内出现勃起，并可维持60min以上。有人主张在注射后采用橡胶圈置于阴茎根部以阻断血液回流，保持阴茎勃起。近年来，有报道采用前列腺素单独注射或与罂粟碱合用，效果良好。药物注射的不良反应轻微，包括注射部位一过性疼痛和感觉丧失、瘀斑、注射部位纤维化。最严重的并发症是阴茎异常勃起，常见于罂粟碱和酚妥拉明合用的患者。治疗主要为撤药和阴茎减压。也可考虑使用肾上腺素能药物，特殊情况下可采用外科手术减压。

（2）真空技术：真空胀大收缩疗法是采用负压装置将阴茎置于其中，利用负压使阴茎胀大，再使用收缩带置于阴茎根部阻断血流，使阴茎保持勃起状态约30min。药物注射可以和真空技术合用，以加强治疗作用。

（3）阴茎假体：包括半硬式和充盈式两大类。自20世纪70年代末期以来得到较普遍应用。①半硬式假体包括悬吊式、可塑式和铰链式。多采用硅胶作为材料，增加阴茎的长度、直径和硬度。根据不同的设计可以采用铰链式改变阴茎方向，也有主张不用调节。②充盈式假体包括多成分式或内藏式。此类假体多采用泵机制，即一个"水库"加一对阴茎假体。这种假体比半硬式假体贵得多。"水库"可以植入体内，即所谓内藏式，其效果优于半硬式。采用阴茎假体的多数男性患者可以使伴侣的性生活达到基本满意的程度。主要的不良反应为阴茎感染和假体机械性故障，总发生率在10%～25%。在考虑采用阴茎假体时需要充分考虑患者的心理治疗，充分理解所选择假体的优缺点以及可能的并发症。

（4）其他方法：骶前神经刺激器可以作为治疗尿失禁的方法，也可以致使阴茎勃起，因而有可能将刺激电极植入体内作为刺激阴茎勃起的治疗方法。

4. 获取精液的技术　许多男性脊髓损伤患者由于射精过程障碍或发生逆向射精，生殖能力发生障碍。为了解决部分患者的问题，20世纪70年代以来国际上开始采用人工授精的方式解决生育问题。采集精液的主要方法是：毒扁豆碱注射；阴茎震颤器刺激；电排精法；药物离子导入药物。

5. 女性性功能障碍

（1）生育：脊髓损伤对女性患者的生育无影响，月经一般在1年内恢复正常，平均为3～6个月。但损伤本身对患者的心理和配偶的心理产生重大影响，生殖器的感觉障碍和肢体活动障碍在一定程度上也可影响性生活，需要采用一些适应性技术，但最重要的是心理咨询和治疗。由于脊髓损伤女性的生育能力无明显障碍，因此需要避孕的患者仍应采取相应的措施。

（2）性反应：性敏感器官不仅仅是生殖器，其他部位如乳房，肩、颈或口唇，均为性敏感区。女性患者在生殖器感觉丧失后，性敏感区趋向于转移到其他部位，仍然足以刺激产生性高潮。外生殖器在$T_{12}$以上水平可以有反射性分泌液，在$L_1$以下水平可以有心理性分泌。尽管分泌量有所减少，但性交活动一般没有重大影响。

（3）并发症：女性在妊娠期间，因贫血、液体潴留和体重增加均能使压疮更易发生。子宫增大可能会影响原先的排便习惯。小便失禁患者可能被迫采用留置导尿。体重和体型改变可能会引起日常生活独立性减低。用药时，要注意对胎儿的影响。下肢静脉充血可增加静脉血栓形成的危险性。如果有反复的尿路感染和残留的蛋白尿，发生妊娠毒血症的危险性即增多。$T_6$ 以上脊髓损伤女性在怀孕期间可以发生严重高血压，这与自主神经反射亢进有关，药物治疗效果往往不佳。必要时，可以采用连续硬膜外麻醉的方法阻滞交感神经反射。

（4）分娩：对分娩的处理必须根据脊髓损伤水平高低而改变。$T_{10}$ 以上水平损伤患者因下腹部感觉丧失，可能不能感受子宫收缩，可在不被发现的情况下早产。因为羊膜的破裂可能和尿失禁相混而不能区分。因此，需要从第 28 周起注意观察分娩迹象。在作会阴切开缝合时，建议采用非吸收性缝线，以避免感染。高血压发作可为子宫收缩的第一征象，自主神经反射亢进会导致严重后果。损伤平面在 $T_6$ 以上者应考虑采用硬膜外麻醉或静脉滴注降压药。损伤部位在 $T_{10\sim12}$ 水平时，子宫收缩力可能很弱而必须进行剖宫产。损伤平面在 $T_{12}$ 以下可保留部分子宫的感觉，但会阴部麻痹，分娩时可能会导致会阴撕裂。产后还应警惕深静脉血栓形成和尿路感染。

6. 心理理和行为治疗 成功的治疗需要包括心理和行为两方面。体格残缺和性功能改变对一个人的性特征和自尊心有明显影响。性欲、性行为和性感觉是性功能体验不可分割的组成部分。性欲是一种原始的欲望，可被身体不适、疼痛、焦虑或疾病、残疾的发生所压抑。性行为需要多种活动能力协调并能产生欣快感反应。性感觉是性欲通过性行为在自我认知情况下的一种表现。这种自我认知可受过去所学的知识、自我感觉以及和其他人的关系而受影响。脊髓损伤患者在这几方面都产生了原发性或继发性的性功能障碍。原发性的性功能障碍具有器质性的成分，如瘫痪、阳痿、失去感觉，或者激素自稳态发生改变；继发性的性功能障碍是非器质性的，当患者的态度和焦虑影响其性生活的满意时，便产生继发性改变。痉挛和挛缩可影响性活动，治疗大小便失禁可能会损坏性欲，这些通常可以通过性交前适当的准备而避免。害怕性交过程失败或害怕不能使对方满意，可能会使性交双方都受到抑制，身体能胜任的一方也可能会害怕伤害有脊髓损伤的性伙伴。康复教育和积极的鼓励，通常会促使患者去试验并获得性活动的快感。

## （六）心血管问题

1. 心血管功能障碍及其相关因素

（1）损伤平面：胸节段平面以上的损伤可以导致心血管功能障碍。主要为交感神经调节失控和相应的副交感神经改变。$T_5$ 平面以上损伤导致交感神经完全失去高级控制，人体的应激能力和血管舒缩能力异常。$T_6$ 平面以下胸节段损伤会导致部分交感神经失控，腰骶节段平面损伤不影响交感神经系统，但可损害下肢血管控制能力。高位截瘫或四肢瘫的患者最常见的异常是低血压和心动过缓，与心输出量下降平行，一般认为与心脏的交感神经张力下降以及血管收缩机制障碍有关。血液淤积在腹部和下肢血管床。

（2）时间因素：在脊髓休克恢复后，节段性交感神经功能逐步恢复，心血管功能也逐步得到恢复，最终达到稳定状态。

（3）年龄因素：老年性心功能减退在脊髓损伤后将进一步加剧，容易发生冠心病、高血压以及心力衰竭。

2. 常见心血管并发症的处理

（1）心律失常：常见心动过缓、室上性心律失常、原发性心脏骤停。主要防治措施：①维持适当的呼吸，保证血氧含量，避免低氧血症。②减轻心脏负荷，包括心理治疗、止痛、减少应激。③应激处理能力训练，应用能量保存技术，注意排便和排尿时的用力程度。④保持足够的血容量，维持水、电解质平衡，定时测定液体出入量，保证重要器官灌注和心脏功能。⑤避免刺激迷走神经。⑥吸痰或处理气管插管时动作轻柔，可先吸氧，然后吸痰。⑦随时备用阿托品，以防心动过缓。⑧翻身要小心，避免过分刺激。⑨发现心律失常或原先有心脏病病史者应进行连续心电监护。⑩针对心律失常选择适当的药物治疗。早期非瘫痪肢体活动可以减轻低血压和心动过缓，有助于提高心肺功能，并相对提高麻痹肢体的血流速度。

(2) 水肿：多发生于下肢。其防治措施：①可以采取适当的体位，下肢适当抬高（包括卧位和坐位），颈以下水平损伤者可将床脚抬高10°~15°。②使用序贯收缩气囊促进静脉回流，使用下肢弹性袜或弹性绷带。③患肢按摩，促进肌肉内血液流动和淋巴回流。④伤后尽可能早期被动运动或主动（不完全瘫痪者）运动瘫痪肢体。

(3) 直立性低血压：常见于损伤后刚开始恢复活动时，其防治措施：①可以逐步抬高床头，并逐步延长坐的时间。②腹部可以采用弹性腹带，减少腹腔血液淤滞。③采用起立床逐步训练直立体位。④避免焦虑情绪。⑤在坐轮椅时，腰前倾有助于缓解直立性低血压。⑥必要时采用药物保持心脏收缩力和血管张力如多巴胺等，以防止低血压。

(4) 自主神经反射异常：多见于T$_6$水平以上损伤，脊髓休克期过后即可发生。其主要病理生理为损伤平面以下交感神经兴奋失控，主要诱因为膀胱充盈、直肠刺激、便秘、感染、痉挛、结石、器械操作等，引起脊髓交感神经节过度兴奋，而导致高血压、头痛、出汗、面红、恶心、皮肤充血和心动过缓等。处理主要在于及时检查发现并去除诱因，将患者移至床上取坐位，轻症者可以口服钙拮抗剂，较严重时可静脉注射交感神经阻滞剂或硝酸甘油类药物，以直接扩张血管，但要注意血压反跳现象。如果血压过高而药物效果不佳时，可以考虑采用硬膜外麻醉的方法阻断交感神经节，以控制血压。

(5) 血栓性疾病：主要为深部静脉形成血栓，在国外很常见，损伤后的3个月内发生率为15%~100%。主要防治措施：①改善肢体血液循环状态，鼓励早期活动。②应用弹性袜或弹性绷带帮助静脉固流。③保证水分摄入充足，防止脱水现象。④肢体被动活动或按摩，一旦有血栓形成的迹象，应及时进行检查（超声多普勒、血管造影），如果确诊，应进行肝素或其他药物抗凝治疗，在此期间避免使用热疗，注意避免血栓脱落引起梗塞性并发症。⑤理疗有一定帮助，包括感应电疗法。

### （七）体温调节障碍

体温调节中枢位于下丘脑，通过自主神经介导。脊髓损伤后体温调节中枢对于体温的调节作用失去控制，因而可以出现变温血症，即体温受环境温度的影响而变化。老年患者的体温较低，35℃的体温并非罕见。对于这类患者体温达到37.5℃便可能是明显高热。损伤后早期的低体温也相当常见，并可以导致人体功能明显下降。因此，要注意定期测定体温。此外，在炎热季节，由于汗腺分泌功能障碍，脊髓损伤患者会出现高热。其预防及治疗措施：

(1) 注意在气温变化时患者应采取适当的衣着：当气温在21℃时，如果没有保暖衣物，四肢瘫患者体温有可能在35℃左右。患者外出时尤其要注意保暖。

(2) 保持皮肤干燥，防止受凉：麻痹肢体由于散热障碍，故会出现麻痹平面以上出汗、以下受寒的情况。

(3) 过度出汗有可能是交感神经系统过度兴奋的表现，要注意是否发生自主神经反射功能亢进，最常见的诱因是膀胱或直肠充盈。

(4) 天气炎热时要注意帮助患者散热：高热用药物治疗效果不佳，一般以物理降温为宜。

(5) 原因不明的发热首先要考虑是否发生感染：患者由于感觉障碍，故发热常是感染最早或惟一的表现，此时应该针对感染进行治疗。

### （八）异位骨化

脊髓损伤患者的异位骨化与失神经有关，其发生率为16%~53%。最常见于髋关节，其次为膝、肩、肘关节及脊柱。一般发生于伤后1~4个月，但可以早在伤后第19天或晚至伤后数年。其原因并不十分明了，主要为炎性反应引起组织水肿及细胞化生，形成不成熟结缔组织、软骨与骨。组织钙化最初为无定形性磷酸钙，逐渐变化为增大的羟基磷灰石，最后形成板层状皮质骨及松质骨。这种病理改变发生在肌肉周围，以后逐渐与肌肉分开，可包裹部分萎缩的肌纤维。由于异位骨化离关节尚有一定距离，所以不会累及关节囊及关节腔。主要发展过程可分为以下四期：Ⅰ期，主要为软组织炎性反应，肢体肿胀、发热，在水肿区域可以触及较硬的肿块，局部疼痛，关节活动受限；生化检查有碱性磷酸酶增高。

在出现症状的 7~10d 内常规 X 线检查阴性，CT 骨扫描有助于早期诊断。Ⅱ 期，临床表现与 Ⅰ 期相似，但 X 线检查为阳性。Ⅲ 期，疼痛逐步减轻，但关节活动仍然明显受限。Ⅳ 期，疼痛基本消失，病变组织硬化，骨扫描可为阴性，X 线可见病变部位骨性改变。

异位骨化治疗比较困难。采用依地酸二钠，剂量为 20mg/（kg·d），早餐前 1h 服用，可延缓异位骨化的进展，但无法阻止最终的病理过程。在异位骨化成熟期时可以采用手术切除治疗，但 3 周内仍可能复发，理疗可以帮助减轻局部症状。早期（Ⅰ~Ⅱ 期）最常用的是局部冷疗，即冰水局部冷敷；Ⅲ~Ⅳ 期时可以采用其他温热疗法。

发生异位骨化后运动训练时应避免造成明显疼痛，否则会加重病情。为了预防异位骨化症的发生，在进行关节被动活动时要注意动作轻柔，不可采用暴力，以免损伤肌肉或关节，促使异性骨化的发生。

### （九）迟发性神经功能状态恶化

脊髓损伤以后，神经功能状态的恶化可以在损伤数年后出现。有报道损伤后 3 年和 5 年出现神经功能恶化者占 12.1%。这种改变可以是感觉改变，也可以是运动改变或二者均有之，对患者的独立生活能力有明显的影响。定期对全身感觉和运动功能进行评估，并和上次的评估结果相比较，对早期发现神经功能恶化有帮助。迟发性神经功能恶化的原因不明，可能与过度使用或失用有关，也可能是退变的结果。

### （十）脊髓损伤患者的老龄化问题

随着医学技术的不断提高，更多的脊髓损伤患者不仅从初次损伤中存活下来，而且生活充实并活到老年。有人认为损伤后第 1 年得以生存者即可获得正常的预期寿命。但美国脊髓损伤数据库的因果分析数据表明，脊髓损伤患者的累积 10 年存活率仍然稍低于无损伤人群。10 年存活率：不完全性截瘫为 91.8%，完全性截瘫为 90.9%，不完全性四肢瘫为 86.2%，完全性四肢瘫为 78.2%，而非损伤性人口的 10 年存活率为 98%。伤残与衰老过程相互作用，不仅改变衰老进程，而且可影响衰老特征。

长期应用手操纵轮椅的患者易患上肢关节退行性变化和周围神经损伤等。皮肤衰老变化可增加脊髓损伤患者发生压疮的危险件。随着年龄的增长，呼吸贮备能力降低，这可以增加四肢瘫患者易患呼吸道并发症的机会，并且很难确定应用何种通气支持为好，肠运动随着人的衰老自然减退，使便秘的发生率增加。神经源性膀胱患者发生膀胱癌的危险性增大，特别是有膀胱炎病史者更为常见。处理老年人慢性疼痛的难度增加。大多数患者虽在老龄过程中仍能很好适应，但康复医学工作者必须对这一现象敏感，注意脊髓损伤患者衰老变化，并研究相应的康复措施。

## 三、矫形器的使用

以下肢矫形器来介绍，瘫痪患者使用矫形器的问题。下肢矫形器种类繁多，按其功能分，有承重性、稳定性及矫形性。几种功能可结合设计。按其覆盖范围分，有足矫形器、踝足矫形器或称短腿支具、膝踝足矫形器或称长腿支具，还有带骨盆带的长腿支具等。

1. 足矫形器　也称矫形鞋，通常指特制的高帮皮鞋。用来矫治轻度的足内翻或外翻畸形。需要加强侧方稳定及矫正功能时，可在侧面加设金属支条，或设置 Y 形矫正皮带将鞋跟的内侧部加高 0.3~0.5cm，并向前延伸至舟状骨下的矫形鞋，可以防止轻度足外翻，矫治平底足；外侧部向前延伸可防止轻度足内翻；垫高鞋跟或整个鞋底可矫正下肢不等长。一般鞋跟或鞋底可垫高 1~2cm. 两者同时垫高可达 3cm。

2. 承重性下肢矫形器　用于下肢骨不连或关节融合术后愈合未坚及髋、膝、踝骨关节炎或距骨股骨头缺血性坏死等病例，以减轻骨及关节的应力负荷。常用的有：

（1）坐骨承重矫形器：其上端结构近来使用类似大腿假肢吸着式接受腔的略呈扁方形的套筒，有坐骨承重座使体重主要由坐骨承担，使应力分布合理，承重功能增强，使用更舒适。其下有两侧大腿支条和小腿支条及带铰锁的膝关节和踝关节，通过蹬状结构固定于鞋底。装配时须使承重时足跟与鞋底保持 2.5cm 的距离。可使患肢承重量减少 50%，但髋关节的承重量只能减少 40% 左右。

（2）复合的下肢承重矫形器：在坐骨承重或髌侧承重矫形器的基础上，增加某些附加装置，可扩大功能。例如，用石膏筒或模塑包封全部或一部分肢体，可用来治疗大腿或小腿骨折，便利早期行走，并可促进骨折愈合。又如在用于类风湿性关节炎时，在膝内侧加设适当的压力垫。

3. 稳定性下肢矫形器　常用于肌肉弛缓性瘫痪病例，作用在于稳定关节，以利负重行走。有以下种类：

（1）踝足矫形器：为最常用的下肢矫形器，其作用为：①保持踝关节的侧向稳定，防止关节扭伤。②限制踝屈伸活动度以免在摆动相时前足下垂拖地。③由于限制了踝背屈，在着地时可防止小腿上端前倾，因而协助膝伸直稳定，在股四头肌无力时有一定意义。④协助在站立相后期使足跟离地，以改善步态。

（2）膝跟足矫形器：常用种类很多，但只覆盖小腿及足跟的后方，稳定力较弱，可矫治足下垂或轻度的足内、外翻。

（3）膝踝足矫形器：其特点是能较好地稳定膝关节以利站立行走。在脊髓灰质炎后遗股四头肌瘫痪的患者，可防治膝部因经常被动过伸而引起的膝反屈畸形。$T_{12}$及以下水平的截瘫患者一般可借助两侧扶拐作四点步行走。

（4）髋膝踝足矫形器：即带骨盆带的，可以加强髋关节的稳定。对下肢肌肉痉挛的截瘫患者可协助控制髋关节旋转及内收痉挛，有利于站立及利用三点步行走。但无明显肌痉挛的患者，加设骨盆带并无益处。

（千怀兴）

# 第三节　四肢骨折

## 一、四肢骨折后的康复

四肢骨折是骨科临床上最常见的骨折之一。根据骨折的生物力学特点可知：拉张、挤压、弯曲、扭曲这四种负荷是产生嵌插型、横型、短斜型、长斜型、螺旋型、粉碎型骨折的主要原因。同时由于作用于人体骨组织的负荷及负荷速度和骨组织本身的材料性能及结构性能的不同，可产生不同的损伤，负荷量大，负荷速度快，骨组织本身的材料性能及结构性能差，损伤的程度将大；反之将小。因而，针对上述原因，在骨折的治疗中，必须遵循以下原则：①整复到稳定状态，消除不稳定因素。②固定保持稳定状态到骨折部连接。③恢复功能，尽可能早地进行功能锻炼。整复是骨科中常用的治疗手段，包括手法整复、牵引整复、机械整复、切开整复四种方法。整复工作完成以后，如何协调固定与运动之间的矛盾，并将矛盾转化为有利因素，便成为骨科中的重大课题。局部的严格固定是为了提高患肢的活动，而肌肉的活动则可促进骨折局部的血液循环。在骨端增加有利于骨折愈合的条件，因而可将此矛盾转化为促进愈合的因素。除了上述三项治疗措施外，对于骨折患者尚有药物治疗、物理治疗、作业治疗及ADL训练、心理治疗等康复措施，应用于四肢骨折的康复。

骨折的康复，大致经过三个阶段。

1. 炎症阶段　骨折发生后，骨折端与邻近软组织有损伤，出现血肿，在两断端间产生血液块，周围的软组织迅速发生创伤性炎性反应，出现血管扩张，血浆与血细胞渗出，局部很快出现多核白细胞、组织细胞和肥大细胞，并开始清查工作。伤后8h，细胞分裂加剧，至24h达到高潮。部位由骨膜及软组织向周围组织扩散。几天后，这种活动下降，仅局限于骨折附近持续数周之久，在2~3周内完成。

2. 修复阶段　骨折断端及在一定长度骨内不参加这种骨的增殖活动，而是通过骨折断端较远处骺活骨上的骨细胞增殖架桥而实现的，这种修复主要来自于周围的软组织，而并非来自于骨组织本身，在4~8周内完成。

3. 重建阶段　骨折被新形成的骨跨越后，逐渐适应新的功能，使原始性骨痂向永久性骨痂恢复，在8~12周内完成。

四肢骨折的全身症状，轻者可无，重症可有发热，合并有休克及内脏损伤时，可有相应的症状，局部一般可有疼痛、肿胀及活动功能障碍。确定骨折的特征性体征为畸形、骨擦音、异常活动三项中的任何一项。应用 X 线可确定诊断。

## 二、四肢骨折早期康复措施

四肢骨折后的炎性阶段为骨折的早期，病理改变以炎症及移位为其主要特征。此期的整复、固定，以及药物治疗、物理治疗、运动疗法都应属于康复治疗范畴。在整复及固定基础上应用其他治疗手段，这种综合性的康复措施应用，具有消除肿胀，加强血循环，促进愈合的良好治疗作用。具体措施为：

整复：是将移位的骨折段恢复正常或接近正常的解剖关系，重建骨骼的支架作用的过程。在全身情况允许的情况，整复越早越好。整复的方法有 2 种，其一为闭合性复位；其二为切开复位。闭合性复位分为手法复位和持续性牵引。

1. 手法复位 指的是应用手法使骨折复位。这个方法在中国中医的骨伤科中应用范围较广较多，它要求复位必须是及时，稳妥准确，轻巧而不增加损伤，力争一次手法成功。根据骨折的损伤程度，复位时可按解剖复位标准进行或功能复位标准进行。解剖复位指的是，骨折之畸形和特征完全纠正，恢复了骨的正常解剖关系，对位和对线完全良好。功能复位则指的是，骨折复位虽尽了最大努力。某种移位仍未完全纠正，但骨折在此位置愈合后，对肢体功能无明显妨碍者。功能复位必须达到以下标准：①对线：旋转移位必须完全纠正，成人 10° 内，儿童 15° 内。②对位：长骨干骨折，对位至少应达 1/3 以上，干骺端骨折对位至少应达 3/4 左右。③长度：儿童下肢缩短 2cm 以内，成人在 1cm 内。在进行复位前，应用 2% 普鲁卡因麻醉止痛，确定了骨折的情况后，应进行以下基本手法操作。

（1）拔伸：拔伸牵引时一般多用手法进行，但遇筋肉丰富，肌力强大的部位，如下肢骨折，亦可利用器械（如复位床、软绳）辅助，或以手法拔伸与器械配合进行。拔伸时术者和助手分别握住患肢和远段和近段，对抗用力牵引。手法开始时，按肢体原来的体位先顺势用力牵引，然后再沿肢体的纵轴对抗拔伸，借牵引力矫正患肢的缩短畸形。用力应由轻到重，稳定而持久，促使变位的骨折断端分开，常须持续数分钟之久。拔伸手法为下步手法创造条件，且在施行其他手法时仍需维持一定的拔伸牵引力，直至敷贴药膏及夹板夹缚妥善后方可停止。

（2）旋转：肢体有旋转畸形时，可由术者手握其远段在拔伸下，围绕肢体纵轴向内或向外旋转，以恢复肢体的正常生理曲线。

（3）折顶：横断或锯齿形骨折，单靠手力牵引不易完全矫正重叠移位时，可用折顶手法，术者两手拇指向下抵压突出的骨折端，其他 4 指重叠环抱于下陷的另一骨端，加大成角拔伸，至两断端同侧骨皮质相遇时，骤然将成角矫直，使断端对正。操作时，助手与术者动作应协调、稳妥、敏捷。该手法要慎用，操作要仔细，以免骨锋损伤重要的软组织。

（4）回旋：有背向移位的斜形骨折，单用拔伸手法难于复位，应根据受伤机制和参照原始 X 线照片判断发生背向移位的旋转途径，然后施行回旋手法，术者可一手固定近端，另一手握住远端。按移位途径的相反方向回旋复位。如操作中感到有软组织阻挡，即可能对移位途径判断错误，应改变回旋方向，使骨折端从背对背变成面对面。该手法不可用力过猛，以免伤及血管、神经；两骨折端间有软组织嵌入时，亦可用回旋手法解脱之。施行此手法时，应适当减少牵引力，使肌肉稍松弛，否则不易成功。

（5）端提、重叠：成角及旋转移位矫正后，还要矫正侧方移位，上、下侧方移位可用端提手法。操作时在持续用力牵引下，术者两手拇指压住突出的远端，其余 4 指捏住近侧骨近端，向上用力使"陷者复起，突者复平"。

（6）撩正：有侧方移位时，术者借助掌、指分别按压远端和近端，横向用力夹挤以矫之。

（7）分骨：尺、桡骨、掌骨、跖骨骨折时，骨折段因成角移位及侧方移位而互相靠拢时，术者可用两手拇指及食、中、无名指，分别挤捏骨折处背侧及掌侧骨间隙，矫正成角移位及侧方移位，使靠拢的骨折端分开。

（8）屈伸：术者一手固定关节的近段，另一手握住远段沿关节的冠轴摆动肢体，以整复骨折复位。

（9）纵压：在横形骨折复位过程中，为了检查复位效果，可由术者两手固定骨折部，让助手在维持牵引下稍稍向左、右、上、下摇摆远端，术者双手可感觉到骨折的对位情况，然后沿纵轴方向挤压。若骨折处不发生缩短移位则说明骨折对位良好。

2. 切开复位　切开骨折部软组织，在直视下将骨折断端复位。切开复位应在手法复位无效或骨折损伤较重的情况下进行。

3. 固定　复位后，固定起到主导性作用和决定性作用，已复位的骨折必须持久地固定在良好的位置，防止再移位，直至骨折愈合为止。固定的常用方法为外固定和内固定两类。外固定有夹板、石膏绷带和持续牵引等。

（1）夹板固定：夹板固定是从肢体的生理功能出发，通过扎带对夹板的约束力，固定垫对骨折断端防止或矫正成角畸形和侧方移位的效应力，充分利用肢体肌肉收缩活动时所产生的内在动力，使肢体内部动力因骨折所致的不平衡重新恢复到平衡。因此，夹板局部外固定是一种积极能动的固定，它是一种动力平衡，是以动制动。适应生理的要求，符合外固定的生物学原理。

夹板只固定骨折局部，一般不超过上、下关节，便于及时进行练功活动，又不妨碍肌肉的纵向收缩。当肌肉收缩时，肢体周径变粗，使夹板、扎带和固定垫的压力暂时增加，残余的骨折端侧方或成角移位得以进一步矫正，肌肉收缩还可使骨折断端互相纵向挤压，有利于骨折愈合。因此，夹板固定法具有固定可靠，骨折愈合快，功能恢复好，治疗费用低。患者痛苦少的优点，并可防止关节僵硬，肌肉萎缩，骨质疏松，骨折迟缓愈合和不愈合等并发症的发生。

1）夹板固定适用于四肢闭合性骨折：四肢开放性骨折，创面小或经处理后创口已愈合者及陈旧性骨折适合于手法复位者。

2）夹板固定的范围分为超关节固定和不超关节固定两种。常用杉树皮、柳木板、竹片、厚纸板、金属铝板、塑料板等有弹性韧性和可塑性，能被 X 线穿透的材料，夹板宽度应按肢体周径而定，绑扎后要求两夹板之间留有一定的空隙。夹板的厚度，应根据材料和长短而定。位于夹板和肢体之间的衬垫外套及固定垫，应根据临床需要的不同，进行相应调整，使之适应临床需要。应用夹板进行固定时，必须注意以下问题：

a. 适当抬高患肢，以利肢体肿胀消退，可用软枕垫高。

b. 密切观察患肢的血液循环情况，特别固定后 1～4d 内更应注意肢端动脉的搏动，以致温度、颜色、感觉、肿胀的程度、手指或足趾主动活动等。若发现有血液循环障碍，必须及时将扎带放松；如仍未好转，应拆开绷带，重新包扎。骨折引起的疼痛只限于骨折局部，一般骨折整复后疼痛逐渐减轻；若固定之后疼痛加重，被捆扎处远侧整段肢体出现搏动性疼痛，则为肢体血液循环障碍。对待患者的主诉要认真进行分析，做出正确的判断和及时的处理。

c. 若在夹板内固定垫处。夹板两端或骨骼隆突部出现固定的疼痛点时，应及时拆开夹板进行检查，以防发生压迫性溃疡。

d. 注意经常调整夹板的松紧度。患肢肿胀消退后，夹板也将松动，故应每天检查扎带的松紧度，及时予以调整。

e. 定期作 X 线透视或摄片检查，了解骨折是否再发生移位，特别在复位后 2 周内要勤于复查；若再发生移位。应再次进行复位。

f. 及时指导患者进行练习活动。

g. 解除夹板固定的日期：夹板固定时间的长短，主要是根据临床愈合的具体情况而定。

（2）石膏绷带：用熟石膏的细粉末撒布在特制的稀疏纱布绷带上，做成石膏绷带。熟石膏吸水结晶后，其晶体呈长条形，互相交织，十分坚固。将石膏绷带浸水后，缠绕在肢体上数层，使成管形或做成多层重叠的石膏托。用湿纱布绷带包在肢体上，凝固成坚固的硬壳，时骨折肢体起有效的固定作用，肢体关节必须固定在功能位置或所需要的特殊位置，其优点是能够根据肢体的形状而塑型，因而固定作用确实可靠。其缺点是无弹性，石膏固定后容易发生过紧或过松现象，又不能随时调整松紧度，也不适于使用固定垫，掌握不当则易影响肢体血运或造成压疮，固定范围较大，一般须超过骨折部的上、下关节，使这些关节在骨折固定期内无法进行活动锻炼。

（3）持续牵引：可以克服肌肉收缩力，矫正肢体挛缩和重叠移位。方法有：皮肤牵引、骨牵引。

1）皮肤牵引：利用粘膏粘于皮肤，其牵引力量直接加于皮肤，间接牵拉肌肉和骨骼。此法简单易行，对于肢体损伤较小，且无骨骼穿针孔发生感染的危险。多用于下肢骨关节损伤和疾患，如 12 岁以下的儿童股骨骨折。老人股骨转子间骨折，肱骨外科颈骨折有时亦可用上肢悬吊皮肤牵引。方法：剃除肢体的毛，涂上安息香酸酊，可增加粘性，减少胶布对皮肤的刺激，然后剪下所需长、宽度的粘胶条，贴在中央带孔的正方形木制扩张板中央，两端可各撕开 10～30cm，用少许棉花垫好骨突处，将胶布贴在患肢上，再以绷带包扎；最后将牵引绳拴在小方板中央，把患肢放在牵引架后，装上滑轮和牵引重量，抬高床的一端，借患者体重作对抗牵引。牵引重量以 1/6 体重为宜。皮肤创伤、静脉曲张、慢性溃疡、皮炎或对粘胶过敏者不适用。皮肤牵引时间一般不超过 4～6 周。牵引中胶布如有滑脱，应及时更换。

2）骨牵引：系利用钢针或牵引钳穿过骨质进行牵引，牵引力直接作用子骨骼。骨牵引可以承担较大重量，阻力较小，可缓解肌肉紧张，纠正骨折重叠或关节脱位所造成的畸形，牵引后便于检查患肢，牵引力可以适当加大。此皮肤牵引便于照顾，适用于需要较大力量才能整复的成人骨折、不稳定性骨折、开放性骨折及颈椎骨折脱位等。患肢皮肤有裂伤、溃疡、皮炎或静脉曲张不适宜作皮肤牵引。应用此法必须严格注意无菌技术操作，防止穿刺部位发生感染；操作时要从安全穿刺径路进针，谨防穿入关节囊或损伤附近的主要神经血管。可分为以下 3 种。

a. 股骨髁上或胫骨结节骨牵引：膝关节屈曲 40°置于牵引架上，消毒周围的皮肤，铺无菌巾，股骨髁上穿针处，自髌骨上缘引一横线，再由腓骨小头前缘向上述横线引一垂线，此两线之交点即是胫骨结节穿针处，在胫骨结节顶之下 2 横指。在该处两侧作局部麻醉，麻醉剂直达骨膜。自外侧水平位穿入骨圆针或细钢针直达骨骼，然后用手摇钻钻入，使其穿出对侧骨皮质. 再穿出皮外，并使两侧皮外的两段钢针长度相等，加上牵引弓即可进行牵引。适用于股骨骨折、骨盆骨折致患肢缩短者。一般约用体重 1/7～1/8 的重量作牵引力。

b. 跟骨牵引：在小腿下方垫一沙袋使足跟抬高，消毒足跟周围皮肤，铺无菌巾，助手执患肢前足部，维持踝关节于中立位，在内踝上足踝顶连线之中点作为穿会点，局部麻醉后，用手摇钻将骨圆针自内侧旋转穿入。直达骨骼，骨圆针贯穿跟骨至对侧皮外，套上牵引弓即可。穿针时应注意穿针方向，胫腓骨骨干骨折时，针与踝关节面略呈倾斜 15°，即针的内侧进入处低，外侧出口处高，有利于恢复胫骨的正常生理弧度。骨圆针比细钢针固定稳妥。适用于胫腓骨骨折，牵引重量 3～5kg。

c. 尺骨鹰嘴骨牵引：患者仰卧，屈肘 90°，前臂中立位。在尺骨鹰嘴尖端下 2cm，尺骨嵴旁开 1 横指处，在无菌操作和局部麻醉下，将细钢针自内向外刺入，直到骨骼，注意保护尺神经切勿损伤，然后徐徐旋转手摇钻垂直钻入，使细钢针贯穿该处骨骼并穿出对侧皮外，装上牵引弓即可。儿童患者作尺骨鹰嘴牵引则更为简便，可用大号巾钳代替细钢针和牵引弓，按测定点骨嵴两侧钳入骨皮质内即可。适用于肱骨骨折，牵引重量 2～5kg。

内固定：某些骨关节损伤采用非手术治疗效果不佳，可应用手术治疗。如切开复位或某些开放性骨折，清创术后，为保持骨位稳定，常采用内固定方法。此方法适用于以下情况。

（1）手法复位与外固定未能达到功能复位的标准而严重影响功能者。

（2）骨折端间有肌肉、肌腱、骨膜或神经等软组织嵌入，手法复位失败者，如胫骨内踝骨折骨膜嵌入。

（3）关节内骨折手法复位不好，估计日后影响关节功能者。

（4）骨折并发主要的血管损伤，在处理血管时，宜同时作切开复位与内固定术。

（5）多处骨折，为了便于护理和治疗，防止发生并发症，可选择适当的部位施行切开复位与内固定术。

（6）骨折断端剪式伤力大，血液供应差，骨断端需要严格固定才能愈合者。

（7）骨折不愈合或发生畸形愈合，功能恢复不良者。

4. 物理治疗　骨折早期应用物理治疗，主要为了消炎止痛、消肿、加速血循环、促进骨折尽早愈合。在骨折进行整复及固定以后，可立即使用以下方法：

（1）超短波疗法：无热量，80mA 以下，10min，每日 2 次，15～25 次/疗程。

（2）紫外线疗法：患侧或健侧，1MED，隔日 1 次，15～25 次/疗程。

（3）直流电疗法：患侧，微剂量 1mA 以下，应用针状电极，15～20min。日 1 次，15～25 次/疗程。

（4）超声波电疗法：患侧，剂量为微剂量，10 分钟 1 次，日 1 次，15～25 次/疗程。

5. 运动疗法即功能锻炼　四肢骨折患者，早期除了应用上述三种措施进行治疗外，必须进行功能锻炼，即运动疗法、整复、固定及物理治疗。为骨折的愈合创造了有利条件。临床上骨折能否愈合，受伤的肢体能否恢复功能，关键在于功能锻炼。四肢骨折功能锻炼，其治疗作用是促进肿胀消退，减少肌肉萎缩，防止关节粘连、僵硬，促进骨折愈合过程的正常发展。因而，对骨组织生理、骨折愈合，以及骨折后血液循环和骨折的关节、骨折断端产生积极影响，使骨质代谢增强，骨折组织修复能力提高，使骨折周围组织、微循环备用系统开放，增加营养物质的输入及代谢产物的排出，使关节内滑膜滑液量增多，减少粘连，使骨折断端产生持续性生理压力，以促进骨组织的增生，加速骨组织的愈合。因而，功能锻炼在四肢骨折中起着不可替代的重要作用。在早期应用功能锻炼时，应以健肢带动患肢，次数由少到多，时间由短到长，活动幅度由小到大；以患部不痛为原则。锻炼必须保持上肢各关节的功能位，肩关节外展 50°，前屈 20°，内旋 25°，肘关节屈曲 90°，前臂旋转（旋前、旋后中立位），腕关节背伸 20°；下肢在运动范围内，踝关节 70°～110°，膝关节 50°～60°，髋关节轻度旋转。依据四肢骨折部位类型、骨折稳定程度和患者精神状态，建立起一整套的康复练功方法，具体为：

（1）自主运动：患肢肌肉收缩运动，上肢进行握拳，吊臂，提肩运动，全上肢均应用力，再放松；下肢锻炼踝关节背屈，股四头肌收缩，整个下肢用力，再放松。自主运动锻炼应在整复复位固定后 3d 进行。

（2）被动运动：在患者肌肉无力，尚不能自主活动时，可在医护人员帮助下进行辅助性活动，具体方法为：

1）按摩：主要适用于骨折部或骨折远端有肿胀的机体，以轻手法，患者能耐受为度。

2）舒筋活动：帮助患者活动关节，防止粘连。操作时动作要慢，活动范围由小逐渐增大，不能增加患者痛苦，不允许加重局部损伤或影响骨折愈合。

（3）肢体重力作用的运用：为扩大关节活动范围，应用顺重力运动；为增强肌力，应用逆重力运动。

进行功能锻炼时，必须注意以下问题：

1）在功能锻炼期间，医护人员与患者必须密切配合，并将功能锻炼的要求、作用、方法、预备治疗效果向患者交待清楚。

2）功能锻炼应在不影响骨折部位固定的条件下进行，根据骨折部位具体情况，利于骨折愈合的活动，鼓励患者坚持进行；不利于骨折愈合的活动，应坚决制止。

3）功能锻炼应以恢复肢体的固有生理功能为中心，上肢以增加手的握力为主；下肢以增加负重步行能力为主。

4）功能锻炼应循序渐进：随骨折部稳定程度增加活动，由小到大，次数由少到多，但以患者不感到疲劳为度，活动时不能在骨折处产生疼痛。

6. 药物治疗　中药以活血化瘀、消肿止痛类药膏为主，如消瘀止痛药膏，消炎退肿膏，双柏散等。

# 三、四肢骨折中期的康复措施

中期指的是修复期。骨折后的 4～8 周内，是骨折能否愈合的关键阶段，此期也是康复治疗的主要时期。康复治疗的正确与否，预示着患者的预后，同时亦是最易出现失误的时期，在如何确立运动与静止的关系上，每个医务工作者都有自己的独到见解。但是在不影响愈合发展的前提下的所有方法都可广泛应用于临床。因此，此期以中药治疗及物理治疗为主，以运动疗法、作业疗法为辅，一定可以改变临床治疗上的治疗效果不佳的状态，使患者得到最大程度的康复。具体方法为：

1. 药物治疗　以接骨续筋类药膏为主。临床方剂有：接骨续筋药膏、外敷接骨散、驳骨散、碎骨丹等。

2. 物理治疗　据资料介绍，低中频电流作用于骨折部可以使骨细胞生长速度加快，使骨折尽早愈合。因而可用物理治疗应用于此期，具体方法有：

（1）直流电阴极电疗法：骨折部阴极，微电流 $0.001 \mathrm{mA/cm}^2$，并置法，日1次，25～30次/疗程。

（2）程控低频脉冲电疗法：患肢，感觉阈，并置法，日1次，每次20min，25～30次/疗程。

（3）超声波电疗法：患部，微剂量，日1次，每次10～15min，25～30次/疗程。

（4）紫外线疗法：患部1～5MED，日1次，10～15次/疗程。

（5）超短波电疗法：小剂量80mA以下，每次15min，15～20次/疗程。

3. 运动疗法　即功能锻炼疗法，此期为功能锻炼的关键时期，目的是加强去瘀生新、和营续骨能力，防止肌肉萎缩、关节僵硬及全身并发症，最大限度恢复关节活动范围和肌力，并在此基础上恢复日常生活能力和工作能力。使用的方法除了进行早期的活动外，应在医务人员帮助下，逐渐活动骨折部上下关节，动作应缓慢，活动范围应由小到大。接近临床愈合时，增加活动次数，加大运动幅度和力量，具体方法为：

（1）主动运动：受累关节各个方向的主动运动，以牵引挛缩粘连的组织运动时，以不引起明显疼痛为度，幅度逐渐增大。每一动作重复多遍，每日练习多次。

（2）助力运动与被动运动：由医师帮助，在开始除去固定的患者，先采用助力运动，随着关节活动范围增大而减少助力；对于挛缩粘连患者，应用助力与主动运动不能缓解者，应用被动运动，运动方向及范围应符合解剖功能，动作应平稳缓和，不应引起明显疼痛。

（3）关节功能牵引：将受累关节近端固定，远端按需要方向用适当重量进行牵引，每次牵引时间15min左右，每日可进行数次，重量以引起可耐受的酸痛而不产生肌肉痉挛为宜。

（4）夹板：石膏托及弹性支架的应用，关节挛缩严重，在运动与牵引的间歇期，用夹板、石膏及弹性支架固定患肢，减少纤维组织弹性回缩，加强牵引效果。

（5）按摩：手法宜重度，每日1次，目的为加强血液循环，松解粘连。

4. 作业治疗　上肢可捏泥塑，下肢可踏缝纫机等。

## 四、四肢骨折晚期的康复措施

在骨折的8～12周内，骨折已临床愈合，固定已解除，但筋骨未坚，肢体功能未完全恢复。此期应强调运动及功能的最大限度恢复程度。在不影响骨折部愈合的前提下，应尽量恢复其各项日常生活动作，使其早日重返社会。此期应以ADL训练及运动疗法、作业疗法、药物治疗为主，再配合其他治疗手段。具体方法为：

1. ADL训练　上肢日常生活的动作为：把握物品，保持机能，支撑物体与体重，维持身体平衡。下肢支持全身移动、直立步行及负重功能等。上肢可采用提、挟提手法进行训练；下肢可采用三步法、四步法进行训练。

2. 运动疗法　此期进行功能锻炼，即运动疗法。目的在于尽快恢复患肢关节功能和肌力，达到强壮筋骨，滑利关节的作用，使其日常生活动作、活动能力和工作能力，得到最大程度的恢复。患者常取坐位、立位，以加强患肢各关节的活动及加强肌力为重点。上肢着重于各种动作的练习，下肢着重于行走负重训练。加强患肢关节运动详见中期的运动疗法。除运动量加大、次数增多及尽快恢复关节活动度方面外，其余同上。在加强肌力方面可有以下方法：

（1）在肌力为0～Ⅰ级时，可应用助力运动、被动运动及水中运动。在做被动运动时，进行传递冲动练习。

（2）在肌力为Ⅱ～Ⅲ级时，以主动运动为主，亦可做助力运动、摆动运动及水中运动。做动力运动时，助力应小，防止被动运动代替助力运动。

（3）在肌力达Ⅳ级时，进行抗阻运动，争取肌力最大限度的恢复。应用渐进抗阻练习，亦可用等动练习仪进行锻炼。

3. 物理治疗　此期应用物理治疗在帮助解决肌痉挛，松解粘连，增加关节活动度，增加肌力方面有着重要作用。主要物理疗法有：

（1）程控低频脉冲电疗法：应用低频脉冲电流作用于患肢，增强肌力。方法为并置法，运动阈，15～20min/次，15～25次/疗程。

（2）音频电水浴疗法：松解粘连，解除肌痉挛，增加肌力，并置法，运动阈，15～20min 1 次，15～25 次/疗程。

（3）蜡疗法：蜡热法，患部，30min1 次，25～30 次/疗程。

（4）水疗法及水中运动法：在水中进行各种功能锻炼时，应用温热浴，20～30min 为宜，15～30次/疗程。

（5）超短波疗法：热感，90～100mA，15～25min/次，日 1 次，15～30 次/疗程。

（6）红外线及 TDP 频谱疗法：温热感，30min，日 1 次，15～30 次/疗程。

4. 肌训练　通过健身运动及健身训练活动来改善动作技巧，发展身体素质，恢复日常生活活动能力及工作能力。

5. 药物治疗　应用舒筋活络膏药，如跌打膏、损伤风湿膏、万应膏、伸筋散等；亦可内服壮筋骨、养气血、补肝肾之类的药物。

四肢骨折的康复是一个综合性的方法，在每个阶段应根据具体骨折的部位及种类不同，采用上述不同时期的不同方法，而不应拘泥于一个方法。不论是中医，还是西医，还是中西医结合的治疗方法，在强调运动和静止及如何解决这个矛盾的过程中，有着近乎一致的看法。因而为临床上提供了有效的治疗手段，应将这些新技术、新成果广泛应用于临床，造福于苍生。

（千怀兴）

# 第七章

# 儿童疾病的康复

## 第一节 儿童智力障碍康复治疗

### 一、儿童智力障碍康复治疗的原则和目标

儿童智力发育障碍是影响儿童获得正常生活能力及融入正常社会生活的重要因素之一，因此，智力障碍儿童并非个体存在，亦不可能孤立地在人类社会中度过枯燥无味的一生，对于儿童智力障碍的康复治疗原则就是综合地和协调地利用医学的、工程的、教育的、职业的、社会的和其他一切可能利用的措施，使智障儿童的功能和潜力尽可能达到最大限度，并为其营造合适的社会生活环境，成年以后能够与健康人平等地参与社会生活。

根据不同程度的智力障碍，应设定相应及合适的目标（表7-1）。

表7-1 智力障碍儿童能力分类表

| 智障程度 | IQ | 接受教育能力 | 适应能力及工作能力 |
| --- | --- | --- | --- |
| 轻度 | 69~55 | 可教育 | 经教育可独立生活，可在他人照顾下从事一定技能的工作 |
| 中度 | 54~40 | 可训练 | 简单技能，半独立生活，在特殊设施中可做有限的工作 |
| 重度 | 39~25 | 难以训练 | 自理有限，减少监护，可能从事无危险的极简单的体力劳动 |
| 极重度 | 24~0 | 需全面照顾 | 不能自理，需监护，不可能就业，尽可能提高生活能力 |

### 二、儿童智力障碍的西药治疗

对于智力障碍的治疗目前尚无特效的药物，加之其病因复杂，至今还有许多病例的病因不明，故治疗难度较大。目前对于智力障碍治疗主要是从医学干预和教育干预（非医学干预）两方面进行，医学治疗与教育训练有机结合，以促进康复为主，并结合病因和病情采取药物治疗、营养干预治疗。

西医药治疗主要从以下四方面进行干预

#### （一）病因治疗

西医药病因治疗主要是针对引起智力障碍的病因进行治疗，可阻止智力障碍的进展或促进智力低下的恢复。对于病因明确者，应尽可能设法去除病因，使其部分或完全恢复（如苯丙酮尿症、半乳糖血症、枫糖尿症、肝豆状核变性等），如能早期诊断，及早进行饮食治疗，可避免发生严重智力障碍。

#### （二）排余治疗

排余治疗是去除体内因代谢障碍而造成的物质蓄积。如肝豆状核变性用青霉胺促进铜的排泄。Lesch-Nyhan综合征用别嘌呤醇促进尿酸排泄。

#### （三）对症治疗

对于智力障碍伴有癫痫、行为异常等相关疾病患儿，其伴随疾病可影响智力发育和社会适应能力，

故必须注意加以西药的对症治疗，如抗癫痫药物治疗、抗精神病药物治疗等。

### （四）促进脑细胞发育及功能的药物治疗

目前尚未有确切的治疗智力障碍的特效药物，可用谷氨酸、γ氨络酸、脑复康、脑复新、脑磷脂、氯酯醒、脑组织注射液、胞二磷胆碱及能量合剂等。近年来认为这些药物无肯定疗效，仅能作为辅助用药，现多应用脑活素、神经生长因子等促进脑细胞发育。

# 三、儿童智力障碍的教育康复

教育康复是智障儿童生活自理的基础，教育康复对促进他们的感知觉发育，提高他们对未知世界探索的兴趣和能力，使其主动克服残疾对他们成长、独立生活的影响，积极学习和掌握生活技巧是十分重要的。教育康复能帮助他们克服躯体和社会心理适应上的困难，充分挖掘出他们的各种潜能，提高患儿的自理能力，促进其身心正常发育，提高生活质量。

### （一）教育康复的目的

教育康复是通过适合智力障碍患儿身心发展特点的教育与训练，能使他们在心理、智力、体能诸方面得到充分发展，可以最大限度地补偿其缺陷，并能掌握生活中实用的知识，形成基本的生活实用技能和良好习惯，为步入学校打基础。

### （二）各程度智力障碍患儿实行教育康复的目标

轻度智力障碍的患儿可到特殊学校接受教育，也可以在普通学校学习，教师和家长在教育过程中要用形象、直观、反复强化的方法，循序渐进地训练日常生活技能、基本劳动技能、回避危险和处理紧急事件的能力，可望通过教育和训练使患儿能达到自食其力、成年后可以过正常人的生活。

中度智力低下患儿应着重训练生活自理能力和社会适应能力。如洗漱，换衣，与人交往的正常行为、举止和礼貌，如何表达自己的要求和愿望等，同时给、予一定的语言训练。并可通过长期训练，掌握简单的卫生习惯和基本生活能力。

重度智力障碍儿童主要是训练其基本生活自理能力。如正确用餐、定点如厕，用简单的语言表达饥饱冷暖。此类型患儿应在康复机构里接受集体训练。

极重度智力障碍患儿将无法训练。

### （三）教育康复的原则

共性与个性统一原则：准确地认识和掌握中度 MR 儿童的认知活动、心理发展规律。

（1）应用性原则：输入知识、能力、习惯应是他的现实生活及未来劳动所需要的。

（2）实践活动性原则：实践中学习，游戏中学习，习惯中学习。

（3）补偿原则：补偿功能缺陷，挖掘并发挥潜能，促进康复和社会需要作用。

（4）弹性原则：规定教育训练内容、进度、要求，要个性化量力而行。每次训练内容不可多，先易后难，对较困难的内容可分为有连续的小项目，顺序进行。

每天坚持定时、定量的训练，以便养成训练习惯。每次训练时间不宜过长，10～20 分钟即可。

从一个训练项目转到另一个项目时，不可追求速度，以免患儿难以适应。尽量利用图片、实物进行训练，以便于理解。

训练环境要安静，过多无关物品应拿开，以免患儿分心。对训练要有信心，并要多次反复训练，不可轻易放弃。

### （四）教育康复的开展方式

教育康复的开展方式按场景教育可分为临床医学教育、特殊学校教育、家庭教育、社会职业教育等方式，其中家庭教育与康复中心训练方式相结合为主要方式，中心的教师为主要训练者，让患儿既接受家长充满爱心的训练教育，又接受专业人员正规的训练，使训练效果更为满意。具体教育实施方式应包括以下四步：

一是个别教学法。

二是综合教学法（三多、四性、五动）：多引导正确行为、多表扬鼓励、多实际操作；游戏性、活动性、趣味性、直观性；动手、动眼、动口、动脑、动多种器官。

三是要与家长密切合作，共同参与。

四是定期评估（至少三个月一次，智力、行为、心理、语言、社会适应能力评定）。

## （五）教育康复的内容

（1）社会生活适应能力（占30%）：包括个人、家庭、社会生活适应方面的知识和能力的训练。

（2）活动训练（占40%）：包括大小肌肉能力训练，运动能力训练，体育、美术、音乐、手工、游戏，观察认知能力。

（3）实用语算（占20%）：基本的语文，言语交往能力发展，常用汉字认识和应用，简单阅读与书写，日常生活中算术知识及应用，货币、基本的算术、常用计量单位、时间，音乐教学。

（4）感觉统合训练（占10%）。

## （六）教育康复的时程设置

根据智力低下患儿自身条件所定，一般每日2～4小时，6个月为1个周期。

## （七）智力障碍的学校教育

智力障碍患儿的学校教育与普通教育康复一样，都是把他们培养成德、智、体、美、劳全面发展的人才，但由于智力障碍患儿本身的限制，对他的要求必须符合智障儿童体力与智力的实际情况。

1. 智力障碍患儿学校教育课程设置　根据《全日制弱智学校（班）教学计划（征求意见稿）》规定，智障学校（班）主要应设置以下课程：

（1）常识：对学生综合进行思想品德、文明礼貌、遵纪守法及生活、自然、社会常识教育、补偿其智力和适应行为缺陷，培养学生具有良好的行为习惯和适应社会生活能力。

（2）语文：通过识字、写字、说话、阅读、作文教学和训练，使患儿掌握常用的字词，具有初步的阅读能力，能表达自己的思想、感情，写一般的应用文和简单的记叙文，加强说话能力训练，对其言语障碍进一步矫正。

（3）数学：使患儿掌握整数加、减、乘、除简单的四则运算，以及简单小数、计量单位、几何形体的知识和运算技能，培养患儿具有初步计算技能，抽象概括能力和应用数学解决日常生活中的一些简单实际问题的能力。

（4）音乐：通过音乐教学、音乐游戏和律动训练，培养和发展学生的听觉、节奏感和音乐感受能力，矫正患儿的感知障碍和动作不协调，促进学生身心和谐发展。

（5）美工：通过美术、绘画和手工技能的教学和训练，矫正患儿的感知缺陷和小肌肉群的活动障碍，培养和发展其视觉、观察、绘画、制作和审美能力。

（6）体育：通过体育教学和体育活动，培养患儿的大肌肉群的活动能力、反应能力和协调平衡能力，刺激大脑活动机能的发展，并培养成学生的卫生习惯和锻炼身体的习惯。

（7）劳动技能：通过自我服务劳动、家务劳动、公益劳动、手工制作劳动和简单生产劳动的教学和训练，培养患儿具有生活自理能力和劳动习惯，培养从事家务劳动，简单生产劳动的初步的技能。

2. 对于中度智力障碍患儿的学校教育与训练　按《中度智力残疾学生教育训练纲要（试行）》规定了以下三个方面的基本内容。

（1）生活适应：包括个人、家庭、社会和劳动生活适应方面的知识和能力的训练。

（2）活动训练：包括大小肌肉、运动能力训练，体育、美术、音乐、手工、游戏、观察认识世界等方面的知识和能力的培养。

（3）实用语算：包括最基本的语文、算术知识和技能，即言语交往能力的发展，常用汉字的认识和应用，简单阅读和书写，日常生活中的算术知识及运用，货币、常用计量单位及时间的初步知识和应用等。

3. 智障儿童学校教育注意事项　智障儿童课堂教育应因材施教，注意应充分运用直观教学的原理，发展智障儿童的观察能力；通过反复练习，提高智障儿童的记忆能力；创造条件，提供情境，发育智障儿童的语言能力；通过具体运演来发展智障儿童初级的逻辑思维能力；通过各种活动，发展智障儿童活动技能，使他们能从事简单的劳动。

# 四、儿童智力障碍的物理医学康复

在现代医学中，把研究和应用物理因子治病的方法，称为物理治疗或物理疗法，又简称理疗（Physiotherapy，PT），物理治疗内容包括研究应用天然和人工物理因子两大类，人工物理因子包括应用电、光、声、磁、冷、热等治疗疾病的方法。

## （一）智力障碍儿童进行物理医学康复目的

对于智力障碍儿童的物理治疗，进行相应的物理医学治疗，目的是通过各种物理因子对神经、体液、内分泌等生理调节，以达到提高智力，改善其社会适应能力。

## （二）智力障碍儿童物理医学康复的原理

物理治疗能通过非条件反射对机体进行神经及体液调节，促使智障儿童神经系统、感觉前庭功能完善，进一步提高智力反应。

## （三）目前常用于智力障碍的物理治疗方法

1. 体感振动音乐理疗　体感振动音乐理疗为电刺激理疗结合音乐治疗的一种物理治疗。体感振动音乐的频响范围在 16～150 赫兹之间，同时伴随着音乐旋律变化而变化，体感振动幅度在数百微米到数千微米之间。这种物理作用可以改变脑组织供血状态，增加对受损脑组织的血液供给，对脑组织细胞产生细微的按摩作用，改善脑细胞的活性和细胞膜的通透性，有利于细胞膜内外物质的交换，促进脑细胞再生，使受损的脑细胞逐渐被新生的脑细胞取代，提高脑部代谢能力，使智障患儿感觉到身心的愉悦感，易于接受外界信息输入，促使智力发育。

2. 超声波疗法　超声波是指频率在 2 000 赫兹以上，不能引起正常人听觉反应的机械振动波。将超声波作用于人体以达到治疗目的的方法称为超声波疗法。频率 500～2 500 千赫的超声波有一定的治疗作用。现在理疗中常用的频率一般为 800～1 000 千赫。超声波能加速局部血液和淋巴循环，改善组织营养和物质代谢。对于智力低下儿童，超声波主要通过改善脑部微循环，提高脑细胞代谢功能，促进智力语言水平提高。

3. 磁疗法　磁疗法是利用磁场作用于机体或穴位的外治法。其作用机制的基本点是通过磁场对机体内生物电流的分布、电荷的运行状态和生物高分子的磁距取向等方面的影响而产生生物效应和治疗作用。对于智力障碍的患儿，磁疗法可以通过抑制中枢神经功能兴奋，调节机体生物电磁的平衡，改善睡眠状态，延长睡眠时间，提高患儿的注意力及学习能力，从而促进智力提高。

4. 视觉刺激治疗　视觉刺激是通过精细目力训练，促进视觉发育。精细目力训练可以使患儿手、脑、眼的空间联合感知得到训练，提高患儿视觉发育。精细目力描画训练让患儿在一定波长的红光背景下训练和强化锥体细胞，提高视觉中枢的感受性，有利于视觉发育和提高智力。以不同频率的黑白条栅作为视刺激源，让患儿眼在各个方位上既受到不同空间频率的刺激，又受到有对比度的光栅刺激，使视觉中枢细胞增强发育并提高视力。通过对眼眶周围睛明、攒竹、鱼腰、健明等穴位的刺激，增进眼球及其组织的气血运行。

5. 听觉刺激治疗　听觉刺激是通过对患儿听觉系统反复给予不同频率、不同音调、不同音符的声音及语言刺激，使听力增强，刺激脑的发育，刺激损伤脑组织的修复及发育，同时也有助于对声音语言理解能力的提高。

# 五、儿童智力障碍的家庭康复

由于康复治疗机构的有限及机构康复的经济负担较重，不可能所有的智力障碍儿童都能享受到系统的、科学的机构康复治疗，我国大部分智障儿童仍以家庭康复为主要治疗方式。

### （一）家庭康复的目的与作用

家庭康复治疗可以大大减轻智力残疾儿童家庭的经济压力和精神负担，为残疾儿童家庭、为国家节约劳动力资源，是一项利国利民的工程。为智力低下儿童提供持续、稳定的个别化家庭康复服务，可以促进智力低下儿童的全面、健康发展。

### （二）家庭康复的内容

家庭康复应以生活技能训练、社交能力训练为重点，实施正确的训练方法，遵循节奏教育、循序渐进、反复性、经常性的训练原则，并在训练中注意树立智障儿童的信心，从而激发起其学习的积极性和主动性。

### （三）家庭康复的特点与优势

家庭康复以情景训练及反复练习为主，对于智力障碍儿童掌握许多日常生活的知识和技能，如洗漱、穿衣、进食、如厕以及社会生活习惯等，较机构康复效果要好。

家庭康复可减少在家庭中对智力障碍儿童过分的限制和保护，有利于其体格锻炼，认识事物，并取得生活经验，帮助智力障碍儿童心理健康发展。

家庭康复能创造适合智力障碍儿童与人交往的生活环境，防止家庭（兄弟姐妹）和邻居的同年龄儿童对其的歧视和排挤，能够确保儿童在家庭中获得较为全面的照顾，保证其有一个良好的发展环境。

家庭康复能使父母了解和掌握最基本的教育方式、态度，进而使智力障碍儿童在正确教育方式引导下获得积极健康的发展。同时，通过教育康复父母才能更好地与康复教育机构配合，弥补目前我国机构教育人力财力等的不足，并能和机构康复协调一致，互相配合，使教师、家长、孩子共同获得成长。

## 六、智力障碍的音乐治疗

人类利用音乐来治疗智障的历史可以追溯到 19 世纪中叶。那时有一些公立和私立学校使用钢琴、吉他以及节奏乐器来促进智障儿童的语言、运动技能和社会能力。从 1905 年后，开始证实了音乐可以有效地引导情绪反应，促进记忆力、社会交流能力和运动能力。20 世纪 60 年代是对智障的治疗得到重大发展的年代，音乐治疗被认为是一种智障儿童发展过程的重要治疗方法。在我国，中央音乐学院音乐治疗研究中心从 1996 年成立以来，就开展了一系列对儿童智力障碍的音乐治疗的应用研究，多年来，音乐治疗师们都发现，智障的儿童和成人对音乐的反应明显比其他教育或治疗方法更为积极。

### （一）音乐治疗的定义与目的

现代的音乐治疗最初起源于美国，再由美国发展至世界各国（地区）。音乐治疗是一个系统的干预过程，在这个过程中，治疗师利用音乐体验的各种形式，以及在治疗过程中发展起来的，作为治疗的动力的治疗关系，帮助被治疗者达到健康的目的。智障患儿需要进行长期的不间断的康复治疗。且智障患儿往往伴有情绪行为障碍，在康复治疗及社交过程中难免出现焦虑、紧张、自卑等负面情绪，音乐疗法的目的在于能平衡身心、调和情绪，且能改善肢体协调能力，患者易于接受，无副作用，能融合于其他康复治疗之中，使智力障碍儿童在心理能力、社会适应能力方面得到提高。

### （二）音乐治疗的基本要素

（1）一个有明确治疗需求的患者。

（2）一位受过训练的音乐治疗师。

（3）一段有目标导向的音乐历程、音乐素材以及一份有关治疗效果的评估。

### （三）音乐治疗作用机制

1. 音乐能增强人的记忆力　欣赏或演奏乐曲，能强化精神、神经系统的功能，使视觉记忆、听觉记忆得到锻炼，并能加强情绪体验记忆。音乐可使儿童的记忆的快捷性、持久性、准确性提高。因为人的记忆过程与大脑的"边缘系统"有密切关系，而音乐能刺激"边缘系统"分泌的激素、酶、乙酰胆碱等增多，这些物质能对中枢神经系统的功能产生广泛的影响，促进记忆能力的提高。

2. 音乐能增强人的注意力　人在欣赏或演奏乐曲中，务必要聚精会神才能进行，而且音乐其特定的韵律更有助于注意力的集中。经过长期的音乐实践，其注意力也必定会得到加强。

3. 音乐能促进人的想象力　音乐往往表达的是一种朦胧的艺术意境，没有过多的颜色、图像加以描述，需要聆听者结合自己的经历或经他人的引导，在脑海中通过思索和联想展现出来，因此能充分发挥人的想象力。

4. 音乐能培养人脑的抽象思维能力　音乐形象是比较抽象的艺术形式，只能通过思维来理解，音律、节奏、乐曲结构具有高度的逻辑性，几乎可以和"科学皇后"——数学的高度逻辑性相媲美。经常欣赏和演奏音乐，可以启发智慧加强理解能力。

### （四）音乐治疗在智障儿童中的具体作用

美国音乐治疗专家唐纳德在《人生的音乐治疗》一书中所强调的音乐治疗在智障儿童中的五个方面作用：一是协助智障儿童集中注意力，促进功能协调；二是培养想象力；三是促进人际沟通；四是促进社交动机；五是启发学习兴趣。

音乐治疗为智力障碍患儿提供了学习社交和促进行为的机会。通过音乐治疗的反应和小组音乐治疗中的社交活动，智障儿童可以获得自我意识，同时对周围环境产生自然反应，激发并且保持孩子的意识，为更复杂的技能发展做好准备。对于并存听觉障碍的智障儿童，音乐治疗可以在听觉训练中使用乐器来帮助患儿辨别周围的声波振动感觉。音乐治疗师还通过音乐的节奏感和音高变化造成的不同触觉感受来帮助听觉障碍儿童学习语言的节奏和音调变化，帮助他们学习正常的说话模式。对于并存视觉障碍的智障患儿，音乐治疗可以作为一种感官刺激形式来减少伴随着失明产生的不良习惯；同时发展方位感和运动能力。音乐可以集中智障患儿的注意力，这结合了音乐探索和听学刺激的无威胁本质，可能对有全面障碍和迟滞的患儿十分适用。

### （五）智力障碍的音乐治疗的目标

（1）发展正确的社会与情绪行为。

（2）发展运动技能。

（3）发展沟通交流能力。

（4）发展学前能力和学习能力。

（5）业余生活活动。

### （六）音乐治疗具体方法

1. 奥尔夫音乐治疗法　奥尔夫音乐治疗是在奥尔夫音乐教育体系的基础上建立的音乐治疗方法，强调音乐的"原本性"，意在追寻音乐作为人的本能为初始状态，需要人参与而不是作为听从的音乐，是与动作、舞蹈和语言紧密结合在一起的音乐，从即兴出发以游戏方式引入的音乐，使用原本性乐器的音乐。

奥尔夫音乐治疗的方式：

运用游戏中的音乐活动——即兴性方法。奥尔夫认为：所有的音乐教学应当从游戏人手，而通过即兴达到它的目的和成功，此方法能使患儿的创造性得到充分发挥。

与语言结合的方法——歌谣的运用，将语言引入音乐活动是奥尔夫体系最重要的特点之一。语言是与动作和音乐融合在一起的，对于智障儿童的音乐治疗，最需要用最简单的技法得到最好的治疗效果，"节奏基石"的训练方法则是最佳选择。

音乐和身体动作相结合应用的效果——按照奥尔夫的理念，音乐应是和躯体动作相结合的。人类音乐萌生之初皆为载歌载舞，这也最符合人生之初的儿童阶段的特点。儿童更需要从身体的动作中去感受音乐，身体的动作又最能产生节奏律动。

奥尔夫乐器的应用——原始性乐器的功效。奥尔夫乐器属纯节奏性乐器，演奏技法非常简单而且非常吸引人，音乐乐器音色美妙，打击乐器音调丰富，而且在儿童的眼里这些乐器又都是诱人的玩具，深受智障儿童喜爱并能感受到演奏乐器的快乐。

2. 音乐行为治疗法 以行为治疗的方法为基础：行为治疗的方法是音乐治疗的重要基础，对于智障儿童各种障碍，按照行为治疗的规范，包括准备阶段的收集资料、行为观察、行为功能分析、设定目标及制订计划等。其中行为功能分析又包括确定靶症状和靶行为；设定目标和制订计划时，应当包括长期目标、短期目标和每次训练的每日日程。

计划、日程和训练手记：针对智障患儿的不同症状，音乐治疗师进行了行为功能分析，确定了靶症状和靶行为。由此来设定长期的与短期的目的、目标。针对集体治疗的情况，音乐治疗师可将智障患儿分为几个不同的类型，包括行为过剩的、行为缺乏的以及表现各种症状的，如语言、情绪方面的缺陷与问题等，将短期的目标进行目标分级，在每日日程中详细体现出来，并可与音乐治疗学校的其他教育相结合。

# 七、儿童智力障碍的心理行为治疗

心理行为治疗是建立在巴甫洛夫经典条件反射、Waston 行为主义及 Skinner 操作性条件反射等理论基础上的一种心理治疗方法，心理行为治疗包括精神分析心理治疗、行为治疗、认知治疗等学派。最近20 多年，心理行为治疗已证明对智障儿童行为问题的矫正是有积极意义的。

## （一）心理行为治疗的目的与作用

智力障碍患儿往往伴有行为心理问题，通过心理行为治疗可预防及纠正患儿异常心理行为的发生，引导患儿建立良好生活行为习惯，提高其社会适应能力及生活自理能力。

## （二）心理行为治疗步骤

1. 了解智障儿童存在的行为问题 主要是通过医生的观察，医生与患儿的直接对话及家长对儿童病情的介绍，从而初步了解主要问题。

2. 进行诊断性评估 在初步了解患儿的问题后，医生可以进一步询问与问题有关的各种因素，比如儿童的出生史、生长发育史、家族史、个性特点、情绪稳定性、应对能力、对养育者的依恋、同伴交往的情况等，制订和执行治疗计划。

3. 制订详细的治疗计划并实施干预 略。

4. 监测治疗进展，必要时修订治疗计划 根据治疗目的制订治疗计划和监控治疗进展是心理治疗的重要环节，如能及时发现问题，则能对治疗方法和计划进行必要的修改。

## （三）心理行为治疗方法

1. 精神分析心理治疗 精神分析心理治疗基于西格蒙德·弗洛依德所创立的精神分析理论。实施精神分析治疗时主要运用自由联想、梦的分析、移情、阻抗等技术，让患者回忆早年的经历，分析潜意识里的矛盾冲突与症状的关系。一旦这些被压抑的心理冲突被患者识别和接受，他们就能尝试以与日俱增成熟的防御机制去适应。但是，对于心理发展尚不成熟的儿童来说，不习惯于内省，无法探讨潜意识里的精神活动，因此不能直接运用自由联想等技术进行治疗。儿童精神分析家通过实践发现通过游戏、讲故事、说愿望等治疗技巧可以帮助儿童将潜意识里的欲望和困扰"投射"出来。对话是精神分析治疗最常见的形式，对于儿童则是通过游戏的形式展开对话，儿童在游戏的过程中会不知不觉地展现出自己家里或伙伴之间的人际关系或生活实况，表达出内心的不满和愿望，治疗者可在游戏中引导儿童正确处理人际关系，宣泄不良情绪，学习以成熟的方式处理问题，增加适应性。同时，治疗医师应向家长解释儿童病症的缘由，使他们积极配合治疗，及时纠正不良的教育方法，建立良好的亲子关系，帮助智障儿童心理的健康发育。

2. 行为治疗 行为治疗基于经典条件反射原理、操作性条件反射学说和学习理论，认为个体的病态行为是通过学习并经条件反射固定下来，相反，通过条件反射、学习过程或强化手段，可以矫治病态行为或塑造良好的行为。行为治疗主要针对个体当前的问题，不考虑过去的经历或心理过程。行为治疗过程中建立良好的信任关系非常重要，对儿童的治疗需要家长的积极配合，学校和其他与家庭有重要联系者的积极参与有时也是必要的。

行为治疗方法包括有脱敏法、冲击疗法、厌恶疗法、强化疗法、放松疗法、模仿疗法、逆转意图疗法、生物反馈疗法、惩罚法。

3. 常用于智障儿童行为治疗方法

（1）正性强化法：正性强化法又称阳性强化法，是应用操作性条件反射原理，使用正性强化手段，增加适应性行为，矫正不良行为的方法。如每当患儿出现所期望目标行为后，给予物质奖励或精神鼓励，立刻强化，以增加此种行为出现的频率。使用正性强化法，应注意以下原则：

1）奖励应即时给予。在智障儿童达到规定的要求时，便立即给予奖励，让智障儿童清楚地知道，这个奖赏是因何而得。

2）选择对智障儿童最有吸引力的东西给予奖励。

3）在训练过程中，当他"每次"有"良好表现"时，应有相应的奖励。

在正性强化法中，奖励是十分重要的，对于奖励的性质，可有以下几种：

4）原发性奖励，是指满足机体生理要求的奖励。如饥饿时食物就是一种奖赏，进一步来说，给予喜欢的食物、零食也是一种原发性奖赏。

5）继发性奖赏，包括有社会奖励，如微笑、点头赞许、拥抱、鼓励、表扬等；活动奖赏，如允许患儿进行喜爱的活动，游公园、看电影等；一般奖赏，如钱、高的分数、奖状等。

由于智障儿童的思维、情感发展落后，原发性奖赏的响应引力远远大于继发性奖赏，因此，在进行阳性强化法训练智障儿童时，以食物、饮料作为奖赏形式，其效果优于表扬、奖状等奖励形式。但原发性奖赏比较简单，容易厌腻而失去作用，因此，如果利用原发性奖赏智障儿童，必须注意不能使其轻易地得到喜欢的食物和零食。

（2）惩罚法：惩罚法是对智障儿童某项不合适的行为，附加一个令他嫌恶的刺激或减弱、消除其正在享用的增强物，从而减少该行为的发生频率。所谓的惩罚，范围很广，如治疗者摇头反对、终止增强物、暂时隔离及矫枉过正等，均为试图在患儿出现不良行为后，让其经受不愉快的体验，从而消除此种不良行为的发生。

惩罚的使用，也要遵照即时给予的原则，使其清楚地知道为何受罚。使用惩罚法时，应注意惩罚的方式，不能因此而影响智障儿童和家长的感情关系。惩罚时需注意惩罚无须口头的恐吓，也不能只开口，不动手。惩罚的目的，是要他所犯错误行为和疼痛联系起来，使他在意识中及潜意识里认为错误行为就会遭受惩罚，从而自觉改正。

## （四）心理行为治疗的注意事项

不论哪种心理行为治疗者是以医患间良好的信任关系为基础，对儿童进行心理治疗尤其是要注意使用与儿童发展阶段接近的语言和交往方式，智力障碍儿童的认知和语言表达能力有限，需更多地借助于直接观察和家长提供的病史来掌握儿童的病情，制定出合适的心理行为治疗方案。

# 八、儿童智力障碍的早期干预

智力障碍是可以被早期发现的，对智障儿童的早期干预是指由多学科的专业人员对有发育缺陷或有发育缺陷可能的儿童及其家庭提供预防和矫治措施的一种综合性服务。高度警惕有高危因素的儿童发育情况和给予定期的体格和精神心理评估，是发现精神发育迟滞或智力低下的有效方法。

## （一）早期干预的目的

早期干预主要针对婴幼儿期的高危儿和发展缓慢者，早期干预的目的是抓住脑发育及智能发育的关键时期，利用药物或环境刺激的方法减轻或修复脑组织病变，阻断神经细胞凋亡，从而最大限度地提高或发挥精神发育迟滞病儿的潜能并可防止神经后遗症。

## （二）早期干预治疗的理论基础

1. 人类个体早年发育具有关键期的理论  小儿是生长发育中的机体，脑组织在出生时尚未发育成熟，大脑皮质较薄，细胞分化较差，神经髓鞘未完全形成。生后 6 个月内大脑处于迅速发育阶段，神经细胞数目并不增加，但体积渐增大，树突增多以及神经髓鞘的形成和发育。同时，儿童从出生到学龄前期这一阶段是多种能力发展的关键期，如脑细胞分裂的关键期、感官发展的关键期、语言发展的关键期、人格发展的关键期等，如果在某种能力发展的关键期内未能得到充分的刺激发展，这种能力就会落后甚至难以形成。对发育障碍或有高危因素的儿童在发育的关键期内进行干预能使其能力发展或防止进一步落后。因多数关键期是在学龄前期，所以智障儿童早期干预治疗应贯穿于生后至学龄前阶段。

2. 器官用进废退和功能补偿学说　人们认识到大部分感觉器官缺陷儿童，器官的功能并未完全丧失，通过早期干预训练，可以建立这种功能或促使其残存的能力提高到最佳水平，还可以运用其他器官的功能对缺陷器官功能进行补偿或替代。

3. 遗传和环境的交互作用理论　遗传因素是儿童生长发育的基础，环境和教育使遗传的潜力得以实现，因此环境和教育是儿童发展的决定因素。20 世纪 60 年代，心理学家已指出早期环境对儿童发展有重要的影响，这种观点后来成为对年幼的残疾儿童进行早期干预的重要理论基础。对唐氏综合征患儿进行的早期干预研究则注重提高所有领域的能力，尤其是语言和沟通能力，研究结果表明，干预后唐氏综合征患儿的智力及社会情感明显提高。

### （三）早期干预的内容

（1）医疗诊治、发育评估和护理服务。

（2）躯体治疗、心理治疗、言语和感官障碍和职业技能训练。

（3）多学科协作性的服务和对患儿的个别指导。

（4）家庭训练、咨询和技术支持。

（5）健康教育和营养学知识的宣传。

### （四）具体的非药物干预疗法

1. 早期教育　由我国著名儿科专家鲍秀兰教授负责的国家"八五"攻关课题《0~3 岁早期教育和窒息儿、早产儿早期干预》研究成果提出，主要根据 0~3 岁婴幼儿体格、动作、感知觉、语言、注意力、记忆、思维以及情绪、情感的发育规律，结合婴儿操及按摩操，分阶段对婴幼儿进行教育训练。

2. Doman–Delecato 治疗法　由物理治疗师 Doman 与教育心理学家 Delecato 合作，于 20 世纪 70 年代在美国创建。主要是通过视觉、听觉、触觉、浅触觉、平衡觉、温度觉六通道的全面康复及强化训练，使患儿全面发育。

3. 躯体训练　以粗大运动及下肢功能训练为主，利用机械的、物理的针对智障患儿的运动功能障碍进行一系列训练，常用的方法有 Bobath 法、Peto 法、Rood 法、Phelps 法、上田正法、Brunstrom 法、PNF（本体促通术），Ayres 法等运动疗法。主要内容穿插于手法治疗（PT）、作业治疗（ST）、语言训练（ST）。

4. 按摩疗法　根据中医传统经络学说，采用循经取穴法进行按摩治疗的方法。主要手法有感知觉刺激按摩、捏脊、循经点穴按摩、头部叩打等手法。

## 九、儿童智力障碍的预防

近半个世纪以来，世界各国（地区）都在为降低智力低下患病率而努力，降低智力低下患病率最根本措施就是预防。1981 年联合国儿童基金会提出了智力低下三级预防的概念，三级预防的中心是将预防、治疗和服务紧密结合起来。三级预防的主要内容是：

1. 初级预防　消除智力低下的病因，预防疾病的发生，就是采取产前保健、婚前检查，避免近亲结婚、遗传咨询等措施以预防遗传疾病；实行围产保健、提高产科技术等以预防产时脑损伤，加强卫生宣传教育，提高广大人民防病意识，预防接种，合理营养，在缺碘地区普遍食用碘盐，坚持特需人群补碘，预防中枢神经感染等以减少出生后的各种不良因素。加强和提高经济文化水平，避免心理挫伤，提高心理文化素质，努力促进生物医学模式向社会心理医学模式的转变，才能有效地预防智力低下。

2. 二级预防　早期发现伴有智力低下的疾病，尽可能在症状尚未明显之前就作出诊断，以早期干预，使不发生缺陷，这方面的措施有遗传病产前诊断、先天代谢病新生儿筛查、高危儿随访、出生缺陷监测、发育监测等。先天代谢病新生儿筛查工作在许多国家（地区）已经有 20 多年的历史，已经挽救了成千上万个患儿免遭智力损伤，实践证明先天代谢病的新生儿筛查是一个行之有效的预防方法。目前我国许多地区已经开展了先天代谢病新生儿筛查，并取得了一定的成绩，但是筛查覆盖很低，广大小城市和农村还没有开展这项工作，致使许多患儿得不到早期诊断和治疗，遗留有不同程度的智力残疾。

3. 三级预防　已经有脑损伤以后应采取综合治疗措施，正确诊治脑部疾病，以预防发展为智力残疾。

总之，智力障碍的预防是我国提高出生人口素质一项十分艰巨的任务，首先这项工作应引起全社会普遍关注，国家要有统筹规划和一定财政投入，还要建立有关法律和法规，以确保各项措施的落实。

（千怀兴）

# 第二节　儿童智力障碍的康复评定

## 一、康复评定的基本原则

（1）应选用公认的、有效的和应用广泛的智力测验，如韦氏智力测试。

（2）所选测验应具有较好的信度和效度。信度和效度是反映测验是否稳定可靠，是否能测出所了解问题的重要指标。

（3）根据目的和要求选用测验方法。如一般筛查可选用丹佛发育筛查测验、绘人测验等，而诊断选用韦氏智力测验。

（4）所选测验应有常模或正常对照标准，以供临床比较，否则无法解释利用。

（5）主试者应对所选用的测验熟练掌握并有一定的经验。

## 二、比内智力测试

比内测试是法国心理学家比内（Binet）1904年受法国教育部的委托，和西蒙（Simon）一起编制的世界上最早的智力测验量表，用于鉴别心理缺陷儿童。该量表于1916年传入我国，1924年陆志韦先生在南京发表了他所修订的《中国比内－西蒙智力测验》，这套测验是根据1916年的斯坦福－比内量表修订的，适合江浙地区儿童使用。1936年又与吴天敏教授进行第二次修订，使用范围扩大到北方。1979年，吴天敏教授进行第三次修订工作，称为《中国比内测验》。比内智力测试在1986年再次修订并重新标准化，1986年版本与以往版本完全不同，由4个分量表、15个分测验组成。①言语推理量表：包括4个分测验，测查词汇、理解和言语关系等能力。②抽象和视觉推理量表：包括4个分测验，测查临摹和图片分析推理等能力。③数量推理量表：包括3个分测验，测查计算、心算和逻辑运算等能力。④短时记忆量表：包括4个分测验，测查数学记忆、句子记忆和物体记忆等记忆功能。此量表每一年龄段设一组难度相近的测验项目，年龄越大测验项目难度越大。将各分测验的项目评分相加得粗分，再将粗分转换成分测验的年龄量表分（均数为50，标准差为10），最后换算出4个分量表和一个总量表分（均数为100，标准差为16）。总量表分作为总智力水平的估计值，4个分量表分别反映言语、抽象思维、数量和记忆等方面的能力水平（表7－2）。

表7－2　智商与智力等级

| 智商 | 智力等级 |
| --- | --- |
| 140以上 | 近似天才或天才 |
| 120～140 | 非常超常的智力 |
| 110～120 | 超常的智力 |
| 90～110 | 平常智力 |
| 70～80 | 近似缺陷 |
| 70以下 | 低能 |

# 三、韦氏法智力测试

## （一）韦氏儿童智力量表中国修订本（WISC – CR）

WISC – CR 适用于 6～16 岁的儿童，其形式与成人量表类似，只是增加了一个迷津测验，并降低了整个测验的难度。蓝本为 WISC – R，城市和农村儿童共用一个版本。WISC – CR 共有 12 个分测验，属言语量表的分测验有常识、类同、算术、词汇、理解和背数，其中背数为备用分测验；属操作量表的分测验有填图、图片排列、积木图案、物体拼凑、译码和迷津，其中迷津是备用测验。备用测验智能在某一同类测验因故失效时使用，以背数替代言语量表中的任一分测验，或以迷津替代操作量表中的任一分测验。通常备用测验的分数不用于计算智商。

WISC – CR 的实施顺序是先做一个言语测验，再做一个操作测验，交替进行，以维持儿童的兴趣，避免疲劳和厌倦。其记分基本上和成人智力量表类似，首先将原始分数转化为标准分数（量表分），然后依据各分测验的量表分分别查出 VIO、PIQ 和 FIQ。与成人智力量表不同的是，每个分测验的原始分在转化为量表分时，是在儿童自己所属的年龄组内进行的。

在此需要提及的是，韦氏成人和幼儿两个中国修订本，都建立了城市和农村两套常模，而 WISC – CR 则只有一套常模，不适合目前中国的城市和农村在经济和教育水平等尚有一定差异的实情。为此，由龚耀先等主持，全国 48 个单位协作再次对 WISC – R 进行修订，称"中国修订韦氏儿童智力量表"，简写成"中国 – 韦氏儿童智力量表"（C – WISC）这个新修订本与上下两个韦氏量表在难度的衔接上有所改善，中国化程度更有提高。

## （二）中国 – 韦氏幼儿智力量表（C – WYCSI）

本量表以 WPPSI 为蓝本，但作了很大的更改。适用于 4 岁到 6.5 岁儿童。仿 WAIS – RC 分城市和农村两套常模。

C – WYCSI 的项目和测验形式与其他两个韦氏智力量表相似，C – WYCS 向低幼年龄的延伸。它包括言语和操作两个分量表，前者由知识、图片词汇、算术、图片概况和领悟五个分测验组成，但在计算操作智商和全量表智商时实际只用五个操作分测验，视觉分析和几何图形测验任选一个，均可在相应的转换表中查到操作和全量表智商。在 C – WYCSI 中将 WYCSI 的 3 个分测验形式改变：词汇、相似性和动物房子测验分别由图片词汇、图片概况和动物下蛋代替；去掉了句子背诵测验，但增加了视觉分析测验；算术和木块图案测验的记分方法作改动；约 2/3 的测验项目作了更改（表 7 – 3）。

**表 7 – 3　智商与智力等级**

| 智商 | 智力等级 |
| --- | --- |
| 130 以上 | 最优秀 |
| 120～129 | 优秀 |
| 110～119 | 聪明（中上） |
| 90～109 | 正常（中等） |
| 80～89 | 迟钝（中下） |
| 70～79 | 边缘（临界状态） |
| 69 及以下 | 低智 |

# 四、盖塞尔智力测试

亦称"耶鲁量表"，是婴幼儿智力发展测量工具。美国耶鲁大学心理学家盖塞尔及其同事 1940 年编制。适用年龄范围是出生 4 周至 6 岁。广泛应用于儿童心理学及医学的儿科研究等实践领域。

该量表主要从五个方面对婴幼儿的行为进行测查：①适应行为：涉及智慧、刺激的组织、关系的知觉、觉醒程度、探究活动、把整体分解为部分以及把部分重新整合等。②大动作行为：包括姿势反应、头的平衡、坐、立、爬和走等。③精细动作行为：包括精确地去接近、抓握和玩弄一个物体时，手及手指的使用。④语言行为：包括听、理解语言和表达能力。⑤个人－社会行为：包括儿童对生活在其中的社会文化的个人反应，如对喂食、穿衣、大小便、游戏的反应。

盖塞尔量表给出每个年龄段婴幼儿各种行为的发展常模，且都包括上述五个方面，共计63项。评定的等级用A、B、C字母表示。盖塞尔反对用智力商数的概念，而使用了"发展商数"的概念。他认为一个婴儿可在运动方面得到一个发展商数，而在语言方面得到另一个发展商数，这两者并不一定一致，不能用一个总的分数来概括婴儿的发展水平。把特定个体这五个方面的表现与其常数对照，即可得到其在该方面的成熟年龄以及发展商数（DQ）［发展商数（DQ）＝测得的成熟年龄/实际年龄×100］。发展商数对婴幼儿临床诊断有很大价值：运动发展商数可用于鉴定神经运动的整体水平；适应发展商数可表明大脑皮层是否完整无损，是预测智慧潜力的主要指标；社会反应也与神经运动和智力的健全性有关。该量表的特点是诊断较可靠，但测查比较繁杂费时。为满足实践需要，一些研究者从原量表的每个方面抽出1~2项，组成简明扼要的初查表，对儿童较快地作出初步筛选，如有问题再用原量表作正规检查。该量表专业性较强，具有较为可靠的诊断价值，它不但在国际上得到广泛应用，而且成为编制婴幼儿量表的基础。在我国已有北京市儿童保健所等单位完成城市标准化工作，并向全国推广（表7-4）。

**表7-4 发育商与智力等级**

| 发育商 | 智力等级 |
| --- | --- |
| >130 | 上 |
| 116~130 | 中上 |
| 85~115 | 正常 |
| 76~84 | 临界 |
| 56~75 | 轻度智力障碍 |
| 36~55 | 中度智力障碍 |
| 21~35 | 重度智力障碍 |
| <20 | 极重度智力障碍 |

# 五、瑞文标准推理测验

瑞文标准推理测验（Raven's Standard Progressive Matrices）是英国心理学家瑞文（J. C. Raven）1938年设计的非文字智力测验。

瑞文标准推理测验是纯粹的非文字智力测验，属于渐近性矩阵图，整个测验一共有60张图组成，按逐步增加难度的顺序分成A、B、C、D、E五组，每组都有一定的主题，题目的类型略有不同。从直观上看，A组主要测知觉辨别力，图形比较，图形想象力等；B组主要测类同比较，图形组合等；C组主要测比较推理和图形组合；D组主要测系列关系，图形套合，比拟等；E组主要测互换、交错等抽象推理能力。可见，各组要求的思维操作水平也是不同的。测验通过评价被测者这些思维活动来研究他的智力活动能力。每一组中包含有12道题目，也按逐渐增加难度的方式排列。每个题目由一幅缺少一小部分的大图案和作为选项的6~8张小图片组成。测验中要求被测者根据大图案内图形间的某种关系——这正是需要被测者去思考、去发现的，看小图片中的哪一张填入（在头脑中想象）大图案中缺少的部分最合适，主要用于智力的了解和筛选。

Referx采用的标准型推理测验（Standard Progressive Matrices，SPM）是由全国修订协作组（张厚粲教授等）于1985年修订后的中国城市版。

施测时间建议：测验一般没有时间限制，但在必要时也可限制时间，在个别测验时，如果记录下测试所用时间，并分析其错误的特性，还可以有助于了解被试者的气质、性格和情绪等方面的特点，一般人完成瑞文标准推理测验大约需要半小时，最好在45分钟之内完成。

适用年龄范围：6~70岁。

适用人员的范围：不同的职业、国家和地区、文化背景的人都可以用，甚至聋哑人及丧失某种语言机能的患者、具有心理障碍的人也可以用。

## 六、希内学习能力测验

1984 年由澳大利亚心理学家 Collins 教授介绍到我国。最初是为了满足对各型克汀病患者测查智力的需要。经过 4 年多 3 个主修单位和全国 20 个省、直辖市、自治区、29 个医疗、聋教及康复机构通力合作，完成了这套为听力语言残疾这一特殊人群设置的智力测量表及常模。适用于测查 3 ~ 18 岁正常儿童及青少年的学习能力和动手能力，该套测验共有 12 个分测验，具体内容包括穿珠、记颜色、辨认图画、看图联想、折纸、短视觉记忆力、摆方术、完成图画、记数字、迷方、图画类推、空间推理。希内测验分为聋哑儿童和正常儿童两套不同，施测方式与内容有所不同。但都是测量儿童学习能力和动手能力的工具，实际上该测验得出的结果不是"智商"，而是一种"学习能力商数"（Learning Quotient）。

## 七、贝利（Bayley）智力测试

Bayley 婴幼儿发育量表的适用年龄为 0 ~ 2.5 岁，分智力量表、运动量表和婴幼儿行为记录三部分。智力量表评价感知、记忆和学习能力；语言表达和接受以及解决问题的能力。对小婴儿来说主要是评价其对感知觉刺激的反应，以后逐渐过渡到探索物体的感觉运动阶段和有恒定目标的发展阶段，最后以更概念化的任务为主。这些概念化的任务是抽象思维的萌芽，它们接近于用于学龄前儿童智力测查的起始任务。运动量表评价儿童坐、立、爬、行走等粗大运动以及手和手指的精细运动的发育。智力及运动量表分别产生智力发育指数和运动发育指数。婴幼儿行为记录是对在智力和运动测查期间儿童的行为特征进行定性描述，包括目标定向、注意力、适应性、动力性、耐力和一般情绪基调等，这些都是定量评价儿童发育水平之外的内容，但又是与残疾儿童功能缺损的程度高度相关的因素。

## 八、Griffith 智力测试

1954 年最初由英国心理学家 Ruth Griffith 编制，目前使用的量表是由山西医科大学依据 1984 年版量表修订。量表为诊断量表，包括六个分测验，①运动：测查大运动的协调能力及有目的地应用大肌肉的能力，每个项目均为相应年龄儿童运动发展的关键年龄；②个人与社会：测查儿童对外环境的应答、适应及生活自理能力，包括吃、穿、社会交往及社会适应等；③听力与语言：测查儿童理解和应用语言的能力；④手眼协调：通过手工操作细小物件反映精细动作的协调能力及手的灵活性；⑤操作：测量有目的使用工具，完成精细操作的能力，同时也能反映感知觉能力；⑥推理：评定儿童对实际生活中各种事物的理解能力，抽象概念以及对形态、长度、时间概念的形成与应用。

Griffith 智力测验的量表和常模是合在一起的，测查表既是量表，也是常模。量表的内容以儿童月龄排列，从儿童出生之日算起，2 岁之内每 1 月龄有 2 个项目，2 岁以上每 2 个月龄有 1 个项目，推理一项仅在 3 岁以后方才测查。所有测试项目都是作者经过对正常儿童发育过程精细观察、精心筛选后设计而成，依据发展的顺序逐次排列，因此量表可以看做是儿童从出生开始按月排列，可以观察到的生长发育指标体系。

## 九、社会适应能力评定

AAMD（1992）对"适应社会的能力"提出具体标准，认为适应性行为指的是个体参与社会职能的满意程度，主要表现在 10 个方面：交流和沟通、生活自理、家居情况、社会交往技巧、社区参与、自律能力、保证健康和安全的能力、学业水平、空闲时间、就业（工作）情况。在以上的 10 项适应能力中，至少 2 项有缺陷，才认为有适应行为能力的缺陷。常用量表如下：

1. AAMD 适应行为量表（Adaptive Behavior Scale，ABS） 包括两个部分，一个是个体在独立、个人与社会的责任等 9 个行为领域的能力；二是个体不良适应行为。1994 年完成了国内标准化工作，并在全国推广。

2. 文阑适应行为量表（Vineland Adaptive Behavior Scale，VABS）　用于 0～30 岁，以儿童为主。量表包括 8 个行为领域：一般、饮食、穿着、运动、作业、自我指导、社会化及实际能力。此量表适用于干预效果的评估。

3. 巴尔萨泽适应行为量表（Balthazar Adaptive Behavior Scale，BABS）　用于重度智力低下儿童的行为评定。包括生活自理能力和生活行为能力两部分。

4. 婴儿 - 初中学生社会生活能力量表　即采用日本 S - M 社会生活能力检查（修订表），包括 6 个行为领域：独立生活能力、运动能力、作业、交往、参加集体活动和自我管理。适用于 6 个月到 14～15 岁儿童。

5. 新生儿行为神经评定法（NBNA）　全国协作组已确定新生儿正常范围，正在开展临床应用。

表 7 - 5　标准分与社会适应行为分级

| 标准分 | 评定结果 |
| --- | --- |
| ≤5 | 极重度低下 |
| 6 | 重度低下 |
| 7 | 中度低下 |
| 8 | 轻度低下 |
| 9 | 边缘 |
| 10 | 正常 |
| 11 | 高常 |
| 12 | 优秀 |
| ≥13 | 非常优秀 |

# 十、早期评价

明确的智力障碍及中度智力障碍暂且不提，外因性及原因不详智力障碍在生后数个月诊断比较困难，此点与脑瘫相似。1 岁半到 2 岁轻症病例，由双亲注意到智力障碍者极为罕见。

智力障碍儿童的早期表现：

（1）2 月龄未出现微笑，不注意别人说话，伴有运动发育落后。

（2）视觉功能发育不良，超过 3 月龄还不注视周围，常被误诊为盲。

（3）超过 2 月龄对声音缺乏反应，又常误诊为耳聋。

（4）吞咽和咀嚼能力差，以致喂养困难，当给固体食物时，出现吞咽障碍并可引起呕吐。

（5）6 个月后，注视手的动作持续存在。

（6）1 岁后扶走时双腿呈剪刀样步态（也常是脑性瘫痪的表现）。

（7）用口的动作持续存在，有时到 1 岁半后还常将积木等玩具放进口中。

（8）1 岁半后还常乱扔东西，没兴趣玩玩具。

（9）1 岁半后还淌口水。

（10）在清醒时，智障的孩子可见磨牙动作，这是正常孩子所没有的。

（11）需反复或持续刺激后才能引起啼哭，有时哭声无力。经常发喉音、哭声尖锐或呈尖叫，哭声无正常的音调变化。

（12）缺乏兴趣及精神不集中是两个很重要的特点。缺乏兴趣表现在对周围事物无兴趣，对玩具兴趣也很短暂，反应迟钝。

（13）智障儿童在婴儿期常表现为多睡和无目的的多动。

（蔡文虹）

# 第三节 语言发育迟缓的康复治疗

## （一）语言发育迟缓的定义

语言发育迟缓是指在语言发育期的儿童因各种原因所致在预期的时期内，不能够与正常同龄儿童同样用语言符号进行语言理解与表达、与他人的日常生活语言交流也不能与正常同龄儿童同样进行，即儿童的语言理解及表达能力明显落后于相应年龄所应达到的标准，是儿童常见的语言障碍之一。这种发育的异常开始于发育早期，呈持续性发展。它不仅影响儿童的社会交往能力，阻碍儿童社会适应能力的发展，同时还影响儿童的神经心理的发育。语言发育迟缓是许多疾病或功能失调所表现的症状，其表现为语言理解和表达能力明显落后于相应年龄所应达到的标准，所以语言发育迟缓可以说是发育迟缓的第二表现。语言发育迟缓的症状有：①言语表达障碍；②交流障碍；③对事物或口语理解障碍。语言发展是一个复杂的过程，脑发育不良、听力障碍、脑瘫、癫痫、孤独症等儿童都会有言语信息的输入、理解和输出的困难。

## （二）语言发育迟缓的原因与临床类型

1. 病因

（1）遗传因素：在语言表达障碍的儿童中，部分患儿有明显的家族遗传性，他们的父母或同胞在儿童早期也有语言发育迟缓。临床观察表明，大约85%语言延迟的儿童为男孩。

（2）听力障碍：听觉是语言感受的一个重要的通道，当儿童听力受损害后，不管是传导性的还是感觉神经性的，都不能正确地察觉声音传导，产生不同程度的语言发育迟缓，其迟缓严重度受多种因素的影响，诸如听力损害的程度、发生的年龄、矫治听力的年龄、矫治的合适性等。传导性听力障碍伴有反复和长期的中耳炎，这对早期言语和语言发育可产生不良的影响。长期中耳有渗出的儿童早期可引起语言表达延迟，在学龄初期出现语言问题。此外，也有研究表明，听知觉和听觉辨认对语言获得有重要的影响，如中枢性的听觉信息处理问题使儿童对听觉刺激的辨认、分析和储存出现困难，特别在有相似音时更觉困难。

（3）精神发育迟滞：智力低下是导致儿童语言发育迟缓的最常见原因。虽然其语言发育进程同于正常儿童，但其速度比正常儿童慢，当环境沟通需要增加时，这类问题导致的语言障碍则更为明显。某些染色体和遗传性疾病常伴有语言障碍，如唐氏综合征（21－三体综合征）的儿童有程度不等的语言障碍，脆性X综合征儿童的语言障碍表现为韵律和语言内容上有特别的形式。

（4）自闭症：这类儿童典型特征之一即语言沟通障碍，并伴有社交困难和刻板的重复性动作。其语言障碍可表现为完全不理解，没有语言，或言语过于刻板，并有夸张的韵律。语言应用也出现问题，出现回声样语言或非语言的交流，几乎没有眼神交往，面部表情和姿势也很有限。

（5）神经系统的损伤：许多语言发育迟缓的儿童均有围产期脑损伤的病史，部分儿童还存在脑电图异常、CT检查发现阳性表现；部分则具有神经系统体征或母亲孕期有吸毒和饮酒的现象；有些患儿体内血铅水平增高，从而支持神经系统损害与语言发育迟缓的发病有关。其中脑瘫患儿系其中最有代表性。脑瘫儿童因神经运动通路的阻断而影响说话，常出现构音障碍，他们对语言的感受能力比表达好得多，儿童左侧大脑的病变对语言、阅读、书写的影响较右侧大脑病变的影响更大，临床上一些左脑病变的儿童往往保存了原有的语言能力，这是因为右脑代替了左脑的功能，这说明右脑的功能具有可塑性。大脑的损伤或肿瘤使儿童产生获得性失语症，即在儿童发展了说话成句的语言能力后，因为大脑的病灶致语言损害。临床上出现不同类型的失语症。例如，儿童听觉理解障碍但言语流利的，称为感觉性失语症；对目标物不能命名的称为命名性失语症；难以找到适当词语表达的称为传导性失语症；言语不流利且费力的称为运动型失语症。近年来，一些少见的神经学因素所致的语言障碍引起人们的关注，这就是获得性失语综合征伴抽搐障碍，或称为Landau－Kleffner综合征。该综合征即原来语言能力正常的患儿出现语言感受或（和）表达的倒退现象，其严重度可达到完全的听觉失认，即不能辨认环境的声音。

患儿脑电图表现异常，有两侧的尖慢波，至少2/3患儿有各种类型的癫痫。有些患儿的语言能力可恢复，但50%的仍有严重语言缺陷。有些脑积水病史儿童也存在特殊性语言问题，如使用长的复合句，词汇较老练，但没有实质性意义。

（6）行为障碍因素：语言障碍和行为问题之间有密切的关系，两者可以互为因果。从原因方面来看，明显的情绪创伤或心理社会的不良因素可影响儿童语言发育或引起语言障碍。

（7）环境因素：语言发育迟缓的发生虽然主要不是由环境因素引起，但是对在发育过程中有语言神经机制异常的儿童，不良的语言环境可以促进与加重语言障碍的出现。特别是在语言获得的关键期，语言刺激不够，没有足够的语言交流环境，儿童不能从环境中模仿而进行语言的学习，这将明显地影响语言的发展。而且最近不少研究表明儿童的语言发育与环境密切相关。父母在与孩子交往中所使用的词汇量，在言语交流中如何重复和扩展词汇直接关系到儿童词汇量的增长和语言发育的速度。儿童语言能力的良好发展并非来自于电视或广播，如果儿童生活在缺乏语言刺激的环境中则可造成语言发育迟缓，而当给予这些儿童干预性治疗后，其语言功能出现了明显的改善。

（8）其他因素：包括有心理因素影响，以致造成语言发育迟缓。表面与环境因素有关，实际根源是心理障碍问题。还有报道称耳垢所致的重听，也有时成为语言发育迟缓的原因。此外，还有微小脑损伤及学习障碍导致的语言发育迟缓的报道。

2. 临床类型　根据导致语言发育迟缓的原因、临床表现的特征及伴随症状，结合语言发育的评估及预后，语言发育迟缓大致分为以下几类：特发性语言发育迟缓、心理性语言发育迟缓、听觉性语言发育迟缓、重听性语言发育迟缓、微小脑损伤的语言发育迟缓、自闭症所致的语言发育迟缓、精神发育迟滞性语言发育迟缓、脑性瘫痪性语言发育迟缓、构音器官发育异常性语言发育迟缓。

### （三）语言发育迟缓的诊断与鉴别诊断

1. 诊断　1岁半至2岁半是发现语言发育迟缓的最佳时期。在对语言发育迟缓进行诊断时，资料的收集必须包括下列步骤：详细了解生长发育史、语言发展史、社会交往能力以及家庭环境与儿童抚养情况，细致的体格检查、神经系统检查与精神状况检查，进行言语能力测验判断语言发育水平，进行智力测验了解智力水平以及言语智商和操作智商水平，完善脑电图、CT、听力等检查。根据上述资料判断儿童是否存在语言发育迟缓，结合病史以及临床特征，最后分辨属于哪种类型的语言发育迟缓。

（1）特发性语言发育迟缓：从长远预后来看，特发性语言发育迟缓绝大部分是良好的，多发生在男孩，常在家族中存在语言发育迟缓者。又详细分为表达性语言障碍、感受性语言障碍、发育性发音障碍，三者均不是由于听力缺陷、口腔疾病、神经系统疾病以及精神发育迟滞和广泛性发育障碍所引起。①表达性语言障碍者言语表达能力明显低于实际年龄应有的水平。2岁时不会说单词，3岁不会说两个单词以上的短句，稍大后仍有词汇量少、讲话过短、句法错误等，其语言理解能力正常，标准化测验所得总智商在正常水平。②感受性语言障碍者言语理解能力低于实际年龄应有的水平。1岁时对熟悉的名称无反应，2岁时仍不能听懂日常简单的指令，以后又出现不能理解语法结构，不了解语调、手势语等，多伴有语言表达能力和发音的异常，而非言语性智力测试所得智商在正常范围。③发育性发音障碍者则发音困难，讲话时发音错误，导致别人很难听懂，有语音的省略、歪曲或代替，其语言表达、理解能力和智力正常。

（2）心理性语言发育迟缓：心理性语言发育迟缓的病例，往往有养育环境的问题，其极端的病例是"被虐待儿综合征"及"爱剥夺综合征"。亦有因母子关系发育障碍导致继发性交流障碍，缺乏语言环境等，以至于造成语言发育迟缓。

（3）听觉性语言发育迟缓：这是由于听力障碍所引起的继发性语言发育迟缓。一般来说，婴儿的听力发育，到生后2个月前，不是60分贝以上的强音刺激常常不出现反应。有反应者对强的声音则诱发Moro样反应。4个月左右，听觉反应阈值降到30分贝，1岁左右在20分贝的声音刺激就会出现反应。研究证实，儿童听觉功能在10岁左右与成人的感度相同。伴有听力障碍的语言发育迟缓的特征是构音不清晰。语音单调，缺乏抑扬顿挫感，有意义的初始语言延迟，语言的思考能力低下等。

由于听力障碍程度的不同，所导致的语言发育障碍的程度亦显著不同。一般说来，重听的程度越高，其对语言发育的影响越大。当重听超过80分贝时就不能听清楚亲人的声音。如果对这样的婴幼儿置之不管，就会形成所谓的聋哑状态。但是，近年来中度至重度的听力障碍早期被发现，并能够早期开始致力于听力的指导，使复活残余听力成为可能，那种严重的聋哑病例在逐渐地减少。

听力障碍与已经叙述过的高危因素的关系比较大，有报告称，新生儿期有NICU既往史者发生听力障碍者约为2%~12%。因此，确认这样的既往史是非常重要的。

轻度听力障碍的筛查非常困难，即使通过脑干听觉诱发电位检查，大部分诊断仍较困难，需结合病史、临床症状等资料以指导诊治。

（4）重听性语言发育迟缓：大部分的重听性语言发育迟缓均是耳垢所致，其语言理解、认知及智力水平均正常，与平素日常生活习惯、个人卫生情况密切有关。故在发现语言发育迟缓时，必须排除是否存在客观物理因素的影响。

（5）微小脑损伤的语言发育迟缓：这类患儿智能发育正常，没有听觉障碍，粗大运动发育也看不到异常，但是有精细运动功能障碍及注意力缺陷。近年来，伴有学习障碍的语言能力障碍已成为人们关注的问题。但是，在1岁6个月阶段，微小脑损伤及学习障碍所致的语言发育迟缓的诊断，实际上是很困难的。

（6）自闭症所致的语言发育迟缓：这是以自闭症为基础的语言发育迟缓。美国精神医学会所制定的DSM-Ⅳ对自闭症的诊断标准为：①社会交往有实质性的损伤（满足2个或以上）：a. 使用多种非语言行为有明显的障碍；b. 与同伴间的关系未达到该年龄段儿童应具有的水平；c. 不会自发地与同伴分享欢乐和兴趣；d. 缺乏社会交往或情感交流。②语言交流严重影响（满足1个或以上）：a. 口语发展迟缓或完全丧失；b. 独处时有一定的言语能力，但严重缺乏与人进行交谈的能力；c. 刻板或重复地使用某些语言或鹦鹉学舌式的语言；d. 缺乏与其发展水平相当的各种角色游戏和模仿性游戏能力。③行为、兴趣及活动模式呈局限性、刻板性和重复性：a. 专注于一种或几种刻板的有限的兴趣模式，这种专注在强度和注意点上是不正常的；b. 固执地坚持某些古怪的、无关紧要的动作和行为；c. 刻板的或重复性的动作；d. 固执地专注物体的某些部分。④在3岁以前，以语言交流为主的社会交往或象征游戏及想象性游戏发展迟缓或不正常。⑤无法用瑞特失调或儿童分离失调解释的障碍。

自闭症的原因是多种多样的。现在认为是与脑的某种器质性障碍有关的综合征。近年来报告，脑神经细胞的突触发育障碍是该病的基本病理所见。神经心理学上认知功能的障碍是其基础。有报告称，70%~80%具有智能障碍。自闭症所致的语言发育特征为反响性语言、代名词颠倒等。

（7）精神发育迟滞性语言发育迟缓：这类型的语言发育迟缓是整个疾病的一部分表现而已，语言功能发育为全面延迟、语言理解困难、表达能力差、同时伴有社会适应能力困难、智商低于70，且不伴有听力障碍、口腔疾病或神经系统疾病。

（8）脑性瘫痪性语言发育迟缓：脑性瘫痪的语言障碍是由于运动障碍所引起，呼吸、摄食及发声-构音运动障碍是其特征。由于有脑损伤，常常合并有精神发育迟滞，这也是造成语言发育障碍的另一原因。由于脑瘫类型的不同，发生语言障碍的频率也不同。在痉挛型中，偏瘫及单瘫极少发生构音性语言障碍；截瘫者，即使有呼吸功能障碍，也不至于影响语言的发育，不发生构音性语言障碍；双瘫者，多数没有构音性语言障碍，少数可有韵律性语言障碍或构音性语言障碍，特别是在上肢损害明显者；四肢瘫者几乎都有构音性语言障碍，但程度可有不同，轻度构音的发育比较好，重度几乎看不到语言发育。手足徐动型几乎都有语言障碍，从轻度到重度，富于变化性，是典型的构音性语言障碍。共济失调型语言障碍的特点是说话的速度减慢，常常不清晰，也是构音性语言障碍。在合并有精神发育迟滞、视觉或听觉障碍及身体感觉障碍者，也常常引起语言发育障碍。值得注意的是，脑瘫患者部分合并有失语型语言障碍，不应与构音性语言障碍相混淆。

（9）构音器官发育异常性语言发育迟缓：这类语言发育迟缓通过仔细体格检查可辨别。临床以构音障碍为主要特征，其认知、智力水平及言语功能发育正常，无听觉障碍、神经系统疾病或广泛性发育障碍。例如舌系带过短或唇裂、腭裂等均可引起语言发育迟缓。

2. 鉴别诊断

（1）癫痫性获得性失语：这是一种与癫痫相联系的语言障碍。患儿原来已经发展了语言功能，在癫痫发作一段时间后出现语言的表达与理解障碍。他们的非语言功能不受影响，听力正常，脑电图检查有一侧或双侧颞叶阵发性的异常。这种语言障碍的机制仍未明确。

（2）环境不良所致语言发育障碍：语言的获得必须以大脑的正常发育为基础，同时又依赖正常的语言环境。大脑内在的语言加工机制对语言的加工必须要有语言材料，而语言材料又必须是从与人接触中的"听－说"联系中获得。当环境中的语言刺激不够时，会影响语言的发展，若错过了语言发展的关键时期就会出现语言发育迟缓。当儿童的语言环境完全剥夺时，则没有语言的发育。如国外报道的"狼孩"即是如此。当语言环境部分剥夺时，儿童可以获得语言，但是语言的理解及表达均较同龄儿童延迟，患儿的语言能力处于正常儿童的低水平，词汇量较少，句子长度较短，语法的应用常常不当，一般语言的表达比理解发育更差。例如从小生活在孤儿院的儿童，或那些由患有精神疾病、人格障碍父母抚育的儿童，由于语言环境差，语言刺激不够，常常出现语言发育的延迟。

### （四）语言发育迟缓的康复治疗

1. 语言治疗　现代康复医学中，语言治疗的方针是提高各器官可动性，同时将这些构音运动协调起来，使之统合为系统的功能活动。第一，发音－构音系统的独立是语言治疗的基础，躯干及颈部稳定而正确的姿势是发出语音的最基本要求。肩胛和躯干的伴随运动及过度紧张能够阻碍发音所必需的呼吸运动及姿势，特别是颈部的动摇妨碍了喉头的调节，从而影响了圆滑的声调、声音的持续、高低强弱变化等功能。因此，完善语言功能，必须努力使发声－构音系统独立。首先是肩和躯干的分离，其次是躯干和颈部的分离，再次是躯干的稳定及颈部的固定和控制等。这是持续训练的基础，甚至是前提，因此从早期开始的身体功能训练是重要的。第二，改善人体内器官可动性及协调功能。①进行呼吸运动训练，以养成呼气的持续力或持久力。②发声训练的目的在于使声调圆滑，声音开闭的变换能力、持续力、声域及声量的增强和扩大。③鼻咽腔闭锁功能的训练，目的在于熟练呼气及声音导入口腔的动作。实际上是用吹气动作的训练，这对颌与口唇的协调运动有很多意义。④进行下颌、口唇及舌头的运动训练能够使各自的运动功能提高并使运动协调，以除去原始反射，改善知觉的异常。而且能够促进颌、口唇及舌头等的协调，以及作为构音运动基础的摄食动作，即所谓的前语言发育（咀嚼、吞咽、吸吮）的提高。其次，下颌的开闭，颌位的保持，口唇的闭合、收拢及突出，舌的上下前后运动，对于构音都是不可缺少的运动，这些均应作为训练的内容。但是，促进这种随意运动的训练，原则上是尽可能在身体各器官彼此间相互影响中断时进行，以达到使各器官相互独立的同时，增大运动功能，这便能为各器官协调运动奠定基础。以上均是发声－构音的准备训练，对于任何类型的语言障碍均是必须的。紧接的便是语音的训练。实际上，训练的重点是在训练发声及构音的同时，要着力控制各器官的运动。对构音起主要作用的舌是其中的重点。要进行准确的构音训练，要做到能够分别或连续产生元音及辅音，那需要反复练习舌的构音运动。当然要发出声音，促进其自主地控制舌的运动，熟练构音方法，并且可以利用视觉的反馈功能（例如镜子）来进行构音的训练。努力把发声－构音作为中心课题，并将同时产生的不必要的伴随想象加以抑制，使整个发声－构音系统的全体器官都能圆滑地动作。此外，还可以通过各种仪器来检测发声及构音器官的活动，并进行反馈，以使发声及构音训练更为科学。这种仪器可观察到舌向软硬腭接触的运动情况，显示动态软硬腭活动图，以便研究构音的方式。也就是说，将舌的形态、运动方向、范围及速度等各种语音所特有的接触变化图像模式如实地显示出来。这种仪器称为软腭动态描记图仪。其他器官的控制也很重要。在舌的构音过程中，对其他必要的器官也同时进行训练。保持躯干及颈部固定的同时，为抑制下颌的前后左右及过度的开口运动，可以戴上带有下颌托的钢盔。当然，治疗师也可以用手来加以控制，不用钢盔。还要抑制口唇及面颊等面部活动。但是，这不仅是单独的抑制活动，在舌运动时，还应积极地诱发使下颌产生协调运动。例如，发"t"音训练开始的初期，随着舌的运动，下颌会产生不必要的运动，抑制这些不必要的运动后，舌的运动则受到制约。所以，要根据情况的不同，训练应有所侧重。总之，解除下颌与舌的不分离状态，使其作为相互独立的器官，重新建立起自主协调的关系尤其重要。

2. 脑瘫儿童的语言训练　语言训练由于年龄、疾病及对训练适应程度等多种因素的不同而有显著差异。脑瘫患儿的语言障碍主要是由于异常姿势、肌张力的改变所造成的。肌张力增高、降低及不恒定，甚至出现刺激性紧张、不随意运动等，使呼吸运动模式出现异常，呼吸不规则，出现浅而快的呼吸，经口呼吸及经鼻呼吸不能分离，缺乏随意的呼吸运动，特别是呼气不能持久，这就使声音的能源不足或不稳定，造成发声的障碍及说话的异常。其次，引起口腔各器官运动模式的异常，吸吮、吞咽及咀嚼等功能的异常，以及缺乏进食动作、流涎。这就使舌头、软腭、口唇、下颌及颊部等构音器官的分离及协调运动出现障碍，引起构音异常。此外，颜面表情肌的痉挛或不随意运动，如在手足徐动型患儿出现的"挤眉弄眼面"，使颜面表情出现异常，影响语言的准确表达。以上这些就是造成语言发育迟缓的根本原因。因此，在治疗脑瘫患儿的语言障碍时，抑制异常姿势，改善肌张力，解除发声－构音器官的运动障碍十分重要。治疗脑瘫患儿的语言障碍应制订长期的治疗计划。这包括4个方面：①进食训练及呼吸训练，改善吸吮、咀嚼及吞咽功能，即所谓的前语言发育，这是语言发育的基础。呼吸训练，特别是持续的呼气，是产生语言的基本条件。②语言发育训练，要对患儿进行与其年龄相应的语言指导，既要有阶段性，又要有连续性。③发声－构音训练，使各构音器官的运动相互分离，又相互协调，产生圆润而准确的发音和语言。④交流手段的开发，通过图片或玩具，创造场景，进行多方位的语言开发。在进行语言训练过程中，由于年龄的不同，其训练的重点亦有不同。1岁以内的婴儿，主要进行进食训练及呼吸功能训练。要进行与其年龄相应的语言训练，探讨通过怎样的刺激和游戏促进其语言理解能力的发育。1岁的幼儿，要制订语言训练计划，根据其语言发育的情况制订相应的语言开发计划，重点是促进其语言的表达，促进其说话的能力，使其形成肯定和否定的概念等。2~3岁的幼儿，重点是发声－构音训练及说话的训练，导入声音语言以外的记号（如文字等）体系。在这一时期，还要判断是否有失语症的语言障碍，并进行相应的处理。4~6岁是语言发育的充实期，因而要强化上述的训练治疗。7~10岁仍然需要继续进行语言训练。对于入学读书者，要与学校教师协作，对其进行语言开发并要定期检查，发现问题，及时解决。在脑瘫患儿的语言障碍治疗中，前语言发育的训练及发声－构音训练，是语言训练的基础，必须予以足够的重视。同时，在语言训练中，正确坐位姿势及放松的心理状态也十分重要，这也是使语言训练达到最佳治疗效果的前提。

3. 自闭症儿童的语言训练　自闭症患儿的语言与正常人的语言在逻辑、内容、形式上可以称为互不相容的两个系统。有人称自闭症的内在世界精彩纷呈，但与正常人的内心世界互不相通，形容自闭症儿童的思维活动是"关起门来唱大戏"，表面平静，内在世界活动很激烈。这种语言的不相容性导致自闭症儿童的行为在我们看来是古怪、不可理解的。找出自闭症儿童与正常儿童语言的"切入点"是解决其语言障碍的一个途径。因此，针对自闭症患儿的语言发育迟缓，其治疗的重点是寻找"切入点"，从而使开展有针对性的言语训练成为可能，以改善交流，达到提高语言功能的目的。

4. 听力障碍儿童的语言训练　听力障碍患儿的治疗是在语言康复训练的基础上，主要配合助听器的佩戴或人工耳蜗的植入。选配助听器必须首先明确其听力障碍的类型，是传导性，还是感音神经性，或是混合性；是单耳，还是双耳；同时要了解听力障碍确诊的时间，这些都对助听器的验配有影响。目前主张单耳或即使是轻度的听力障碍均应配戴助听器，重度或极重度听力障碍患儿可先选配助听器，后植入人工耳蜗。选配时间则越早越好。选配机型方面，气导助听器是通过空气将声音传送至耳内的，对于耳部解剖结构发育正常的婴幼儿首选此类助听器。对于外耳严重畸形或伴有严重中耳炎的儿童则无法使用气导助听器，可以考虑使用骨导助听器。此外，由于婴幼儿处于一个快速生长发育的阶段，外耳道在不断扩大，若选配耳内机或耳道机将很快出现助听器与耳道大小不相适应的情况。目前多主张使用耳背式助听器，随着其生长发育只需定期更换耳模即可。婴幼儿宜选用软耳模，这样可密闭外耳道，避免尖叫，同时也可改善助听器的听觉效果。对于单耳听力障碍或轻度听力障碍的婴幼儿也主张进行听力矫正，这是由于双耳聆听有利于辨别声源方向，提高听觉的整体效果，从而达到提高语言功能的目的。在佩戴初期，每2~3周需测量一次听力，同时对其语言发育情况进行评估，在专业技术人员的指导下对助听器进行精细调节；在2年内至少每3个月随访一次，2年后每4~6个月随访调试一次。对于重度、极重度或全聋、病变位于耳蜗的患儿，则可以选择植入人工耳蜗。人工耳蜗是人体仿生感觉器官，是一种电子装置，它能把声音信号通过言语处理器转变为电信号直接刺激听神经纤维，从而产生听觉。人工耳蜗植入前要进行术前评估，包括听力学评估、影像学检查及心理学筛查。听力学评估主要是评估听觉灵敏度，判断听觉传导系统是否完整并初步判断病变部位。影像学检查确定患儿是否可植入人工耳蜗。通常术前行 CT 或 MRI 检查以确定是否有耳蜗骨化，评估耳蜗神经的直径及判断是否存在内耳畸形等情况。心理学筛查，其目的是确认患儿的智力、心理发育水平及家庭对手术的期望值。患儿智力水平低下会直接影响术后的康复进展；而家长的过高期望也易出现训练时的操之过急，影响康复效果。人工耳蜗植入术的成功与否与术中的听力学评估关系密切。

5. 中医治疗 中医有着几千年的历史，其中有不少关于儿童语言发育迟缓的相关记载。阎孝忠的《阎氏小儿方论》提出："心气不足，五六岁不能言"，主张补肾的基础上加菖蒲丸，心、肾并治。宋代的《太平圣惠方》提出："治小儿心气不足，舌本无力，令儿语迟，芍药方主之。"清代的《医宗金鉴》提出："小儿五迟，多因父母气血虚弱，先天肾亏，至儿生下筋骨软弱行步艰难，齿不连长，坐不能稳。"中医认为，本病的发生是由于患儿先天禀赋不足、后天失养所致。婴儿的形成，是秉承父母的精华，融合父精母血，孕育成胞胎。人的气血精液，也迎合四季变化，有充盈，有亏乏。在孕育初期，气血的充盈对胎儿的禀赋起到至关重要的作用。否则易先天不足而致五迟。中医古籍文献中，如宋初的《太平圣惠方》第 89 卷中辟"小儿语迟"项；至清代，《张氏医通·婴儿门上》将数类迟候归为"五迟"："五迟者，立迟，行迟，齿迟，发迟，语迟是也。"并指出诸迟之候，"皆胎弱也"。语迟的发生，与心主言、肝主语、肺成声有关，三脏如有虚亏则可致语迟。目前针对儿童语言发育迟缓的治疗中，传统医学治疗，例如中药汤剂的辨证施治，均以补肾、养心、健脾为法；针灸治疗，以醒脑开窍为主，结合辨证取穴、局部取穴；还有药浴等，都是作为主流治疗方式——言语训练的辅助手段，但大量现实及试验证明，传统医学治疗有着提高疗效、缩短疗程、减轻经济负担等优点。

6. 药物治疗 药物治疗主要是治疗伴随症状，如果注意力障碍的儿童可以使用兴奋剂治疗；有明显情绪障碍的儿童可以应用调整情绪的药物；语言障碍明显的儿童，可以使用一些促进脑代谢的药物，尤其是对于有明显脑电图异常的儿童应该用一些这类药物。

7. 心理治疗 心理治疗包括支持性心理治疗与行为治疗等方法，主要是帮助处理情绪问题与行为问题，为儿童树立自信心。也可以直接采用行为治疗来训练提高语言能力。

8. 音乐治疗 音乐治疗是新兴的边缘学科，它以心理治疗的理论和方法为基础，运用音乐特有的生理、心理效应，使患者在音乐治疗师的共同参与下，通过各种专门设计的音乐行为，经历音乐体验，达到消除心理障碍，恢复或增进身心健康的目的。音乐治疗大体可分为感受型和参与型。感受型是指音乐治疗师利用音乐对人的生理、心理、行为的不同影响原理以"诱导"、"暗示"、"支持"、"共情"等方式引导人产生各种心理、生理体验。参与型是指被患者不仅仅听而且要亲自参与各种音乐活动。如创作、歌唱、弹奏乐器、表演戏剧、舞蹈，让患者获得成功感，增强自尊心和自信心；体现自我，表达自我，宣泄情绪与他人和谐相处，增进相互理解，从而改善人际关系及相互交流。音乐活动如何促进语言的发展？音乐治疗为何在语言障碍治疗中的地位越来越高呢？第一，音乐活动提供了一种与语言符号相似的韵律特征，而且音乐演奏的过程和大部分语言中口语阅读的过程也十分相同。第二，音乐活动要求语言以多种形式介入其中，或者改编音乐活动来适应患者的个别语言训练，为促进其语言发展提供良好的训练形式。音乐和语言训练相结合可以有效避免重复操练的厌倦情绪，符合语言障碍儿童的认知行为特征。结合以上所述，那怎样的音乐治疗形式才是最有效的呢？研究表明，以音乐为背景的语言诱导的治疗效果要好于单纯音乐治疗。其原因包括：①克服了单纯音乐治疗中音乐语言难以理解的特点，提高了患者对音乐的理解性。②克服了单纯音乐治疗非理性的特点。以音乐为背景进行语言诱导，用语言帮助患者展开想象，进入主动心理接受状态，能更有效地发挥主动配合训练的作用。③克服了单纯音乐单一性的特点。以音乐为背景的语言诱导可以与多种常规的心理治疗方法相结合，如暗示、催眠等，发挥综合治疗的特点。④克服了单纯音乐治疗被动性的特点。以音乐为背景的语言诱导，患者想象、思维、回忆等心理活动均在治疗师主动的引导下进行，这样更有利于对患者的掌握，从而提高治疗效果。近期有文章报道探讨诗词配合音乐治疗的可行性。原因在于中国传统的诗词和音乐有两个共同点：一是通过营造意境来传情达意，二是通过节奏韵律来创造形象、制造气氛、表达情感、刺激气机、调动情绪。音乐意境把人从现实世界带进虚拟空间，借助旋律和节奏的作用，令人进入或神清气静，或愁肠百转，或慷慨激昂，或辽阔宽广，或热烈欢快，或轻松活泼的境界。而文学语言的介入能帮助更快地理解和营造意境。文学语言结合音乐语言，能同时调动人脑的左右两半球，激活人体器官的同步共振，使气机的升降出入更易与音乐趋向协调，使患者能较快进入到最佳的治疗状态。如能将其与目前主流音乐治疗相结合，对于治疗效果，尤其是语言发育迟缓的患儿将会有很大程度上的飞跃。

（蔡文虹）

# 第四节 脊柱滑脱

## 一、引言

儿童脊柱滑脱——初看是一个很简单的话题。但是如果本章节仅限于儿童，则该论题会变得十分困难，比如研究的年龄组仅限于 <12 岁的患儿。通常，绝大多数文献都将成长个体（儿童与青少年）的滑脱归为一类。在大量年轻患者中，儿童仅仅占少数，大部分是青少年和年轻人。关于婴幼儿的报道很少。

青春期前及青春期脊柱滑脱的发病率差异不大。对此的解释可能是，由于青春期要比儿童期出现有症状的概率要大，所以在术后随访组中，儿童不能充分代表真实情况。还不能说这是否与自然病史（如生长发育突然增长的影响）和青春期体力活动的增加有关，或这与两者都有关。

由于相关的文献数据十分贫乏，本章有关儿童的信息都不太完整。因此，所掌握的信息量极少，还没有理由说明儿童脊柱滑脱的治疗方法与成人有所不同。即使这样，应批判性和慎重的使用所给出的建议，尤其当处理年龄很小的患者时。

### （一）定义

脊柱滑脱的定义是一个椎体相对下位椎体向前滑移。该词由 Kilian 于 1853 年提出，源于希腊语 "spondylos"（椎体）和 "olisthesis"（滑动，滑移）。滑移程度小于滑脱椎体的 50% 通常被称为低度滑脱，当滑移程度≥50% 时称为高度滑脱。

椎弓峡部裂（希腊语 "lysis" 源于 "lyein" = 分隔）是椎弓关节内（峡部）的中断。属于疲劳骨折，组织学特征是纤维软骨性的假关节形成。脊柱峡部裂可以愈合，导致峡部正常或延长。

脊柱前移（希腊语 "ptosis" 跌倒）是一种完全性滑脱（100% 或更多）。椎体失去与其下椎体上终板的连接。

### （二）病因学

力学与遗传学因素在峡部裂和脊柱滑脱发展中具有重要作用。

由于人类直立的姿势和腰椎前凸，应力集中在腰骶部。骶骨上终板前部的斜坡会产生一个向前下方的，作用于下腰椎的分力。在正常情况下，椎体后方骨性结构（椎弓、小关节），椎间盘和韧带（低腰韧带、前后纵韧带、棘上棘间韧带）可以防止椎体的滑移。肌肉（髂腰肌、腹背部肌肉）的作用目前还不清楚。骨性结构上的最大负荷作用于椎弓的关节内部分（峡部），如上下关节面之间的椎弓部分。

Farfan 等分析了腰骶部连接的力学结果。他们提到腰椎前凸、弯曲负荷、剪力不平衡及强制旋转的重要性。同时也提出，骶板的分离可能是青少年滑脱进展的原因之一。这一原理已进一步被日本学者通过动物模型及三维有限元方法阐明。业已证明当峡部缺损时，纤维环及终板的压力会随着滑脱程度的增加而增加。

Antoniades 等发现骶骨后凸与滑脱角度呈正相关。Marty 等发现与对照组相比，脊柱滑脱的患者骨盆入射角更高，骶骨斜坡更倾斜及骶骨后凸更大。其他作者也赞成脊柱滑脱的骨盆形态存在异常，脊柱骨盆失衡。但是，Huang 等不能肯定骨盆入射角的增加能否作为衡量滑脱进展的指标。Whitesides 等基于人类学研究表明，脊柱滑脱中，骨盆入射角的增加可能继发于滑脱引起骶骨角度的变化（$S_1$ 上终板与骶骨后缘形成的夹角）。

从事腰椎重复过伸和旋转运动或举重等职业的人（如体操运动员、跳水运动员、标枪运动员、网球运动员、举重运动员，芭蕾舞演员），具有较高的发病率，这也支持机械性应力是病因之一。

脊柱滑脱同样可以遗传。"天生缺陷"的原发位点还没有被识别，可能存在于骨性结构（峡部、小关节形态），可能存在于软组织（韧带、椎间盘、软骨终板）或同时存在于两者之中。

## （三）分类

习惯上，根据 Wiltse、Newman 和 Macnab 对脊柱滑脱进行分类（表 7 - 6）。

**表 7 - 6　Wiltse、Newman 和 Macnab 脊柱滑脱分类**

| | |
|---|---|
| I | 发育不良性 |
| II | 峡部裂型 |
| | 椎弓根崩裂 |
| | 急性骨折 |
| III | 创伤性 |
| IV | 退变性 |
| V | 病理性 |
| VI | 医源性 |

根据这一分类，大部分滑脱属于峡部裂型，小关节之间（峡部）中断或延长。营养不良性脊柱滑脱是由于骶骨上部和腰 5 椎弓的先天性改变引起。这种类型常伴有小关节的半脱位。真正的营养不良性半脱位极少。进一步可分为严重骨折引起的创伤性滑脱，老年人椎间盘和关节面退变引起的退变性滑脱，感染和肿瘤侵犯椎弓导致的病理性滑脱，切除椎体附件过多会引起医源性脊柱滑脱。但是这一分类由于前后不一致，混淆病因（如营养性）及解剖部位（如峡部）而饱受批评。连分类者自己也已认识到，峡部裂型和营养不良型滑脱之间并不总是存在差别，同时该分类没有形成具体的治疗原则。为了克服这些不足，最近提出了改进的分型系统。

Marchetti - Bartolozzi 分型系统（表 7 - 7）在北美应用十分广泛。

**表 7 - 7　脊柱滑脱的 Marchetti - Bartolozzi 分型**

| 发育性脊柱滑脱 | 获得性脊柱滑脱 |
|---|---|
| 高度发育不良 | 创伤性 |
| 　峡部崩裂 | 　急性骨折 |
| 　峡部延长 | 　应力骨折 |
| 低度发育不良 | 手术后 |
| 　峡部崩裂 | 　直接手术 |
| 　峡部延长 | 　间接手术 |
| | 病理性 |
| | 　局部病变 |
| | 　系统病变 |
| | 退变性 |
| | 　原发性 |
| | 　继发性 |

该分类依据病因将脊柱滑脱分为两大类：发育性和获得性。对于发育性滑脱，作者又假定后方椎体附件（"骨钩"）多少存在着严重的先天性发育不良（减弱），随着时间延长，生理负荷会导致脊柱峡部裂或脊柱滑脱。发育不良型可以分为高度发育不良型和低度发育不良型，每一种类型都存在峡部裂或者峡部延长。获得性脊柱滑脱分为创伤型、术后型、病理型和退变型及其相应的亚型。

Mac - Thiong 和 Labelle 分型是以 Marchetti - Bartolozzi 分型为基础的。增加了矢状面脊柱骨盆平衡和基于目前经验的手术建议。

这些新分型的缺点是，日常临床应用起来十分复杂。不同分型之间的区别有些武断模糊，而且还存在"灰色地带"，对临床治疗的指导意义不明显，同时忽视了患者的年龄这一重要指标。还没有足够数量患者的前瞻性研究，对不同类型脊柱滑脱的推荐疗法进行验证。

Herman 和 Pizzutillo 提出了一种针对儿童和青少年的新的分型方式。该分型包括 SPECT 和 MRI 中可见的峡部裂前应力反应。其侧重于非手术治疗。他们认为，验证该分型在治疗建议中的应用还需要几年。

现在实际临床决策中关键看滑脱角度、滑脱平面的矢状面序列（前凸/后凸）、患者年龄及其症状。在此基础上，再考虑滑脱的分型（如是否发育不良性）。

### （四）流行病学

脊柱滑脱仅仅发生在人类，在不能行走的个体中，几乎没有人患病。除了动物模型外，还没有在动物中发现脊柱滑脱。在新生儿中也未发现。文献报道年龄最小的脊柱侧弯的患者为 15 周。Laurent 和 Einola 报道过一个 10 个月大的女孩，患有单侧脊柱峡部裂型滑脱 4mm。在白人中，学龄初期患儿脊柱峡部裂的发病率为 4.4%～5%。随着年龄的增加，发病率也不断提高，在成人中为 6.0%～7.2%。

在其他一些种族中，发病率很高（阿拉斯加因纽特人为：32.9%，日本艾诺斯人：41%）。峡部裂型脊柱滑脱在男性中很常见，但是严重滑脱常常发生在女性。第 5 腰椎发生滑脱的概率为 90%，第 4 腰椎为 5%，第 3 腰椎为 3%。如果滑脱位于 $L_5$ 以上节段时，成年后出现症状的概率就会增高。

### （五）自然史和进展风险

在大部分病例中，峡部裂型脊柱滑脱的自然史为良性，由于受累节段具有自我稳定的趋势。尽管这样，峡部裂型脊柱滑脱仍然是引起儿童和青少年腰痛和放射性腿痛的首要原因。伴有腰部症状和工作能力下降的峡部裂型脊柱滑脱患者，其平均预后与其他人没有区别。为什么仅有部分患有峡部崩裂或峡部裂型脊柱滑脱的患者有症状，而大部分人没有症状，目前还没有明确的解释。疼痛究竟来源于腰椎崩裂本身、椎间盘、神经根或是韧带，还有待讨论。

椎弓崩裂可以不伴有滑脱。即使在生长期出现滑脱，程度也常常不大。参加竞技性运动不一定会增加进展的风险。年轻患者滑脱进展的风险因素包括：入院时和青春前期高度滑脱（>20%）。在更多严重的滑脱中，可以发现滑脱椎体楔形变，骶骨上终板边缘变圆，这可能由发育不良性改变所致，可以预测滑脱进展。然而，在大多数病例中这些表现都是继发性改变，仅仅反映滑脱的严重程度，并不能预测其发病。

## 二、临床表现

### （一）症状

学龄前儿童通常没有疼痛。在这一年龄组，多数是偶然发现或者是由于姿势的改变，步态异常而发现该病。大部分较大儿童会自发出现症状，他们通常有体育运动的病史。有时还有急性损伤。

主要症状是体育活动时或者久站、久坐后出现腰痛，疼痛可以放射至臀部和大腿后外侧，很少放射至小腿远端及足踝部。严重滑脱的患者（>50%）可以出现步态不稳、麻木、肌力减弱及马尾神经压迫症状。但是，主观症状的严重度和滑脱程度之间没有直接联系。

### （二）体格检查

在低度滑脱中（<50%），如果没有根性症状，患者的步态和姿势都正常。腰椎活动度可正常或者由于肌肉痉挛、疼痛而活动受限。过伸可能会诱发腰骶部疼痛。局部可有压痛，在很多患者中，滑脱节段同水平的棘突可有阶梯感。股后肌群（腘绳肌）有发紧感，在高度滑脱比较典型，偶尔也可见于有症状的低度滑脱的患者。大多数患者下肢的肌力，反射和感觉正常。

在高度滑脱中，即使在影像学所见局部脊柱序列紊乱非常严重，临床症状也可以存在很大不同。多数患者中，其姿势呈典型改变：骨盆的后倾使骶骨呈垂直位，腰骶部呈短后凸，腰椎代偿性过度前凸通常可达胸部。脊柱出现侧弯，并且常出现矢状面和冠状面失衡。患者站立时不能完全伸直髋膝，行走呈典型的骨盆摇摆步态。其腘绳肌非常紧张。可能出现神经损伤的表现（肌力减弱、皮肤感觉异常、小便失禁）。一些患者临床表现正常而仅表现出轻微的腘绳肌紧张。令人意外的是，即使在严重的滑脱中，也可以没有神经系统体征。很多患者尽管存在明显姿势异常、腘绳肌紧张，也没什么主观症状。

在一些患者中，脊柱滑脱会继发出现腰椎或胸腰椎侧弯。"坐骨型"（主要是高度滑脱）多由于疼痛和肌肉痉挛，在症状缓解后消失。滑脱椎体引起的旋转性脱位，可以造成的结构性（"非结构性"）弯曲，需要严密随访，如果弯曲继续进展，可以进行腰骶部融合。对伴有腰椎滑脱的胸椎侧弯则需要作为一种单独的疾病，依据脊柱侧弯的治疗原则进行处理。

# 三、影像学表现

## （一）X 线片

首先要拍摄腰椎站立位 X 线片（后前位和侧位），焦点在腰骶部。结果可以显示腰椎的序列，如果存在滑脱，则可以显示椎体滑脱的真实程度。在多数情况下，侧位片也可以显示椎弓崩裂（图 7-1）。目前已不再通过传统的斜位片来确证侧弯片上不可见的崩裂。可以通过 Laurent 和 Einola 等建立的矢状面上滑移量与椎体长度的比值来衡量脊柱滑脱（图 7-2）。矢状面腰骶部序列（前凸/后凸）可以通过第 1 骶椎椎体后缘与第 5 腰椎前后缘的夹角来测量（图 7-3）。如果有脊柱侧弯或是脊柱临床上显示严重不平衡，就需要拍摄脊柱全长正侧位片。

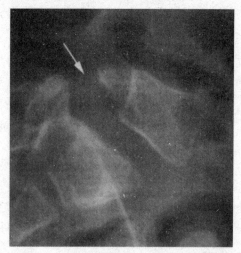

图 7-1 站立侧位片所示椎弓崩裂（箭头所指）和低度 $L_5$ 椎体滑脱

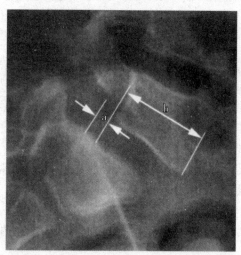

图 7-2 Laurent 和 Einola 提出的椎体滑脱指数的计算公式。滑脱率 [%] = a/b × 100

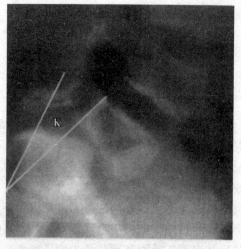

图 7-3 腰骶部后凸测量：$S_1$ 后缘与 $L_5$ 后缘（或前缘）之间夹角（K）角

## （二）功能位影像学

传统上用屈伸位 X 线片来评估滑脱节段是否存在的不稳定。由于这种检查不能对治疗决策提供任何帮助，临床上已不再应用。在伴有腰骶椎后凸的高度滑脱患者中，术前要拍摄仰卧、过伸、侧位像（图 7-4）。该检查可以显示滑移的椎体的可复性，从而判断是否可以经前路到达其下的椎间隙，而不需要进行器械复位。

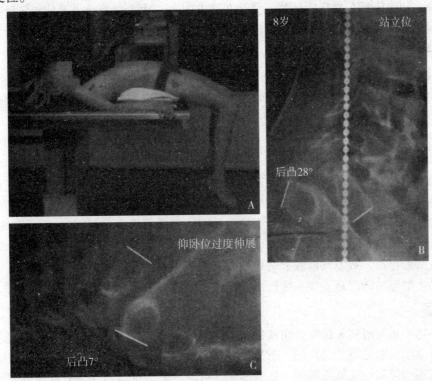

图 7-4　A. 拍摄腰骶部过伸仰卧侧位片得患者体位；B. 站立位 X 线片提示显著腰骶部后凸；C. 同一患者仰卧过伸位时，后凸显著减小

## （三）计算机断层成像（CT）

在多数患者中，可以很容易在站立侧位片上发现峡部不连。如果不能确定，应将 CT 扫描架倾斜，以获得峡部的纵向断层。这是诊断椎弓崩裂最可靠的方法（图 7-5）。CT 对于评估峡部缺损的愈合也非常有价值。

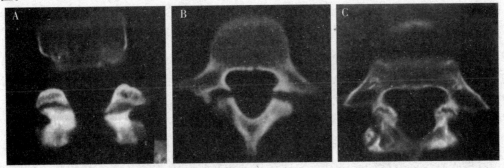

图 7-5　峡部 CT 片上所示峡部不连的不同表现。A. 11 岁男孩，"创伤早期"；B. 11 岁女孩，"萎缩性"；C. 14 岁男孩"肥大性"

## （四）磁共振成像（MRI）

MRI 开始作为一种主要的影像学检查模式逐渐用于儿童腰痛。尤其在年轻的运动员中常常可以见到峡部和椎弓根区信号强度增加。这被解释为压力反应。至今其重要性和自然史仍然不清楚。通过 MRI

区分压力反应与真性椎弓崩裂还有很多困难。需要前瞻性研究以阐明这种现象。

对于无神经症状的低度滑脱，没有进行 MRI 检查的指征。MRI 检查的指征有：出现神经症状、马尾综合征或疑有椎间盘突出等，有助于了解椎管的形态，椎间孔和神经组织的受压情况。

MRI 还可以评估滑脱椎体邻近节段椎间盘的情况。年轻患者无论是否出现疼痛，滑脱椎下位椎间盘常常已经有病变。在有症状的患者中，滑脱椎邻近的上位椎间盘常常可见脱水改变。MRI 检查中，年轻人椎间盘脱水的临床相关性仍不清楚，因此在这方面上，MRI 对治疗决策的制定没有价值。

在峡部裂型的脊柱滑脱患者中，滑脱节段的椎间盘突出产生症状非常少见。

### （五）单光子发射计算机断层成像（SPECT）

目前，SPECT 技术常用于评价腰痛，尤其是年轻的运动员，表现为压力反应区、微骨折区和骨折区摄取增加；同时可以鉴别慢性椎弓崩裂（假关节）与新鲜、活动的病变，理论上新鲜的病变愈合能力更好，但是，还没有证实 SPECT 在椎弓崩裂愈合中的预测的价值。

# 四、治疗

当对治疗的必要性和治疗方法进行衡量时，应该记住脊柱滑脱及其发展是良性的。患者家长在得知自己孩子后背某部位"骨折"后，常常会非常担心。所以对每个病例，对患者及其家长说明该病是良性病程相当重要。而且很多患者没有经过什么特殊治疗，几个月后症状就缓解了。同时也要注意，这种病不能被忽视。有必要进行一段时间的随访，以观察是否发生明显的进展。同时需要告知患者家长，当主观症状严重且持续存在，或发现滑脱显著进展时，随时可以进行有效的治疗。

唯一需要马上处理的情况是：伴有腰骶部后凸或者伴有明显的神经损害的高度滑脱。

### （一）观察

目前认为快速生长与滑脱 >20% 是病情进展的危险因素。因此，处于青春发育期或之前的患儿需定期复查，直到快速生长期结束。每 6 ~ 12 个月，根据入院时滑脱程度和患儿年龄拍摄腰椎站立位侧位 X 线片。在随访时不必限制患儿体育活动。在观察期结束时，医生可以告知患儿及父母未来患者的体育运动和职业选择均不受限制。

### （二）非手术治疗

对有症状的椎弓崩裂或低度脊柱滑脱（滑脱 <50%）主要是进行非手术治疗，减少体力活动，加强腹背肌锻炼，也可以使用支具。建议运动员改变训练方式，避免参加引起疼痛的运动。但是不必停止所有的体力活动。根据文献，在年轻的运动员中，支具治疗椎弓崩裂之后，功能性结果的优良率 >85%。影像学上显示峡部愈合的达 16% ~57%。单侧峡部裂要比双侧容易愈合，而 $L_4$ 峡部裂要比 $L_5$ 容易愈合。由于没有前瞻性研究，目前还不能确定支具的治疗效果及 SPECT 扫描对峡部裂的预测价值。

### （三）手术治疗

由于很多报道将儿童与青少年的治疗归为一类，所以关于手术治疗儿童（ >12 岁）椎弓崩裂和脊柱滑脱的资料非常少。目前尚无报道研究患者手术时年龄对结果的影响。也没有随机临床试验将手术治疗与自然病史进行对比。Seitsalo 在回顾性长期随访研究中，对 149 名低度滑脱的患者，进行了平均 13.3 年的随访。72 名患者（平均 13.8 岁，平均滑脱 16.2%）接受了保守治疗或不予治疗。77 名患者（平均 14.6 岁，平均滑脱 16.6%）接受了单侧后侧或后外侧融合。随访中，75% 保守治疗的患者与 87% 手术治疗的患者均没有疼痛。没有一名原发保守治疗的患者后来接受手术治疗。在保守治疗组，6/72（8.3%）的患者与 4/77（5.2%）的患者工作能力下降。

儿童与青少年患者的手术指征取决于滑脱程度（高度或低度）、患者年龄（青春发育前期、发育期、发育后期）、临床表现和症状。一旦出现神经症状（马尾综合征、腓肠肌瘫痪）就具有明确的手术指征。但是，即使在严重的滑脱中神经症状也非常少见。低度滑脱最常见的手术原因是疼痛且对保守治疗无效。当儿童滑脱 >50% 时，即使患者没有症状或仅有轻微症状，也推荐手术治疗，以预防进一步发展。当滑脱 >20% 时，如果随访中发现进展，需要考虑手术治疗。

根据滑脱的程度、腰骶部后凸选择手术方式。表 7-8 列出了原则，可以指导治疗决策的制定。表中关于滑脱比与腰骶部后凸角度的数字并不是基于科学证据，只是表示一种平滑的过度，并不代表数学上的精确性。最终的决策需要根据患者的具体情况、骨骼成熟程度、性别、滑脱的解剖特征、协作能力、患者及家长的期望，最后医生的经验同样需要考虑在内。

表 7-8 治疗儿童峡部裂型脊柱滑脱

| 滑脱率（%） | 症状 | 治疗 |
|---|---|---|
| 0~25 | 无 | 随访 |
| 0~25 | 有 | 非手术 |
| | | 后外侧融合 |
| | | 直接修复 |
| 25~50 | 有/无 | 后外侧融合 |
| >50 | 有/无 | 前路融合 |
| 腰骶部后凸 <20° | | |
| 50~90 | 有/无 | 前后路联合融合 |
| 腰骶部后凸 >20° | | |
| 90~100（下垂） | 有/无 | 部分融合或切除 + 前后路联合固定融合 |

注：表中关于滑脱比与腰骶部后凸角度的数字并不是基于科学证据，它们只是表示一种平滑的过度，并不代表数学上的精确性。最终的决定需要评估患者所有的临床资料。

1. 椎弓崩裂和低度滑脱（≤50%）　对于滑脱程度 ≤50% 的病例，可不进行器械固定，单纯做后外侧原位节段融合，应用后方髂嵴自体骨植骨。根据 Wiltse 等推荐的双侧竖脊肌劈开入路进行手术。通常不固定滑脱椎以上节段，即使椎间盘在 MRI 上呈脱水表现。术后 1~2d 患者可以下床活动，佩戴软性支具 3 个月。根据影像学上融合的进展，禁止体育活动 6~12 个月。骨性融合后，不必对体育活动进行限制。手术安全有效，没有特殊并发症。在青年组，80%~90% 可以实现骨性融合。82%~96% 患者的主观症状和功能性结果优良或满意。最近，关于 107 名儿童和青少年的一项长期研究证实了该方法的有效性和可信性，手术时平均年龄 15.9 岁（8.1~19.8 岁），平均随访 20 个月。最后一次随访中 Oswestry 残疾评分平均为 7.6（得分范围 0~68）。107 人中有 100 人（93%）在正常范围（0~20 分），其中有 6 人（6%）Oswestry 评分为 20~40 分（中等残疾），1 人为 68 分（残废）。X 线片上显示，假关节（17% 后外侧融合）形成及邻近节段椎间盘退变（12%）与较差的效果之间没有相关性。随访时，脊柱侧弯研究协会结果量表平均得分 94.0（得分范围 44~114）。MRI 上椎间盘退行性变对患者的疗效没有显著影响。

在低度滑脱中，椎板切除减压仅适用于极少数真性压迫神经组织的年轻患者。但是，在近 30 年间都没有在低度滑脱的患者中见到这种情况。假关节产生的症状（疼痛放射至大腿后方）和腓肠肌发紧感可以通过融合固定滑脱节段得到缓解，而不需要椎板切除。如果在生长期做了椎板减压，就必须增加节段融合以防止随后的滑脱进展。

在这一年龄组中，对于低度滑脱，使用器械并没有任何好处，同时也没有理由进行复位。无论减压与否，内固定总是与手术时间的延长，肌肉创伤的加重，并发症风险增高和费用的增加相关。虽然内固定可能会增加融合率。

在不伴有滑脱或滑脱 <25% 的椎弓崩裂的病例，一些作者推荐应用各种内固定（螺钉、环扎钢丝、蝴蝶钢板、钩钢板、椎弓根螺钉和棒）直接修补峡部缺损。有报道表明尤其对年轻的患者疗效良好。目前还没有专门关于儿童的报道。有的医院，仍在应用 Scott's 钢丝技术加自体骨植骨技术，术后应用塑料 TLSO 固定 3~6 个月。在关于儿童和青少年的一项对比研究中，大多数病例中长期随访效果非常好，但是与未融合节段的疗效相似。因此至今仍无法肯定在峡部裂型滑脱中，保留的运动节段的好处。

2. 高度滑脱（>50%）　如果滑脱接近生物力学位置的 50%，就会改变整个脊柱的矢状面排列而产生明显的后果。生理性腰骶部前凸减少，并且根据脱位的程度，由于缺乏对滑脱椎前路的支撑，后凸会发展。在生长发育期的患者，后凸畸形发展的风险几乎为100%，所以即使患者主观症状很少或几乎没有症状也需要考虑手术。没有证据表明非手术治疗（运动、支具）或限制体育运动可以阻止其进展。患者不可观察太久。滑脱的进展会使手术操作更加困难，并且增加并发症的风险，而且效果可能不好。但是，值得一提的是，有些病例中，即使患者发生高度滑脱或脊柱前移时也可以无主观症状。对于所有高度的滑脱病例没有统一正确的治疗方法。然而，应该避免为了影像学上的美观而进行过度治疗。治疗方法应该根据患者长期的临床效果与功能进行严格评估。

关于治疗高度滑脱的手术方式，已经有很多论述：无器械后路或后外侧 $L_3$ 或 $L_1 \sim S_1$ 融合，无器械前方椎间融合，无器械的前后路融合，术前逐步保守治疗复位、石膏固定，无器械后外侧 $L_4 \sim S_1$ 融合和前方 $L_5 \sim S_1$ 融合，无器械的后外侧 $L_3$ 或 $L_4 \sim S_1$ 融合，术后进行石膏复位，术前牵引复位后行后路 $L_2$ 或 $L_4$。至骶骨器械固定融合，前路螺钉固定复位及椎间融合，后路椎弓根螺钉复位、减压（不减压），应用植骨或钛笼进行后路或前后路联合融合，或者 Bohlman 技术使用经骶骨腓骨段移植，或使用特殊的钛笼及前路和后路复位减压、前后路钢板固定。

根据 Bradford 理论，高度脊柱滑脱治疗的目标是：预防进展、缓解疼痛、改善功能、逆转神经损伤（如果存在）。在大部分患者中，这些目标可以安全的通过原位融合来实现，但是这种治疗方法往往被很多人认为是错误的。对原位融合持否定观点的医生，他们发现对有症状的高度滑脱甚至脊柱前移的成人患者进行后路或者后外侧"原位"融合，或多或少会有严重的类似青少年的滑脱。通常，第一次手术后前几年，患者没有症状。但是随着时间的推移，患者姿势变化，会再次出现症状，有时候甚至比术前情况还差。分析影像学资料，可以发现即使进行表面上坚固的融合，滑脱和后凸仍然会随着时间而缓慢进展。回顾性看，虽然做了原位融合，但没有达到目的。Taillard 和 Burkus 等在其非常有教育意义的论文中描述过一些这样的病例，即所谓的后路或后外侧 $L_4 \sim S_1$ 原位融合，失败的原因是由于误解了高度滑脱的生物力学，而实际上是后凸进展了。前方骨性支撑不足或是完全缺失。滑脱椎以下的椎间盘往往已经严重损害。融合之后由于功能活动的丧失，椎间盘会进一步退变并且萎缩。这些因素共同引起后方融合块屈曲力矩增加，这将会使其弯曲并延长。必须强调，用笔者的话来说原位融合意味着获得坚固的骨性融合，并且经过长期随访之后，融合椎体的位置不会比术前显著变坏。

从生物力学上来看，防止后凸畸形进展最合理的治疗方式是提供前方支撑。这是前路融合的基本原理。通过无器械前路原位椎间融合而不减压，来治疗不伴有较小腰骶部后凸（10°~20°）的高度滑脱。采用经腹膜或腹膜后途径手术，使用两面或三面皮质的自体髂嵴植骨。对于伴有较大的腰骶部后凸（>20°）的滑脱可优先考虑无器械固定结合前路及侧后方原位融合。联合前后路融合对预防术后腰骶部后凸进展有后期退变。使用这种技术，不必融合未滑脱节段。前路或联合前后路手术之后第2~3天，令患者佩戴塑料 TLSO 3~6个月。虽然未行减压，但是数周后腓肠肌发紧感消失，脊柱平衡恢复。对于严重滑脱进行前路和联合前后路融合与进行后路或侧后方融合，临床上中短期结果相似。在最近的一项长期随访研究中（67名患者，滑脱比50%~100%，手术年龄8.9~19.6岁，平均14.4岁，随访10.7~26年），对比了不进行减压的3种无器械原位融合手术方式（侧后方、前方、联合前后方）的效果。最后一次随访中，14%的侧后方融合患者与前路融合的患者组中，主诉经常或非常经常地出现休息时腰痛，但是联合前后路患者中，没有一个出现腰痛。平均 Ostwestry 指数分别为9.7（0~62），8.1（0~32）和2.3（0~14），提示联合前后路融合要稍好。影像学资料显示，在随访中，仅在侧后方与前路融合组中，腰骶部后凸平均值出现了一些进展。而在联合前后路融合组中没有发现腰骶部后凸进展。对3组患者进行 SRS 问卷调查，其结果也类似，联合前后路融合要稍好一些。但是，必须注意，这些患者才30多岁。还没有相关数据表明当他们进入中老年后会出现什么临床问题。

如果选择经前路手术，出现并发症的风险会明显增高。可能发生术中大量出血、术后血栓及逆向射精（男性患者）。但是，对有经验的术者，出现这些并发症的概率也非常小。可以通过后路椎间融合（PLIF）或应用 Bohlman 经骶骨移植物支撑技术来避免前路手术。但是，这些操作必须要切除椎体后方结构以显露椎管，其缺点有神经组织的暴露、肌肉创伤以及棘间韧带连续性的中断。与之相比，直接行前路椎间融合同时联合侧后方融合，该方式经椎旁肌劈开入路，不接触中线结构，这样会造成的组织损伤非常有限并且不会引起额外的不稳定。

滑脱椎体切除术在技术上可行。但是其损伤神经的风险也较高。虽然存在争议，但是一些权威专家也推荐这一操作。

问题是，是否有必要进行复位。目前还没有关于融合复位与单纯原位融合的前瞻性随机对照临床研究。5项回顾性对比研究结果没有显示复位在临床疗效中的好处。大量文献表明，高度滑脱复位后，如果能实现坚固融合且无并发症发生，患者的疗效满意。而且部分复位要比完全复位安全。但是目前还没有研究表明，复位本身是否与功能或疼痛的疗效有关，比如通过测量滑脱比或腰骶部后凸来衡量滑脱椎位置是否改善。对年轻患者进行原位融合的疗效非常令人满意，其原因主要是节段稳定。此外，年轻人具有较强的再塑形的能力。我们很可能低估了生长期脊柱的适应能力。Lubicky曾就此话题发表意见："我们不能接受这种可能性，当我们感觉在解剖上应该可以改善更好，而在患者看来却不是这样，对此，我们是不是太顽固和自大了。或者我们是否正确，器械复位并无法反应疗效，而谁又知道呢？"

在本阶段的认识的基础上，只有对不能通过仰卧－过伸位实现复位，且足以进行充分的前路融合的儿童和青少年滑脱，需要进行积极的器械复位，对于这些病例，（部分）复位的目的是改善滑脱椎的位置以促进前方椎间的成功融合。接着可以直视神经根，进行减压、复位等操作。

3. 脊柱前移　脊柱前移非常少见。目前没有特定手术治疗方式，因此，对于个体治疗方案的确定需要全面的调查和仔细的考虑。脊柱向下可以呈不同程度脱位：椎体可能刚从骶骨上"摔落"，仍十分不稳定，也可能位于$S_2$前方尾端，比较固定。临床表现变化多样，症状可以很轻微，也可以出现严重的神经损害。应该拍摄牵引位和仰卧过伸位片以明确滑脱椎体的活动度。MRI可以显示椎管、马尾和神经根出口的形态。

如果没有神经损害，可以行$L_3 \sim S_1$的侧后方原位融合，并根据Bohlman的方法增加经骶骨支撑植骨。如果获得坚固融合，效果较好。但是，本法对外观的改变不大。如果椎体活动性太大，可以根据严重程度，通过头环股骨牵引或者术中椎弓根螺钉器械复位。这些病例通常需要进行减压手术。联合前后路融合可以保证结果稳定。

另一种选择是切除滑脱椎体，将$L_4$融合固定在骶骨上，Gamnes和Nichols，Gamnes和Lehmer等推荐用这种方式治疗椎弓崩裂。如果不能将滑脱椎进行安全的复位以实现满意的融合，椎体切除可能是最后的手段了。但是，这些复杂的操作要求脊柱外科医师有丰富的经验，并且熟悉这种畸形特殊的病理解剖，才能进行。

## （四）低龄儿童脊柱前移

在简介中提过，关于12岁以下儿童脊柱前移的文献非常少。包含较多学龄前儿童（＜7岁）的研究论文非常少。只有一些病例报道。

King分析了500名年龄在5.5~6.5岁的正常1年级小学生（250名女孩，250名男孩）的腰椎影像。其中有22名（4.4%）患有脊柱滑脱，其中包括9名女生，13名男生。在一些患儿中，可以发现滑脱达到75%，这些患儿均无创伤史。没有患儿诉背部不适。6~10年再次对其进行检查，又发现另外4名患者。所有的儿童均没有症状。一些患儿的家长和兄弟姐妹的影像学上显示存在脊柱滑脱，发病率可达69%。这些发现支持脊柱滑脱具有遗传性的结论。他还提到，多数患儿中，滑脱主要发生在6岁之前。但是，应该注意到，本研究并没有进行足够长时间的随访，以排除所有儿童青春期发育引起的滑脱进展。

Zippel和Abesser儿童骨科门诊搜集了530名儿童的腰椎正侧位片。所有这些患者均无腰部症状，年龄分布为1~10岁。如果正侧位片不能清楚地显示峡部，均予加拍斜位片。在1~6岁年龄组中，在293名儿童中有3名（1%）发现有低度的脊柱滑脱。在7~10岁年龄组中237名儿童中有7名（7%）发现有低度的脊柱滑脱。在更年幼的组别中，所有的滑脱都位于$L_5$水平。在较大年龄组中，一名患者因脑脊膜膨出进行了手术治疗。在这些病例中均无随访的资料。

Pfeil对500名正常儿童进行了6年的腰椎影像学观察。其中有9名儿童（1.8%）双侧椎弓崩裂和低度腰椎滑脱。最年幼的患者是个只有半岁的男孩。另外还有 4 个 3 岁，1 个 4 岁，2 个 5 岁的男孩。本组唯一的女孩为 6 岁。1 名 3 岁男性患儿的母亲患有脊柱前移。9 名患儿无其他的主观症状。

Beguiristain 和 Diazde - Rada 报道了一组病例，188 名脊柱滑脱患者确诊时年龄 <20 岁，其中有 8 名学前儿童平均年龄为 3.5 岁（9 个月～5 岁）。所有患者滑脱均位于 $L_5$ 水平。文献中关于病例的分型存在着一些混乱。根据该报道，有 4 例峡部裂型滑脱，2 例发育不良性，1 例创伤性，还有 1 例为医源性。在同一篇论文中，3 例分类为峡部裂型，3 例为发育不良型，1 例创伤性，和 1 例医源性。2 例为高度滑脱包括 1 例发育不良性滑脱度为 87%，1 例创伤性 57%。在其余 4 名患者中，滑脱度为 18%～48%。2 名医源性和创伤性滑脱的患者入院的时候均有疼痛。另外 6 名患者中，检查原因有：4 名脊柱侧弯，1 名后凸，1 名皮肤变化。平均随访 11.5 年（9～14 年）。对 3 名患者进行手术治疗。一名 4 岁患者滑脱度为 87%，在确诊后就进行了原位小关节融合手术。随访 11 年后，患者没有出现症状，滑脱度为 95%。最年幼的患者是 1 个 9 个月的女孩，由于皮肤改变，检查发现有 15% 的滑脱。到 11 岁时，脊柱滑脱进展至 53%，予后路钩棒系统固定，节段从 $L_3$ 至骶骨。后来出现假关节形成，9 个月后成功进行了 $L_4$～$S_1$ 的椎弓根钉固定。随访 2 年后，患者症状消失。没有发生滑脱进展。第 3 个手术患者是 1 个 3 岁的滑脱度 25% 的女孩。在 11 岁时发现滑脱进展至 50%，予联合前后路 $L_5$～$S_1$ 的椎弓根钉系统融合固定。术后 3 年，患者无症状。滑脱度为 28%。有 3 名滑脱度在 18%～47% 的患者接受了非手术治疗。对其中的一名 3 岁的女孩，滑脱度为 47%，建议其限制体育运动。另外 2 个小孩未限制活动，没有应用支具。随访至成年，在这 3 名患者中没有发现滑脱进展。一个 5 岁的男孩，诊断为腰骶部骨折脱位（即创伤性脊柱滑脱，滑脱度 57%），接受了全身麻醉下复位，石膏固定 3 个月。住院期间，他出现单侧运动神经完全功能障碍，$L_5$ 神经支配区感觉减退和部分 $S_1$ 运动功能障碍。术后神经症状缓解。随访第 14 年患者没有症状，滑脱度为 15%。一名医源性滑脱的患者滑脱度为 25%，在 4 岁时接受了肿瘤手术。随访 14 年，未诉其他症状，滑脱无进展。

在 63 名 0～19 岁患者的一组临床资料中，Mckee 等发现 7 名患者不超过 4 岁，最小的为 16 个月。21 名儿童属于 5～9 岁年龄组。性别呈平均分布。28 名年龄 <10 岁的患儿中有 18 名没有症状。剩下的 10 名患儿有腰痛的症状，无放射痛。3 名发现椎弓崩裂，不伴滑脱，24 名低度滑脱，1 名高度滑脱。在这些患者中（63 名患者），仅对 5 名患者进行了手术。但是，由于论文中没有出现手术患者的年龄，还不清楚是否所有手术的患儿都属于 <10 岁这一年龄组。在讨论中，强调了这点，通常放射痛出现在较大的儿童和青少年患者中，<10 岁的患儿不出现放射痛。

在 Seitsalo 的研究中，在 <7 岁的 5 名儿童中，4 名在确诊时无症状。随访平均 14.5 年后，融合术的效果与 >7 岁患儿相比没有区别。

最年轻的腰椎滑脱患者是由 Borkow 和 Kleiger 报道的。该男孩在出生时发现腰骶部后凸畸形。15 个月时，下腰椎和骶骨侧位片示 $L_4$ 后凸脱位。小孩发育正常，但是步态呈宽大、拖步。髋关节影像学正常。11 岁时，诉右侧髌骨松弛。虽然没有后背症状和滑脱进展表现，在其 13 岁半时，对其进行了后路 $L_3$ 至骶骨的融合手术，手术很成功。术后短期随访，患者没有症状。阅片发现由于前方 $L_5$ 椎体形成障碍，会产生先天性腰骶部后凸的印象。但实际上，在文中也讨论过这种可能性，但是，他们更倾向于在子宫内已经发生了真性滑脱。

Laurent 和 Einola 首次报道了一个 10 个月的患者单侧椎弓崩裂并 $L_5$ 滑脱 4mm。当她在 10 岁时复查时，峡部裂和滑脱仍然可见。首次发现后 25 年，最后一次随访中，发现峡部愈合，没有任何滑脱。患者没有任何主诉且经常打排球。

Wild 等在一个病例报道中描述了 1 名 18 个月大的男孩，诊断为 $L_5$ 脊柱前移，$L_4$～$S_1$ 隐性脊柱裂。虽然文中没有证据表明在出生时就已经发生畸形，但是有人还是认为该病为先天性。患儿周期性跌倒经常发作，并且不能站立或行走超过 30min。其他系统病史无特殊。无客观神经系统异常发现。5 岁时，患者多动并且出现摇摆步态及下肢肌肉发育不全。$L_4/L_5$ 支配区减弱，轻微的足畸形和髂腰肌挛缩，伸展后可以缓解。椎体滑脱度无变化。应用 3 步法（后－前－后）：双侧 $L_5$ 椎板切除及神经根松解，部分切除 $L_5$ 椎体，对 $L_5$ 进行复位，$L_5/S_1$ 椎间融合，后路 $L_2$ 至骶骨固定融合。术后 9 个月移除内固定，

增加 $L_5$ 至 $S_1$ 后外侧融合。术后 9 年，患者腰骶部脊柱序列正常，能够主动参加运动。

Wertzberger 和 Peterson 报道了 1 名患有组织细胞增多症的女孩，经过反复的放疗和化疗后，18 个月大时，在观察期内发现有椎弓崩裂和低度的滑脱。无背痛症状。在 2 年随访期内，影像学资料无变化。脊柱无症状，未进行治疗。

Kleinberg 报道了 1 名 17 个月大的女孩，因先天性髋关节脱位入院。无背部症状。患儿曾步行过几周。创伤史不详。在 X 线片上，可见 $L_5$ 向前滑脱超过其长轴的 50%。侧位片上可见椎弓根处的"缺口或裂隙"，这可能是造成滑脱的先天性原因。因此，该病例可以代表真性先天性脊柱滑脱。

Finnegan 和 Chung 报道了 1 例 3 岁女孩，患有非常特殊的 $L_5$ 椎体前移。该患儿在孕 37 周时早产，并患有成红细胞增多症。当 1 岁患儿开始走路时，其母亲发现患儿背部有一巨大包块。无创伤史。3 岁时，因趾外翻去医院就诊。步态呈宽基摇摆状，膝关节僵硬。下肢肌张力及腱反射轻度增高。无腓肠肌紧张，会阴区感觉减退。X 线片示前移的 $L_5$ 椎体位于 $S_1$ 前方。同时，$L_5$ 椎体相对 $L_4$ 也前移，即 $L_5$ 向前脱出原脊柱序列。因此，$L_4$ 的后下角骑跨于骶骨的圆顶上。通常上方的脊柱会随着滑脱椎体一起发生前移，这种现象很罕见。脊髓造影术可见滑脱节段发生充盈缺损。$L_3 \sim L_5$ 椎板切除，切除 $L_5$ 椎体后方进行减压。$L_3 \sim L_5$ 后方及侧后方融合。术后 3 个月随访结果良好。认为不能确定滑脱的确切原因。他们提出这可能就是椎弓崩裂型滑脱，并且认为先天性脊柱完全滑脱可能性大。

大量罹患椎体滑脱的幼儿似乎没有疼痛。Lucey 和 Gross 报道过一例特殊的脊柱滑脱的年幼患儿，伴有腰痛。他们发现 1 个 2 岁 8 个月大的女孩，开始没有什么症状，直到 2 岁时出现背部疼痛。疼痛与活动无关，无创伤史。体格检查发现，脊柱视诊正常，无触痛，但在下腰背部有一丛毛窦。神经检查及其步态正常。双侧腘窝角为 20°。在最初的 X 线片上，有一单侧 1° 的 $L_5$ 滑脱。2 个月后，滑脱进展至 27%、MRI 正常。应用对抗前凸的石膏（后期改为支具）进行治疗，患儿疼痛消失。在后来的 8 个月里，椎弓部缺损未愈合。

综上所述，患有脊柱滑脱的学龄前儿童可能存在腰痛，但大部分似乎没有疼痛。峡部裂或滑脱通常是在检查其他疾病时偶然发现并确诊的。一些病例因姿势异常，脊柱侧弯，或步态异常而发现的。滑脱进展在这一年龄组并不常见。即使这样，还是建议常规进行影像学随访。如果有必要手术治疗，可以选择无器械复位的后外侧融合。

### （五）外来性脊柱滑脱

Lubicky 创造了"外来性脊柱滑脱"这一词语来描述由于相关综合征引起骨或软组织异常，导致的罕见滑脱病例。本章基于 Lubicky 最新的综述文章并进行了深入的延伸。由于骨质较差或脊柱裂，关节面可能存在发育性紊乱，使小关间部分或椎弓根延长。此外，病理性因素所致的软组织松弛度增加对滑脱也具有促进作用。

一些文献报道了成骨不全性脊柱滑脱。通常在这些病例中可见到椎弓根的延长。由于其他明显的脊柱畸形的存在，使诊断及评估都变得十分困难。目前还没有推荐的治疗方案。对无症状的，不能行走的患儿，没有手术指征。对有症状，已经开始行走的患儿，可以行节段稳定及融合手术。

King 和 Bobechko 发现在 60 名成骨不全的患者中，4 名因椎弓根延长而产生脊柱滑脱。4 名患者中有 3 名同时存在脊柱侧弯。未对脊柱滑脱进行治疗。文中也没有提到患儿的年龄。

Rask 发表的病例是 1 名 40 岁男性患者，患有 $L_5$ 低度滑脱，4 岁时有腰部外伤史。此后他腰痛持续多年。猜测他在童年受伤后椎间关节部分有持续性骨折，并且没有进行必要的治疗。

Barrack 等描述了 1 例后路脊柱融合后脊柱滑脱。

Basu 等报道了 2 例。一名 10 岁女孩 $L_4$ 和 $L_5$ 椎弓根变长，导致 2 个节段的低度滑脱。11 岁时成功地进行了前路 $L_3 \sim S_1$ 的无器械固定融合。然后，对胸段侧弯进行了后路器械固定融合 $T_1 \sim L_1$。随访第 3 年，没有出现腰背部症状。第 2 个患者是一名 11 岁女孩，患有腰痛伴尾骨痛 1 年。其腰椎弓根延长，$L_5$ 高度滑脱。另外，还伴有腰椎前凸增大，胸段脊柱侧弯。同时还伴有腿痛。计划进行原位融合。

文献报道了一些神经纤维瘤病 I 型伴脊柱滑脱。和成骨不全类似，也常伴有严重的脊柱畸形。应根据常规原则进行治疗。在手术治疗上，应该考虑到骨质较差对手术的影响。因此，如果必须行手术治疗时，建议行联合前后路融合。

McCarroll 分析了 46 名神经纤维瘤病患者的影像学资料。4 名患者具有脊柱滑脱。2 名偶然发现；另外 2 名诉腰痛。文中未提及患者年龄，也没有详细描述随访或治疗。

Crawford 发表了 82 名神经纤维瘤病的患者。50 名伴有脊柱畸形，其中有 1 名椎体滑脱。文中没有详细描述该病例。后来发表论文中，在另外 34 名患者中，没有发现脊柱滑脱。推断与正常人群相比，神经纤维瘤病患者发生脊柱滑脱的概率并不高。

也有报道表明脊柱滑脱与马方综合征也有关系。

Sponseller 等在 82 名骨骼成熟的患者中，调查了不同的 2 组患有马方综合征的患者，5 名（6%）低度滑脱，平均滑脱度为 30%。在 56 名患者中，伴有脊柱侧弯 >10° 和影像学随访 >2 年的所有年龄组，3 名存在脊柱滑脱，1 名低度，2 名高度（平均滑脱度 60%）。文中没有关于滑脱进展、症状、治疗的相关资料。猜测在马方综合征患者中，脊柱滑脱发生的概率并不比正常人群中多。但是其滑脱度却较大，其原因可能是韧带性质改变及椎间盘剪力抵抗。

Winter 报道了 2 个手术治疗脊柱前移的病例：1 个 13 岁和 1 个 16 岁患儿。2 名患儿均有高度滑脱的典型表现，均诉腰痛及腿痛，腓肠肌发紧。神经系统查体无异常，无膀胱功能失常。1 名患者接受了减压及器械后外侧 $L_3 \sim S_1$ 融合固定。在随访第 4 年，患儿无主诉并且融合良好。另一名患儿术前使用头环股骨牵引 2 周，$L_4$ 和 $L_5$ 双侧椎板切除，$L_3 \sim S_1$ 后外侧融合，术后牵引超过 3 周，接着行 $L_5 \sim S_1$ 的前路融合，术后管型石膏固定，卧床休息 4 个月，然后，进行身体连带单腿石膏固定 3 月。2 年后随访，患者无疼痛，神经功能正常，融合坚固。

Taylor 发表了 1 个病例，11 岁女孩，诊断为马方综合征，伴有 $L_5$ 椎体滑脱和 70° 的腰椎侧前凸。诉左臀部，左腿和脚疼痛。腓肠肌发紧感，踝反射无异常。对其进行了 $L_5$ 椎板切除和 $L_4 \sim S_1$ 的后外侧融合术。术后 2 周在石膏保护下运动。6 个月内，融合部位愈合。患者无症状。文中没有描述对脊柱滑脱进一步随访。脊柱侧弯继续进展，14 个月后进行了手术。

Nematbakhsh 和 Crawford 报道过 Ehlers - Danlos 综合征伴脊柱滑脱。1 名 2 岁女孩因暂时性双上肢麻痹来院就诊，发现其 $C_2$ 不稳定滑脱，对其进行了 $C_1 \sim C_3$ 的融合术。随后由于邻近节段不稳定，将融合范围延长到 $C_5$。在 4 岁时，开始出现腰痛，7 岁时拍片发现 $L_5$ 低度椎弓峡部裂性滑脱。同时被诊断为 Ehlers - Danlos Ⅵ型。滑脱在 4 年中进展至 75%。当她 13 岁时，对其进行了无器械 $L_4 \sim S_1$ 侧后方融合。没有出现并发症。没有报道长期结果。Lubicky 报道至少治疗过另 1 例合并脊柱滑脱的 Ehlers - Danlos 患者。他强调了骨质与伤口愈合能力较差的相关风险，并推荐采用类似马方综合征的治疗策略进行处理。

对脊髓脊膜膨出症的患者，由于后方椎体附件发育障碍，脊柱滑脱非常多见。据报道发病率 5.9% ~28.6%。Mardjetko 等的一项研究中，会行走的脊柱裂患者患脊柱滑脱概率高达不会行走患者的 2 倍。所有的滑脱都是低度的。5 年随访，未发现进展。脊柱裂的发病水平与滑脱程度之间没有联系。根据 Lubicky 的研究，本组中有 2 名患者接受了手术，1 例因疼痛，另外 1 例需要对栓系脊髓进行松解。建议对疼痛，畸形进展或神经损伤的患者进行手术固定。

Stanitski 等对 305 名 7 ~22 岁脊髓脊膜膨出患者，进行了影像学评估。他们发现有 18 名患儿（5.9%）存在 $L_5$ 椎体前移。多数人（75%）年龄为 7 ~14 岁。所有发病的患者均会行走。滑脱度为 12% ~56%，平均滑脱度 37%。14 名是低度滑脱，4 名高度脊柱滑脱。脊柱前移的患者其腰前凸比正常无滑脱的患者要大。并且，腰前凸与滑脱比成正比。在 2 ~7 年（平均 2.5 年）的随访期内，未发现滑脱进展。无患者出现滑脱相关症状。文中未给出与治疗相关的评价。

总之，不同综合征伴脊柱滑脱代表了一系列非常复杂的问题。作为总的建议，"当面临这样的临床难题时，医生需要应用治疗常识和公认的治疗原则"。为了保证最终有一个满意的疗效，建议不仅对于手术患者，对非手术患者也需要进行长期的随访。

（蔡文虹）

# 第五节　早发性脊柱侧弯的石膏支具矫形

　　婴幼儿特发性脊柱侧弯分为自愈型和进展型，进展型具有潜在的生盒危险。1972 年，Mehta 通过测量早期仰卧位 X 线上肋－椎角差值（rib vertebral angle difference，RVAD）来鉴别进展型或自愈型早发性脊柱侧弯。研究发现，RVAD 几乎均遵循 80/20 规律，即 RVAD 在 20°或以上的脊柱侧弯患者中 80% 会进行性加重，而对于 RVAD 在 20°以下者，仅有 20% 出现进展。另外，凸侧顶椎肋骨头与椎体重叠的脊柱侧弯具有进展性，该结论亦被后续研究所证实。

　　早发性脊柱侧弯（early onset scoliosis，EOS）是少数未经治疗能够导致生命危险的脊柱畸形类型中的一种。Campbell 等研究发现，对 10 岁以下脊柱侧弯患儿行早期脊柱融合术弊端较多，患儿术后有可能发生胸廓发育不良和胸廓功能不全综合征（thoracic insufficiency syndrome，TIS）。目前，早发性脊柱侧弯的手术治疗主要包括 VEPTR 和生长棒技术等非融合技术，其目的是在矫正脊柱畸形的同时保留脊柱生长。但非融合技术也面临着一些问题，如生长棒断裂、松动、继发性感染及曲轴效应等。而 VEPTR 除外上述情况外，还可出现胸壁僵硬和顺应性差等问题。

　　器械内固定矫形技术出现前，脊柱畸形普遍应用石膏支具矫形治疗。压疮、显著的肋骨或下颌骨畸形和胸廓活动限制是石膏支具治疗的常见并发症，有的甚至产生"支具综合征"——也叫肠系膜上动脉综合征。其发生与对脊柱、尤其是胸廓畸形的认识不足，以及不依据侧弯类型使用石膏支具矫形有关。Risser 石膏是应用最广泛的脊柱侧弯矫形支具，主要通过是施加 3 点弯曲力进行侧弯矫正，而其对脊柱旋转畸形的矫正则不甚理想，特别是对骨骼发育尚未成熟的低龄儿童，常会并发严重的肋骨畸形及胸廓发育不良。Mehta 应用 Cotrel 和 Morel 石膏矫形技术治疗 136 例婴幼儿脊柱侧弯，结果显示，在生长发育早期佩戴矫形石膏可以有效矫正脊柱侧弯。研究表明，规范的石膏支具矫形即能明显矫正低龄患儿的脊柱侧弯，亦可有效地延缓年龄稍大患儿的手术治疗时间。

## 一、年龄和病因的影响

　　患儿治疗时的年龄和病因是影响脊柱侧弯治疗成功与否的重要因素。Mehta 认为在 2 岁以下开始进行石膏支具矫形成功率高，这与我们的研究结果基本一致，即患儿在 1.1 岁以下时开始佩戴矫形石膏支具可以获得近似完全矫正的疗效，而年龄超过 18 个月后开始佩戴矫形石膏支具往往效果不佳。矫形石膏佩戴时间至少要达 1 年以上才能有效控制畸形进展。Mehta 将 EOS 分为 4 个组：肌肉强壮、健硕的"强健型"组，肌肉纤细、韧带松弛且畸形进展较快的"瘦条型"组，上述两组根据有无明确综合征的存在再分为非特发性和特发性组。研究发现，在患儿年龄较小时进行石膏支具矫形，侧弯进展能够得到有效控制；在患儿年龄较大时进行石膏支具矫形，其侧弯进展的概率则会明显增加，有关进展程度的结果为：强健型组大于瘦条型组、非特发性组大于特发性组。有学者的研究并未按照 Mehta 的强健型或瘦条型分类方法，而将患儿仅分为特发型和非特发型。年龄较大的非特发性脊柱侧弯石膏支具矫形效果较差，其应用目的主要是延缓畸形进展速度，为将来骨骼发育成熟后手术矫形提供肺功能保障，以及得到更多脊柱生长。VEPTR 和生长棒技术亦可以作为此类患儿的治疗选择。尽管目前尚缺乏对比研究，认为应用适当的石膏支具矫形可以在不影响患儿脊柱生长发育的情况下，延缓脊柱侧弯和胸廓畸形的进展。

## 二、石膏外固定技术

　　进展型早发性脊柱侧弯（即 Cobb 角进行性增力盯或 RVAD 超过 20°）一经诊断便可采取石膏支具矫形治疗。石膏支具治疗前，需要完善脊柱 MRI 检查。Mehta 指出，每 8~16 周患儿应在麻醉状态下进行腋下石膏调整，直到侧弯接近完全矫正。笔者则根据患儿生长发育情况调整矫形石膏，2 岁以下患儿每 2 个月调整一次，2~4 岁患儿每 3 个月调整一次，4 岁以上患儿每 4 个月调整一次。每次调整均在麻醉仰卧位下进行，每次矫正的角度不超过 10°。夏季，患儿可间断性佩戴矫形石膏，秋季则应该重新恢复规范的石膏矫形治疗。

选择合适的矫形床是成功制作石膏矫形支具的关键。既往使用的 Risser 和 Cotrel 矫形床，对低龄患儿显得过大。Mehta 设计了一种头颈，上、下肢支撑，而躯干完全悬空的 AMIL 矫形床。有医院设计了一种特制的牵引床，在头颈，上、下肢牵引及躯干悬空状况下制作矫形石膏支具。年龄较大的患儿，可以在非麻醉状态下顺利完成石膏支具的制作。低龄患儿则应辅以气管插管全身麻醉，以免石膏模具压迫造成的暂时性通气功能障碍。石膏支具制作时，需要牵引患儿的头和骨盆来稳定躯干。为防止去除牵引力后躯干回缩造成的矫正丢失，顶椎处 $T_8$ 水平的脊柱侧弯双肩必须包括在石膏固定范围内，如更高位侧弯，则需延长固定至下颌部。骨骼突起部位放置薄层纱布垫衬。Mehta 在石膏支具制成后，将受压点外的纱布移除。对于腰椎侧弯，可以通过屈曲髋关节减少腰椎前凸来促使畸形得到矫正。

石膏或者玻璃纤维材料通常应用于 Cobb 角不超过 20° 的脊柱侧弯。骨盆是矫正的主要受力点，因此，石膏支具需要在此部位进行重点调整。在石膏支具制作中，注意不能将肋骨向脊柱推压，此点非常重要，否则将会影响肺脏的通气功能。通过骨盆及上部躯干的支具所产生的反旋转力，可以矫正旋转的肋骨并建立相对正常的胸廓。Cotrel/Morel 技术及 Mehta 的矫形理论均认同过肩石膏支具，应用腋下石膏支具对大部分侧弯顶椎位置较低的患儿取得了良好的治疗效果，尤其对顶椎处 $T_{10} \sim T_{11}$ 水平的侧弯患儿，其治疗效果与 Mehta 基本一致。石膏支具前方开窗，以免胸、腹部压迫，同时预防下方肋骨旋转。后背凹侧开窗则以减少支具对凹侧肋骨的压力，并有利于脊柱向后方移动。适当的石膏支具可以有效纠正侧弯和旋转，且不会将畸形肋骨推向脊柱。

与年龄较大、Cobb 角 >60° 的非特发性脊柱侧弯相比较，年龄较小、中度畸形（Cobb 角 <60°）的特发性脊柱侧弯患儿石膏矫形效果更好，并不加重肋骨畸形和造成肺容积损害。

石膏支具可完全畸形矫正 Cobb 角 <60° 的特发性脊柱侧弯。对年龄较大、畸形严重的非特发性脊柱侧弯，矫形支具仍可以在一定程度上减少畸形角度和延迟手术时间。Cotrel 去旋转石膏支具不仅对进展型婴幼儿脊柱侧弯具有重要的治疗作用，亦可减轻年龄较大和伴综合征侧弯患者的畸形程度及延迟手术时间。

（丁鑫瑞）

# 第六节　婴幼儿和儿童脊柱侧弯支具矫形

## 一、引言

矫形支具在早发性特发脊柱畸形治疗中，一直具有显著地位。过去 20 年，尽管一系列非随机研究显示了矫形支具的有效性，但因缺乏前瞻性、随机对照证据支持，其作为青少年特发性脊柱侧弯的一种有效治疗方法也受到质疑。同样，矫形支具治疗婴幼儿特发性脊柱侧弯的有效性也缺乏有力证据。回顾性系列研究、经验和专家的意见强烈提示，矫形支具对儿童脊柱侧弯有效，对婴儿特发性脊柱侧弯的效果较差。在欧洲，矫形支具用于治疗儿童特发性脊柱侧弯较为流行，而大多数美国学者对此持怀疑态度。石膏固定或矫形支具是中度早发性特发性脊柱畸形治疗首选和有效的治疗方法。

支具矫形治疗成功与否在一定程度上取决于其治疗目标的选择。制定现实、个体化和清晰的早发性脊柱畸形支具矫形治疗目标，有助于医生和家庭对疗效的合理预期。治疗的目标具体为完全矫正、预防畸形加重或减缓进展性畸形的发展，以及决定是否最终需要手术。Meht 研究表明，应用系列石膏支具实施完全、持续矫正是婴幼儿特发性脊柱侧弯早期合理的治疗目标，中度儿童特发性脊柱侧弯单独应用矫形支具治疗有时也可以获得一定效果。单独应用矫形支具很少能够完全矫正进展性婴幼儿的特发性脊柱侧弯，系列矫形石膏可能是更好的选择。严重早发性脊柱侧弯患者中不可能达到完全矫正，矫形支具仅作为控制畸形发展的暂时手段，以保证手术治疗前脊柱得到更充分的生长，同时避免需要反复手术中生长棒技术的应用。矫形支具既能成功达到最终手术治疗前获得较长脊柱生长和减少手术次数的双重目标，也可能使手术时间不恰当延迟，而产生日益加重和不可逆转的胸廓畸形。保留脊柱生长的现代脊柱矫形方法，如可延长生长棒或 VEPTR 技术，可早期应用于婴幼儿脊柱侧弯治疗，以防出现更严重脊柱或胸廓畸形。

脊柱侧弯矫形支具种类较多,如经验不足,则很难在早发性脊柱侧弯治疗中获得成功。早发性脊柱侧弯矫形支具的有效治疗,有赖于合适的适应证选择和制作有效矫形支具所需富有经验的专门医护队伍。不能将青少年脊柱侧弯支具矫形技术盲目移植到早发性婴幼儿脊柱侧弯的治疗,需根据影像学检查评估其适用性和潜在有效性来制定个体化支具矫形治疗方案。

## 二、早发性特发性脊柱侧弯矫形支具治疗有效性评价

Mehta 婴幼儿特发性脊柱侧弯支具治疗的大量研究显示,婴幼儿特发性脊柱侧弯早期石膏支具治疗,可取得稳定而持久的畸形矫正,即使治疗稍有延迟仍能取得一定远期疗效。其研究表明,生长期脊柱畸形可通过生长调节来控制畸形进展,而且当矫正率与婴儿早期生长率相一致时,畸形可得到完全矫正。石膏支具的显著优点在于全时程佩戴,而不需要遵循支具矫形器的要求。Mehta 早发性脊柱侧弯(年龄最大为 48 个月)支具治疗所取得的较好畸形矫正,得益于生长期支具佩戴和适当的体外施压。Mehta 也推荐儿童脊柱侧弯患者中使用系列矫形石膏支具治疗,但是缺乏足够支持证据。婴儿特发性脊柱侧弯单独矫形支具治疗鲜有报道。McMaster 和 Macnicole 报道了采用 Milwaukee 支具矫形器治疗 27 位婴幼儿特发性脊柱侧弯,但患儿至青少年时期时,只有 5 位不需要进行外科手术矫形。

令人惊异的是,儿童特发性脊柱侧弯矫形支具治疗报道虽令人鼓舞,但却遭遇与青少年特发性脊柱侧弯治疗同样的失败。Robinson 和 McMaster 对 88 例/109 例儿童特发性脊柱侧弯支具治疗的侧弯类型分析发现,84 例胸椎侧弯有 67 例需采用融合术,而 20 例胸腰弯或腰弯中仅有 3 例需采用融合术;对 <6 岁以内脊柱侧弯早期矫形支具固定,可取得最佳矫正效果。Noonan 等报道的特发性脊柱侧弯支具治疗效果并不理想,其中包括 8 岁患者;研究发现,虽 12 岁以下支具矫形具有较高失败率,但儿童与其他年龄段脊柱侧弯矫形效果没有显著差别。应用 Boston 支具矫形器治疗了 295 例脊柱侧弯,通过其中 34 例 10 岁以下儿童脊柱侧弯患者与青少年脊柱侧弯患者比较研究发现:虽然 10 岁以内开始矫形支具治疗的患者,外科手术概率较高,但其中不需要外科手术的患者,矫形支具应用终止时平均矫正率亦较高。支具治疗的儿童很少在生长停止时脊柱侧弯保持不变,其结果要么畸形加重,要么畸形得到矫正。总体说,应用 Boston 支具矫形器治疗 295 例脊柱侧弯取得了较大成功。治疗终止时,儿童脊柱侧弯平均矫正率为 25%。34 例 4~10 岁开始矫形支具治疗的患者中只有 5 例进行了手术;其中 11 例 Cobb 角 30°~49° 年龄不到 10 岁的患者,只有 2 例进行了手术。Tolo 和 Gillespie 报道了 44 例儿童脊柱侧弯的支具治疗结果,其中有 16 例最终进行了手术,并认为非全时程佩戴支具矫形器可能有效。Jarvis 等对 23 例儿童脊柱侧弯的支具治疗进行报道,也认为非全时程应用矫形支具有效。Kahanovitz 等 15 例儿童脊柱侧弯非全时程矫形支具结果显示,Cobb 角 <35°、肋椎角差值低于 20° 的脊柱侧弯,非全时程矫形支具可以获得治疗成功。儿童脊柱侧弯矫形支具治疗除 Noonan 外,其余均获得了令人鼓舞的结果。Nachemson 等所完成脊柱侧弯研究协会的一项关于支具矫形治疗特发性脊柱侧弯畸形的前瞻性研究表明,支具矫形器能有效治疗青少年特发性脊柱侧弯,但 10 岁以内患者并没有纳入该研究。

青少年特发性脊柱侧弯矫形支具治疗的远期疗效研究,就其疼痛和功能活动而言,远期效果令人满意。所有研究显示,青少年期开始佩戴矫形支具均表现优良功能结果,既没有严重心理创伤,也不会导致骨骼密度降低。但 Goldberg 等,Pehrsson 等早发性脊柱侧弯应用矫形支具治疗所获得的功能改善并不乐观。Masso 等报道儿童特发性脊柱侧弯矫形支具治疗患者与观察对照组比较,其健康问卷结果没有差异。目前虽无早发性脊柱畸形矫形支具治疗的远期功能状况的研究报道,但可得出以下结论:生长终末期儿童中度脊柱侧弯矫形支具治疗结果与青少年患者相似,而严重儿童脊柱侧弯早期手术造成的脊柱短小、僵硬则可能导致呼吸功能不全和功能缺陷。

## 三、早发特发性脊柱侧弯矫形支具治疗选择

早发性脊柱畸形患者的治疗目标包括保留最大脊柱生长能力,获得最大脊柱长度和柔韧性、取得最佳肺生长和呼吸功能以及减少住院时间和治疗程序。尽管治疗目标之间存在差异,但有助于合理选择是观察还是应用矫形支具或外科手术。家庭成员应了解这些目标和对早发性脊柱畸形的护理,以达到在脊

柱生长和治疗末保有一个功能可接受的脊柱。

婴幼儿和儿童特发性脊柱侧弯支具治疗各有不同指征。婴幼儿脊柱侧弯首选治疗石膏支具固定，并根据 Mehta 的标准选择观察或治疗。脊柱生长发育的最初 2 年是畸形矫正的最佳时期。婴幼儿特发性脊柱侧弯支具矫形适用于经过系列矫形石膏治疗、不能耐受石膏固定，以及存在胃－食管反流、严重湿疹、严重睡眠呼吸暂停综合征的患者，或不具备制作系列矫形石膏条件的进展性婴幼儿脊柱侧弯适宜于全时程矫形支具治疗。婴幼儿支具矫形治疗，尤应注意除进行旋转操作外，不要向胸廓施压，以保证胸廓足够扩张的空间。矫形支具治疗遵循 Mehta 的石膏矫形原则。设计不当的矫形支具在婴幼儿侧弯的全时程应用易造成新的胸廓畸形，而且其程度与不恰当应用石膏固定相同，甚至更为严重。

特发性脊柱侧弯矫形支具治疗适应证依据治疗结果、侧弯进展可能性和脊柱侧弯力学模型制定。当 Cobb 角超过 20°，侧弯持续存在或进展，且主弯位于可安放矫形支具范围的儿童特发性脊柱侧弯即应考虑矫形支具治疗。脊柱侧弯生物力学模型提示，当 Cobb 角接近 25°时，造成脊柱畸形的所需载荷显著降低；而 Cobb 角减少到 25°以下时，则出现较对称的脊柱载荷分布。Stokes 等研究证明，非对称载荷可造成大鼠尾椎骨不对称性生长。Lonstein，Carlson 和 Charles 等研究确定了畸形进展与脊柱生长、侧弯角度大小之间的关系。Sanders 等研究表明，青春早期生长发育阶段，脊柱侧弯进展风险极大，Cobb 角 > 20°的中度儿童脊柱侧弯早期矫形支具治疗的目的是将青春前期快速生长的畸形脊柱置于较垂直载荷状态，以重塑脊柱对称性，以期最大程度减轻畸形和减缓进展。合并脊髓空洞症、Chiari 畸形或脊髓栓系的早发性脊柱侧弯手术虽能获得畸形改善，但对于固定畸形或神经系统异常的患者，术后畸形仍可能继续进展。因此，应考虑矫形支具的应用。病因学治疗虽能缓解轻度畸形，但对于重度畸形却不能奏效。超过 30°脊柱后凸或侧弯畸形，即使神经系统异常经过治疗，在快速生长的青春期前期畸形也仍会继续进展。Chiari 畸形、脊髓空洞症或脊髓栓系减压术后经观察，如畸形持续存在，并且脊柱后凸或侧弯 Cobb 角 >20°，则应根据儿童特发性脊柱侧弯治疗方案处理。

某些特殊部位、角度较大、伴胸椎前凸或胸廓畸形进行发展，以及存在其他医学禁忌或者心理问题的脊柱侧弯患者禁忌使用矫形支具治疗。上胸弯、三弯或腰骶弯的儿童特发性脊柱侧弯患者，矫形支具治疗效果欠佳。虽然 Milwaukee 矫形支具被认为是最适用于顶椎位于 $T_6$ 以上的脊柱侧弯，但临床结果并不理想，因此，对于上胸弯，多数宁愿选择观察。Jarvis、Lenke 等和 McMaster，Macnicole 的儿童特发性脊柱侧弯系列研究，并没有特别提及高位胸椎侧弯畸形，提示上胸弯是儿童特发性脊柱侧弯中的少见类型。Jarvis 等发现，儿童单一胸弯或胸腰弯治疗成功率高于脊柱双主弯侧弯畸形，其结果与治疗儿童和青少年特发性脊柱侧弯的经验相似。多数高位胸弯伴有一低位继发非结构性小弯曲，可通过矫形支具有效治疗。如上胸弯快速进展，则选择手术矫正高位胸弯和低位弯曲的术后矫形支具治疗。

特发性胸弯常伴胸椎后凸减小或胸椎前凸，此种情形禁忌采用矫形支具治疗。Mannherz 等报道，儿童特发性脊柱侧弯仅有 20% 伴胸椎后凸减小。虽有很多报道涉及胸椎前凸或胸椎后凸减小的治疗，但没有明确治疗指南。对伴胸椎后凸减小的侧弯畸形，应用背部向头侧延长固定的改良矫形支具，以改善胸椎后凸。对于真正的胸椎前凸（胸椎后凸 <0°），矫形支具应用不仅达不到预期目标，而且可能进一步加剧胸椎前凸。然而，生长调节外科技术，例如前路椎体 U 形钉固定是胸椎前凸治疗的理想选择。

超过 60°~90°儿童脊柱侧弯石膏或矫形支具治疗几乎不可能取得持久稳定的疗效。外科手术（如双侧生长棒技术）是角度较大脊柱侧弯最佳的治疗选择；而矫形支具应用只是为手术前使脊柱得到更多生长。Wiley 等证实，矫形支具可有效治疗中度青少年脊柱侧弯；Katz，Durrani 在中度儿童脊柱侧弯支具矫形治疗中，也取得同样疗效。在应用 Boston 矫形支具治疗的系列脊柱侧弯病例中，3 例 4~10 岁的儿童特发性脊柱侧弯，矫形支具治疗时侧弯角为 40°~49°，经随访观察，最终无一例需要手术治疗。对 40°~60°的儿童脊柱侧弯，只要其胸部畸形可以接受，均可尝试矫形支具治疗，但如胸部畸形明显加重，则转而采取双侧生长棒固定手术。

矫形支具稳定控制脊柱畸形的同时，有可能进一步加剧胸廓畸形。因此，伴有显著胸廓畸形的严重儿童脊柱侧弯禁忌使用矫形支具。胸廓畸形进展越快，则最终残留显著功能障碍胸廓畸形和产生呼吸功能不全的风险越高。大多数严重儿童特发性脊柱侧弯可通过内固定融合手术成功矫正，并最终取得脊柱的平衡与稳定。但对于严重胸廓畸形，外科手术很难重建其正常胸廓形态及正常胸廓顺应性。因此，双侧脊柱生长棒技术早期应用有助于防止不可逆转的严重胸廓畸形的发生。

矫形支具产生的腹压增加会加剧严重胃-食管反流病，也可能导致神经性厌食症和严重哮喘发作期病情恶化。因此，上述情况禁忌矫形支具治疗。炎热气候条件下，体温调节有困难者不适宜全时程矫形支具。严重湿疹或其他皮肤病患者也不能耐受皮肤和矫形支具之间的持续接触。矫形支具不良心理反应可能成为支具治疗的禁忌证，最常见于青春期患者，儿童患者其次。患者家庭对治疗成败的困惑心态是支具治疗的相对禁忌证。同样，如治疗团队不认可支具矫形，或缺乏矫形支具治疗经验或技术不娴熟，则宁可选择观察或手术治疗。

生长期脊柱畸形支具矫形治疗中转外科手术治疗的时机，并非根据脊柱畸形程度，而是依据胸廓畸形进展和严重程度来确定。伴较轻胸廓畸形的大角度胸椎侧弯可持续应用矫形支具控制脊柱畸形发展，以至最终进行脊椎融合时（图7-6），胸廓畸形和功能处在可接受范围。伴严重进展性胸廓畸形的中度胸椎侧弯，应采用脊柱生长棒技术，而年龄足够大患者则选择脊柱融合手术。总而言之，外科手术虽能成功有效矫正和稳定脊柱侧弯，但不能矫正严重胸廓畸形，以及恢复正常胸廓顺应性和呼吸功能。因此，对于进展性胸廓畸形，应在其发生不可逆转加重前，中止支具矫形而转为外科手术治疗。

进展性胸椎侧弯持续使用矫形支具可能继发出现一较大的腰椎侧弯，而且最终将包含在脊柱融合手术范围。因此，进展性胸椎侧弯及时中转为脊柱生长棒固定或脊椎融合手术，以避免广泛腰椎融合。

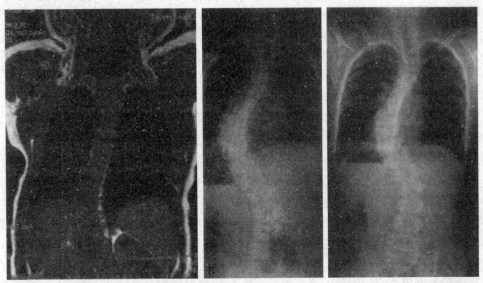

图7-6　婴儿特发性脊柱侧弯。患者20个月时进行矫形支具治疗，治疗前患者的胸椎Cobb角为60°患者18个月时进行MRI检查（A），6岁时行全时程TLSO（B），通过反向压力作用扩张凹侧胸壁。11岁时脊柱侧弯增大到70°（C），伴有轻微胸廓畸形。如患者的胸部畸形或弯曲率在青春期前期开始快速增加，则可以进行脊椎融合或脊柱生长棒。或者观察患者的脊柱生长状况，再考虑进行脊柱融合

## 四、矫形支具技术

应用于早发性脊柱侧弯治疗矫形支具种类繁多。包括传统刚性支具：如CTLSO - Milwaukee支具、TLSO - Boston支具、Wilmington、Cheneau或Rigo - Cheneau支具，夜间使用的Charleston和Providence"过度矫形"支具以及非刚性矫形支具，如Kalabas和Spinecor系统。

各种矫形支具的治疗原则非常相似，但又各具其特点。因此，应遵循各自应用原则，并结合冠、矢状位X线片及体格检查调整制作适合个体特点的矫形支具。根据特发性脊柱侧弯三维畸形特点，三维角度施加矫形力，以达到三维矫形目的。冠状位畸形经侧方加压矫正，旋转畸形则通过支具正面和背部施加旋转力加以矫正，同时注意调整脊柱矢状位排列。实施矫正时，应在施加矫正力的支具对侧留有

达到脊柱畸形平移矫正的所需空间。如典型胸椎右侧弯畸形，对右后肋骨突起部施加由后前向压力，同时对左侧肋骨前方突起部施加由前后向压力。生长期侧弯矫形．应避免胸廓无必要的持续加压，以免胸廓发育限制造成不可逆胸廓畸形，且其严重程度可能远超过脊柱畸形自然发展所致。

个体化辅助物理治疗对全时程佩戴矫形支具的儿童具有重要意义。Milwaukee、Boston 系统、Rigo - Cheneau 以及其他欧洲系统均强调通过有效物理治疗，减轻肢体挛缩程度，并且带支架锻炼可增强矫形支具矫正效果、减轻全时程矫形支具佩戴造成的躯干肌肉萎缩，改善胸椎后凸减小畸形或矢状位排列异常。虽然，物理疗法对夜间矫形支具佩戴者并不显得非常重要，但部分儿童以及青春期患者可能出现与髂胫束或阔筋膜张肌挛缩相关的骨盆倾斜。北美医师认为，单独物理治疗对减轻脊柱侧弯或预防疾病进展价值不大。近年来，个体化程度较高的物理治疗 Schroth 技术已引起欧洲人和北美人的兴趣，但缺乏足够材料证明其能有效治疗轻度脊柱侧弯。

矫形支具治疗期间，分别于佩戴支架和没戴支架状况下，拍摄前–后（PA）和侧位 X 线片来分析评估畸形进展情况。生长发育敏感期的早发性脊柱侧弯反复拍摄 X 线片，可能造成潜在放射性损害。Hoffman 等和 Morin Doody 等对女性脊柱侧弯患者的系列研究发现，儿童或青春期频繁低剂量诊断性放射检查可能增加乳腺癌的患病风险。然而，更大宗病例研究结果显示，乳腺癌的患病增加与临界放射剂量大小和乳腺癌家族史相关，而与首次暴露时期无相关性。尽管如此，亦有必要限制早发性脊柱侧弯患者的放射性照片。通常矫形支具治疗前及制作调整完毕后分别拍摄前–后位和侧位 X 线片，以评估矫形架制作和衬垫放置是否合适，以及支具矫正效果。定期去支具拍摄 X 片随访，为进一步治疗提供依据。

许多研究证明 X 线片所示支具矫正效果，对预测最终支具矫形成败具有重要参考价值。支具矫形疗效与个体脊柱畸形柔韧性、矫形支具制作构建及扣带张力均有关。如支具矫正程度低于预期，则应重新评估矫形支具，并制定新的支具矫形方案。将 50% 矫正度作为矫形支具使用的目标，大多数儿童胸弯和单一胸腰弯都可达到矫正 50% 的预期目标。

全时程还是非全时程佩戴矫形支具治疗脊柱侧弯存在较大争议。"全时程"定义差异很大。在研究中，"全时程"目标是每天 20h，集体活动时，允许暂时停止矫形支具佩戴。传统的 MWB，Wilminton 和 Boston 等矫形支具均可用于"全时程"矫形治疗，但非全时程矫形支具治疗也有成功的案例报道（Charleston，Providence）。青少年特发性脊柱侧弯的荟萃分析提示，全时程较非全时程矫形支具佩戴的疗效更好。Katz 等的研究显示，对较大角度脊柱侧弯而言，全时程 Boston 矫形支具比非全时程 Charleston 矫形支具治疗更有效；而对于较小角度单一胸腰弯或腰弯，两者具有同等疗效。有研究表明非全时程矫形支具可有效治疗儿童特发性脊柱侧弯。Tolo 和 Gillespn 报道，在儿童特发性脊柱侧弯全时程矫形支具治疗过程中，一旦畸形得到控制，RVAD 降到 0 或负值，则可改用非全时程矫形支具，并取得有效治疗结果。虽然提倡使用全时程矫形支具，如果去支具测得脊柱侧弯角度大幅度减小至 15° 以下，则改用非全时程矫形架支具。对于快速生长的青春期前患者需要密切观察，很多患者在此时期又得重新进行全时程矫形支具治疗。

## 五、现状和未来

影像学技术、计算机辅助制模和遗传学技术的发展可以个体化改善儿童特发性脊柱畸形矫形支具治疗的质量。Dubousset 等介绍了快速低放射量三维成像法。通过定期获取的三维图像合理制定治疗计划，并依其制作三维矫形支具。Ogilvie 等研究了特发性脊柱侧弯的遗传倾向，提出可根据遗传标记物预测发现进行性发展的特发性脊柱侧弯，并早期启动非手术治疗方案，这有助于在发生僵硬结构改变前，对儿童特发性脊柱侧弯进行更及时成功有效的治疗。计算机技术辅助获取与患者身体轮廓相适应的矫形支具，可以帮助提高患者对支具矫形的接受程度以及患者与刚性 TLSO 矫形架的适合性。Aubin 等将衬垫和患者之间力量的实时测定与计算机生成模型联系起来，并用这种设计制作的矫形支具进行脊柱侧弯治疗，矫正度得到明显改善。有效的矫形支具需要矫形支具师有熟练的技能和经验。根据计算机进行矫形支具设计和构建，为青少年特发性脊柱侧弯提供了更广泛、更有效的实用的矫形治疗方法。

（丁鑫瑞）

# 第八章

# 常见疾病的康复护理

## 第一节 脑卒中的康复护理

### 一、概述

脑卒中 (stroke) 又称脑血管意外 (cerebral vascular accident, CVA)，由于急性脑血管破裂或闭塞，导致局部或全脑神经功能障碍所引起的神经功能缺损综合征，持续时间 >24h 或死亡。脑卒中后一周的患者73% ~86% 有偏瘫，71% ~77% 有行动困难，47% 不能独坐，75% 左右不同程度地丧失劳动能力，40% 重度致残。在我国目前需要和正在进行康复的患者中，脑卒中患者占有相当大的比例。随着科学技术和医疗服务水平的不断提高，脑卒中的致死率呈现逐渐下降的趋势，同时，由于发病率的逐年增高，导致脑卒中的致残率亦呈现逐年增高的趋势，这样造成了大量的需要进行康复的残疾人。脑卒中的康复开展最早，也是目前研究最多的领域，早期康复介入已成为共识。

早期康复的意义：早期康复运动功能恢复1个月可提高92.11%；2个月可提高56.67%；3个月可提高18.18%；3个月后96% 手功能恢复可能性较小。

#### （一）流行病学

脑血管疾病的发病率、死亡率和致残率很高，它与恶性肿瘤、心脏疾病是导致全球人口死亡的三大疾病。根据新近的流行病学资料，我国脑血管病在人口死因中居第二位，仅次于恶性肿瘤，在不少城市中已占首位。我国脑卒中年发病率为 120/10 万 ~180/10 万，局部地区有逐渐上升的趋势，死亡率为 60/10 万 ~120/10 万，据此估计我国脑卒中新发病例 150 万/年，死亡约 100 万/年，病后存活的 600 万患者中，残障率高达 75%。发病率、患病率和死亡率随年龄增长，45 岁后增长明显，65 岁以上人群增长更显著，75 岁以上发病率是 45 ~54 岁组的 5 ~8 倍。此外，脑卒中发病率与环境、饮食习惯和气候（纬度）等因素有关，我国脑卒中总体分布呈北高南低、西高东低，纬度每增高 5 度，脑卒中发病率增加 64.0/10 万，死亡率增加 6.6/10 万。

#### （二）病因

1. 血管病变 动脉粥样硬化和高血压性动脉硬化最常见，其次为结核性、梅毒性、结缔组织病和钩端螺旋体等所致的动脉炎，先天性脑血管病如动脉瘤、血管畸形和先天性血管狭窄、外伤、颅脑手术、插入导管和穿刺所致的血管损伤，以及药物、毒物和恶性肿瘤等导致的血管病损。

2. 心脏病和血流动力学改变 如高血压、低血压或血压急骤波动，心功能障碍、传导阻滞、风湿性或非风湿性瓣膜病、心肌病等，以及心律失常特别是心房纤颤。

3. 血液成分和血液流变学改变 如高黏血症（见于脱水、红细胞增多症、高纤维蛋白血症和白血病等），凝血机制异常（应用抗凝剂、口服避孕药和弥散性血管内凝血等），血液病及血液流变学异常可导致血黏度增加和血栓前状态 (prethrombotic state)。

4. 其他病因 包括空气、脂肪、癌细胞和寄生虫等栓塞，脑血管痉挛，受压和外伤等。部分脑卒中原因不明。

### （三）促发因素

1. 血流动力学因素　如下所述。

（1）血压过高或过低：瞬时高血压是出血性脑卒中重要诱发因素，一过性低血压可诱发缺血性脑卒中。

（2）血容量改变：血容量不足，血液浓缩可诱发缺血性脑血管病。

（3）心脏病：心功能不全，心律失常可诱发脑梗死。

2. 血液成分异常　如下所述。

（1）血黏度改变：红细胞增多症、异常球蛋白血症等引起异常高血黏度，可诱发脑梗死。

（2）血小板数量或功能异常：血小板减少常引起出血性脑卒中；增多时可引起脑梗死，但是由于此时血小板功能低下，也可致出血性脑卒中。

（3）凝血或纤溶系统功能障碍：如血友病、白血病可引起出血性或缺血性脑卒中。

### （四）危险因素

危险因素是当前脑血管病研究的一个重大课题。脑卒中的危险因素可分为可干预和不可干预两类，其中可干预的有高血压、糖尿病、高脂血症、（冠心病）心脏病、高同型半胱氨酸血症、短暂性脑缺血性发作（TIA）或脑卒中史、肥胖、无症状性颈动脉狭窄、酗酒、吸烟、抗凝治疗、脑动脉炎等；不可干预的有年龄、性别、遗传、种族等因素。其中高血压是各类型脑卒中最重要的独立危险因素。

### （五）分类

脑卒中分为三大类：蛛网膜下隙出血、脑出血和脑梗死。其中脑梗死又分为 7 类：动脉粥样硬化性血栓性脑梗死、脑栓塞、腔隙性梗死、出血性梗死、无症状性梗死、其他梗死和原因未明的脑梗死。

## 二、临床表现

### （一）主要症状和体征

1. 起病突然　立即出现相应的症状和体征，是脑卒中的主要特点。

2. 全脑症状　头痛、恶心、呕吐和不同程度的意识障碍。这些症状可轻重不等或不出现，主要与脑卒中类型和严重程度有关。

3. 局灶症状和体征　根据损害的部位不同而异。

（1）颈内动脉系统损害表现：主要由大脑半球深部或额、颞、顶叶病变所致，可表现为：①病灶对侧中枢性面、舌下神经瘫痪和肢体瘫痪；②对侧偏身感觉障碍；③优势半球损害时可有失语；④对侧同向偏盲。

（2）椎－基底动脉系统损害表现：主要由脑干、小脑或枕叶病变所致，可表现为：①眩晕伴恶心、呕吐；②复视；③构音、吞咽困难；④交叉性瘫痪或感觉障碍；⑤小脑共济失调；⑥皮质盲。

（3）脑膜刺激征：颅内压增高或病变波及脑膜时发生。表现为颈项强直、Kernig 征和 Brudzinski 征阳性。

### （二）常见并发症

压疮、关节挛缩、肩关节半脱位、肩－手综合征、失用综合征、误用综合征、骨折、肺炎等。

## 三、主要功能障碍

由于病变性质、部位、病变严重程度等的不同，患者可能单独发生某一种障碍或同时发生几种障碍。其中以运动功能和感觉功能障碍最为常见。

### （一）运动功能障碍

运动功能障碍是最常见的功能障碍之一，多表现为一侧肢体瘫痪，即偏瘫。脑卒中患者运动功能的恢复，一般经过弛缓期、痉挛期和恢复期 3 个阶段。

### （二）感觉功能障碍

偏瘫侧感觉受损但很少缺失。据报道，65% 的脑卒中患者有不同程度和不同类型的感觉障碍。主要表现为痛觉、温度觉、触觉、本体觉和视觉的减退或丧失。44% 的脑卒中患者有明显的本体感觉障碍，并可影响整体残疾水平。

### （三）共济障碍

共济障碍是指四肢协调动作和行走时的身体平衡发生障碍，又称共济失调。脑卒中患者常见的共济失调障碍有大脑性共济障碍、小脑性共济障碍。肢体或躯干的共济失调在小脑损害的患者较常见。常因小脑、基底核、反射异常、本体感觉丧失或运动无力、反射异常、肌张力过高、视野缺损等所致。

### （四）言语障碍

脑卒中患者常发生言语障碍，发生率高达 40% ~ 50%。包括失语症和构音障碍。失语症是由于大脑半球优势侧（通常为左半球）语言区损伤所致，表现为听、说、读、写的能力障碍。构音障碍是由于脑损害引起发音器官的肌力减退、协调性不良或肌张力改变而导致语音形成的障碍。

### （五）认知障碍

认知障碍主要包括意识障碍、智力障碍、失认症和失用症等高级神经功能障碍。

1. 意识障碍　是指大脑皮质的意识功能处于抑制状态，认识活动的完整性降低。脑卒中患者的意识障碍的发生率约 40%。

2. 智力障碍　智力是个人行动有目的、思维合理、应付环境有效聚集的较全面的才能。思维能力（包括推理、分析、综合、比较、抽象、概括等），特别是创造性思维是智力的核心。脑卒中可引起记忆力、计算力、定向力、注意力、思维能力等障碍。

3. 失认症（agnosia）　常因非优势侧半球（通常为右半球）损害，尤其是顶叶损害而导致的认知障碍。其病变部位多位于顶叶、枕叶、颞叶交界区。如视觉失认、听觉失认、触觉失认、躯体忽略、体像障碍等。

4. 失用症（apraxia）　是指在没有感觉和运动损害的情况下不能进行以前所学过的、有目的的运动。脑卒中常见的失用症有：意念性失用、结构性失用、意念运动性失用、步行失用等。

### （六）ADL 能力障碍

日常生活活动是指一个人为独立生活每天必须反复进行的、最基本的、一系列的身体动作或活动，即衣、食、住、行、个人卫生等基本动作和技巧。脑卒中患者，由于运动功能、感觉功能、认知功能等多种功能障碍并存，导致 ADL 能力障碍。

### （七）继发性功能障碍

1. 心理障碍　是指人的内心、思想、精神和感情等心理活动发生障碍。患者的行为也可因认知障碍而受影响，表现为易怒、顽固、挑剔、不耐心、冲动、任性、淡漠或过于依赖他人。这种行为使患者的社会适应性较差，甚至环境也可增加其孤独感和压力。

2. 膀胱与直肠功能障碍　表现为尿失禁、二便潴留等。

3. 肩部功能障碍　多因肩痛、半脱位和肩手综合征所致。肩关节疼痛多在脑卒中很长时间后发生，发生率约为 72%；肩关节半脱位在偏瘫患者很常见，发生率为 81%。肩手综合征在脑卒中发病后 1 ~ 3 个月很常见，表现为肩痛、手肿、皮肤温度上升、关节畸形。

4. 关节活动障碍　因运动丧失与制动导致关节活动度降低、痉挛与变形，相关组织弹性消失，肌肉失用性萎缩进而导致关节活动障碍。

5. 面神经功能障碍　主要表现为额纹消失、口角歪斜及鼻唇沟变浅等表情肌运动障碍。核上性面瘫表现为眼裂以下表情肌运动障碍，可影响发音和饮食。

6. 疼痛　丘脑腹后外侧核受损的患者最初可表现为对侧偏身感觉丧失，数周或数月后感觉丧失将可能被一种严重的烧灼样疼痛所代替，称为丘脑综合征。疼痛可因刺激或触摸肢体而加重。疼痛的后果常使患者功能降低，注意力难以集中，发生抑郁并影响康复疗效。

7. 骨质疏松　脑卒中后继发性骨质疏松是影响患者运动功能恢复和日常生活能力的一个重要因素。

8. 失用综合征　长期卧床，活动量明显不足，可引起压疮、肺感染、尿路感染、直立性低血压、心肺功能下降、异位骨化等失用综合征。

9. 误用综合征　病后治疗或护理方法不当可引起关节肌肉损伤、骨折、肩髋疼痛、痉挛加重、异常痉挛模式和异常步态、足内翻等。

10. 吞咽功能障碍　吞咽困难是脑卒中后的常见并发症，脑卒中患者为29%~60.4%伴有吞咽功能障碍。临床表现为进食呛咳、食物摄取困难、哽咽、喘鸣、食物通过受阻而鼻腔反流；体征为口臭、流涎、声嘶、吸入性肺炎、营养不良、脱水和面部表情肌的不对称等。部分患者可能需要长期通过鼻饲管进食。

11. 深静脉血栓形成　主要症状包括小腿疼痛或触痛、肿胀和变色。约50%的患者可不出现典型的临床症状，但可通过静脉造影或其他一些非侵入性技术进行诊断。

# 四、康复评定

## （一）脑损伤严重程度的评定

1. 格拉斯哥昏迷量表（Glasgow coma scale，GCS）　GCS是根据睁眼情况（1~4分）、肢体运动（1~6分）和语言表达（1~5分）来判定患者脑损伤的严重程度。GCS≤8分为重度脑损伤，呈昏迷状态；9~12分为中度脑损伤；13~15分为轻度脑损伤。

2. 脑卒中患者临床神经功能缺损程度评分标准　评分为0~45分，0~15分为轻度神经功能缺损；16~30分为中度神经功能缺损；31~45分为重度神经功能缺损。

3. 美国卫生研究院脑卒中评分表（NIH stroke scale，NIHSS）（表8-1）　NIHSS是国际上使用频率最高的脑卒中评分量表，有11项检测内容，得分低说明神经功能损害程度轻，得分高说明程度重。

表8-1　美国卫生研究院脑卒中评分表

| | | | |
|---|---|---|---|
| 1. 意识与定向力 | | 部分偏盲 | 1 |
| （1）意识水平 | | 完全偏盲 | 2 |
| 清醒 | 0 | 双侧偏盲 | 3 |
| 嗜睡 | 1 | 4. 面瘫 | |
| 昏睡 | 2 | 正常 | 0 |
| 昏迷 | 3 | 轻度瘫痪 | 1 |
| （2）定向力问题（现在的月份和患者的年龄。回答必须正确，接近的答案不给分） | | 部分瘫痪 | 2 |
| | | 完全性瘫痪 | 3 |
| 两个问题都回答正确 | 0 | 5. 上肢的运动（如果坐位，上肢前屈至90°，手掌向下；如果卧位，前屈45°，观察上肢是否在10s内跌落） | |
| 一个问题回答正确 | 1 | 保持10s | 0 |
| 两个问题都回答不正确 | 2 | 不到10s | 1 |
| （3）定向力命令（睁眼闭眼，健侧手握拳与张开） | | 不能抗重力 | 2 |
| 两个任务执行均正确 | 0 | 直接跌落 | 3 |
| 一个任务执行正确 | 1 | 截肢或关节融合 | 9 |
| 两个任务执行均不正确 | 2 | 6. 下肢的运动（下肢抬高30°，常常在卧位检测下肢是否在5s内跌落） | |
| 2. 凝视（只测水平凝视功能） | | 保持5s | 0 |
| 正常 | 0 | 不到5s | 1 |
| 部分凝视麻痹 | 1 | 不能抗重力 | 2 |
| 完全性凝视麻痹 | 2 | 直接跌落 | 3 |
| 3. 视野 | | 截肢或关节融合 | 9 |
| 没有视野缺失 | 0 | | |

| | | | |
|---|---|---|---|
| 7. 肢体共济失调（指鼻试验和足跟膝胫实验） | | 轻中度失语 | 1 |
| 无共济失调 | 0 | 重度失语 | 2 |
| 上肢或下肢共济失调 | 1 | 完全性失语 | 3 |
| 上下肢体均共济失调 | 2 | 10. 构音障碍 | |
| 截肢或关节融合 | 9 | 正常 | 0 |
| 8. 感觉 | | 轻度至中度障碍 | 1 |
| 正常 | 0 | 重度障碍 | 2 |
| 部分缺失 | 1 | 11. 忽视 | |
| 明显缺失 | 2 | 没有忽视 | 0 |
| 9. 语言 | | 存在一种类型的忽视 | 1 |
| 没有失语 | 0 | 存在一种以上类型的忽视 | 2 |

## （二）运动功能的评定

脑卒中后运动功能障碍多表现为偏侧肢体瘫痪，是致残的重要原因。评定常采 Bobath、上田敏、Fugl-Meyer 评定等方法。运动功能评估主要是对运动模式、肌张力、肌肉协调能力进行评估。

肢体的运动功能障碍按照脑卒中后各期（软瘫期、痉挛期、相对恢复和后遗症期）的状况，采用 Brunnstrom 6 阶段评估法（表 8-2），可以简单分为：Ⅰ期——迟缓阶段；Ⅱ期——出现痉挛和联合反应阶段；Ⅲ期——连带运动达到高峰阶段；Ⅳ期——异常运动模式阶段；Ⅴ期——出现分离运动阶段；Ⅵ期——正常运动状态。

## （三）感觉功能评估

感觉功能评估包括浅感觉、深感觉和复合感觉。评估患者的痛温觉、触觉、运动觉、位置觉、实体觉和图形觉是否减退或丧失。脑卒中感觉功能评定的目的在于了解感觉障碍的程度和部位，指导患者正确选用辅助用具及避免在日常生活活动中发生伤害事故。

### 表 8-2 Brunnstrom 6 阶段评价法

| 阶段 | 特点 | 上肢 | 手 | 下肢 |
|---|---|---|---|---|
| Ⅰ | 无随意运动 | 无任何运动 | 无任何运动 | 无任何运动 |
| Ⅱ | 引出联合反应、共同运动 | 仅出现协同运动模式 | 仅有极细微的屈曲 | 仅有极少的随意运动 |
| Ⅲ | 随意出现的共同运动 | 可随意发起协同运动 | 可有勾状抓握，但不能伸指 | 坐位和站立位上，有髋、膝、踝的协同性屈曲 |
| Ⅳ | 共同运动模式打破，开始出现分离运动 | 出现脱离协同运动的活动：肩 0°，肘屈 90° 的条件下，前臂可旋前、旋后；在肘伸直的情况下，肩可前屈 90°；手臂可触及腰骶部 | 能侧捏及松开拇指，手指有半随意的小范围伸展 | 在坐位上，可屈膝 90° 以上，足可向后滑动。在足跟不离地的情况下踝能背屈 |
| Ⅴ | 肌张力逐渐恢复，有分离精细运动 | 出现相对独立于协同运动的活动：肘伸直时肩可外展 90°；肘伸直，肩前屈 30°~90° 时，前臂可旋前旋后；肘伸直，前臂中立位，上肢可举过头 | 可作球状和圆柱状抓握，手指同时伸展，但不能单独伸展健腿站立，病腿可先屈膝，后伸髋；伸膝下，踝可背屈 | |
| Ⅵ | 运动接近正常水平 | 运动协调近于正常，指指鼻无明显辨手距不良，但速度比健侧慢（≤5s） | 所有抓握均能完成，但速度和准确性比健侧差 | 在站立位可使髋外展到抬起该侧骨盆所能达到的范围；坐位下，伸直膝可内外旋下肢，合并足内外翻 |

### （四）平衡功能评定

1. 三级平衡检测法　三级平衡检测法在临床经常使用。

Ⅰ级平衡是指在静态下不借助外力，患者可以保持坐位或站立位平衡；Ⅱ级平衡是指在支撑面不动（坐位或站立位）身体某个或几个部位运动时可以保持平衡；Ⅲ级平衡是指患者在外力作用或外来干扰下仍可以保持坐位或站立平衡。

2. Berg 平衡评定量表（Berg balance scale test）　是脑卒中康复临床与研究中最常用的量表，一共14 项检测内容，包括：坐→站；无支撑站立；足着地，无支撑坐位；站→坐；床→椅转移；无支撑闭眼站立；双足并拢，无支撑站立；上肢向前伸；从地面拾物；转身向后看；转体 360°；用足交替踏台阶；双足前后位，无支撑站立；单腿站立。每项评分 0～4 分，满分 56 分，得分高表明平衡功能好，得分低表明平衡功能差。

### （五）认知功能评估

评估患者对事物的注意、识别、记忆，理解和思维有无出现障碍。例如：

（1）意识障碍是对外界环境刺激缺乏反应的一种精神状态。根据临床表现可分为嗜睡、昏睡、浅昏迷、深昏迷 4 个程度。临床上通过患者的语音反应，对针刺的痛觉反射、瞳孔对光反射、吞咽反射、角膜反射等来判断意识障碍的程度。

（2）智力障碍主要表现为定向力、计算力、观察力等思维能力的减退。

（3）记忆障碍可表现为短期记忆障碍或长期记忆障碍。

（4）失用症常见的有结构性失用、意念运动性失用、运动性失用和步行失用。

（5）失认症可表现为视觉失认、听觉失认、触觉失认、躯体忽略和体像障碍。

### （六）言语功能评估

评估患者的发音情况及各种语言形式的表达能力，包括说、听、读、写和手势表达。脑卒中患者常有以下言语障碍表现：

1. 构音障碍　是由于中枢神经系统损害引起言语运动控制障碍（无力、缓慢或不协调），主要表现为发音含糊不清，语调及速率、节奏异常，鼻音过重等言语听觉特性的改变。

2. 失语症　是由于大脑皮质与语言功能有关的区域受损害所致，是优势大脑半球损害的重要症状之一。常见的失语类型有运动型失语、感觉性失语、传导性失语、命名性失语、经皮质运动性失语、经皮质感觉性失语、完全性失语等。

### （七）摄食和吞咽功能评估

1. 临床评估　对患者吞咽障碍的描述：吞咽障碍发生的时间、频率；在吞咽过程发生的阶段；症状加重的因素（食物的性状，一口量等）；吞咽时的伴随症状（梗阻感、咽喉痛、鼻腔、反流、误吸等而不同）。

2. 实验室评定　视频荧光造影检查（video - fluorography，VFG）：即吞钡试验，它可以精确地显示吞咽速度和误吸的存在，以了解吞咽过程中是否存在食物残留或误吸，并找出与误吸有关的潜在危险因素，帮助设计治疗饮食，确定安全进食体位。

3. 咽部敏感试验　用柔软纤维导管中的空气流刺激喉上神经支配区的黏膜，根据感受到的气流压力来确定感觉障碍的阈值和程度。脑卒中患者咽部感觉障碍程度与误吸有关。

### （八）日常生活活动能力（ADL）评估

脑卒中患者由于运动功能、认知功能、感觉功能、言语功能等多种功能障碍并存，常导致衣、食、住、行、个人卫生等基本动作和技巧能力的下降或丧失。常采用改良 Barthel 指数或功能独立性评估法（FIM）。

### （九）心理评估

评估患者的心理状态，人际关系与环境适应能力，了解有无抑郁、焦虑、恐惧等心理障碍，评估患者的社会支持系统是否健全有效。

### （十）社会活动参与能力评估

采用社会活动与参与量表评定。该量表分为理解与交流、身体移动、生活自理、与人相处、生活活动、社会参与六个方面，共 30 个问题，每个问题的功能障碍程度分为"无、轻、中、重、极重度"，相应分值为 1、2、3、4、5 分。

# 五、康复治疗

## （一）康复目标

采用一切有效的措施，预防脑卒中后可能发生的残疾和并发症（如压疮、坠积性肺炎或吸入性肺炎、泌尿系感染、深静脉血栓形成等）改善受损的功能（如感觉、运动、语言、认知和心理等），提高患者的日常生活活动能力和适应社会生活的能力，即提高脑卒中患者的生活质量，重返家庭和工作岗位，最终成为独立的社会的人。

## （二）康复治疗

脑卒中的康复应从急性期开始，只要不妨碍治疗，康复训练开始的越早，功能恢复到可能性越大，预后越好。一般认为康复治疗开始的时间应为患者生命体征稳定，神经病学症状不再发展后 48h 可开始，应尽可能地减轻失用（包括健侧）。脑卒中康复治疗包括偏瘫肢体综合训练、平衡功能训练、手功能训练、言语功能训练、吞咽功能训练、作业治疗、理疗等。

## （三）康复训练的原则

（1）选择合适的早期康复时机。

（2）康复治疗计划是建立在康复评定的基础上，由康复治疗小组共同制订，并在治疗方案实施过程中逐步加以修正和完善。

（3）康复治疗始终贯穿于脑卒中治疗的全过程，做到循序渐进。

（4）康复治疗要有患者的主动参与和家属的积极配合，并与日常生活和健康教育相结合。

（5）采用综合康复治疗，包括物理治疗、作业治疗、言语治疗、心理治疗、传统康复治疗和康复工程等方法。

## （四）软瘫期的康复训练

软瘫期是指发病 1～3 周内（脑出血 2～3 周，脑梗死 1 周左右），患者意识清楚或有轻度意识障碍，生命体征平稳，但患肢肌力、肌张力均很低，腱反射也低。康复护理措施应早期介入，以不影响临床抢救，不造成病情恶化为前提。目的是预防并发症以及继发性损害，同时为下一步功能训练做准备。一般每天 2h 更换一次体位，保持抗痉挛体位，以预防压疮、肺部感染及痉挛模式的发生。

1. 卧床期　各种体位训练。

2. 桥式运动　在床上进行翻身训练的同时，必须加强患侧伸髋屈膝肌的练习，这对避免患者今后行走时出现偏瘫步态十分重要。

（1）双侧桥式运动：帮助患者将两腿屈曲，双足在臀下平踏床面，让患者伸髋将臀抬离床面。如患髋外旋外展不能支持，则帮助将患膝稳定。

（2）单侧桥式运动：当患者能完成双侧桥式运动后，可让患者伸展健腿，患腿完成屈膝、伸髋、抬臀的动作（图 8－1）。

（3）动态桥式运动：为了获得下肢内收、外展的控制能力，患者仰卧屈膝，双足踏住床面，双膝平行并拢，健腿保持不动，患腿做交替的幅度较小的内收和外展动作，并学会控制动作的幅度和速度。然后患腿保持中立位，健腿做内收、外展练习。

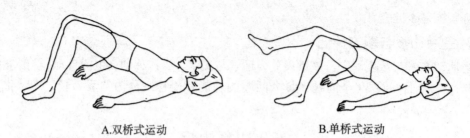

| A.双桥式运动 | B.单桥式运动 |

**图8-1 桥式运动**

3. 软瘫期的被动活动 如病情较稳定，在病后第3～4d起患肢所有的关节都应做全范围的关节被动活动，以防关节挛缩。每日2～3次，活动顺序从大关节到小关节循序渐进，缓慢进行，切忌粗暴。直到主动运动恢复。

（1）软瘫期的按摩：对患肢进行按摩可促进血液、淋巴回流，防止和减轻水肿，同时又是一种运动感觉刺激，有利于运动功能恢复。按摩要轻柔、缓慢、有节律的进行，不可用强刺激性手法。对肌张力高的肌群用安抚性质的推摩，对肌张力低的肌群则予以摩擦和揉捏。

（2）软瘫期的主动活动：软瘫期的所有主动训练都是在床上进行的。主要原则是利用躯干肌的活动以及各种手段，促使肩胛带和骨盆带的功能恢复。

（3）翻身训练：尽早使患者学会向两侧翻身，以免长期固定于一种姿势，出现继发压疮及肺部感染等并发症。

1）向健侧翻身：患者仰卧位，双手交叉，患侧拇指置于健侧拇指之上（Bobath式握手）屈膝，健腿插入患腿下方。交叉的双手伸直举向上方，做左右侧方摆动，借助摆动的惯性，让双上肢和躯干一起翻向健侧。康复护理人员可协助或帮助其转动骨盆或肩胛。

2）向患侧翻身：患者仰卧位，双手呈Bobath式握手，向上伸展上肢，健侧下肢屈曲。双上肢左右侧方摆动，当摆向患侧时，顺势将身体翻向患侧。

## （五）痉挛期的康复训练

一般在软瘫期2～3周开始，肢体开始出现痉挛并逐渐加重。这是疾病发展的规律，一般持续3个月左右。此期的康复目标是通过抗痉挛的姿势体位来预防痉挛模式和控制异常的运动模式，促进分离运动的出现。

1. 抗痉挛训练 大部分患者患侧上肢以屈肌痉挛占优势，下肢以伸肌痉挛占优势。表现为肩胛骨后缩，肩带下垂，肩内收、内旋，肘屈曲，前臂旋前，腕屈曲伴一定的尺侧偏，手指屈曲内收；骨盆旋后并上提，髋伸、内收、内旋，膝伸，足趾屈内翻。

（1）卧位抗痉挛训练：采用Bobath式握手上举上肢，使患侧肩胛骨向前，患肘伸直。仰卧位时双腿屈曲，Bobath式握手抱住双膝，将头抬起，前后摆动使下肢更加屈曲。此外，还可以进行桥式运动，也有利于抑制下肢伸肌痉挛。

（2）被动活动肩关节和肩胛带：患者仰卧，以Bobath式握手用健手带动患手上举，伸直和加压患臂。可帮助上肢运动功能的恢复，也可预防肩痛和肩关节挛缩（图8-2）。

（3）下肢控制能力训练：卧床期间进行下肢训练可以改善下肢控制能力，为以后行走训练做准备。

1）髋、膝屈曲训练：患者仰卧位，护士用手握住其患足，使之背屈旋外，腿屈曲，并保持髋关节不外展、外旋。待对此动作阻力消失后再指导患者缓慢地伸展下肢，伸腿时应防止内收、内旋。在下肢完全伸展的过程中，患足始终不离开床面，保持屈膝而髋关节适度微屈。以后可将患肢摆放成屈髋、屈膝、足支撑在床上，并让患者保持这一体位。随着控制能力的改善，指导患者将患肢从健侧膝旁移开，并保持稳定。

2）踝背屈训练：当患者可以控制一定角度的屈膝动作后，以脚踏住支撑面，进行踝背屈训练。护士握住患者的踝部，自足跟向、向下加压，另一只手抬起脚趾使之背屈且保持足外翻位，当被动踝背屈抵抗逐渐消失后，要求患者主动保持该姿势。随后指导患者进行主动踝背屈练习。

3）下肢内收、外展控制训练：方法见动态桥式运动。

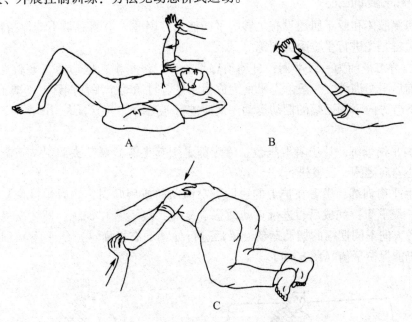

**图8－2　被动活动肩关节和肩胛带**

2. 坐位及坐位平衡训练　尽早让患者坐起，能防止肺部感染、静脉血栓形成、压疮等并发症，开阔视野，减少不良情绪。

（1）坐位耐力训练：对部分长期卧床患者为避免其突然坐起引起直立性低血压，首先应进行坐位耐力训练。先从半坐位（约30°）开始，如患者能坚持30min并且无明显直立性低血压，则可逐渐增大角度（45°、60°、90°）、延长时间和增加次数。如患者能在90°坐位坐30min，则可进行从床边坐起训练。

（2）卧位到从床边坐起训练：患者先侧移至床边，将健腿插入患腿下，用健腿将患腿移于床边外，患膝自然屈曲。然后头向上抬，躯干向患侧旋转，健手横过身体，在患侧用手推床，把自己推至坐位，同时摆动健腿下床。必要时护士可以一手放在患者健侧肩部，另一手放于其臀部帮助坐起，注意千万不能拉患肩（图8－3）。

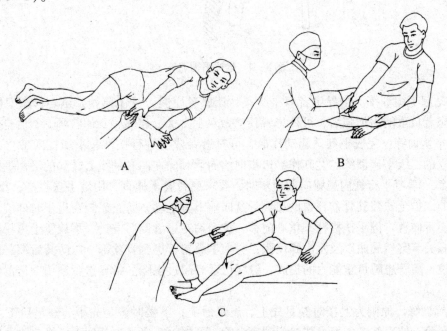

**图8－3　床边坐起训练**

## （六）恢复期康复训练

恢复期早期患侧肢体和躯干肌还没有足够的平衡能力，因此，坐起后常不能保持良好的稳定状态。帮助患者坐稳的关键是先进行坐位耐力训练。

1. 平衡训练　静态平衡为一级平衡；自动动态平衡为二级平衡；他动动态平衡为三级平衡。平衡训练包括左右和前后平衡训练。一般静态平衡完成后，进行自动动态平衡训练，即要求患者的躯干能做前后、左右、上下各方向不同摆幅的摆动运动。最后进行他动动态平衡训练，即在他人一定的外力推动下仍能保持平衡。

（1）坐位左右平衡训练：让患者取坐位，治疗师坐于其患侧，嘱其头部保持正直，将重心移向患侧，再逐渐将掌心移向健侧，反复进行。

（2）坐位前后平衡训练：患者在护士的协助下身体向前或后倾斜，然后慢慢恢复中立位，反复训练。静态平衡（一级平衡）完成后，进行自动动态平衡（二级平衡）训练，即要求患者的躯干能做前后、左右、上下各方向不同摆幅的摆动运动。最后进行他动动态平衡（三级平衡）训练，即在他人一定的外力推动下仍能保持平衡（图8-4）。

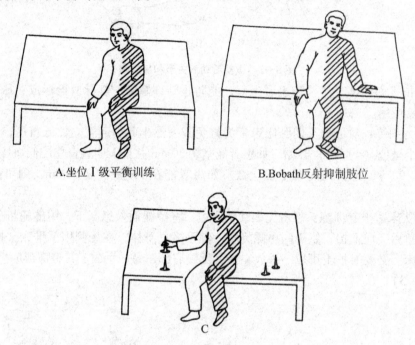

A.坐位Ⅰ级平衡训练　　　　　　　B.Bobath反射抑制肢位

C

**图8-4　坐位平衡训练**

（3）坐到站起平衡训练：指导患者双手交叉，让患者屈髋、身体前倾，重心移至双腿，然后做抬臀站起动作。患者负重能力加强后，可让患者独立做双手交叉、屈髋、身体前倾，然后自行站立。

（4）站立平衡训练：完成坐到站起动作后，可对患者依次进行扶站、平衡杠内站立、独自站立以及单足交替站立的三级平衡训练。尤其作好迈步向前向后和向左向右的重心转移的平衡训练。

2. 步行训练　学习平行杠内患腿向前迈步时，要求患者躯干伸直，用健手扶栏杆；重心移至健腿，膝关节轻度屈曲。护士扶住其骨盆，帮助患侧骨盆向前下方运动，防止患腿在迈步时外旋。当健腿向前迈步时，患者躯干伸直，健手扶栏杆，重心前移，护士站在患者侧后方，一手放置于患腿膝部，防止患者健腿迈步时膝关节突然屈曲以及发生膝反张；另一手放置于患侧骨盆部，以防其后缩。健腿开始只迈至与患腿平齐位，随着患腿负重能力的提高，健腿可适当超过患腿。指导患者利用助行器和手杖等帮助练习。

3. 上下楼梯训练　原则为上楼时健足先上，患足后上；下楼时患足先下，健足后下。上楼时，健足先放在上级台阶，伸直健腿，把患腿抬到同一台阶；下楼时，患足先下到下一级台阶，然后健足迈下到同一级台阶。在进行训练前应给予充分的说明和示范，以消除患者的恐惧感。步态逐渐稳定后，指导患者用双手扶楼梯栏杆独自上下楼梯。

4. 上肢控制能力训练　包括臂、肘、腕、手的训练。

（1）前臂的旋前、旋后训练：指导患者坐于桌前，用患手翻动桌上的扑克牌。亦可在任何体位让患者转动手中的一件小物（图8-5）。

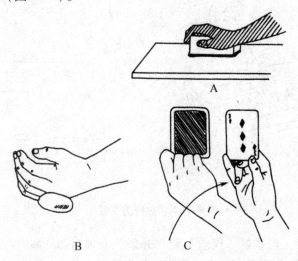

**图8-5　前臂的旋前、旋后训练**

（2）肘的控制训练：重点在于再伸展动作上。患者仰卧，患臂上举，尽量伸直肘关节，然后缓慢屈肘，用手触摸自己的口、对侧耳和肩。

（3）腕指伸展训练：双手交叉，手掌朝前，手背朝胸，然后伸肘，举手过头，掌面向上，返回胸前，再向左、右各方向伸肘。

5. 改善手功能训练　患手反复进行放开、抓物和取物品训练。纠正错误运动模式。

（1）作业性手功能训练：通过编织、绘画、陶瓷工艺、橡皮泥塑等训练两手协同操作能力。

（2）手的精细动作训练：通过打字、搭积木、拧螺丝、拾小钢珠等以及进行与日常生活动作有关的训练，加强和提高患者手的综合能力（图8-6）。

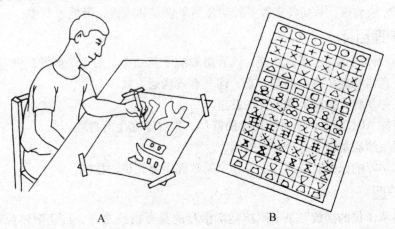

**图8-6　手功能训练**

## （七）认知功能障碍的康复训练

（1）认知功能障碍常常给患者的生活和治疗带来许多困难，所以认知训练对患者的全面康复起着极其重要的作用。训练要与患者的功能活动和解决实际问题的能力紧密配合。

（2）认知行为干预：根据认知过程影响情绪和行为的理论，通过认知和行为来改变患者不良认知和功能失调性态度。首先评估患者认知能力及其与自我放松技巧的关系以及接受新事物的能力，鼓励患者练习自我活动技巧，增加成就感；模仿正面形象，自我校正错误行为，提高患者对现实的认知能力（图8-7）。

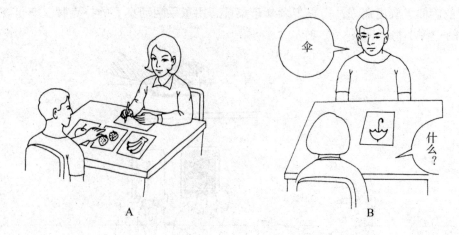

图8-7 认知行为干预

1）放松技巧：康复护理人员根据"代偿"和"升华"心理防御机制，符合患者心理的赞赏、鼓励和美好的语言劝导，巧妙转移患者不良心境。教会其自我行为疗法，如转移注意力、想象、重构、自我鼓励、放松训练等减压技巧，有助于减轻患者抑郁程度。

2）音乐疗法：对脑卒中后抑郁患者有较好的疗效，其中感受式音乐疗法因其简便易行而常被作为首选方法。通过欣赏旋律优美、节奏舒适的轻音乐可引起患者的注意和兴趣，达到心理上的自我调整。

# 六、康复护理

早期康复护理能够显著改善脑卒中患者的神经功能和日常生活活动能力，有利于提高患者生活质量。早期康复护理是脑卒中早期康复治疗的重要组成部分。早期康复是指脑卒中患者生命体征平稳、神经系统症状不再发展后即可开始康复治疗。只要不影响治疗，早期康复护理介入越早越好，早期康复护理可促进大脑的可塑性，调动脑组织内残余细胞发挥其代偿作用，促进损伤区域组织的重构和细胞的再生，有效地预防脑神经萎缩，从而使患者各种功能尽早恢复和改善，降低致残率。

## （一）康复护理目标

（1）改善患侧肢体的运动、感觉功能，改善患者的平衡功能。最大限度发挥患者的残余功能。

（2）改善患者言语功能障碍，调整心态、建立有效沟通方式。

（3）预防潜在并发症及护理不良事件的发生。

（4）提高患者的ADL能力，学习使用辅助器具，指导家庭生活自理。

（5）提高患者生活质量以及社会参与的能力。

（6）实施教育学习的原则。强调残疾者和家属掌握康复知识、技能。

## （二）康复护理

1. 软瘫期抗痉挛体位的摆放　是早期抗痉挛治疗的重要措施之一。抗痉挛体位能预防和减轻上肢屈肌、下肢伸肌的典型痉挛模式，是预防预后出现病理性运动模式思维方法之一。

（1）健侧卧位：患侧下肢髋、膝关节自然屈曲向前，放在身体前面另一枕上。健侧肢体自然放置。

（2）患侧卧位：患侧卧位可增加对患侧的知觉刺激输入，并使整个患侧被拉长，从而减少痉挛。

（3）仰卧位：该体位易引起压疮及增强异常反射活动，应尽量少用。

2. 恢复期康复护理　日常生活活动能力（ADL）训练：早期即可开始，通过持之以恒的ADL训练，争取患者能自理生活，从而提高生活质量。训练内容包括进食方法、个人卫生、穿脱衣裤鞋袜、床椅转移、洗澡等。为完成ADL训练，可选用一些适用的装置，如便于进食饲喂的特殊器皿、改装的牙刷、各种形式的器具及便于穿脱的衣服（图8-8）。

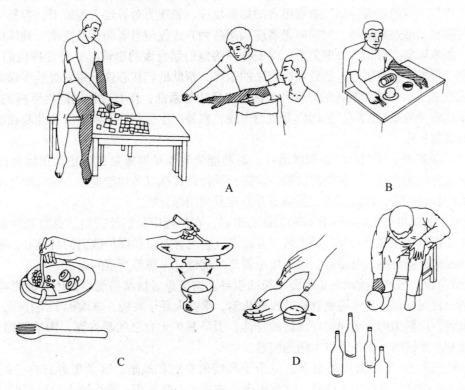

**图8-8 ADL训练**

3. 后遗症期的康复护理 一般病程经过大约1年左右，患者经过治疗或未经积极康复，患者可以留有不同程度的后遗症，主要表现为肢体痉挛、关节挛缩变形、运动姿势异常等。此期康复护理目的是指导患者继续训练和利用残余功能，此外，训练患者使用健侧肢体代偿部分患侧的功能，同时指导家属尽可能改善患者的周围环境，以便于争取最大限度的生活自理。

（1）进行维持功能的各项训练。

（2）加强健侧的训练，以增强其代偿能力。

（3）指导正确使用辅助器，如手杖、步行器、轮椅、支具，以补偿患者的功能。

（4）改善步态训练，主要是加强站立平衡、屈膝和踝背屈训练，同时进一步完善下肢的负重能力，提高步行效率。

（5）对家庭环境做必要的改造，如门槛和台阶改成斜坡，蹲式便器改成坐式便器，厕所、浴室、走廊加扶手等。

4. 言语功能障碍的康复护理 语音为了交流沟通，发病后应尽早开始语音训练。虽然失语，但仍需与患者进行言语或非语言交流，通过交谈和观察，全面评价语言障碍的程度，并列举语言功能恢复良好者进行实例宣教，同时还应注意心理疏导，增强其语言训练的信心。

5. 摄食和吞咽功能障碍的康复护理 吞咽障碍是急性脑卒中常见的症状，患者可因舌和喉头等运动控制障碍导致吞咽障碍；患者引起误吸、误咽和窒息，甚至引起坠积性肺炎和呼吸困难等；也可因进食困难而引起营养物质摄入不足，水、电解质及酸碱平衡失调等，从而影响患者整体康复。

6. 心理和情感障碍的康复护理 心理和情感障碍产生的原因：

（1）对疾病的认识异常：患者往往在脑卒中早期表现出对疾病的否认和不理解，尤其是在患者有半身忽略障碍时，患者自觉四肢仍能活动，完全否认有偏瘫。在护理肢体障碍和半身忽略患者时，要不断给予言语信息，口头述说患侧是患者的一部分，同时以各种方式提醒患者，不能操之过急，以免使患者产生抑郁、失望等严重心理障碍。

（2）抑郁状态：脑卒中急性期过后，由于躯体残疾的挫折，对其后果的担心，不甘成为残疾者和依赖他人，工作和地位的丧失等都可造成患者的抑郁反应，表现为对异性兴趣减退，容易哭泣，经常责怪自己，感到孤独，前途无望等。对抑郁患者应利用各种方式促使患者倾诉及宣泄，具体的帮助患者解决实际问题，如争取家人探望、协调关系，多安排一些他们愿意做的事情，充分发挥他们的生活能力，如安排看电视、报纸、听音乐等，摆脱疾病带来的困扰，帮助他们从心理上树立战胜疾病的信心。

（3）情感失控：由于感觉输入的异常和大部分皮质功能紊乱，伴有假性延髓性麻痹的脑卒中患者，情绪释放不受高级神经系统控制，造成患者情感失控，容易产生强制性哭笑。应在此基础上进行上述各种功能障碍的康复护理。

（4）心理康复护理：要鼓励患者积极治疗，对功能障碍要早期康复，防止误用综合征；还要教育患者认识到后遗症的康复是一个长期的过程，需进行维持性训练以防功能退步。对长期卧床的患者，要教会家属正确的护理方法，以防压疮、感染等并发症及失用综合征。

1）疾病早期表现出对疾病的不理解和否认的患者，在护理中我们处处给予尊重和照顾，先将治疗的目的、意义、疗效和注意事项等告诉患者，并征求其意见，尊重和保护他们的自尊心，取得合作。使患者感受到在医院有安全感，有信心，避免使患者产生忧郁、失望等严重问题。

2）对性情急躁，情绪易波动的患者要积极的引导。这类患者情绪易受客观因素的影响，易产生波动，急躁不利于控制病情。讲解脑血管病的发病机制，哪些人易于发病，危险因子是什么，应如何预防等知识告诉患者，用科学的方法保护好自己的身体，引导其扩大自己的爱好面，陶冶情操，增添乐趣；消除心理压抑和急躁情绪，避免诱发本病的因素。

3）对于缺乏信心，疑虑重重的患者，应给予真诚的安慰和鼓励、这类患者对自己的病情缺乏了解，信心不足，又怕病后残疾无人照料，过度焦虑，破坏了心理平衡，使病情多次出现反复；通过康复健康教育，帮助患者认识和了解疾病发生、发展的因素，消除其紧张、焦虑情绪，运用医学知识，启发和指导其主动配合康复治疗。

4）对于抑郁型患者，应主动、热情地与他们接近，每天增加与患者的沟通时间。耐心地倾听他们讲述自己的生活挫折和精神创伤，并给予必要的安慰、开导和照顾，使患者感受到大家庭的温暖。

5）注意患者在不同时期的心理变化，有针对性地做好心理护理。偏瘫患者在发病初期由于偏瘫突然发生，坚持否认病情，情绪激动，急躁阶段康复的欲望极为强烈、对此期间的患者要给予安慰疏导，消除其急躁情绪，使其正视病情，积极配合训练。面对较长时间的康复治疗，肢体功能障碍仍未得到完全恢复，患者常感到悲观、失望、情绪低落，对预后缺乏信心，甚至不愿进行康复训练，对此期患者要因势利导，并让康复成功者现身说教，促使患者变悲观失望为主观努力，树立战胜疾病的信心和勇气。

## （三）常见并发症的康复护理

1. 肩关节半脱位　治疗上应注意矫正肩胛骨的姿势，早期良好的体位摆放，同时鼓励患者经常用健手帮助患臂做充分的上举活动。在活动中禁忌牵拉患肩，肩关节及周围结构不应有任何疼痛，如有疼痛表明某些结构受到累及，必须立即改变治疗方法或手法强度。

（1）预防：坐位时，患侧上肢可放在轮椅的扶手或支撑台上，或采取其他良好的肢位；站立时可用肩托（Bobath肩托），防止重力作用对肩部的不利影响。

（2）手法纠正肩胛骨位置：护理人员站在患者前方，向前抬起患侧上肢，然后用手掌沿患肢到手掌方向快速反复地加压，并要求患者保持掌心向前，不使肩关节后缩。

（3）物理因子治疗：用冰快速按摩有关肌肉，可刺激肌肉的活动，对三角肌及冈上肌进行功能性电刺激或肌电生物反馈疗。

（4）针灸、电针：可能对肌张力提高有一定作用。

（5）被动活动：在不损伤肩关节及周围组织的情况下，维持全关节无痛性被动活动，应避免牵拉患肢，而引起肩痛和半脱位。

2. 肩-手综合征　多见于脑卒中发病后1~2个月内，偏瘫性肩痛是成年脑卒中患者最常见的并发症之一。表现为突然发生的手部肿痛，下垂时更明显，皮温增高，掌指关节、腕关节活动受限等症状。

肩手综合征分期标准见表8-3。

**表8-3 肩手综合征分期标准**

| | |
|---|---|
| Ⅰ期 | 肩痛，活动受限，同侧手腕、手指肿胀，出现发红、皮温上升等血管运动性反应。X线下可见手与肩部骨骼有脱钙表现。手指多呈伸直位，屈曲受限，被动屈曲可引起剧痛。此期可持续3~6个月，以后或治愈或进入第Ⅱ期 |
| Ⅱ期 | 肩、手肿胀和自发痛消失，皮肤和手的小肌肉有日益显著的萎缩。有时可引起Dupuytren挛缩样掌腱膜肥厚，手指关节活动度日益受限。此期可持续3~6个月，如治疗不当将进入第Ⅲ期 |
| Ⅲ期 | 手部皮肤肌肉萎缩显著，手指完全挛缩，X线上有广泛的骨腐蚀，已无恢复希望 |

肩-手综合征应以预防为主，早发现，早治疗，特别是发病的前3个月内是治疗的最佳时期。

（1）预防措施：避免上肢手外伤（即使是小损伤）、疼痛、过度牵张、长时间垂悬，已有水肿者应尽量避免患手静脉输液。对严重的肩痛，应停止肩部和患侧上肢的运动治疗，适当选用一些理疗，如高频电疗、光疗等。

（2）正确的肢体摆放：早期应保持正确的坐卧姿势，避免长时间手下垂。卧位时患肢抬高，坐位时把患侧上肢放在前面的小桌上或扶手椅的扶手上。在没有上述支撑物时，则应在患者双腿上放一枕头，将患侧上肢置于枕头上。

（3）患侧手水肿：护理人员可采用手指或末梢向心加压缠绕：用1~2mm的长线，从远端到近端，先拇指，后其他四指，最后手掌手背，直至腕关节上。此方法简单，安全，有效。

（4）冷疗：用湿润的毛巾包绕整个肩、肩胛、和手指的掌面，每次10~15min，每天2次；也可以用9.4~11.1℃的冷水浸泡患手30min，每天1次，有解痉、消肿的效果。

（5）主被动运动：加强患臂被动和主动运动，以免发生手的挛缩和功能丧失。早期在上肢上举的情况下进行适度的关节活动；在软瘫期，护理人员可对患者做无痛范围内的肩关节被动运动。

（6）药物治疗：星状神经节阻滞对早期肩手综合征有效，但对后期患者效果欠佳。可口服或肩关节腔及手部腱鞘注射类固醇制剂，对肩痛、手痛有较好的效果。对水肿明显者可短时间口服利尿剂。消炎镇痛药物多无效。

（7）手术：对其他治疗无效的剧烈手痛患者可行掌指关节掌侧的腱鞘切开或切除术，有利于缓解手指痛和肩关节痛。

3. 压疮的预防及康复护理 防止压疮或减少其加重，对压疮易发生部位积极采取以下措施：

（1）让患者躺在气垫床上，同时保持床单干燥、无皱褶，避免擦伤皮肤。

（2）保护骨头凸起部、脚跟、臀部等易发生压疮的部位，避免受压。

（3）麻痹的一侧不要压在下面，经常更换体位。

（4）对身体不能活动的老人，每2h要变换体位，搬动时要把其身体完全抬起来。

（5）早期进行下肢、足踝部被动运动，预防下肢深静脉血栓形成。过去对长期卧床的脑卒中患者，凡受压部位变红，都采用按摩方法来防止压疮的发生。近年来认为此法不可取，因软组织受压变化是正常的保护反应称反应性充血，由于氧供应不足引起。解除压力后即可在30~40min内褪色，不会使软组织损伤形成压疮，所以不需按摩。如果持续发红，则提示组织损失，此时按摩将更致严重的创伤。

4. 失用综合征和误用综合征 如下所述。

（1）"失用综合征"：在急性期时担心早期活动有危险而长期卧床，限制主动性活动的结果。限制活动使肌肉萎缩、骨质疏松、神经肌肉的反应性降低、心肺功能减退等，加之各种并发症的存在和反复，时间一久，形成严重的"失用状态"。正确的康复护理和训练，尽早应用各种方法促进患侧肢体功能的恢复，利用健侧肢体带动患侧肢体进行自我康复训练，可防止或减缓健侧失用性肌萎缩的发生，还能促进患侧肢体康复。随着病情的改善，逐渐增大活动量，同时加强营养，可使肌萎缩逐渐减轻。

（2）"误用综合征"：相当多的患者虽然认识到应该较早的进行主动性训练，但由于缺乏正确的康复知识，一味地进行上肢的拉力、握力和下肢的直腿抬高训练，早早地架着患者下地"行走"，或进行踏车训练下肢肌力，结果是加重了抗重力肌的痉挛，严重地影响了主动性运动向随意运动的发展，而使联合反应、共同运动、痉挛的运动模式强化和固定下来，于是形成了"误用状态"，它是一种不正确的训练和护理所造成的医源性综合征。从脑卒中运动功能的恢复来看，康复训练应该循序渐进，以纠正错误的预防模式为主导。早期应以抗痉挛体位及抗痉挛模式进行康复护理和训练，促进分离运动（即支配能力）的恢复，而不是盲目的进行肌力增强训练，才能早期预防误用综合征。

### （四）护理不良事件的预防

1. 跌倒的预防　进行跌倒的危险因素评估，高危患者提前与患者及家属沟通。

（1）对意识不清、躁动不安的患者应使用约束带进行保护性约束，并向家属强调保护性约束的重要性。不可私自解开约束带，约束肢体应处于功能位，定时轮流松放。做好交接班，加强巡视，观察约束肢体的血液循环并记录。

（2）向患者及家属强调24h留陪伴的重要性，强调患者不能单独活动和如厕。指导患者服用降压药、安眠药或感头晕时，应暂时卧床休息，避免下床活动致跌倒。

（3）改变体位动作应缓慢；告知患者穿防滑鞋，切勿打赤脚、穿硬底鞋，慎穿拖鞋。

2. 环境安全　如下所述。

（1）病房大小要考虑到轮椅活动的空间，不设门槛，地面防滑；浴室应有洗澡凳，墙上安置扶手，淋浴旁安装单手拧毛巾器；便器以坐式为宜，坐便器周围或坐便器上有扶手以方便和保护患者。

（2）病床应低于普通病床，并使用活动床栏，防止患者坠床。

（3）房间的布置应尽可能使患者能接受更多的刺激。床档位置要便于使所有活动（如护理、医生查房、探视等）都发生在患侧；重视患侧功能恢复，床头柜、电视机等应安置在患侧。

3. 走失的预防　对于意识障碍、认知功能障碍的患者要提前与家属做好沟通，强调24h留陪伴的重要性，患者不能离开陪伴的视线。外出检查时应专人陪同，尽量避免到人员杂乱的地方，快去快回。

### （五）脑卒中患者饮食指导

饮食治疗是一个长久的过程，许多患者及家属对饮食治疗的重要性缺乏正确的认识，要做到合理的控制饮食，改变长久形成的饮食习惯对患者来说并不容易，只有通过专业人员对患者及家属进行健康教育，帮助患者制订个性化的饮食治疗方案，让他们认识到饮食治疗的重要性，才能有效地提高饮食控制的依从性。通过有效的健康教育可以使患者学会自我管理，纠正生活中的误区，树立战胜疾病的信心。

指导患者戒烟戒酒。因为酒精不含任何营养素，只提供热量，直接干扰机体的能量代谢，长期饮酒对肝脏不利，易引起血清三酰甘油的升高。吸烟有百害而无一利，可诱发血糖升高，导致周围血管收缩，促使动脉粥样硬化形成和心脑血管疾病发生。

### （六）康复健康教育

（1）教育患者主动参与康复训练，并持之以恒。

（2）积极配合治疗原发疾病，如高血压、糖尿病、高脂血症、心血管疾病等。

（3）指导有规律的生活，合理饮食，睡眠充足，适当运动，劳逸结合，保持大便通畅，鼓励患者日常生活活动自理。

（4）指导患者修身养性，保持情绪稳定，避免不良情绪的刺激。学会辨别和调节自身不良习惯，培养兴趣爱好，如下棋、写字、绘画、晨晚锻炼、打太极拳等，唤起他们对生活的乐趣。增强个体耐受、应付和摆脱紧张处境的能力，有助于整体水平的提高。

（5）争取获得有效的社会支持系统，包括家庭、朋友、同事、单位等社会支持。通过健康教育，使患者对疾病康复有进一步认识，增强康复治疗信心，调动患者及家属的积极性，使患者在良好的精神状态下积极、主动接受治疗，并指导患者将ADL贯穿生活中，使替代护理转为自我护理，提高患者的运动功能及ADL日常生活能力。使患者最大限度地恢复生活自理能力，降低致残率和复发率，提高生活质量，最大限度的回归家庭，重返社会。

## 七、社区家庭康复指导

社区康复护理常用的方法有：观察与沟通；纠正残疾者的姿势；帮助患者和家属学习和掌握相关康

复技术和训练要点；长期协助患者进行日常生活能力训练以及职业技能的训练。

### （一）指导自我护理技术

贯穿"代替护理"为"自我护理"的理念，训练患者和家属自我护理技术和能力；按时吃药，坚持训练，定期到医院检查，让其获得最大的康复机会和效果。

### （二）ADL 训练指导

指导教会患者家属能协助患者进行生活自理能力的训练（ADL），并将 ADL 训练贯穿到日常生活中，鼓励患者独立完成穿脱衣服、洗脸、刷牙、进食、体位变换及手功能训练等，教会患者如何利用残存功能学会翻身、起床、从床移到轮椅、从轮椅到厕所的移动动作。将替代护理变为自我护理。

### （三）家庭环境改造

理想的环境有利于实现康复目标。必要时协助患者家属进行家庭环境的评估，帮助进行家庭环境的康复功能型改造，尽量做到无障碍，减低家庭意外损伤的发生概率。

### （四）定期随访

深入家庭指导与家属建立良好的联络体系，随时关注患者的心理及情绪情况，要做到有问题随时解决，将患者的不良心理情绪消灭在萌芽中。协助家属为患者营造一个宽松、自由、温暖的家庭气氛，使患者全身心地投入到康复训练及自我重建当中去。

（丁鑫瑞）

# 第二节 颅脑损伤的康复护理

颅脑损伤（traumatic brain injur，TBI）是指各种外力作用于头部所导致的颅骨、脑膜、脑血管和脑组织的损伤，引起的脑部神经功能缺损。主要表现为意识、运动、感觉功能障碍，同时伴有认知、语言、精神、心理等功能障碍。导致颅脑损伤的常见原因有交通意外、工伤事故、高处坠落、运动损伤，其次为自然灾害、爆炸、火器伤等。

TBI 是一种常见的创伤性疾病，其发生率居于全身各部位创伤的第二位，占 20% 左右，但死亡率和致残率居于首位。在我国年发病率为 783/10 万人，男女比例为 2：1。按损伤方式可分为开放式颅脑损伤和闭合式颅脑损伤；按损伤机制分为原发性颅脑损伤和继发性颅脑损伤；按损伤程度分为轻型、中型、重型颅脑损伤。

## 一、主要功能障碍及评定

### （一）主要功能障碍

1. 意识障碍 意识（consciousness）是指大脑的觉醒程度，是机体对自身及周围环境刺激作出应答反应的能力。通过对患者的言语、疼痛、瞳孔、光反射、吞咽反射、角膜反射等来判断患者意识障碍的程度。颅脑损伤后，意识障碍的患者经急性期治疗后，部分患者可完全恢复，但重度损伤者可持续昏迷或成为植物状态，或恢复部分意识。

2. 运动障碍 颅脑损伤患者由于受伤原因、部位、病情严重程度等不同，遗留的运动功能障碍也复杂多样，常见运动障碍有偏瘫、单瘫、双侧瘫、共济失调、平衡障碍、震颤等。

3. 认知障碍 认知障碍是颅脑损伤后最常见的功能障碍之一，影响定向力、注意力、记忆力、思维等。表现为患者对信息处理的速度和效率降低，影响其康复训练及与人交流。

（1）注意障碍：是指做一项工作时，不能持续注意，是颅脑损伤的常见后遗症。表现为不能把注意力从一件事转移到另外一件事上，或分别注意同时发生的两件事。

（2）记忆障碍：是颅脑损伤后的常见症状，表现为近记忆障碍，不能记住伤后发生的事情，但对以前的记忆影响不大。有些患者的记忆障碍可在两年后出现，严重影响了患者的工作及生活质量。

（3）推理/判断障碍：广泛性颅脑损伤可出现高水平的思维障碍，表现为分析和综合能力的水平下降，抽象、推理能力降低，判断和解决问题能力差。

（4）执行功能障碍：执行功能是确立目标、制订和修正计划、实施计划，从而进行有目的活动的能力。执行功能障碍的患者不能综合运用知识和信息，常见言语和行为紊乱、无目的行为、异常行为、冲动和持续固执的想法和行动。

**4. 言语及吞咽障碍** 颅脑损伤可导致失语、构音障碍或言语失用等障碍，其中以失语症最为常见。临床上常见的是运动性失语和感觉性失语。吞咽障碍常引起营养不良、脱水、心理障碍、吸入性肺炎、窒息等并发症，导致患者生存质量下降。

**5. 精神心理障碍** 颅脑损伤后除产生神经功能障碍，还可出现各种类型的精神异常、情感障碍。精神障碍多见于广泛脑挫裂伤、脑干损伤等重型颅脑损伤患者。在急性期可出现谵妄、幻觉、狂躁不安和攻击破坏行为等。恢复期表现为各种妄想、幻觉、癔症样发作、人格改变和性格改变等。器质性精神障碍恢复较为困难，并影响患者预后，药物及心理治疗的效果较差。

颅脑损伤后常见心理障碍，不论病情轻重均有可能发生，最常见焦虑、抑郁、躁狂等。伤后初期可表现为过度的期盼和乐观，而面对恢复的缓慢进程又转变为悲观、消极和失望。有些患者有意志消退、焦虑不安，情感冷漠等抑郁症表现。反之，有些患者则表现为莫名欣快；有些患者的感情不能按正常方式表达，常表现为情绪不稳定、不合作、紧张、易激动，甚至无端哭泣或傻笑。

## （二）康复护理评定

**1. 意识功能评定** 常采用格拉斯哥昏迷评分（GCS），从睁眼反应、运动反应、语言反应3个层面客观判断意识状况（表8-4），其最高分为15分，得分值越高，提示意识状态越好，预后越佳。得分在12～14分的为轻度意识障碍；9～11分为中度意识障碍；8分以下为昏迷。

表8-4 格拉斯哥昏迷评分（GCS）

| 项目 | 标准 | 评分 |
|---|---|---|
| 睁眼反应 | 自发睁眼 | 4 |
| | 言语刺激睁眼 | 3 |
| | 疼痛刺激睁眼 | 2 |
| | 无睁眼 | 1 |
| 运动反应 | 能执行简单口令 | 6 |
| | 对疼痛刺激定位反应 | 5 |
| | 对疼痛刺激屈曲反应 | 4 |
| | 异常屈曲（去皮层状态） | 3 |
| | 异常伸展（去大脑强直） | 2 |
| | 无反应 | 1 |
| 言语反应 | 正常交谈 | 5 |
| | 言语错乱 | 4 |
| | 只能说出（不适当）单词 | 3 |
| | 只能发音 | 2 |
| | 无发音 | 1 |

**2. 运动功能的评定** 颅脑损伤后常发生广泛性和多发性损伤，部分颅脑损伤患者可同时存在多种运动功能障碍。运动功能评定主要是对运动模式、肌张力、肌肉协调能力、平衡能力等进行评估，请参照相关章节。

3. 认知功能的评定 可先用较简单的方法确定患者有无认知障碍, 最常用的是认知功能筛查量表 (cognitive capacity screening examination, CCSE)。CCSE 共有 30 个测试内容（表 8 - 5），答对 1 题得 1 分，共 30 分，≤20 分为异常。

表 8 - 5 认知功能筛查量表（CCSE）

| | 测试内容 | 评分 | 得分 |
|---|---|---|---|
| 1 | 今天是星期几？ | 1 | |
| 2 | 现在是哪个月？ | 1 | |
| 3 | 今天是几号？ | 1 | |
| 4 | 今天是哪一年？ | 1 | |
| 5 | 这是什么地方？ | 1 | |
| 6 | 请说出 872 这 3 个数字。 | 1 | |
| 7 | 请倒过来说刚才这 3 个数字。 | 1 | |
| 8 | 请说出 6371 这 4 个数字。 | 1 | |
| 9 | 请听清 694 这 3 个数字，然后数 1～10，再重复说出 694。 | 1 | |
| 10 | 请听清 8143 这 4 个数字，然后数 1～10，再重复说出 8143。 | 1 | |
| 11 | 从星期日倒数到星期一。 | 1 | |
| 12 | 9 加 3 等于几？ | 1 | |
| 13 | 再加 6 等于几？（在 9 加 3 的基础上）？ | 1 | |
| 14 | 18 减 5 等于几？请记住这几个词，等一会我会问你：帽子、汽车、树、26。 | 1 | |
| 15 | 快的反义词是慢，上的反义词是什么？ | 1 | |
| 16 | 大的反义词是什么？硬的反义词是什么？ | 1 | |
| 17 | 橘子和香蕉是水果类，红和蓝属于哪一类？ | 1 | |
| 18 | 这是多少钱？角分 | 1 | |
| 19 | 我刚才让你记住的第一个词是什么？（帽子） | 1 | |
| 20 | 第二个词呢？（汽车） | 1 | |
| 21 | 第三个词呢？（树） | 1 | |
| 22 | 第四个词呢？（26） | 1 | |
| 23 | 110 减 7 等于几？（103） | 1 | |
| 24 | 再减 7 等于几？（96） | 1 | |
| 25 | 再减 7 等于几？（89） | 1 | |
| 26 | 再减 7 等于几？（82） | 1 | |
| 27 | 再减 7 等于几？（75） | 1 | |
| 28 | 再减 7 等于几？（68） | 1 | |
| 29 | 再减 7 等于几？（61） | 1 | |
| 30 | 再减 7 等于几？（54） | 1 | |

经 CCSE 筛查后可确定认知障碍的类型，接下来可针对不同类型的认知功能障碍，采用表 8 - 6 中的办法做进一步的测验和评估。

表 8 - 6　常用认知功能评估办法

| 类型 | 评估办法 |
| --- | --- |
| 注意 | 韦氏成人智力量表中的数字广度测验<br>视跟踪：形状辨别、删除字母<br>数或词辨认：听认字母、词辨认、重复数字<br>听跟踪 |
| 记忆 | 韦氏记忆量表（WMS）<br>Rivemead 行为记忆测验<br>记忆单项能力测定 |
| 思维 | 集中或求同思维评定<br>多过程思维或推理的评定<br>归纳推理的评定<br>演绎推理的评定<br>思维的单项能力评定 |
| 执行功能 | 简易智能状态量表（MMSE）<br>威斯康星卡片测验（WCST）<br>瑞文测验<br>Stroop 测验 |

4. 言语及吞咽功能的评定　言语障碍包括失语症和构音障碍。言语功能评价主要针对失语症进行。国内常用失语症评估方法有：汉语失语症成套测验、汉语标准失语症检查。吞咽功能的评估方法包括床旁评估（洼田饮水试验、修订饮水试验、反复唾液吞咽试验等）和功能检查（UF 检查、吞咽光纤内镜检查、脉冲血氧定量法等）。

5. 精神心理功能评定　颅脑外伤常有性格、情绪、精神障碍。可采用美国精神病诊断和统计手册（DSM - Ⅳ）的标准进行相关诊断。对于各种心理障碍，可选用智力测验、人格测验、神经心理测验进行评定，以确定心理障碍的性质和程度，为制订心理康复计划提供科学依据。

# 二、康复护理措施

## （一）急性期康复护理措施

颅脑损伤急性期的康复护理目标为稳定病情、促进意识恢复、防止各种并发症，措施包括：维持营养，保持水、电解质平衡；定时翻身；良姿位摆放；促醒治疗（包括声音刺激、视觉刺激、深浅感觉刺激、针灸、高压氧治疗）；肢体被动运动等。

## （二）恢复期康复护理措施

颅脑损伤恢复期的康复护理目标是最大限度地恢复患者的运动功能、认知功能、言语功能，矫正患者的不良行为和情绪，预防护理不良事件的发生，提高患者的 ADL 能力，最终回归家庭和社会。

1. 运动功能康复　与脑卒中所致的运动障碍康复训练方法相似，详见脑卒中相关内容。

2. 认知障碍训练　处于恢复期的患者常伴有注意、记忆、思维等方面的障碍，而运动功能的恢复也需要有完好的认知功能为前提，因此，认知功能的康复是相当重要的。

（1）注意力训练：注意力是指将精神集中于某一特定对象的能力。可采用猜测游戏、删除作业、时间感训练、数目顺序练习等方式进行训练。

（2）猜测游戏：取一个玻璃球和两个透明玻璃杯，在患者的注视下将一杯扣在玻璃球上，让患者指出有球的杯子，反复进行无误后，改用不透明的杯子重复上述过程。

（3）删除游戏：在纸上写一行大写的英文字母如 A、C、D、H、J、I，让患者指出特定的字母如 C，成功删除之后改变字母的顺序，再删除规定的字母，患者顺利完成后将字母写的小些或增加字母的行数及字数再进行删除。

（4）时间感训练：要求患者按命令启动秒表，并于10s时主动停止秒表，然后将时间逐步延长至1min，当误差小于1~2s时，让患者不看表，用心算计算时间，以后逐渐延长时间，并一边与患者交谈一边让患者进行训练，要求患者尽量控制自己不因交谈而分散注意力。

（5）记忆力训练：记忆是大脑对信息的接收、贮存及提取的过程。进行记忆训练时，应注意每次训练的时间要短，开始要求患者记忆的内容要少而简单，而信息呈现的时间要长。以后逐渐增加信息量，通过反复刺激，提高记忆力。常用的训练有PQRST法、视觉记忆法、编故事法、计算机辅助法等。

1）PQRST法：P（preview），即先预习要记住的内容；Q（question），即向自己提问与内容有关的问题；R（read），即为了回答问题而仔细阅读资料；S（state），即反复陈述阅读过的资料；T（test），即用回答问题的方式来检验自己的记忆。

2）视觉记忆法：将3~5张绘有日常用品的图片放在患者面前，让患者每张卡片看5s，然后将卡片收回，让患者回忆所看到的物品的名称。反复训练，患者成功回忆出后可增加卡片的数量。

3）编故事法：把要记住的内容按照患者的习惯和爱好编成一个小故事来记忆。

4）计算机辅助法：是利用计算机的相关软件，对患者进行图形、声音的记忆。计算机根据患者的实际情况增减难度，随时反馈。

除上述专门的训练外，还应为患者建立恒定的日常活动常规，让患者不断地重复和排练；耐心地向患者提问和下命令，等候他们缓慢审慎地回答；练习从简单到复杂地进行，从部分到全部，利用视、听、触、嗅和运动等多种感觉输入来配合训练；每次训练时间要短，回答正确要及时给予鼓励；多利用记忆辅助物，如墙上悬挂大的钟、大的日历或大字写的每日活动表等；让患者常带记事本，本中记有家庭地址、常用电话号码、生日等，并让他们经常记录和查阅。

（6）思维训练：思维是认知过程的最高阶段，表现在解决问题，包括推理、分析、综合、比较、抽象、概括等多种过程的能力上。简易的训练方法包括指出报纸的信息、排列数字、物品分类等。

1）指出报纸中的信息：取一张当地的报纸，让患者浏览后，首先问关于报纸首页的信息，如报纸名称、日期、大标题等，回答正确后，请患者找出文娱专栏、体育专栏及商业广告的所在版面，回答无误后，再训练患者寻找特殊信息，如某个电视台的节目预报、气象预报结果、球队比赛得分等。

2）排列数字：给患者3张数字卡，让他按大小顺序排好，然后每次给他1张数字卡，让其根据数字的大小插进已排好的3张卡之间，正确无误后再增加给予数字卡的数量。在排列数字的同时，可询问患者有关数字的各种知识，如哪些是奇数、哪些是偶数、哪些互为倍数等。

3）物品分类：给患者一张列有30项物品名称的清单，要求患者按照物品的共性进行分类，如这些物品分属于家具、食物、衣服。如果患者有困难，可给予帮助。训练成功后，可增加分类的难度，如将食物细分为植物、动物、奶类、豆制品等。

3. 言语及吞咽障碍训练　失语症包括听理解训练、阅读理解训练、口语表达训练、书写训练及朗读训练等。构音障碍训练包括放松训练、呼吸训练、发音训练、发音器官的运动功能训练及韵律训练等。吞咽训练包括吞咽相关肌肉关节训练、咽反射刺激、声门训练、进食训练等。

4. 行为障碍的护理　颅脑外伤患者在病情不稳定和精神错乱的阶段，一些行为障碍会危及患者自身及周围人的安全，常需使用一些约束办法和药物处理。在患者清醒后，可出现不同类型的行为障碍（表8-7）。康复措施除必要的药物治疗外，还要注意创造适合于治疗的环境，防止诱发行为障碍的人、事件和场景，采用行为治疗等。

表8-7　颅脑损伤患者的异常行为分类

| 分类 | 表现 |
| --- | --- |
| 正性 | 攻击、冲动、幼稚、脱抑制、反社会性、持续动作 |
| 负性 | 丧失自知力、无积极性、无自动性、迟缓 |
| 症状性 | 抑郁、类妄想狂、强迫观念、循环性情感、情绪不稳定、癔症 |

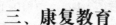

## 三、康复教育

（1）加强生产安全和交通安全教育，以减少颅脑损伤的发生。

（2）指导患者运动治疗，同时也要重视认知、心理方面的康复，并持之以恒。

（3）创造良好的训练氛围，对家庭进行环境改造，提高家属参与训练的意识与能力，取得患者及家属的配合，保证患者在家庭中得到长期、系统、合理的训练，使其早日回归家庭和社会。

（金　鑫）

# 第三节　脑性瘫痪的康复护理

脑性瘫痪简称脑瘫（cerebral palsy，CP），是指小儿出生前至出生后 1 个月内，大脑未发育成熟，由各种致病因素所致的非进行性脑损伤综合征。该疾病严重影响儿童生长发育及功能活动。主要表现为中枢运动功能障碍及姿势异常，常伴有语言、智力、认知障碍及发育滞后等多种表现。在每千个活产儿中，脑瘫的发病率为 1.5‰～2.5‰。产前、产时、产后的很多因素可引发脑瘫。产前因素如遗传和染色体疾病、感染、脑发育畸形或发育不良、缺血缺氧等；产时因素如新生儿缺氧窒息、产伤、核黄疸等；产后因素如脑炎、$CO_2$ 中毒、头部外伤、缺氧性脑病等。按主要功能障碍不同，脑瘫可分为痉挛型、手足徐动型、共济失调型、强直型、肌张力低下型、震颤型、混合型等。

## 一、主要功能障碍及评估

### （一）主要功能障碍

1. 运动功能障碍及姿势异常　脑性瘫痪患儿的运动发育一般不能达到同龄正常儿的发育水平，并具有异常的运动模式及异常姿势，由于类型不同其表现也有差别。

（1）痉挛型：占脑瘫患儿的 2/3，主要病变在大脑皮质及椎体系。临床以肌张力明显增高、运动发育迟缓和肢体异常痉挛为特征。表现为自主运动困难；尖足站立、剪刀步态等。

（2）手足徐动型：主要病变部位在椎体外系或基底神经节。临床特点以不随意运动为主，表现为肢体的不随意动作，在紧张兴奋时，不自主运动增多，安静时消失。

（3）共济失调型：此型较少见，主要病变在小脑。表现为平衡失调，肌张力大多低于正常，位置觉与平衡觉丧失，步态不稳，如醉酒步态，不协调性运动和辨距障碍，常有眼球震颤，语言断续和讲话不清。

（4）强直型：比较少见，病变部位为广泛大脑皮质。由于全身肌张力显著增高，身体异常僵硬。患儿四肢被动运动时，四肢肌张力呈铅管状或齿轮状增高。

（5）肌张力低下型：此型患儿肌张力显著降低，呈软瘫状。由于肌张力低下，易发生吸吮和吞咽运动困难。

（6）震颤型：极少见的一种脑瘫类型，多由锥体外系损伤及小脑损伤引起。表现为静止性四肢震颤。

（7）混合型：指上述两种或两种以上类型的症状、体征同时出现于一个患者，称为混合型。多见于痉挛型与手足徐动型混合。

2. 伴随障碍　如下所述。

（1）语言障碍：脑瘫患儿中约 1/3～2/3 有不同程度的语言障碍。

（2）智能障碍：痉挛型四肢瘫痪及强直型脑瘫患儿智能更差。

（3）视觉障碍：主要表现为斜视，视神经萎缩，动眼神经麻痹，眼球震颤及皮质盲。

（4）听觉障碍：多为核黄疸引起，部分患儿听力减退甚至全聋。

（5）感觉和认知功能障碍：脑瘫患儿常有触觉、位置觉、实体觉、两点辨别觉缺失；不喜欢他人抚摸与抱，对各种感觉反应不灵敏。

（6）癫痫：以全身性阵挛发作、部分发作、继发性大发作多见。

（7）情绪、行为障碍：患儿表现为好哭、任性、固执、孤僻、脾气古怪、易于激动、情绪不稳定、注意力分散等。

（8）其他：多数患儿生长发育落后，营养不良，且免疫力低下，易患呼吸道感染等病。

## （二）康复护理评定

1. 健康状态评估　健康状态评估主要从以下几个方面进行：①患儿一般情况，如出生日期、出生体重、身长、头围、胎次、产次、胎龄等。②父母亲一般情况，包括年龄、职业、文化程度、有无烟酒嗜好等。③家族史，重点了解有无脑瘫、智力低下、癫痫、神经管发育畸形家族病史。④母亲孕期情况，如有无妊娠期并发症、外伤史、先兆流产、孕早期病毒感染、接触放射线、服药史等。⑤母亲分娩时情况，包括是剖宫产还是自然产，是否难产，有无羊水堵塞、胎粪吸入、脐带绕颈所致的出生时窒息等。⑥患儿生长发育情况，如有无胆红素脑病、脑炎等病史。

2. 躯体功能评估　躯体功能评估主要包括肌力、肌张力、关节活动度、原始反射或姿势性反射、平衡反应、协调能力、站立和步行能力（步态）等。

3. 感、知觉功能评估　可通过温、触、压觉的检查来确定障碍情况，也可通过询问家长，得知患儿是否不喜欢他人抚摸与抱，是否对各种感觉反应不灵敏等。

4. 言语功能评估　言语功能评估主要是通过交流、观察或使用通用的量表，评估患者有无言语功能障碍。

5. 日常生活活动能力评估　日常生活活动能力评估对确定患儿能否独立及独立的程度、判定预后、制订和修订治疗计划，判定治疗效果、安排返家等都十分重要。

6. 心理－社会评估　对家长进行态度、认识、情绪评估，对患儿进行认识、心理、社交能力的评估。

7. 辅助检查　包括影像学检查、脑电图检查、脑干听觉诱发电位测定、智商测试等。

# 二、康复护理措施

## （一）运动疗法

目的在于改善残存的运动功能，抑制不正常的姿势反射，诱导正常的运动发育，提高患儿的日常生活能力。常用的有 Bobath 和 Kabat 法。

1. 头部控制训练　头部控制发育是人体所有运动发育的基础。仰卧位纠正时双前臂轻压患儿双肩，双手托住患儿头部两侧，使其颈部拉伸，再用双手轻轻向上抬起头部。俯卧位头部控制训练主要提高患儿头颈部抗重力伸展能力，主要对伸肌进行刺激训练，使头部上抬，相对降低屈肌紧张度。

2. 翻身训练　使患儿处于仰卧位双下肢屈曲，治疗者用双腿夹住患儿双下肢固定，双上肢交叉握住患儿双手，当使患儿向左侧旋转时，让其左侧上肢内旋并保持，治疗者用另一只手握住患儿右侧上肢向左侧诱导，直至最后让患儿独立完成该动作。也可使用反射式翻身，将患儿头部转向欲翻向的一侧，治疗者一手固定患儿下颌，另一手下压患儿胸骨中部，同时双手用力推向胸前对侧，由此患儿躯干旋转带动骨盆诱发出反射式翻身。

3. 坐位训练　弛缓型，治疗者可一手扶住患儿胸部，一手扶住其腰部，帮助坐稳。痉挛型，治疗者将双手从患儿腋下穿过，双臂顶住其双肩，阻止肩胛骨内收，同时用双手将其大腿外旋分开，再用双手分别按压双膝，使下肢伸直。手足徐动型，将患儿双下肢并拢屈曲于胸前，扶住患儿肩膀，使其肩关节向前、内收、内旋，使其双手能支撑身体维持坐位。

4. 爬行训练　先进行一侧上肢的上抬训练，利用其余 3 个肢体支持体重，然后两上肢进行动作交换，反复进行，使身体重心随上肢的交替动作自如地左右转移，接着让一侧下肢向后方抬起来，其余 3 个肢体支持体重，使身体重心随两下肢交替动做左右转移。训练初期需注意单肢体向前迈出顺序为：右手→左膝→左手→右膝，后逐渐过渡到正常爬行动作及速度。

5. 站立训练　由跪到站立，及扶助站立训练。

6. 行走训练　要求一定的重心转移能力和很好的上下肢协调能力，可在助行器、双杠内训练，同时注意步态矫正。

7. 上肢与手部训练　通过对肌肉张力的控制、手眼协调、游戏、感官刺激反应等予以训练。

## （二）姿势控制

1. 良姿位　为防止或对抗痉挛姿势出现，促进正常运动模式、正常运动发育，应尽量采用良姿位。

（1）头部及肩部的控制：保持头部中线位，减轻紧张性颈反射。

（2）坐位良姿：床上及椅子上的正确坐位。坐床上时家长可将患儿坐于自己的大腿之间，并用耻骨及小腹部顶住患儿的腰背部，使患儿的髋部屈曲呈直角，可以减轻脊柱的后凸，家长可同时用手轻柔地按压患儿的膝部，使患儿屈曲的腿伸直。坐椅子最好使用角椅，根据墙角的直角的形状做成，患儿的腰背部紧靠着角椅的左右两个侧面，患儿坐在角椅上可以保持脊柱正直，髋关节屈曲呈90°，两下肢叉开，而且两个手可以自由活动。

（3）睡眠良姿：以侧卧为主，严重屈曲痉挛型可予俯卧位，胸前垫高使其可伸出双手，双膝交叉呈剪刀状的，可双膝间放置枕头等分开双腿。

2. 被抱姿势　如下所述。

（1）痉挛型：患儿母亲一手托住孩子的臀部，一手扶住孩子的肩臂部面对面把孩子双臂伸开，分放在母亲的两侧肩膀上，两腿分开分放在母亲两侧髋部或一侧髋部前后。

（2）迟缓型：母亲把孩子面部朝前方抱着，一手从腋下穿过，将孩子的身体扶直，另一手托住臀部，可以通过患儿身体的上下移动来诱导其伸出上肢。

（3）手足徐动型：与痉挛型患儿抱法有很大不同，其要点：将孩子抱好后，面部朝前方，把双手合在一起，双腿靠拢膝关节和髋关节，同时屈曲后尽量靠近胸部。

## （三）其他康复护理措施

1. 作业疗法　通过进食训练、大小便训练、穿脱衣训练、卫生梳洗训练等使患儿生活、学习、劳动能力得以改善和增强，帮助其参与社会生活。

2. 言语障碍矫治　主要通过语言理解能力训练、语音训练、发音矫正训练、语句练习、交谈式练习等进行训练。

3. 物理因子疗法　根据患儿情况选用适合的声、光、电、磁及水疗、蜡疗等物理治疗手段。

4. 中医康复护理技术　针灸、推拿、药物熏洗等，中医中药内服。

5. 情感和心理支持　富于爱心，和蔼亲切，耐心细致，帮助家长认识早期治疗的重要性、减轻焦虑、耐心解答、树立信心。

# 三、康复教育

1. 一般知识介绍　介绍脑瘫的一般知识，包括病因、临床表现、治疗方法及预后等，加强家长对此病的认识和理解。

2. 介绍 ADL 的方法和内容　帮助家长进行家庭治疗，正确指导和训练，避免过分保护，帮助患儿树立自信心，使患儿学会生活的基本技能，适应环境，融入社会。

3. 良姿位　告诉家长脑瘫患儿正确的头肩部、坐位和睡眠的良姿，促进正常运动发育，利于康复治疗。

4. 被抱姿势　教会家长正确抱脑瘫患儿，尽量使患儿头、躯干处于或接近正常位置，双侧手臂不受压。避免患儿面部靠近抱者胸前侧，防止患儿丧失观察周围环境的机会。

5. 预防知识和措施　坚持优生优育，定期检查，按时预防接种，尽可能做到早期发现、早期治疗、早期康复。

（金　鑫）

## 第四节　脊髓损伤的康复护理

## 一、概述

脊髓损伤（spinal cord injury，SCI）是由于各种致病因素引起脊髓结构和功能损害，造成损伤水平以下脊髓功能障碍，包括感觉和运动功能障碍，反射异常及大、小便失禁等相应的病理改变，也就是常见的四肢瘫（颈段脊髓损伤）、截瘫（胸、腰段脊髓损伤），是一种严重致残性损伤。脊髓损伤是一种引起患者生活方式变化的严重疾病，很多患者因此生活不能自理，需要有人照料，如护理不当，还会发生压疮、泌尿系统感染、呼吸系统感染等严重并发症。现代医学在脊髓损伤的药物治疗、手术治疗、康复治疗方面有重大进展。在脊柱脊髓损伤患者的诊治过程中，脊髓损伤康复就显得尤为重要，脊髓损伤康复能够使患者在尽可能短的时间内，用较少的治疗费用，得到最大限度的功能恢复，提高患者的生活质量、减轻家庭、社会负担，为患者回归社会奠定基础。

### （一）病因

脊髓损伤的原因依时代及地区、国情或文化习惯的不同而异，过去以战伤、煤矿事故为多，近年来交通事故、工农业劳动灾害事故急剧增加，而运动外伤与日常生活中的损伤亦引起了人们的注意。概括起来有：①外伤（交通事故、坠落、跌倒等）有时伴有脊柱骨折脱位，有时不伴有脊柱损伤而单纯脊髓损伤；②脊柱、脊髓发生的肿瘤及血管畸形；③分布到脊髓的血管阻塞；④脊髓的炎症；⑤脊髓被压迫：韧带骨化、椎间盘突出、变形性退行性脊柱疾患等；⑥其他疾病：先、后天畸形、脱髓性变性疾病、代谢性疾病、脊柱结核等。

### （二）构建新型康复服务模式

脊髓损伤者治疗困难，伤后障碍多，并发症多，是残疾人中最为困难的一个群体。目前，我国有脊髓损伤者超过120多万人，并以每年约1万人的速度递增。为了改善脊髓损伤者的生活质量，我国正在积极构建立足社区的新型康复服务模式"中途之家"。

从2009年起，中国肢残人协会在上海、浙江、河南、广西等省区市的12个单位开展了脊髓损伤者"中途之家"试点工作。借鉴国外和我国台湾地区的康复模式，立足社区，利用现有社会政策和康复资源，实现了机构训练和社区训练相结合、专业指导与病友互助相结合、集中训练与自主训练相结合的新型康复模式。在上海召开的"中途之家"试点工作总结大会上，中国残疾人联合会主席张海迪表示，目前脊髓损伤在世界范围内都是一个医学难题，还没有最好的医疗方法。但试验和实践表明，正确的康复训练可以帮助患者重建功能，提高生活自理能力。"中途之家"成为脊髓损伤者从病床回归到社会途中的"家"，许多脊髓损伤者通过积极的治疗和训练，重新回归社会，潜能得到了发挥，精神也获得了解放。

### （三）分类

1. 按损伤的部位分　如下所述。

（1）四肢瘫：指由于脊髓腔内脊髓神经组织的损伤造成颈段运动、感觉功能的损害和丧失。四肢瘫引起上肢、躯干、大腿及盆腔脏器的功能损害，不包括臂丛病变或椎管外周围神经的损伤。

（2）截瘫：指椎管内神经组织的损伤造成脊髓胸、腰或骶段的运动、感觉功能损害或丧失，其上肢功能完好，不包括腰骶丛病变或椎管外周围神经的损伤。

2. 按损伤的程度分　如下所述。

（1）不完全损伤：如果发现神经损伤平面以下包括最低位骶段保留部分感觉或运动功能，这种损伤为不完全损伤。骶部感觉包括肛门黏膜皮肤连接处和深部肛门的感觉，运动功能检查是用手指肛检确定肛门外括约肌的自主收缩。

（2）完全性损伤：是指骶段感觉、运动功能完全消失。

3. 按脊髓功能损害分级　见表8-8。

**表8-8　ASIA脊髓功能损害分级**

| 功能损害分级 | | 临床表现（体征） |
|---|---|---|
| A | 完全性损害 | 在骶段无任何运动或感觉功能保留 |
| B | 不完全性损害 | 损伤平面以下包括骶节段（S，-S）还存在感觉功能，但无运动功能 |
| C | 不完全性损害 | 损伤平面以下存在运动功能，并且大部分关键肌的肌力小于3级 |
| D | 不完全性损害 | 损伤平面以下存在运动功能，并且大部分关键肌的肌力大于或等于3级 |
| F | 正常 | 运动和感觉功能正常 |

# 二、临床表现

## （一）运动障碍表现

表现为肌力、肌张力、反射的改变。

1. 肌力改变　主要表现为脊髓损伤平面以下肌力减退或消失，造成自主运动功能障碍。颈段脊髓中央管周围神经组织的损伤导致的运动、感觉功能损伤和丧失称四肢瘫（tetraplegia），表现为上肢、躯干、大腿及盆腔脏器的功能障碍。椎管内神经组织的损伤造成脊髓胸、腰或骶段的运动、感觉功能损害或丧失称截瘫（paraplegia），截瘫不涉及上肢功能。

2. 肌张力改变　主要表现为脊髓损伤平面以下肌张力的增强或降低，影响运动功能。

3. 反射功能的改变　主要表现为脊髓损伤平面以下反射消失、减弱或亢进，出现病理反射。

## （二）感觉障碍表现

主要表现为脊髓损伤平面以下感觉（痛温觉、触压觉及本体觉）的减退、消失或感觉异常。

1. 不完全性损伤　感觉障碍呈不完全性丧失，病变范围和部位差异明显；损伤部位在前，表现为痛、温觉障碍；损伤部位在后，表现为触觉及本体觉障碍；损伤部位在一侧，表现为对侧浅感觉障碍、同侧触觉及深部感觉障碍。

2. 完全性损伤　损伤平面以上可有痛觉过敏，损伤平面以下感觉完全丧失，包括肛门周围的黏膜感觉也丧失。

## （三）括约肌功能障碍表现

主要表现为膀胱括约肌和肛门括约肌功能障碍，如尿潴留、尿失禁和排便障碍。脊髓损伤早期膀胱无充盈感，呈无张力性神经源性膀胱，膀胱充盈过度时出现尿失禁。排便功能障碍是因结肠反射缺乏，肠蠕动减慢，导致排便困难，称神经源性大肠功能障碍。如排便反射破坏，发生大便失禁，称弛缓性大肠。

## （四）自主神经功能障碍表现

表现为排汗功能和血管运动功能障碍，出现高热及Guttmann征，张口呼吸，鼻黏膜血管扩张、水肿而发生鼻塞，心动过缓，直立性低血压，皮肤脱屑及水肿、指甲松脆和角化过度等。

## （五）临床综合征

1. 中央综合征　病变几乎只发生于颈段，尚存骶部感觉，上肢肌力减弱重于下肢。

2. 布郎-塞卡综合征　病变造成较为明显的同侧本体感觉和运动的丧失，对侧的痛温觉丧失。

3. 前柱综合征　病变造成不同程度的运动和痛温觉丧失，而本体感觉存在。

4. 圆锥综合征　脊髓骶段的圆锥损伤和锥管内的腰神经根损伤，常可引起膀胱、肠道和下肢反射消失。

5. 马尾综合征　椎管内的腰骶神经根损伤引起膀胱、肠道及下肢反射消失。

## （六）临床并发症表现

呼吸系统并发症、深静脉血栓形成、疼痛、异位骨化、压疮、关节挛缩等。

# 三、主要功能障碍

1. 运动障碍　表现为肌力、肌张力、反射的改变。

2. 感觉障碍　主要表现为脊髓损伤平面以下感觉（痛温觉、触压觉及本体觉）的减退、消失或感觉异常。

3. 括约肌功能障碍　主要表现为膀胱括约肌和肛门括约肌功能障碍，如尿潴留、尿失禁和排便障碍。

4. 自主神经功能障碍　表现为排汗功能和血管运动功能障碍。

5. 颈段脊髓损伤　四肢瘫；胸、腰段脊髓损伤－截瘫。

6. 日常生活活动能力障碍　严重影响生活质量。

# 四、康复评定

评定的内容：首先掌握患者的全身状态及心理状态，然后以各种方法判明患者的残疾程度，即残存的恢复能力，并判明妨碍恢复的因素，计算两者之差，即可正确判明其恢复潜力。把一个动作从各个角度分析，使脊髓损伤患者能够完成这些动作并进行训练。

## （一）肌力测定

肌力测定通常使用：0级，不能动；1级，能动；2级，良；3级，优；4级，正常。5~6级分级采用徒手肌力检查法。

## （二）关节活动度测定

不让关节活动，可使肌肉及肌腱短缩，关节周围软组织的柔软性减少或消失，导致关节挛缩，活动范围减少。关节活动范围受限将成为生活动作的极大障碍。使用关节活动度测定仪测定并记录。

## （三）感觉测定

感觉评定用于确定感觉平面。大致分为浅部感觉测定、深部感觉测定和固有感觉测定等使用器械或徒手检查并记录。

## （四）呼吸测定

脊髓损伤者（特别是颈髓损伤患者）中，由于贮备肺活量低下而引起咳痰能力及耐久性低下，这对功能训练的内容或质量将产生较大的影响。对呼吸型和咳嗽的力量进行评定，对最大呼气及吸气时，胸廓扩张以及肺活量进行测定。

## （五）功能独立性测定

为了反映脊髓损伤对个体患者的影响，评估患者功能恢复的变化和通过治疗所取得的进步，必须要有一个标准的日常生活能力的测定，即功能独立性测定（functional independence measure，FIM），包括评价入院时、住院中、出院时6个方面的内容、18个项目。每一项按完成情况评为7个等级，最高为7级，最低1级，最后计算FIM总分。FIM基本反映了患者的生活能力及需要借助依赖的程度，体现出脊髓损伤后主要的功能障碍在患者生活能力方面表现。

## （六）平衡测定

脊髓损伤的完全麻痹区，因感觉消失，不能辨认位置。平衡测定，大致分为伸腿坐位评定和轮椅上评定。伸腿坐位的测定分为六个阶段来观察姿势保持能力，故主要评定保持时间的长短和徒手抵抗。

## （七）其他评定和测定

反射的检查、痉挛的检查、制作支具及轮椅时的评定、住宅构造评定等。

## （八）心理－社会状况评估

脊髓损伤患者因有不同程度的功能障碍，患者会产生严重的心理负担及社会压力，对疾病康复有直接影响。要评估患者及家属对疾病及康复的认知程度、心理状态、家庭及社会的支持程度。

# 五、康复治疗

## （一）脊髓损伤康复目标

每个患者的康复目标都有所不同。最有效的康复路线取决于：损伤的类型（疾病或创伤 – 颈段、胸段或腰段）；患者的现有功能水平；患者的需求和个体化目标；患者的社会经济学和环境状态。

（1）完全性脊髓损伤患者的康复目标为维持残存功能，并学会如何在以后的生活中防止并发症（意即如何适应新的生活方式）。这类患者需要足够的心理支持，还要对其房屋进行适应性修改，并提供相应的支具或其他永久性辅助器具以助行走、吃饭、写字等。

（2）不完全性损伤患者康复目标的设定则需针对其想要重获的功能，因为对他们而言，部分功能的恢复更有可能。

（3）短期目标应根据患者的现有情况每周制订一次。长期目标的制订则需参照评定结束后患者的主观愿望，每两周评价一次，如果没有达到目标，就要继续治疗或调整原定目标。

（4）如果能在正确评价的基础上进行有效的训练，最大限度地发挥残存功能，使患者早日回归家庭并重返社会。脊髓损伤后，通过患者及康复工作者的共同努力，依其损伤平面及轻重，其恢复程度只能达到如下的目标。完全性损伤及不完全性损伤的功能预后大不相同，在制订康复目标时要注意损伤水平（平面）以功能最大限度水平（平面）为准（表 8 – 9）。

表 8 – 9　脊髓损伤康复的基本目标

| 脊髓损伤水平 | 基本康复目标 | 需用支具及轮椅种类 |
|---|---|---|
| $C_5$ | 桌上动作自理，其他依靠帮助 | 电动轮椅，平地可用手动轮椅 |
| $C_6$ | ADL 可能自理，床上翻身、起坐 | 手动、电动轮椅，可用多种自助工具 |
| $C_7$ | ADL 自理，起坐、移乘、轮椅活动 | 手动轮椅，残疾人专用汽车 |
| $C_8 \sim T_4$ | ADL 自理，起坐、移乘、轮椅活动应用骨盆长支具站立 | 手动轮椅，残疾人专用汽车，骨盆长支具，双拐 |
| $T_5 \sim T_8$ | ADL 自理，起坐、移乘、轮椅活动支具治疗性步行 | 手动轮椅，残疾人专用汽车 |
| $T_9 \sim T_{12}$ | ADL 自理，起坐、移乘、轮椅活动长下肢支具治疗性步行 | 骨盆长下肢支具，双拐 |
| $L_1$ | ADL 自理，起坐、移乘、轮椅活动轮椅、长下肢支具，双拐长下肢支具功能性步行 | 轮椅，长支具，双拐 |
| $L_2$ | ADL 自理，起坐、移乘、轮椅活动长下肢支具功能性步行 | 轮椅、长下肢支具，双拐 |
| $L_3$ | ADL 自理，起坐、移乘、轮椅活动肘拐、短下肢支具功能性步行 | 轮椅、短下肢支具，双拐 |
| $L_4$ | ADL 自理，起坐、移乘、可驾驶汽车可不需轮椅 | 短下肢支具，洛夫斯特德拐 |
| $L_5 \sim S_1$ | 无拐，足托功能性步行及驾驶汽车 | 短下肢支具，洛夫斯特德拐 |

## （二）脊髓损伤外科治疗

外科治疗的主要目标是：①对骨折脱位进行复位，纠正畸形；②椎管减压，有利于脊髓功能恢复；③坚强内固定重建脊柱稳定性；④有利于开展早期康复。颈脊髓完全性损伤存在脊髓受压者减压后还可促进颈脊神经根性恢复，从而改善上肢功能，为进一步提高患者康复水平创造了条件。手术仅是脊柱脊髓损伤治疗的重要环节，而非全部，其主要目的是重建脊柱的稳定性、椎管减压以促进脊髓功能的恢复，为早期康复训练创造条件。在正确及时的急救处理、外科治疗和药物治疗的同时，开展早期康复可以最大限度地减少脊髓损伤并发症，并促进神经功能恢复。如果术后不及早开展康复治疗，外科治疗就失去了其重要意义，这对完全性脊髓损伤患者尤其重要。

### （三）脊髓损伤功能训练

1. 训练计划 动作训练应尽早开始。伤后尚不能来训练室时，应在床边开始进行动作训练。动作训练要达到的目标，在伤后与回归社会之前的内容有所不同。一般将伤后脊柱骨折脱位治疗的卧床期称为急性期，身边的活动能自立时的训练为离床期，设计好出院后的生活而进行训练为社会回归准备期。

2. 关节活动范围（ROM）的训练 如下所述。

（1）急性期关节活动范围的训练：急性期以维持伤前正常的关节活动范围为目标，此时瘫痪为弛缓性，故暴力操作易引起软组织的损伤，有可能形成异位骨化。缓慢活动关节。

（2）离床期关节活动范围的训练：离床期为经内固定及治疗脊柱骨折部位已经稳定，允许坐起的时期。急性期由治疗者被动进行，而离床期则由患者自己动作以扩大关节的活动范围。关节活动范围训练的目的在于动作训练能够顺利地进行，如有关节挛缩阻碍动作训练时则应由康复治疗师积极采取对策。

（3）回归社会准备期关节活动范围的训练：此期的患者即将出院，出院后的健康管理则由患者自己去完成，与排泄及皮肤管理的方法相同，有必要指导患者自己去进行关节活动范围的训练。

3. 肌力增强训练 肌力增强训练如同关节活动范围训练，按照各个时期进行。

（1）急性期肌力增强训练：此时的训练在于预防卧床期间产生的肌力下降。训练时以不引起疼痛为准，行等长运动及左右对称性运动。

（2）离床期肌力增强训练：离床期要积极进行肌力强化训练，目的是为了有助于获得各种动作，尤其是脊髓损伤者，要想达到用上肢支撑体重，需要有足够的肌力来达到肩及肘关节的稳定。方法有：胸腰髓损伤者用铁哑铃等行逐渐增强训练，颈髓损伤者用重锤、滑轮、橡皮带，或康复治疗师的徒手阻力法，坐位训练及支撑动作，或驾驶增加负荷的轮椅，反复地进行动作训练，以达到肌力的增强。

（3）回归社会准备期的肌力增强训练：此期患者身边动作已能自理，乘坐轮椅的时间已增长，故与入院初期相比已大不相同。训练内容有一对一动作训练及由各种运动而提高肌力及耐力，应积极参与集体训练并与其他患者进行竞争。

4. 翻身、支撑、起坐、坐位移动训练 如下所述。

（1）翻身动作训练

1）为易于完成翻身动作，许多患者利用上肢的反作用来加大上半身的旋转运动量，抓住床栏和床单而使上半身强力旋转。

2）翻身的训练：不抓物品的翻身方法：交叉两下肢→施行肘伸展双上肢向翻身相反方向水平旋转→肘伸展双下肢努力向翻身方向摆动，旋转→继上身而旋转骨盆，完成翻身。变俯卧位时，先旋转上身，用双肘撑住，然后再旋转骨盆及下肢，完成到腹卧位的翻身动作。

（2）支撑动作训练

1）支撑动作的必要条件：上肢要有充分的肌力，尤其肩胛带周围的肌力是必需的。四肢瘫者中，斜方肌在使躯干上提时起重要作用，支撑使躯干前倾则三角肌等肩关节屈肌群起重要作用。四肢瘫臀部不能向后上方抬起。腘绳肌的紧张对增加坐位姿势的稳定性是必要的，支撑动作是预防压疮和自己变换姿势和位置的基本动作。

2）截瘫者支撑动作训练：手撑在大粗隆的侧方，肘伸展，肩胛带下牵，抬起臀部。开始训练时用支撑台，由此便有效上肢长度加长，易于完成上提动作。然而在抬起状态下，臀部向左右前后活动，在抬臀训练动作练习中，在足跟与垫子之间铺上易滑动板而减轻摩擦，由康复治疗师帮助完成。臀部能高抬后练习向高处转移，此时为保护臀部皮肤，要把垫子铺在台上。膝手位（即匍匐爬位）进行骨盆控制的练习，有助于上肢肌力及平衡能力的改善。

3）四肢瘫者的训练：四肢瘫者中，将失去的姿势予以恢复的能力很重要。为此，运动开始时仅能做些残存能力小的动作，为提高姿势复原的能力，在垫上，轮椅上向前后、左右破坏平衡，然后做恢复姿势的训练。四肢瘫者不能充分抬起臀部时，可在屈膝状态下练习抬起动作。

（3）起坐动作训练

1）截瘫患者起坐动作的训练：为完成起坐动作需要力量将接近水平的躯干训练到接近于坐位的姿势，起坐后再训练返回水平位的姿势，逐渐减少倾斜的角度。用肘的起坐方法：①仰卧位将头抬起；②头颈部屈曲的同时肩部伸展与内收使肘呈支撑位；③用单侧肘移动体重并伸展对侧肘；④手撑在后方承重，另一侧肘亦伸展，用两手支撑。

翻身起坐的方法：截瘫者的翻身起坐训练：①利用反作用进行动作，准备向翻身相反方向摆动上肢。②上肢用大力气向翻身侧摆动并翻身。③用翻身侧的肘支撑体重，然后在躯体转动时以对侧的手支撑。

2）四肢瘫痪者的坐位训练：颈髓损伤者坐位训练开始的早期多出现直立性低血压症状，此时用站立斜台慢慢增加直立性低血压的耐受。从将头抬起30°开始，如有不适就立即回到仰卧位。轮椅坐位训练为得到稳定性，为应对直立性低血压，多使用高靠背轮椅。坐位稳定、低血压症状减少后再由高靠背轮椅换至普通型轮椅。

3）四肢瘫者起坐训练：四肢瘫者起坐动作的方法有数种，根据瘫痪水平和残存肌力，关节活动范围等来选择合适的方法进行训练。为了能够在任何情况下都能坐起，要学会多种方法。①抓住几根绳的起坐方法：利用右前臂将绳子卷起，拉起躯干的同时，左肘靠近躯干并拉起身体，手移向躯干近处，上半身拉成直角；放下绳子，手撑于床面，双手支撑躯干。②抓住床栏的起坐方法：翻向右侧的前臂事先拉住床栏，翻身到半侧卧位，左手背屈钩住床栏，用双上肢用力拉起上身，屈伸头颈部，利用反作用将右肘的位置慢慢地移蹭向下肢侧。

（4）移动与转移动作训练

1）截瘫者的训练：坐位移动（支撑动作中的移动）：在支撑状态下上抬臀部，向前、后、左、右移动，亦可用此方法上下阶梯。

2）轮椅与床间的转移：①轮椅与床斜对着放，不使用扶手，向轮椅垫的前方移动，在轮椅座位上横向移动。②臀部旋转向床上移动，康复治疗师站在患者的前方辅助及指导。

3）轮椅与垫子及地面的间转移：①从轮椅转移到地面：轮椅与垫子成直角，尽可能接近，转移动作中，重量加于前方而后轮浮起，双手放在扶手上，或单手及肘放在垫上，向前方移动下降，足板为帆布时，用它来下降，完成从轮椅转移到地面。②从垫子上到轮椅的方法：利用上肢及背肌肌力，臀部向后上方抬起，与轮椅成向后并稍斜向接近。尽可能把扶手压在垫子下，臀部上抬并转移，也有先乘坐到帆布上再做的方法。

4）四肢瘫者的训练：肱三头肌残存者臀部上提的动作不充分时，如同截瘫者将轮椅斜向接近，亦可指导在下肢屈曲位完成转移动作。

（5）坐位平衡训练：截瘫者在无靠背的情况下能保持轮椅的坐位，由背阔肌及残存的骶棘肌的作用，躯干从前倾位回到站立位，则动作易于完成，故有效使用上肢肌力，可大旋转扶手轮（扶轮）。四肢瘫者，躯干的动态平衡难以维持，因而对四肢瘫者要调整轮椅坐垫及靠背的角度与高度，以得到稳定姿势的坐位。由于对轮椅的改善而在某种程度上补充了四肢瘫者平衡能力的不足。

5. 步行训练　步行训练、站立：站立对于心理、生理、职业、休闲等均有益。站立可使心脏得到强化，改善周身循环，站立使内脏得到适当的位置关系，改善呼吸及消化功能，有利于尿从膀胱排出，有利于尿路感染的预防，站立使下肢及背部肌肉伸展而减少坐位时承重部位的压力。站立训练首先是由斜台站立开始，逐渐使之达到站立位，这样即可避免直立性低血压引起的眩晕或晕厥。站立在心理上亦居重要地位，利用站立轮椅则可与其他人在同一高度相接触或接近环境。站立可增加社交、休闲和劳动的机会，回到原工作岗位，并提高了在家庭环境内的活动性。

## （四）辅助器具康复训练

1. 颈髓损伤　根据患者功能情况选配高靠背轮椅或普通轮椅，上颈髓损伤可选配电动轮椅。早期活动时可佩戴颈托，对需要的患者可配制手功能位矫形器、踝足矫形器（AFO）等，多数患者需要进食、穿衣、打电话、书写等自助具，坐便器、洗澡椅可根据情况选用。

2. 胸$_{1\sim4}$脊髓损伤 常规配制普通轮椅、坐便器、洗澡椅、拾物器。符合条件者可配备截瘫步行矫形器（RGO 等）或髋膝踝足矫形器（HKAFO），配合助行架、拐杖、腰围等进行治疗性站立和步行。多数患者夜间需要踝足矫形器（AFO）维持足部功能位。

3. 胸$_5\sim$腰$_2$脊髓损伤 大部分患者可通过截瘫步行矫形器（RGO）或膝踝足矫形器（KAFO）配合步行架、拐杖、腰围等进行功能性步行，夜间使用踝足矫形器（AFO）维持足部功能位。常规配制普通轮椅、坐便器、洗澡椅可根据情况选用。

4. 腰$_3$及以下脊髓损伤 多数应用踝足矫形器（AFO）、四脚拐或手杖等可独立步行，但部分患者仍需要轮椅、坐便器、洗澡椅。

# 六、康复护理

## （一）急性期康复护理

此期第一目标是使受伤部位安静固定，同时还要防止压疮、尿路感染、呼吸系统疾病及关节挛缩等并发症；在此基础上在床边进行过渡到下一步离床期的功能训练。

1. 抗痉挛体位的摆放 各种原因所致的肢体瘫痪性疾病的急性期，因生命体征不平稳、瘫痪肢体不能活动或肢体制动等原因，患者被迫卧床。此时，为了防止压疮，预防肢体挛缩，维持良好血液循环，应注意正确的肢体摆放位置，并每隔 1~2h 翻身一次。

四肢瘫的患者，肩关节应处于外展位，肘关节伸直，前臂外旋，腕背伸，拇指外展、背伸，手指微屈。如病情允许应定期俯卧位，伸展髋关节。踝关节保持垂直。

2. 关节被动活动 指导对瘫痪肢体的关节每天应进行 1~2 次的被动运动，每次每个关节应至少活动 20 次，防止关节挛缩、畸形。

3. 体位变换 脊髓损伤患者应根据病情变换体位，一般每2h 变换一次，变换前向患者或家属说明目的和要求，取得患者的理解和配合。体位变换时，仔细检查全身皮肤状态：有无局部压红、破溃，皮温情况，肢体血液循环情况，并按摩受压部位。对颈髓损伤患者应注意轴向翻身以维持脊柱的稳定性。

4. 呼吸及排痰 颈脊髓损伤波及呼吸肌的患者，应协助并指导训练腹式呼吸运动及咳嗽、咳痰能力，预防肺感染，促进呼吸功能。

5. 大、小便的处理 脊髓损伤后 1~2 周内多采用留置导尿的方法，指导并教会定期开放尿管，一般每 3~4h 开放一次，嘱患者做排尿动作，主动增加腹压或用手按压下腹部使尿液排出。应保证每天水摄入量在 2 500~3 000ml，预防泌尿系感染，以后可根据病情采用间歇导尿法。便秘可用润滑剂、缓泻剂、灌肠等方法。

## （二）恢复期康复护理

在恢复期康复护士应配合 PT 师、OT 师监督、保护、辅导患者去实践已学习到的日常生活动作，不脱离整体训练计划，指导患者独立完成功能训练。

1. 增强肌力促进运动功能恢复指导 脊髓损伤患者为了应用轮椅、拐杖或自助器，在卧床或坐位时均要重视并协助患者进行肩带肌的训练、上肢支撑力训练及握力训练。肌力Ⅰ级时，给予辅助运动；肌力Ⅱ~Ⅲ级时，可进行较大范围的辅助运动、主动运动及器械性运动，肌力逐渐恢复，可逐步减小辅助力量，肌力达Ⅲ~Ⅳ级时，可进行抗阻力运动。

2. 坐位训练的康复护理 病情重的患者可分为长坐位和端坐位训练，可在床上进行。应在康复治疗师的指导下协助患者完成坐位训练，包括坐位静态平衡训练、躯干向前、后、左、右及旋转活动时的动态平衡训练。在坐位平衡训练中，应逐步从睁眼状态过渡到闭眼状态下的平衡训练。

3. 转移训练的康复护理 转移训练是日常生活及康复锻炼过程中，有目标、有质量、有意义的体位转换及身体移动。转移训练可增强患者回归社会的信心。主动转移可以提高独立生活的能力，减少患者对他人的依赖，但前提是要有足够的上肢肌力。脊髓损伤患者，尤以 $T_{12}\sim L_1$ 节段水平损伤的患者需强化训练，争取达到非常熟练的程度，获得完全独立转移的能力，包括帮助转移和独立转移训练，是脊髓损伤患者必须掌握的技能。在协助患者进行转移训练前，康复护士应先演示、讲解，并协助患者完成训练。

（1）床－轮椅转移：由床上移动到轮椅或由轮椅移动到床。

（2）坐－站转移：从坐位转移到站立位。患者应该首先具备1或2级站立平衡能力才可以进行坐－站转移训练。要训练使用矫形器坐起站立，先用双手支撑椅子站起，膝关节向后伸，锁定膝关节，保持站立稳定。用膝踝足支具者，锁定膝关节后，可以开始步行。

（3）辅助转移：需要器械帮助，部分或全部需要他人帮助，才能够完成转移动作。

1）滑板：四肢瘫患者在上肢肌力不足以支撑躯体并挪动转移时，可以采用滑板（牢固的塑料板或木板）垫在臀下，从滑板上将躯体滑动到轮椅，或滑动到床上。

2）助力：患者如果上肢肘关节屈肌力3或4级，但手腕无力时不能通过滑板完成转移，则可以用于搂住辅助者的头颈或背部，身体前倾；辅助者头置于患者一侧腋下，两手托患者臀部，同时用双膝关节固定患者的两膝，使用腰部后倾的力量将患者臀部拉向自己的躯干，使患者的膝关节伸直并稳定，然后侧身将患者转移到床上，或从床转移到轮椅上。

3）转移训练的康复护理要点：①做好解释工作，取得配合。②训练时仅给予最小的辅助，并依次减少辅助量，最终使患者独立翻身。③据患者的实际肌力和关节控制能力，选择适宜的转移方式。④有脊柱内固定或骨折愈合不充分时，注意不要产生显著的脊柱扭转剪力。⑤转移动作后注意身体下面的床垫和裤子等必须平整，避免造成局部压力过大而导致压疮。⑥辅助转移操作者尽量采用缩短运动阻力臂、分解动作、鼓励患者参与等方式，减少对自己腰部的应力，减少发生肌肉、韧带和关节损伤。

4. 站立训练的康复护理　病情较轻的患者经过早期坐位训练后，无直立性低血压等不良反应即可在康复治疗师指导下进行站立训练。训练时应注意协助患者保持脊柱的稳定性，协助佩戴腰围训练站立活动。患者站起立床，从倾斜20°开始，逐渐增加角度，约8周后达90°。

5. 步行训练的康复护理　伤后3~5个月，已完成上述训练，或佩戴矫形器后进行。先在平行杠内站立，要协助患者训练，并注意保护患者安全；后在平行杠内行走训练。可采用迈至步、迈越步、四点步、二点步方法训练，平稳后移至杠外训练，用双拐来代替平行杠，方法相同，训练结束，可获得独立的站力和行走功能。

6. ADL能力训练的康复护理　指导和协助患者床上活动、就餐、洗漱、更衣、排泄、移动、使用家庭用具等，训练前应协助患者排空大小便，如患者携带尿管、便器等，应在训练前协助患者妥善固定好。训练后，对患者整体情况进行观察，如有不适感及时与康复医师联系，调整训练内容。

（1）对于手不能抓握的患者，需要配合必要的助具，或进行食具改良来协助进食，如在餐饮具下面安装吸盘，以防止滑动，佩戴橡皮食具持物器等。

（2）对于手功能受限的患者在刷牙、梳头时可用环套套在手上，将牙刷或梳子套在套内使用。

（3）拧毛巾时，可指导患者将毛巾中部套在水龙头上，然后将毛巾双端合拢，再将毛巾向一个方向转动，将水挤出。

（4）沐浴时应辅助患者借助长柄的海绵刷擦洗背部和远端肢体。

7. 假肢、矫形器、辅助器具使用的康复护理　康复护士在PT师、OT师指导下，熟悉并掌握其性能、使用方法和注意事项，监督、保护患者完成特定动作，发现问题及时纠正。

8. 离床期康复护理训练指导　瘫痪者日常动作的基础是坐位，白天的所有活动都以这种姿势进行。轮椅是其新的腿和脚，同时也是保持这种坐位姿势的装置。已渡过急性期的患者应尽早重新获得坐位功能，争取身边动作的自立，并做好下一步回归社会的准备。

功能训练的要点：为了达到上述目标，在训练室进行集中训练回病房要进一步训练、练习。训练的主要目的是通过积极的残存肌肉的增强和关节活动范围的训练，以促进残存部位的活动。同时，使瘫痪部位的躯干和下肢获得适当的柔软性也很重要。在基本条件齐备之后，即可在轮椅或垫上开始各种动作的训练。

开始指导动作时，即使从安全管理方面着想，康复护士不应离开患者。

（1）起身动作训练指导：健康人能用腹肌和髋关节屈肌的力量立起上身。这些肌肉瘫痪的脊髓损伤者则利用上肢剩余肌肉的作用做些动作。最重要的肌肉是肩关节伸展、内旋及肘关节伸展与颈部屈曲的肌肉。躯干柔软性受损害时，此动作困难。

（2）坐位平衡训练指导：不仅在躯干肌瘫痪的高位胸髓损伤，就连低位胸髓、腰髓损伤，其保持坐位也不能说容易。这是因有髋关节周围肌肉麻痹的缘故。若上身的重心离开髋关节轴，则向前后方向倒下，故上肢的支持很必要。因此，坐位时为使上肢自由，必须练好将重心的位置正好保持在支持面上。

（3）用支撑动作移动身体训练指导：在保持坐位成功之后，下一个目标是移动身体。胸腰髓损伤者移动动作的基本点是两手按在床上而抬起臀部的支撑动作。为了充分地做此动作，需加强肩胛骨下牵肌及肩关节屈曲肌等的力量。

9. 回归社区家庭准备期康复指导　此时期能从床上自由地移坐到轮椅，身边动作可以自主，患者在医院内的动作随之增多。从这一期开始应积极地鼓励其外出和外宿。由于接触了社会环境，能使患者本人真正地感觉到今后需要做什么。在这个基础上，针对其回归社会的准备，应规定一些具体的目标。如患者年轻，或无重大阻碍因素，应能达到下列一些指标。

（1）应用性的轮椅操作训练指导：①每段约 10～15cm 的升降；②8～10m 左右的登坡能力；③抬高前轮达到平衡。

（2）应用性的转移动作训练指导：①轮椅与平常坐位处之间；②轮椅与汽车之间；③轮椅与床之间；④轮椅与轮椅之间。

（3）在轮椅上能持续做各种活动的耐久性训练指导：功能训练的要点：应用性的转移动作及轮椅操作训练须在离床期后紧接着做面对面的指导。除此以外，在此时期以集体形式作活动性高的运动训练及室外步行训练。多种运动能使平衡能力和轮椅操作能力得到增强。此外，通过以回归社会为目标的室外步行训练，取得上肢肌力及持久力的提高。

（4）步行能力训练指导：颈髓损伤上肢残留部分功能者，只要无并发症，以轮椅为主的日常生活是能自立的。脊髓损伤者站立、步行有以下好处，即经常使用轮椅者易出现下肢挛缩、骨质疏松、下肢血液循环低下、挛缩致痉挛加重等。如能站立、步行、上下阶梯等则其受益甚大，能有稳定的站立，在社交场面上，对树立自己形象很有作用，其精神效果将是巨大的。对此应加强站立及步行的康复训练。

通过上述集体活动，使其从过去的被动训练转变为由患者自身积极参加的训练。正是这种积极性才是回归社会的第一步。可以认为其心理上的巨大效果，更能超过功能上的训练效果。此外，在出院后继续进行运动活动的也有很多，这不但在保持体力上，而且在脊髓损伤者的生存质量（QOL）方面的意义也是很大的。

10. 患者及家属的康复健康教育　教育患者和家属/陪护并取得他们的合作应作为一套完整的康复计划的一部分。康复过程的每一步都应同他们进行讨论并对每一项选择的原因作出解释，这能够让患者更深刻地理解损伤及其结局，从而在康复治疗中更好地配合，还有助于他们以积极的态度解决伤后必须面对的一系列问题。

（1）对家属康复教育：家属是患者的陪护者、监护者和重返社会的支持者，在患者的康复过程中起重要作用。对家属或陪护进行康复技能的健康教育，主要包括疾病的相关知识、康复训练项目、心理护理、日常活动的护理技巧等内容。

家属也会在这场巨变中受创（活动和参与），因此在康复程序中家属扮演着至关重要的角色。康复护理应该教会家属/陪护：

1）如何进行关节活动度练习。

2）如何进行安全转移或辅助转移。

3）如何预防压疮及肺部疾患。

4）如何管理膀胱功能及预防尿路感染。

5）如何在日常生活动作训练中寻求辅助患者及训练患者之间的平衡。

家属最初对患者的过度护理及保护是可以理解的。应该让家属/陪护知道患者现有的及能够重获的功能，应该让他们认识到：患者自己做的及尝试的动作越多，他的独立性就越强。积极的、现实的功能预测对患者日后的生活很重要。

（2）自我观察的教育：患者截瘫部位感觉障碍，出现问题不易发现，因此，应教会患者自我观察，以便及早发现，如压迫部位皮肤的颜色、尿道口是否清洁干燥、大小便外观是否正常、肌肉挛缩的程度是否加重等。

（3）皮肤护理教育：脊髓损伤由于卧床时间长，皮肤抵抗力有所减退，要教育患者及家属定时翻身，更换体位，按摩骨突处，保持床单清洁平整，预防压疮形成。做到勤翻身、勤观察、勤按摩、勤换洗。

（4）预防肺部并发症教育：为防止呼吸道分泌物淤积，引发肺部感染，教育患者要经常变换体位，翻身拍背，指导患者正确的胸腹式呼吸入有效的咳嗽排痰，痰液排出困难时，采用体位排痰法或进行雾化吸入。

（5）预防泌尿系感染教育：留置尿管期间，指导家属每日清洗尿道口2次，每周换尿袋2次，导尿管定时开放，尿管拔除后，训练排尿功能，教会患者自己做膀胱按摩，轻轻按压下腹部，协助排尿，同时鼓励患者多饮水，每天2 000～2 500ml。为提高患者的自我管理能力，减少尿路感染，提高患者的生活质量，对神经源性膀胱患者进行系统健康教育，教会间隙导尿方法。

（6）肠道的护理教育：指导家属给患者以高纤维素饮食，多食蔬菜、水果，在床上适当增加活动量，促进肠蠕动，指导患者进行顺结肠方向腹部按摩，定时排便，必要时使用缓泻剂，以防便秘或灌肠等确保肠道畅通。

（7）预防失用综合征教育：指导患者保持良好的体位，保持关节的功能位置，预防足下垂，教会患者及家属经常对肢体进行主动和被动活动，以保持关节活动度，防止关节变形、强直、肌肉萎缩；对没有瘫痪的上肢，可利用举哑铃、拉弹簧等方法，增强肌力训练。

（8）功能重建的教育：主要围绕功能锻炼和恢复自理能力两方面，下肢截瘫的患者指导在床上练习自己搬动下肢翻身，练习起坐及坐稳；坐位练习穿脱衣服、鞋子，双上肢撑起躯干；站立练习扶床站立，带支具站立站稳、行走，不带支具站立站稳，从轮椅与床上之间的活动，在轮椅上完成生活需要的动作，如洗漱、进食；截瘫者的练习主要锻炼捏与握的功能，练习捏住汤匙进食，增加力量握住更重的物品。

通过康复健康教育，教会一些生存、生活技能，尽量使其达到最大限度的自理，恢复患者的自尊、自信、自我价值感，为其以后的生存、生活奠定基础，尽快回归家庭、社会。

11. 脊髓损伤患者心理康复护理　几乎所有的脊髓损伤的患者因伤残所造成的生活、工作和活动能力的障碍和丧失，产生悲观、焦虑、急躁或绝望情绪，疾病康复受到严重影响。对于脊髓损伤患者产生的各种心理问题，通常运用支持、认知和行为等心理学方法帮助患者尽早渡过心理的危险期，树立康复的信心，使他们顺利回归家庭和社会。同时，在心理康复护理和治疗过程中，还要针对脊髓损伤患者的病情和心理特点，注重心理康复策略。

（1）明确康复训练的价值和意义：帮助脊髓损伤患者正确认识康复训练的重要性，引导他们将注意力集中于康复训练，是患者康复的关键，同时也有利于患者心理能量的正确释放，缓解心理压力。一般情况下，对康复训练意义的评价要切合实际，既不能夸大康复训练的功效，给患者造成"只要积极训练就可以完全康复"的概念；也不能贬低康复训练的作用，认为康复训练无足轻重，有则练之，无则不练，这样会影响患者的康复进程和康复效果。

（2）重建患者的价值取向：残疾并不等于失去自由及一切，也不等于没有作为和价值。但是，患者由于受不合理认知观念的困扰，认为残疾等于失去了一切和做人的尊严，无法享受生活，不能参加工作，不能进行社会交往，家人、社会和朋友不会再接纳自己等。产生这些想法的原因是这部分患者的价值观存在偏差，对残疾本身带有偏见所致。所以，对这部分患者进行心理康复护理的一个主要任务就是重新建立患者的价值取向，正确认识残疾和残疾后的人生价值，树立正确的价值观，重新找回人生的幸福感，坦然面对残疾和未来。

（3）心理康复护理

1）震惊阶段的心理康复护理：由于患者情感麻木，思维反应迟钝，所以周围人的关心和安慰，可以给患者积极的支持。合理运用心理防御机制，运用体贴性的语言，向患者正面解释脊髓损伤的知识。收集对患者恢复有利的信息，让他们相信脊髓损伤的恢复仍有希望，缓解患者对残疾的恐惧感，减轻其心理压力。同时，指导家属或朋友给患者更多的关心和照顾。

2）否认阶段的心理康复护理：对处于否认期的患者，一切要顺其自然，不要操之过急，允许患者有一个适应、领悟的过程，逐渐接受残疾的现实。要认真倾听他们的想法，注意建立良好的医患关系。对有较强自制力又愿意接受帮助的患者，可在患者情绪较平静后，有计划、有策略地逐步向患者透露病情，使其在不知不觉中逐步接受自己的病情。有些不太愿意接受帮助的患者，则鼓励他们多接触病友，逐渐从周围病友、医护人员处了解病情。对于只相信药物治疗、手术治疗，甚至偏方、秘方，对康复治疗不了解、不接受的患者，可举一些错失康复治疗时机的典型病例，实事求是地宣传脊髓损伤的康复知识，使他们明白康复治疗的重要性，早日接受康复治疗。

3）抑郁或焦虑反应阶段的心理康复护理：有研究认为截瘫患者有自杀意念。由于截瘫患者有自杀意念者大部分发生在抑郁期，所以预防自杀是抑郁期健康教育的重点，一些患者表面装得若无其事，其实可能对自杀已有准备，所以要求医护人员、家属、陪护密切注意患者的情绪变化，防止意外事件的发生。抑郁期患者一般都有自卑心理，无法正确评价自己的价值，对残疾生活过分悲观，所以要引导患者积极面对残疾的现实，让患者逐步明白，残疾并不等于残废，脊髓损伤只要坚持康复，可以重新回归家庭和社会，还可以用角色转换的方式，让患者自己思考，让他放弃轻生的念头。

4）对抗独立阶段心理康复护理：该期患者的情况比较复杂，心理障碍的关键是与所处社会环境之间协调不当，在行为上表现为不适应，对治疗易产生抵触情绪。要对患者的行为表示同情和理解，不要一味指责。可以和患者将心比心进行交谈，劝患者认真思考一下，假如为了有依靠，自己什么也不动，也不参加康复训练，吃亏的最终是自己。利用社会支持系统共同做好心理康复。

5）适应阶段心理康复护理：适应期最突出的心理障碍是患者面对新生活感到选择职业困难。多数患者已无法从事原来的工作，需要重新选择。因此求职咨询和职前培训已成为主要问题，治疗者应在这方面给患者提供信息，同时帮助他看到自己的潜能，扬长避短，努力适应环境。其次，患者残疾后多数在医院或家中长期治疗休息，很少接触社会，对重返社会心理压力较大，害怕旁人讽刺和嘲笑，所以在出院之前要帮助他们学习一些人际交往技巧，学会处理残疾生活可能遇到的一些特殊情况，指导他们处理好和家人的关系。

在实际康复过程中以上5个阶段的划分也不是绝对的，不是所有的患者都经过全部5个阶段，有的患者跨过某一阶段，直接进入另一个阶段，有些患者具有相连两个阶段的心理行为特点。心理康复护理，一定要注意辨别患者的情绪变化，准确判断他们的心理特点，有的放矢，灵活掌握心理康复护理策略，只有这样才能给患者行之有效的帮助。

# 七、并发症的预防及康复护理

因脊髓损伤而致瘫时，有几种常见而特殊的病理状态，称其为脊髓损伤并发症。对脊髓损伤并发症的早期预防及康复护理，在其日后的社会生活中具有重要意义。脊髓损伤患者可出现多种并发症，其并发症具有易发性、难治性，并易严重化，甚至变为致命性。

脊髓损伤的并发症很多，主要包括运动系统、呼吸系统、心血管系统、压疮和泌尿系统五个方面的问题。

## （一）运动系统并发症的预防及康复护理

运动系统并发症最常见的是关节挛缩。关节挛缩是关节周围的皮肤、肌肉、肌腱、神经、血管等病变所致的运动障碍，表现为关节活动范围受限。脊髓损伤病例的挛缩，不仅出现于麻痹区域，也可出现于正常部位的关节。挛缩好发关节有肩、肘、足趾各关节。挛缩影响康复计划、进度及最终目的的日常生活自立度。由于脊髓损伤后要卧床相当长的时间，如果不注意关节活动的训练，则可能出现严重关节挛缩，影响之后的自理能力。

1. 早期预防　如下所述。

（1）时机：伤后当日即开始四肢关节的全部活动范围的慎重的被动活动的训练。

（2）正确肢体位置摆放：保持好与卧床姿势相应的安静时抗痉挛体位。关节活动度的被动运动，受伤当日开始，慎重地每日数次，第2周开始每日二次以上。急性期关节活动度被动运动时，要注意保持损伤脊柱的稳定。髋关节在仰卧位时要保持伸展位，侧卧位时髋关节要保持20°的屈曲位，上肢、肘关节保持伸展位，肩关节仰卧时保持外展、外旋位，侧卧位时保持屈曲90°位，安静肢体位应为内收、外展均在0°位。

（3）床上变换体位：上肢可利用身体本身重量完成肩关节内收、内旋、肘关节屈曲、前臂旋前等，当变换体位之后，又可获得相反的位置。诸如：仰卧位时的肩关节外展，肘关节屈曲，双手置于头下，或者让肩关节外展、肘关节伸直、前臂旋后而上肢与躯干相垂直等姿势。为防止髋、膝关节伸展挛缩，侧卧位时将上面的下肢置于屈曲位。

（4）早期关节被动活动：对所有的关节都要进行关节活动度范围内的活动，每天全部关节活动一遍，每一关节活动5次。运动时尽量不要过快，避免诱发伸张反射，耐心而轻柔地进行。对于残存肌力的部位要让患者自己运动，按功能运动训练的方法进行锻炼。要循序渐进地增大关节的活动度。保存重要关节的活动范围：肩关节屈、伸、外旋与水平外展；肘关节屈、伸、腕关节掌屈、背伸；手指的屈曲及拇指的外展；髋关节的屈、伸，膝关节的屈、伸及踝与足趾关节的屈伸等。

2. 夹板的使用和肢体功能的保持　脊髓损伤后，早期就应注意将关节置于功能位。当关节处于活动范围的中间位置，可以使肌肉萎缩和关节囊的挛缩粘连克服到最低限度。康复常用的夹板是以保持肢体功能位为目标，采用聚乙烯树脂泡沫制品或足板，以防止足下垂。

3. 康复护理注意事项　如下所述。

（1）脊髓损伤患者定时变换体位，使四肢保持良好的肢体体位，避免训练动作粗暴。

（2）关节挛缩时肢体体位不当可发生压疮，要仔细观察。每日检查身体皮肤情况，做好早期预防压疮。

（3）在病房内的日常生活活动中，瘫痪的肢体因骨萎缩（骨质疏松脱钙）而易出现骨折，康复护理人员在进行辅助动作时要特别小心。

（4）不能过分牵拉受伤肢体，患肢不输液。

### （二）呼吸系统并发症的预防及康复护理

1. 脊髓损伤水平对呼吸功能的影响　根据脊髓解剖，颈段脊髓损伤，肋间肌、腹肌完全瘫痪，颈₄以上水平脊髓损伤者所有呼吸肌功能均丧失，需人工通气。由于交感神经对呼吸系统支配的被破坏使迷走神经的功能占据优势，气道明显收缩变窄，大量分泌物潴留，造成阻塞性通气障碍。在此基础上常可发生肺不张和（或）上呼吸道感染。

临床表现：主要有呼吸急促、脉率增快、明显焦虑、体温升高、呼吸频率改变、分泌物的量和黏稠度增加、肺活量下降等。

2. 预防及康复护理　如下所述。

（1）定期翻身、拍背、辅助排痰：肺部并发症预防重于治疗。在患者卧床期间，鼓励患者进行主动呼吸功能训练；定期翻身、拍背、辅助排痰，方法为双手置于肋弓下缘，在咳嗽时向后向上推举胸廓（合并肋骨骨折应注意），当合并呼吸道梗阻时可联合应用体位引流。肺不张的早期采用辅助排痰的方法，定期翻身拍背（康复护理技术见咳嗽及体位引流）。

（2）按医嘱早期合理应用抗生素，控制肺部感染。

（3）对颈段脊髓损伤、痰液黏稠、合并严重肺部并发症气管切开的患者，做好气管切开护理。

### （三）心血管系统并发症的预防及康复护理

脊髓损伤有关的心血管系统并发症主要包括：心动过缓、直立性低血压、自主神经的过反射。其发生与脊髓损伤后交感神经和副交感神经功能失调有关。

1. 心动过缓的产生机制、预防及康复护理 如下所述。

（1）心动过缓的产生机制：支配心脏的交感神经起自 $T_1$ ~ $T_4$ 脊髓节段。$T_6$ 以上脊髓损伤影响支配心脏的交感神经，但迷走神经功能正常，因此在脊髓损伤后易出现心动过缓。心率低于 50 次/分可应用阿托品；若仍低于 40 次/min，考虑临时起搏器。任何对迷走神经的刺激都会引起心血管系统的变化，严重的可出现心搏骤停。一般来说，这种情况会在脊髓损伤后 2 ~ 3 周自行缓解。

（2）预防及康复护理

1）密切观察心率、脉搏变化，护理操作时尽量减少刺激患者。

2）气管内刺激（吸痰）有可能引起心搏骤停，必要时按医嘱预防性应用阿托品。吸痰操作动作轻柔，预防刺激迷走神经引起心血管系统的变化。

2. 直立性低血压的产生机制、预防及康复护理 如下所述。

（1）直立性低血压的产生机制：脊髓损伤后交感神经功能失衡，外周及静脉血管扩张，回心血量减少引起。平卧位变直立位后收缩压下降大于 20mmHg 和（或）舒张压下降大于 10mmHg，即可判断直立性低血压。患者可出现头晕、恶心、出汗等症状。一般来说，伤后 2 ~ 6 周可自行缓解。

（2）预防及康复护理

1）预防直立性低血压，卧位 – 坐位变换体位时要逐步过渡，先抬高床头 30°适应半小时，没有不适再逐步抬高床头过渡到 50°、70°、90°进行体位锻炼。

2）训练直立性低血压患者的坐和站：直立训练，尽早利用斜床进行渐进性站立练习，不但可以提高躯体的整体功能，更对呼吸及心理状态有益，还有助于维持骨密度。$T_6$ 以上损伤的患者在坐或站斜床前需应用腹带，可以维持胸腔内的压力，通过减少腹部活动以减轻血液聚集。

3）应用弹力绷带、围腰增加回心血量。

4）必要时按医嘱应用升压药物。

### （四）自主神经反射紊乱的预防及康复护理

1. 自主神经过反射的产生机制 损伤平面下内脏充盈刺激交感神经引起神经递质释放导致血压增高；副交感神经（迷走神经）反射性兴奋，但其引起的冲动难以通过损伤的脊髓传导到损伤平面以下，无法对抗血压升高，反而引起心动过缓、损伤平面以上血管扩张（头痛、皮肤发红）和大量出汗。

2. 自主神经过反射常见引起的原因 有膀胱扩张、泌尿系感染、膀胱镜检和尿动力学检查、逼尿肌括约肌协同失调、附睾炎或阴囊受压、直肠扩张、结石、外科急腹症、痔疮、DVT 和肺栓塞（PE）、压疮、皮肤破损或骨折、昆虫叮咬、衣物卡压、异位骨化、疼痛等。

3. 自主神经过反射常见表现 突然出现的血压升高、面部潮红、头痛、心动过缓和过度出汗，有膀胱或直肠胀满、膀胱感染和大便填塞，同时常伴有焦虑。

4. 预防及康复护理 如下所述。

（1）对第 6 胸椎以上的高位脊髓损伤者，不要长期留置尿管形成挛缩膀胱。从急性期开始就要充分管理排尿、排便。在导尿等短时间操作或掏大便时，使用利多卡因胶冻。

（2）嘱患者迅速坐起，取直坐位，使静脉血集中于下肢，降低心排血量。松解一切可能引起卡压的衣物或仪器设备，检查矫形器有无压迫或不适，并立即予以解决。每 2 ~ 3min 监测血压、脉搏一次。

（3）尽快找出和消除诱因，首先检查膀胱是否充盈，导尿管是否通畅，直肠内有无过量粪便充填，有无嵌甲、压疮、痉挛，局部有无感染并及时消除诱因。

（4）遵医嘱快速降血压，静脉注射或肌内注射等。

### （五）深静脉血栓形成的预防及康复护理

由于自主神经功能紊乱，加之长期卧床，易发生下肢深静脉血栓形成（DVT）。DVT 的发病率在脊髓损伤的患者中很高。若不采取预防措施，40% 脊髓损伤患者会出现 DVT；即使采取措施，临床上仍有 15% 的急性脊髓损伤患者出现 DVT，5% 的急性脊髓损伤患者出现肺栓塞。DVT 高峰期为脊髓损伤后

7~10d。

1. DVT 的临床表现及诊断　出现 DVT 的患者表现为单侧下肢肿胀、红斑，下肢疼痛、压痛、沉重感，突发呼吸困难、胸痛、低氧血症、心动过速，不明原因发热。

DVT 的诊断最主要的方法为彩超和（或）肺灌注扫描检查。对临床症状明显但上述检查结果阴性者行静脉造影、肺螺旋 CT 和（或）肺血管造影检查。其中，静脉造影被称为诊断 DVT 的金标准。

2. DVT 的处理强调预防重于治疗　如下所述。

（1）机械预防：伤后尽早开始；常用方法为弹力袜和体外气压装置；受伤 72h 内发生 DVT 可能性小，可选择单独应用机械方法，受伤 72h 后建议联合应用机械和药物方法抗凝。

（2）药物方法：使用前应排除活动性出血；伤后 72h 开始；常用低分子量肝素皮下注射；持续 8~12 周；对于需手术治疗者手术当日停用低分子量肝素即可，而机械抗凝法可持续应用。

3. DVT 和 PE 的治疗　诊断明确即联合应用肝素类药物和维生素 K 拮抗剂（华法林）抗凝治疗；根据 INR 调整华法林的用量，待 INR >2.0 且持续 24h 后停用肝素类药物；维生素 K 拮抗剂服用时间至少 3 个月，服药期间维持 INR 在 2~3 之间；对于抗凝有禁忌者可考虑行下腔静脉滤网置入。

4. 康复护理措施　如下所述。

（1）讲解发生下肢深静脉血栓形成的病因、危险因素、后果及常见的症状，告知患者如有不适，及时报告医生、护士。

（2）劝其戒烟，避免高胆固醇饮食，给予富含纤维素饮食，多饮水，保持大便畅通，避免因排便困难造成腹内压增加，影响下肢静脉血液回流。

（3）注意观察双下肢皮肤颜色、温度、触觉，肢端动脉搏动情况，双下肢的腿围有无增大，尽早进行下肢被动运动并按摩，促进肢体静脉血液回流和血管、神经功能恢复。

（4）加强静脉通路的管理，尽量避免不必要的穿刺，同时保证患者的液体入量是防止血液浓缩的关键。

（5）遵医嘱准确执行溶栓、抗凝、祛聚治疗方案。

（6）指导患者每天进行下肢被动运动，如以踝关节为中心，做足的上下运动，上下不能超过 30°发挥腓肠肌泵的作用；开始起床活动时需用弹力绑绷带或穿弹力袜，适度压迫浅静脉，增加静脉回流，减轻水肿；患肢避免静脉输液；密切观察病情并详细记录。

## （六）压疮的预防及康复护理

压疮是指局部皮肤因血运障碍而发生或正在发生坏死。护理不当时，80% 脊髓损伤患者出现不同程度的压疮；30% 脊髓损伤患者出现一个部位以上的压疮。

（1）压疮高度危险患者报告流程：见图 8-9。

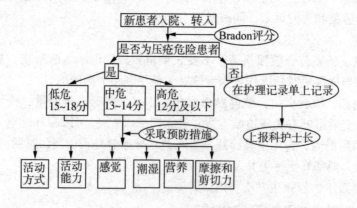

**图 8-9　压疮高度危险患者报告流程**

（2）压疮的预防及康复护理。

### （七）泌尿系统并发症的预防及康复护理

尿路感染（UTI）是脊髓损伤（SCI）患者最常见的并发症。脊髓损伤患者不同程度地均有排尿障碍，其中尤以泌尿系感染并发症最为严重，处理不当，可直接威胁患者生命。与普通人群相比脊髓损伤患者死于泌尿系统疾病的概率要高10.9倍。脊髓损伤后肾脏、输尿管功能保持正常；逼尿肌和括约肌因失去神经支配而出现功能失调；脊髓损伤患者无法感觉到尿意，无法自主排尿。脊髓损伤后的泌尿系统改变表现为：逼尿肌反射亢进（发生于骶髓以上损伤，表现为不自主排尿、残余尿量多、逼尿肌外括约肌协同失调），逼尿肌无反射（发生于脊髓圆锥或骶神经根损伤，表现为膀胱无收缩能力、充盈性尿失禁）。

1. 脊髓损伤后膀胱功能康复护理　脊髓损伤后膀胱功能处理方法有四：留置尿管、间歇导尿、外用集尿器、耻骨上膀胱造瘘。目的是为了低压储尿、低压排尿、避免泌尿系感染、保护上尿路功能。

（1）留置尿管应用指征：急性期患者输液量多；意识障碍；逼尿肌压力过高；输尿管反流的临时处理；患者双手功能障碍，无法进行间歇导尿；其他不具备间歇导尿条件的情况。

（2）耻骨上造瘘应用指征：尿道结构异常；尿管反复梗阻；尿管插入困难；会阴部皮肤破损；男性患者前列腺炎、尿道炎、睾丸/附睾炎；其他心理问题。

（3）间歇导尿指征：只要患者手功能正常或护理人员具备导尿条件者均应尽早行间歇导尿。

下列情况应避免间歇导尿：尿道结构异常，膀胱颈梗阻，膀胱容量<200ml，意识不清，或因心理因素无法遵守导尿时间，液体输入量较多，膀胱充盈后可引起较严重的自主神经过反射。

2. 泌尿系统感染的康复护理　脊髓损伤后处理不当也会引起泌尿系统的感染，早期症状包括：尿中出现较多沉渣且尿色变混，尿液出现明显异味，血尿。

（1）多喝水，增加导尿次数，禁止喝咖啡等刺激性强的饮料。

（2）出现发热、寒战、恶心、头痛、痉挛加重、不正常的疼痛或烧灼感、自主神经过反射等症状，尿常规白细胞增高，泌尿系统感染，应使用抗生素治疗。应根据药敏实验结果选用敏感抗生素并调整用量。

（3）保持排尿通畅，必要时留置尿管，在排尿通畅的基础上嘱患者尽量多饮水。

### （八）排便功能障碍的预防及康复护理

肠道功能障碍是常见并发症，主要表现为顽固性便秘、大便失禁、腹胀，给患者生活带来很大影响。正常排便是一种舒适的生理活动，脊髓损伤后，其重要性如同与朋友约会，没有时间性和事前的约定会令人毫无准备，而在等待的时间未出现会令人焦急，来后接待不当令人感到丧失尊严，因此排便训练就成了一项重要的课程。

1. 引起肠道功能碍的原因　如下所述。

（1）脊髓损伤后，由于交感神经系统的下行抑制性功能丧失，使结肠失去动力，表现为结肠传输时间延长，顺应性下降，可出现不同程度的便秘、腹胀和不适。

（2）高位的脊髓损伤，由于结肠平滑肌和骨盆横纹肌的正常功能丧失，而使排便困难，若直肠容积较小，肛门括约肌松弛，可导致大便失禁。

（3）长期卧床，缺少活动，全身代谢降低，肠蠕动减慢。不习惯床上大小便。要利用排便反射而排便。对无便意者，要在急性期养成时间上的习惯间隔，在床上左侧卧位或坐在便座上排便。无肛门反射及球海绵体反射的，或防止尿失禁而服用抗胆碱药时则不产生排便反射，此时双臂抱紧腹部并勒紧施加腹压，如无效则可使用橡胶手套或指套涂橄榄油，轻轻地在不损伤直肠黏膜的情况下掏便。

2. 排便功能障碍的预防及康复护理　如下所述。

（1）保证充足的水分摄入：每日晨起、饭前先喝一杯淡盐水，每日饮水量不少于1 000ml，水可作为润滑剂使食物纤维在肠道内充分吸收水分而膨胀，软化粪便，增加粪便体积和重量，刺激肠蠕动，从而达到顺利排便的目的。

（2）饮食护理：饮食宜定时、定量，予以高热量、高蛋白质、高纤维素、易消化的食物。

3. 药物治疗　常用缓泻剂、粪便软化剂，如番泻叶、麻仁丸等。

# 八、社区家庭康复指导

脊髓损伤是可造成终生残疾的严重损伤。现代临床医学和康复医学的发展，使脊髓损伤患者的生存时间明显延长。虽然四肢瘫患者的平均寿命低于正常人群 10～20 年，截瘫患者平均寿命可接近正常人群。随着平均寿命的延长，截瘫患者再入院康复治疗的比例明显升高。研究结果显示，再入院率在伤后四年之内最高。再次入院不仅增加患者经济开支，也是影响患者独立生活能力的主要障碍。脊髓损伤患者学习和掌握如何在残疾的状态下生活，学习有关脊髓损伤的基本问题及自己解决问题的方法，了解如何在自己现实的家庭和社区的条件下进行康复训练，更有利于患者长期保持独立生活能力和回归社会。对患者与家属介绍有关脊髓损伤康复护理和康复训练方面的知识与技巧，是患者学会自我管理、回归家庭和社会的根本保障。

## （一）指导患者改造家中的条件

指导患者改造家中的条件以适应轮椅在家中自由通行，帮助患者制订生活自理训练和家中康复训练计划，以保持康复治疗的效果。

## （二）指导饮食调节

制订合理的膳食计划，保证维生素、纤维素、钙及各种营养物质的合理摄入。

## （三）指导学会自我护理

（1）教会患者和家属在住院期间完成"替代护理"到自我护理的过渡。重点是教育患者学会如何自我护理，避免发生并发症。

（2）住院期间培养患者养成良好的卫生习惯，预防肺部、泌尿系统感染，教会家属搞好大、小环境卫生。患者出院后要定期复查，防止主要脏器发生并发症。

（3）掌握二便管理方法，学会自己处理二便，高位颈髓损伤患者的家属要学会协助他们处理二便问题。

（4）制订一个长远的康复训练计划，教育家属掌握基本康复知识和训练技能，防止二次残疾。

## （四）指导心理调适

教育患者培养良好的心理素质，正确对待自身疾病，相信经过系统康复治疗，以良好的心态去面对困难和挑战，充分利用残存功能去代偿致残部分功能，尽最大努力去独立完成各种生活活动，成为一个身残志不残、对社会有用的人。

## （五）回归社会

（1）配合社会康复和职业康复部门，协助患者做回归社会的准备，帮助家庭和工作单位改造环境设施，使其适合患者生活和工作。

（2）在康复医师的协助下，对患者进行性的康复教育。残疾人的性教育，是维持家庭的重要手段，家庭完整、家属支持，是残疾者最大的精神支柱，应鼓励他们勇敢地面对未来。

## （六）定期随访

定期复诊，早期发现泌尿系统的感染等并发症，及时就诊。

（金　鑫）

# 第五节　神经系统疾病并发症的康复护理

## 一、脑卒中常见并发症的康复护理

1. 肩关节半脱位　治疗上应注意矫正肩胛骨的姿势，早期良好的体位摆放，同时鼓励患者经常用健手帮助患臂做充分的上举活动。在活动中禁忌牵拉患肩，肩关节及周围结构不应有任何疼痛，如有疼痛表明某些结构受到累及，必须立即改变治疗方法或手法强度。

（1）预防：坐位时，患侧上肢可放在轮椅的扶手或支撑台上，或采取其他良好的肢位；站立时可用肩托（Bobath 肩托），防止重力作用对肩部的不利影响。

（2）手法纠正肩胛骨位置：护理人员站在患者前方，向前抬起患侧上肢，然后用手掌沿患肢到手掌方向快速反复地加压，并要求患者保持掌心向前，不使肩关节后缩。

（3）物理因子治疗：用冰快速按摩有关肌肉，可刺激肌肉的活动，对三角肌及冈上肌进行功能性电刺激或肌电生物反馈疗。

（4）针灸、电针：可能对肌张力提高有一定作用。

（5）被动活动：在不损伤肩关节及周围组织的情况下，维持全关节无痛性被动活动，应避免牵拉患肢，而引起肩痛和半脱位。

2. 肩 – 手综合征　多见于脑卒中发病后 1～2 个月内，偏瘫性肩痛是成年脑卒中患者最常见的并发症之一。表现为突然发生的手部肿痛，下垂时更明显，皮温增高，掌指关节、腕关节活动受限等症状。肩手综合征分期标准见表 8 – 10。

**表 8 – 10　肩手综合征分期标准**

| | |
|---|---|
| Ⅰ期 | 肩痛，活动受限，同侧手腕、手指肿胀，出现发红、皮温上升等血管运动性反应。X 线下可见手与肩部骨骼有脱钙表现。手指多呈伸直位，屈曲受限，被动屈曲可引起剧痛。此期可持续 3～6 个月，以后或治愈或进入第Ⅱ期 |
| Ⅱ期 | 肩、手肿胀和自发痛消失，皮肤和手的小肌肉有日益显著的萎缩。有时可引起 Dupuytren 挛缩样掌腱膜肥厚，手指关节活动度日益受限。此期可持续 3～6 个月，如治疗不当将进入第Ⅲ期 |
| Ⅲ期 | 手部皮肤肌肉萎缩显著，手指完全挛缩，X 线上有广泛的骨腐蚀，已无恢复希望 |

肩 – 手综合征应以预防为主，早发现，早治疗，特别是发病的前 3 个月内是治疗的最佳时期。

（1）预防措施：避免上肢手外伤（即使是小损伤）、疼痛、过度牵张、长时间垂悬，已有水肿者应尽量避免患手静脉输液。对严重的肩痛，应停止肩部和患侧上肢的运动治疗，适当选用一些理疗，如高频电疗、光疗等。

（2）正确的肢体摆放：早期应保持正确的坐卧姿势，避免长时间手下垂。卧位时患肢抬高，坐位时把患侧上肢放在前面的小桌上或扶手椅的扶手上。在没有上述支撑物时，则应在患者双腿上放一枕头，将患侧上肢置于枕头上。

（3）患侧手水肿：护理人员可采用手指或末梢向心加压缠绕：用 1～2mm 的长线，从远端到近端，先拇指，后其他四指，最后手掌手背，直至腕关节上。此方法简单，安全，有效。

（4）冷疗：用湿润的毛巾包绕整个肩、肩胛、和手指的掌面，每次 10～15 分钟，每天 2 次；也可以用 9.4～11.1℃的冷水浸泡患手 30 分钟，每天 1 次，有解痉、消肿的效果。

（5）主被动运动：加强患臂被动和主动运动，以免发生手的挛缩和功能丧失。早期在上肢上举的情况下进行适度的关节活动；在软瘫期，护理人员可对患者做无痛范围内的肩关节被动运动。

（6）药物治疗：星状神经节阻滞对早期肩手综合征有效，但对后期患者效果欠佳。可口服或肩关节腔及手部腱鞘注射类固醇制剂，对肩痛、手痛有较好的效果。对水肿明显者可短时间口服利尿剂。消炎镇痛药物多无效。

（7）手术：对其他治疗无效的剧烈手痛患者可行掌指关节掌侧的腱鞘切开或切除术，有利于缓解手指痛和肩关节痛。

3. 压疮的预防及康复护理　防止压疮或减少其加重，对压疮易发生部位积极采取以下措施：

（1）让患者躺在气垫床上，同时保持床单干燥、无皱褶，避免擦伤皮肤。

（2）保护骨头凸起部、脚跟、臀部等易发生压疮的部位，避免受压。

（3）麻痹的一侧不要压在下面，经常更换体位。

（4）对身体不能活动的老人，每 2 小时要变换体位，搬动时要把其身体完全抬起来。

（5）早期进行下肢、足踝部被动运动，预防下肢深静脉血栓形成。过去对长期卧床的脑卒中患者，凡受压部位变红，都采用按摩方法来防止压疮的发生。近年来认为此法不可取，因软组织受压变化是正常的保护反应称反应性充血，由于氧供应不足引起。解除压力后即可在30～40分钟内褪色，不会使软组织损伤形成压疮，所以不需按摩。如果持续发红，则提示组织损失，此时按摩将更致严重的创伤。

4. 失用综合征和误用综合征　如下所述。

（1）"失用综合征"：在急性期时担心早期活动有危险而长期卧床，限制主动性活动的结果。限制活动使肌肉萎缩、骨质疏松、神经肌肉的反应性降低、心肺功能减退等，加之各种并发症的存在和反复，时间一久，形成严重的"失用状态"。正确的康复护理和训练，尽早应用各种方法促进患侧肢体功能的恢复，利用健侧肢体带动患侧肢体进行自我康复训练，可防止或减缓健侧失用性肌萎缩的发生，还能促进患侧肢体康复。随着病情的改善，逐渐增大活动量，同时加强营养，可使肌萎缩逐渐减轻。

（2）"误用综合征"：相当多的患者虽然认识到应该较早的进行主动性训练，但由于缺乏正确的康复知识，一味地进行上肢的拉力、握力和下肢的直腿抬高训练，早早地架着患者下地"行走"，或进行踏车训练下肢肌力，结果是加重了抗重力肌的痉挛，严重地影响了主动性运动向随意运动的发展，而使联合反应、共同运动、痉挛的运动模式强化和固定下来，于是形成了"误用状态"，它是一种不正确的训练和护理所造成的医源性综合征。从脑卒中运动功能的恢复来看，康复训练应该循序渐进，以纠正错误的预防模式为主导。早期应以抗痉挛体位及抗痉挛模式进行康复护理和训练，促进分离运动（即支配能力）的恢复，而不是盲目的进行肌力增强训练，才能早期预防误用综合征。

## 二、帕金森病并发症的预防

帕金森病是一种慢性进展性变性疾病，疾病晚期由于严重肌强直、全身僵硬终致卧床不起。本病本身并不危及生命，肺炎、骨折等各种并发症是常见死因。因此，做好基础护理工作，积极预防并发症不容忽视。①本病老年患者居多，免疫功能低下，对环境适应能力差。护理工作者应注意保持病室的整洁、通风，注意病室空调温度调节适度。天气变化时，嘱患者增减衣服，以免受凉、感冒，加重病情。②对于晚期的卧床患者，要按时翻身，做好皮肤护理，防止尿便浸渍和压疮的发生。③被动活动肢体，加强肌肉、关节按摩，对防止和延缓骨关节的并发症有意义。④皮肤护理，翻身时，应注意有无皮肤压伤，并防止皮肤擦伤。⑤坠积性肺炎、泌尿系感染是最常见的并发症，因此要给患者定时翻身、叩背，鼓励咳痰，预防肺部感染；鼓励患者多饮水，以稀释尿液，预防尿路感染。

## 三、脊髓损伤并发症的预防及康复护理

因脊髓损伤而致瘫时，有几种常见而特殊的病理状态，称其为脊髓损伤并发症。对脊髓损伤并发症的早期预防及康复护理，在其日后的社会生活中具有重要意义。脊髓损伤患者可出现多种并发症，其并发症具有易发性、难治性，并易严重化，甚至变为致命性。

脊髓损伤的并发症很多，主要包括运动系统、呼吸系统、心血管系统、压疮和泌尿系统五个方面的问题。

### （一）运动系统并发症的预防及康复护理

运动系统并发症最常见的是关节挛缩。关节挛缩是关节周围的皮肤、肌肉、肌腱、神经、血管等病变所致的运动障碍，表现为关节活动范围受限。脊髓损伤病例的挛缩，不仅出现于麻痹区域，也可出现于正常部位的关节。挛缩好发关节有肩、肘、足趾各关节。挛缩影响康复计划、进度及最终目的的日常生活自立度。由于脊髓损伤后要卧床相当长的时间，如果不注意关节活动的训练，则可能出现严重关节挛缩，影响之后的自理能力。

1. 早期预防　如下所述。

（1）时机：伤后当日即开始四肢关节的全部活动范围的慎重的被动活动的训练。

（2）正确肢体位置摆放：保持好与卧床姿势相应的安静时抗痉挛体位。关节活动度的被动运动，受伤当日开始，慎重地每日数次，第2周开始每日二次以上。急性期关节活动度被动运动时，要注意保

持损伤脊柱的稳定。髋关节在仰卧位时要保持伸展位，侧卧位时髋关节要保持 20°的屈曲位，上肢、肘关节保持伸展位，肩关节仰卧时保持外展、外旋位，侧卧位时保持屈曲 90°位，安静肢体位应为内收、外展均在 0°位。

（3）床上变换体位：上肢可利用身体本身重量完成肩关节内收、内旋、肘关节屈曲、前臂旋前等，当变换体位之后，又可获得相反的位置。诸如：仰卧位时的肩关节外展，肘关节屈曲，双手置于头下，或者让肩关节外展、肘关节伸直、前臂旋后而上肢与躯干相垂直等姿势。为防止髋、膝关节伸展挛缩，侧卧位时将上面的下肢置于屈曲位。

（4）早期关节被动活动：对所有的关节都要进行关节活动度范围内的活动，每天全部关节活动一遍，每一关节活动 5 次。运动时尽量不要过快，避免诱发伸张反射，耐心而轻柔地进行。对于残存肌力的部位要让患者自己运动，按功能运动训练的方法进行锻炼。要循序渐进地增大关节的活动度。保存重要关节的活动范围：肩关节屈、伸、外旋与水平外展；肘关节屈、伸，腕关节掌屈、背伸；手指的屈曲及拇指的外展；髋关节的屈、伸，膝关节的屈、伸及踝与足趾关节的屈伸等。

2. 夹板的使用和肢体功能的保持　脊髓损伤后，早期就应注意将关节置于功能位。当关节处于活动范围的中间位置，可以使肌肉萎缩和关节囊的挛缩粘连克服到最低限度。康复常用的夹板是以保持肢体功能位为目标，采用聚乙烯树脂泡沫制品或足板，以防止足下垂。

3. 康复护理注意事项　如下所述。

（1）脊髓损伤患者定时变换体位，使四肢保持良好的肢体体位，避免训练动作粗暴。

（2）关节挛缩时肢体体位不当可发生压疮，要仔细观察。每日检查身体皮肤情况，做好早期预防压疮。

（3）在病房内的日常生活活动中，瘫痪的肢体因骨萎缩（骨质疏松脱钙）而易出现骨折，康复护理人员在进行辅助动作时要特别小心。

（4）不能过分牵拉受伤肢体，患肢不输液。

### （二）呼吸系统并发症的预防及康复护理

1. 脊髓损伤水平对呼吸功能的影响　根据脊髓解剖，颈段脊髓损伤，肋间肌、腹肌完全瘫痪，颈$_4$以上水平脊髓损伤者所有呼吸肌功能均丧失，需人工通气。由于交感神经对呼吸系统支配的被破坏使迷走神经的功能占据优势，气道明显收缩变窄，大量分泌物潴留，造成阻塞性通气障碍。在此基础上常可发生肺不张和（或）上呼吸道感染。

临床表现：主要有呼吸急促、脉率增快、明显焦虑、体温升高、呼吸频率改变、分泌物的量和黏稠度增加、肺活量下降等。

2. 预防及康复护理　如下所述。

（1）定期翻身、拍背、辅助排痰：肺部并发症预防重于治疗。在患者卧床期间，鼓励患者进行主动呼吸功能训练；定期翻身、拍背、辅助排痰，方法为双手置于肋弓下缘，在咳嗽时向后向上推举胸廓（合并肋骨骨折应注意），当合并呼吸道梗阻时可联合应用体位引流。肺不张的早期采用辅助排痰的方法，定期翻身拍背。

（2）按医嘱早期合理应用抗生素，控制肺部感染。

（3）对颈段脊髓损伤、痰液黏稠、合并严重肺部并发症气管切开的患者，做好气管切开护理。

### （三）心血管系统并发症的预防及康复护理

脊髓损伤有关的心血管系统并发症主要包括：心动过缓、直立性低血压、自主神经的过反射。其发生与脊髓损伤后交感神经和副交感神经功能失调有关。

1. 心动过缓的产生机制、预防及康复护理　如下所述。

（1）心动过缓的产生机制：支配心脏的交感神经起自 $T_1 \sim T_4$ 脊髓节段。$T_6$ 以上脊髓损伤影响支配心脏的交感神经，但迷走神经功能正常，因此在脊髓损伤后易出现心动过缓。心率低于 50 次/分可应用阿托品；若仍低于 40 次/分，考虑临时起搏器。任何对迷走神经的刺激都会引起心血管系统的变化，严重的可出现心搏骤停。一般来说，这种情况会在脊髓损伤后2~3周自行缓解。

（2）预防及康复护理

1）密切观察心率、脉搏变化，护理操作时尽量减少刺激患者。

2）气管内刺激（吸痰）有可能引起心搏骤停，必要时按医嘱预防性应用阿托品。吸痰操作动作轻柔，预防刺激迷走神经引起心血管系统的变化。

2. 直立性低血压的产生机制、预防及康复护理　如下所述。

（1）直立性低血压的产生机制：脊髓损伤后交感神经功能失衡，外周及静脉血管扩张，回心血量减少引起。平卧位变直立位后收缩压下降大于20mmHg和（或）舒张压下降大于10mmHg，即可判断直立性低血压。患者可出现头晕、恶心、出汗等症状。一般来说，伤后2~6周可自行缓解。

（2）预防及康复护理

1）预防直立性低血压，卧位-坐位变换体位时要逐步过渡，先抬高床头30°适应半小时，没有不适再逐步抬高床头过渡到50°、70°、90°进行体位锻炼。

2）训练直立性低血压患者的坐和站：直立训练，尽早利用斜床进行渐进性站立练习，不但可以提高躯体的整体功能，更对呼吸及心理状态有益，还有助于维持骨密度。$T_6$以上损伤的患者在坐或站斜床前需应用腹带，可以维持胸腔内的压力，通过减少腹部活动以减轻血液聚集。

3）应用弹力绷带、围腰增加回心血量。

4）必要时按医嘱应用升压药物。

### （四）自主神经反射紊乱的预防及康复护理

1. 自主神经过反射的产生机制　损伤平面下内脏充盈刺激交感神经引起神经递质释放导致血压增高；副交感神经（迷走神经）反射性兴奋，但其引起的冲动难以通过损伤的脊髓传导到损伤平面以下，无法对抗血压升高，反而引起心动过缓、损伤平面以上血管扩张（头痛、皮肤发红）和大量出汗。

2. 自主神经过反射常见引起的原因　有膀胱扩张、泌尿系感染、膀胱镜检和尿动力学检查、逼尿肌括约肌协同失调、附睾炎或阴囊受压、直肠扩张、结石、外科急腹症、痔疮、DVT和肺栓塞（PE）、压疮、皮肤破损或骨折、昆虫叮咬、衣物卡压、异位骨化、疼痛等。

3. 自主神经过反射常见表现　突然出现的血压升高、面部潮红、头痛、心动过缓和过度出汗，有膀胱或直肠胀满、膀胱感染和大便填塞，同时常伴有焦虑。

4. 预防及康复护理　如下所述。

（1）对第6胸椎以上的高位脊髓损伤者，不要长期留置尿管形成挛缩膀胱。从急性期开始就要充分管理排尿、排便。在导尿等短时间操作或掏大便时，使用利多卡因胶冻。

（2）嘱患者迅速坐起，取直坐位，使静脉血集中于下肢，降低心排血量。松解一切可能引起卡压的衣物或仪器设备，检查矫形器有无压迫或不适，并立即予以解决。每2~3分钟监测血压、脉搏一次。

（3）尽快找出和消除诱因，首先检查膀胱是否充盈，导尿管是否通畅，直肠内有无过量粪便充填，有无嵌甲、压疮、痉挛，局部有无感染并及时消除诱因。

（4）遵医嘱快速降血压，静脉注射或肌内注射等。

### （五）深静脉血栓形成的预防及康复护理

由于自主神经功能紊乱，加之长期卧床，易发生下肢深静脉血栓形成（DVT）。DVT的发病率在脊髓损伤的患者中很高。若不采取预防措施，40%脊髓损伤患者会出现DVT；即使采取措施，临床上仍有15%的急性脊髓损伤患者出现DVT，5%的急性脊髓损伤患者出现肺栓塞。DVT高峰期为脊髓损伤后7~10天。

1. DVT的临床表现及诊断　出现DVT的患者表现为单侧下肢肿胀、红斑，下肢疼痛、压痛、沉重感，突发呼吸困难、胸痛、低氧血症、心动过速，不明原因发热。

DVT的诊断最主要的方法为彩超和（或）肺灌注扫描检查。对临床症状明显但上述检查结果阴性者行静脉造影、肺螺旋CT和（或）肺血管造影检查。其中，静脉造影被称为诊断DVT的金标准。

2. DVT 的处理强调预防重于治疗　如下所述。

（1）机械预防：伤后尽早开始；常用方法为弹力袜和体外气压装置；受伤 72 小时内发生 DVT 可能性小，可选择单独应用机械方法，受伤 72 小时后建议联合应用机械和药物方法抗凝。

（2）药物方法：使用前应排除活动性出血；伤后 72 小时开始；常用低分子量肝素皮下注射；持续 8~12 周；对于需手术治疗者手术当日停用低分子量肝素即可，而机械抗凝法可持续应用。

3. DVT 和 PE 的治疗　诊断明确即联合应用肝素类药物和维生素 K 拮抗剂（华法林）抗凝治疗；根据 INR 调整华法林的用量，待 INR >2.0 且持续 24 小时后停用肝素类药物；维生素 K 拮抗剂服用时间至少 3 个月，服药期间维持 INR 在 2~3 之间；对于抗凝有禁忌者可考虑行下腔静脉滤网置入。

4. 康复护理措施　如下所述。

（1）讲解发生下肢深静脉血栓形成的病因、危险因素、后果及常见的症状，告知患者如有不适，及时报告医生、护士。

（2）劝其戒烟，避免高胆固醇饮食，给予富含纤维素饮食，多饮水，保持大便畅通，避免因排便困难造成腹内压增加，影响下肢静脉血液回流。

（3）注意观察双下肢皮肤颜色、温度、触觉，肢端动脉搏动情况，双下肢的腿围有无增大，尽早进行下肢被动运动并按摩，促进肢体静脉血液回流和血管、神经功能恢复。

（4）加强静脉通路的管理，尽量避免不必要的穿刺，同时保证患者的液体入量是防止血液浓缩的关键。

（5）遵医嘱准确执行溶栓、抗凝、祛聚治疗方案。

（6）指导患者每天进行下肢被动运动，如以踝关节为中心，做足的上下运动，上下不能超过 300 发挥腓肠肌泵的作用；开始起床活动时需用弹力绑绷带或穿弹力袜，适度压迫浅静脉，增加静脉回流，减轻水肿；患肢避免静脉输液；密切观察病情并详细记录。

## （六）压疮的预防及康复护理

压疮是指局部皮肤因血运障碍而发生或正在发生坏死。护理不当时，80% 脊髓损伤患者出现不同程度的压疮；30% 脊髓损伤患者出现一个部位以上的压疮。

压疮高度危险患者报告流程：见图 8 - 10。

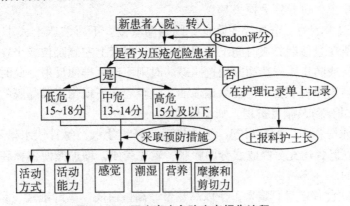

图 8 - 10　压疮高度危险患者报告流程

## （七）泌尿系统并发症的预防及康复护理

尿路感染（UTI）是脊髓损伤（SCI）患者最常见的并发症。脊髓损伤患者不同程度地均有排尿障碍，其中尤以泌尿系感染并发症最为严重，处理不当，可直接威胁患者生命。与普通人群相比脊髓损伤患者死于泌尿系统疾病的概率要高 10.9 倍。脊髓损伤后肾脏、输尿管功能保持正常；逼尿肌和括约肌因失去神经支配而出现功能失调；脊髓损伤患者无法感觉到尿意，无法自主排尿。脊髓损伤后的泌尿系统改变表现为：逼尿肌反射亢进（发生于骶髓以上损伤，表现为不自主排尿、残余尿量多、逼尿肌外括约肌协同失调），逼尿肌无反射（发生于脊髓圆锥或骶神经根损伤，表现为膀胱无收缩能力、充盈性尿失禁）。

1. 脊髓损伤后膀胱功能康复护理　脊髓损伤后膀胱功能处理方法有四：留置尿管、间歇导尿、外用集尿器、耻骨上膀胱造瘘。目的是为了低压储尿、低压排尿、避免泌尿系感染、保护上尿路功能。

（1）留置尿管应用指征：急性期患者输液量多；意识障碍；逼尿肌压力过高；输尿管反流的临时处理；患者双手功能障碍，无法进行间歇导尿；其他不具备间歇导尿条件的情况。

（2）耻骨上造瘘应用指征：尿道结构异常；尿管反复梗阻；尿管插入困难；会阴部皮肤破损；男性患者前列腺炎、尿道炎、睾丸/附睾炎；其他心理问题。

（3）间歇导尿指征：只要患者手功能正常或护理人员具备导尿条件者均应尽早行间歇导尿。

下列情况应避免间歇导尿：尿道结构异常，膀胱颈梗阻，膀胱容量＜200ml，意识不清，或因心理因素无法遵守导尿时间，液体输入量较多，膀胱充盈后可引起较严重的自主神经过反射。

2. 泌尿系统感染的康复护理　脊髓损伤后处理不当也会引起泌尿系统的感染，早期症状包括：尿中出现较多沉渣且尿色变混，尿液出现明显异味，血尿。

（1）多喝水，增加导尿次数，禁止喝咖啡等刺激性强的饮料。

（2）出现发热、寒战、恶心、头痛、痉挛加重、不正常的疼痛或烧灼感、自主神经过反射等症状，尿常规白细胞增高，泌尿系统感染，应使用抗生素治疗。应根据药敏实验结果选用敏感抗生素并调整用量。

（3）保持排尿通畅，必要时留置尿管，在排尿通畅的基础上嘱患者尽量多饮水。

### （八）排便功能障碍的预防及康复护理

肠道功能障碍是常见并发症，主要表现为顽固性便秘、大便失禁、腹胀，给患者生活带来很大影响。正常排便是一种舒适的生理活动，脊髓损伤后，其重要性如同与朋友约会，没有时间性和事前的约定会令人毫无准备，而在等待的时间未出现会令人焦急，来后接待不当令人感到丧失尊严，因此排便训练就成了一项重要的课程。

1. 引起肠道功能碍的原因　如下所述。

（1）脊髓损伤后，由于交感神经系统的下行抑制性功能丧失，使结肠失去动力，表现为结肠传输时间延长，顺应性下降，可出现不同程度的便秘、腹胀和不适。

（2）高位的脊髓损伤，由于结肠平滑肌和骨盆横纹肌的正常功能丧失，而使排便困难，若直肠容积较小，肛门括约肌松弛，可导致大便失禁。

（3）长期卧床，缺少活动，全身代谢降低，肠蠕动减慢。不习惯床上大小便。要利用排便反射而排便。对无便意者，要在急性期养成时间上的习惯间隔，在床上左侧卧位或坐在便座上排便。无肛门反射及球海绵体反射的，或防止尿失禁而服用抗胆碱药时则不产生排便反射，此时双臂抱紧腹部并勒紧施加腹压，如无效则可使用橡胶手套或指套涂橄榄油，轻轻地在不损伤直肠黏膜的情况下掏便。

2. 排便功能障碍的预防及康复护理　如下所述。

（1）保证充足的水分摄入：每日晨起、饭前先喝一杯淡盐水，每日饮水量不少于1 000ml，水可作为润滑剂使食物纤维在肠道内充分吸收水分而膨胀，软化粪便，增加粪便体积和重量，刺激肠蠕动，从而达到顺利排便的目的。

（2）饮食护理：饮食宜定时、定量，予以高热量、高蛋白质、高纤维素、易消化的食物。

3. 药物治疗　常用缓泻剂、粪便软化剂，如番泻叶、麻仁丸等。

（梅求安）

# 第六节　慢性阻塞性肺疾病的康复护理

## 一、概述

### （一）概念

慢性阻塞性肺疾病（chronic obstructive pulmonary disease，COPD），简称慢阻肺。是一种具有气流

受限特征的肺部疾病，气流受限不完全可逆，呈进行性发展。与肺部对有害气体或有害颗粒的异常炎症反应有关。临床上，慢性支气管炎和阻塞性肺气肿是 COPD 最常见的疾病。

慢性支气管炎是指气管、支气管黏膜及其周围组织的慢性非特异性炎症。以咳嗽、咳痰或伴有喘息及反复发作的慢性过程为特征。如果病情进展可并发慢性阻塞性肺气肿、肺源性心脏病、甚至导致呼吸衰竭和心力衰竭。慢性阻塞性肺气肿，简称肺气肿，是由于吸烟、感染、大气污染等因素刺激，导致终末细支气管远端（呼吸细支气管、肺泡管、肺泡囊和肺泡）的气道弹性减退，过度膨胀、充气和肺容积增大，并伴有气道壁的破坏。进行性呼吸困难是困扰肺气肿患者生存质量的主要问题。

### （二）病因及流行病学

COPD 是呼吸系统的常见病和多发病，患病率和病死率均高。由于大气污染、吸烟的人数增加等因素，近 10 多年来有增加的趋势。我国北部和中部地区的农村成年人调查结果显示，COPD 的患病率为 3.17%。COPD 的死亡率居所有死因的第 4 位，并且有逐年增加的趋势。这类病变以气流阻塞和受限、肺功能进行性减退为特征，临床表现为慢性咳嗽、咳痰和进行性加重的呼吸困难。长期呼吸不畅和缺氧严重影响患者的工作和日常生活，甚至出现焦虑、抑郁等心理问题，给患者带来了极大的痛苦，给家庭带来严重的经济负担，严重影响患者的劳动能力和生活质量。

COPD 的确切病因尚不清楚，与慢性支气管炎和阻塞性肺气肿发生有关的因素可能都参与了 COPD 的发病。吸烟是目前公认的 COPD 已知危险因素中最重要的一种。烟龄越长，吸烟量越大，COPD 的患病率越高。吸入职业粉尘和化学物质可促进 COPD 的发病。呼吸道感染是导致 COPD 急性发作的一个重要因素。社会经济地位与 COPD 发病之间具有负相关关系。研究结果显示，COPD 易患性与基因有关，而且涉及多个基因。气道反应性增高者 COPD 发病率明显增高。由各种原因导致肺发育生长不良的个体在成人后也易患 COPD。

### （三）诊断要点

1. 病史 患者多有长期、较大量吸烟或长期在有害环境工作史。

2. 临床表现 慢性咳嗽、咳痰，劳力性气急、呼吸困难。部分患者可有胸闷、体重下降、食欲减退、精神抑郁、焦虑等。体格检查：早期体征不明显。病情加重时，视诊桶状胸、呼吸浅快，触诊语音震颤减弱，叩诊过清音、心浊音界缩小、肺肝界下降，听诊呼吸音减低、呼气延长、两肺散在干啰音、肺底可有湿啰音、心音遥远。

3. 辅助检查 外周血早期无异常，伴细菌性感染时白细胞及中性粒细胞增多。并发感染时痰涂片可见大量中性粒细胞、痰培养可检出病原菌。胸部 X 线检查早期可无明显变化，以后肺纹理增多，肺透明度增强，外周肺纹理稀少，膈肌下降，心脏垂直位。肺功能检查吸入支气管扩张剂后，$FEV_1 < 80\%$ 预计值，且 $FEV_1/FVC < 70\%$。

符合上述各项可以诊断 COPD，它是一种不可逆性病变，即使进行规范的治疗，也不能控制其病情的发展，最终可能发展成为慢性肺源性心脏病、心力衰竭、呼吸衰竭等严重的并发症。目前国内外学者均十分强调 COPD 的康复治疗，以期达到稳定或逆转 COPD 的病理生理和病理心理改变，使患者在现有肺的病理或生理功能损害下，通过全身状况调节，最大限度地发挥呼吸功能潜力和正常的社会活动能力，从根本上提高患者的生存质量。

COPD 是一种不可逆性病变，即使进行规范的治疗，也不能控制其病情的发展，最终可能发展成为慢性肺源性心脏病、心力衰竭、呼吸衰竭等严重的并发症。目前国内外学者均十分强调 COPD 的康复治疗，以期达到稳定或逆转 COPD 的病理生理和病理心理改变，使患者在现有肺的病理或生理功能损害下，通过全身状况调节，最大限度地发挥呼吸功能潜力和正常的社会活动能力，从根本上提高患者的生存质量。

## 二、主要功能障碍

1. 有效呼吸降低 肺气肿使肺组织弹性回缩力减低，呼气时将肺内气体驱赶到肺外的动力减低，气流速度减慢，同时肺组织弹性回缩力减低后，失去了对小气道的牵拉作用，呼气末期小气道容易发生闭合，气道阻力进一步增加，有效通气量降低，影响了气体交换功能；长期慢性炎症，黏膜充血和水肿，管壁增厚，管腔狭窄，同时分泌物增加，引流不畅，加重了换气功能障碍，常导致缺氧和二氧化碳潴留；不少慢性支气管炎患者年龄偏大，有不同程度的驼背，肋软骨有不同程度的钙化，胸廓的活动受限，肺功能进一步下降，使有效呼吸降低。

2. 病理式呼吸模式　慢性阻塞性肺气肿的患者，肺组织弹性逐渐减退，平静呼吸过程中膈肌的上下移动减弱，肺通气功能明显减少。为了弥补呼吸量的不足，患者加紧胸式呼吸，增加呼吸频率，甚至动用了辅助呼吸肌（如胸大肌、三角肌、斜方肌等），来提高氧的摄入，形成了病理式呼吸模式。这种病理式呼吸模式使正常的腹式呼吸模式无法建立，进一步限制了有效呼吸。

3. 呼吸肌无力　患者呼吸困难及病理性呼吸模式的产生，有效呼吸减少，影响了膈肌、胸大肌、肋间肌等呼吸肌的活动，失代偿后产生呼吸肌无力。

4. 能耗增加和活动能力减退　病理式呼吸模式中，许多不该参与呼吸运动的肌群参与了呼吸运动，同时呼吸困难常使患者精神和颈背部乃至全身肌群紧张，机体体能消耗增加。另外，患者因惧怕出现劳累性气短，限制自己的活动，甚至长期卧床，丧失了日常活动能力和工作能力。

5. 心理障碍　患者因长期有效通气功能下降。机体供氧不足，导致乏力、气短、精神紧张，部分重度患者可出现喘息，影响了休息和睡眠。反过来又增加了患者体能的消耗，形成恶性循环，给患者带来极大的心理压力和精神负担，产生焦虑、紧张、暴躁和压抑等心理症状，有些患者伴有各种神经精神症状。

# 三、康复护理评估

## （一）影像学检查

COPD 患者早期胸片可无变化，以后可出现肺纹理增粗、紊乱等非特异性改变。并发肺气肿时，可见肋间隙增宽，膈低平，两肺透亮度增加。心脏常呈垂直位，心影狭长。X 线胸片改变对 COPD 诊断特异性不高，主要作为确定肺部并发症及与其他肺疾病鉴别之用。高分辨 CT，对 COPD 的鉴别诊断也有一定意义。

## （二）运动能力评估

呼吸功能评估的目的是了解掌握患者运动能力的大小，其在运动时是否需要氧疗，指导制定安全、适宜、个体化的运动治疗方案。通过运动功能试验可获得最大耗氧量、无氧阈、定量运动耗氧量等资料。主要的测定方法有：

1. 运动负荷试验　让患者在运动仪（活动平板、功率自行车）上进行运动量按一定程序递增的运动，通过心电图仪和气体分析仪，对运动中的心肺功能和体力情况进行动态分析。常用的指标有：最大吸氧量、最大心率、最大代谢当量（METs）值、运动时间等相关量化指标来评估患者运动能力。

2. 计时步行距离测定　6min 或 12min 的计时步行距离是呼吸康复中最常用的评定运动功能的方法。这种方法容易掌握，不需要特殊仪器。一般用于身体状况差、体能低下的患者，或不具备运动负荷试验条件的情况。试验结束后，记录患者行走总距离，以及暂停和吸氧的次数及时间，以判断患者的运动能力及运动中发生低氧血症的可能性。

3. 耐力运动试验　为了使康复计划更加有效，应于训练计划开始前和完成时，用一些运动耐力的标准测量进行评估，如在固定自行车上或步行器上，用最大负荷（由开始的渐进练习试验测得）测定耐力，选用的固定负荷为最大负荷的 75% ~85%，并记录其速度和时间。

4. 呼吸肌力测定　呼吸肌是肺通气功能的动力泵，主要由肋间肌、膈肌和腹肌组成。呼吸肌功能评定 3 项指标中最重要的一项是呼吸肌力测定，包括最大吸气压（MIP 或 PIMAX）、最大呼气压（MEP 或 PEMAX）以及跨膈压的测定。它反映吸气和呼气期间可产生的最大能力，代表全部吸气和呼气肌肉的最大功能，是咳嗽和排痰能力的一个指标。

## （三）COPD 严重程度评估

1. 根据呼吸短促程度　1级：无气短气急；2级：稍感气短气急；3级：轻度气短气急；4级：明显气短气急；5级：气短气急严重，不能耐受。

2. 根据呼吸功能改善或恶化程度　可以用以下分值半定量化。–5：明显改善；–3：中等改善；–1：轻度改善；0：不变；1：加重；3：中等加重；5：明显加重。

3. 根据美国医学会《永久损伤评定指南》（GEPI）　见表8–11。

表8–11　呼吸困难分级

| 分级 | 特点 |
| --- | --- |
| 轻度 | 在平地行走或上缓坡时出现呼吸困难，在平地行走时，步行速度可与同年龄、同体格的健全人相同，但在上缓坡或上楼梯时则落后 |
| 中度 | 与同年龄、同体格的健康人一起在平地走时或爬一段楼梯时有呼吸困难 |
| 重度 | 在平地上按自己的速度行走超过4~5分钟后出现呼吸困难，患者稍用力即出现气短，或在休息时也有气短 |

4. 根据日常生活能力　分为0~5级。

0级：虽存在不同程度的肺气肿，但活动如常人，对日常生活无影响，活动时无气短。

1级：一般劳动时出现气短。

2级：平地步行无气短，较快行走、上坡或上下楼梯时气短。

3级：慢走不及百步即有气短。

4级：讲话或穿衣等轻微动作时即有气短。

5级：安静时出现气短、无法平卧。

## （四）肺功能测试

COPD的严重程度通过测定呼吸通气功能确定。以第一秒用力呼气容积（$FEV_1$）百分比预计值和第一秒用力呼气容积占用力肺活量之比（$FEV_1/FVC$）两个指标反映气道阻力和呼气流速的变化最实用。当COPD发展到有小气道阻塞时，表现为最大呼气流量–容量曲线降低，此指标比$FEV_1$更为敏感。当发展到并发肺气肿时，表现为通气功能障碍，如$FEV_1$、最大通气量（MMV）等降低。肺活量（VC）正常或轻度下降，功能残气量（FRC）、残气量（RV）、肺总量（TLC）均增大。吸入支气管扩张药后，$FEV_1$<正常预计值的80%，同时，$FEV_1/FVC$<70%，可确定为不完全可逆性气流受限，明确诊断为COPD。

## （五）血气分析

对确定COPD患者发生低氧血症、高碳酸血症、酸碱平衡失调以及判断呼吸衰竭的类型有重要价值。

## （六）日常生活活动与生存质量评定

1. 日常生活能力评定　COPD患者常常有日常生活或活动方面的障碍。评定主要包括日常活动、自我照顾、家务劳动、购物、交通（活动性）以及人际关系等。

2. 生存质量评定　针对呼吸系统疾病的生活质量评估量表，常用圣·乔治呼吸问卷。在我国的卫生部项目"慢性阻塞性肺疾病缓解期康复治疗"的研究成果中，提出了我国COPD患者生活质量评价量表，结果具有很好的可靠性和有效性。全表共有35项，每项分为4个等级，质量由高到低评为1~4分。通常在康复治疗前后，由患者在医务人员的指导下完成。

## （七）营养状况评估

理想的营养状况有利于患者获得最好的健康状况，改善呼吸肌总体感觉和功能，从而改善疾病状况。同时，COPD患者营养不良，可以使疾病恶化，死亡危险性增加。最简便的方法是查看皮下脂肪的充实程度。通常前臂曲侧或上臂伸侧下1/3部位脂肪分布个体差异较小，所以被作为判断皮下脂肪充实程度最适宜、最方便的部位。体质指数（body mass index，BMI）是世界卫生组织于1990年公布的、反映成人体重与身高关系、判断人体胖瘦程度的一项重要指标。BMI < 18.5 为营养不良，BMI > 25 为肥胖。

### （八）心理社会评估

护士应详细了解家庭和患者对疾病的态度。COPD 患者由于病程长、疗效差、长期治疗增加家庭经济负担，极易出现焦虑、抑郁、失落、否认、发怒和孤独的心理状态。家属对患者的关心和支持不足，以及医疗费用保障不足，会使患者产生悲观、绝望、失去自信自尊、躲避生活和退出社会等心理。此外，由于 COPD 患者慢性缺氧，引起器质性脑损害，表现出认知、情绪等障碍。因此，需对 COPD 患者进行相应的心理评估。

## 四、康复护理原则与目标

1. 康复护理原则　COPD 患者的康复护理应遵循个体化、整体化、严密观察循序渐进、持之以恒的原则。

（1）个体化原则：依据 COPD 不同阶段、不同并发症、不同全身情况、不同康复要求、不同职业情况、不同家庭情况等，制订不同的康复护理方案。

（2）整体化原则：不仅针对呼吸功能，而且要结合心脏功能、心理功能、全身体能和环境因素进行全面康复护理。

（3）循序渐进原则：COPD 患者在实施康复护理时，内容应由少到多，程度由易到难，训练量由小到大，使患者逐渐适应。注意运动强度、运动时及运动后反应，严防呼吸性酸中毒和呼吸衰竭。

（4）持之以恒原则：COPD 的整体康复不仅局限于急性发作期，而应长期康复，减轻病痛和改善功能。患者坚持一段时间的康复训练之后，要根据实施情况定时评定，及时调整康复护理方案。

2. 康复护理目标　分为短期目标和长期目标。

（1）短期目标：①改善胸廓活动，获得正常的呼吸方式，教育引导形成有效的呼吸模式，支持和改善心肺功能；②提高机体能量储备，改善或维持体力，提高患者对运动和活动的耐力；③改善心理状况，建立"控制呼吸能力"的自信心，放松精神，缓解焦虑、抑郁、紧张、暴躁等心理障碍。

（2）长期目标：①开展积极的呼吸和运动训练，发掘呼吸功能潜力，通过物理医学手段治疗和预防并发症，消除后遗症；②提高机体免疫力，改善全身状况，增加日常生活自理能力，减少对住院的需求。

## 五、康复护理措施

### （一）保持和改善呼吸道的通畅

1. 良姿位　患者采取坐位或半卧位，有利于肺扩张。

2. 指导患者进行有效咳嗽　咳嗽是呼吸系统的一种防御性反射，可以在主观控制下产生自主性咳嗽，也可因气道受到刺激产生反射性咳嗽。COPD 患者必须配合用力呼气技术进行有效咳嗽，避免持续性反射性咳嗽，后者可使胸腔内的压力过度增高，给患者带来危险。有效咳嗽，气道内黏液必须有一定厚度，无或仅有少量稀薄分泌物时，用咳嗽来清理气道是无效的，有时还会加重疲倦、胸痛、呼吸困难和支气管痉挛。应让患者学会和掌握有效咳嗽方法和时机。具体方法参照排痰技术中的有效咳嗽训练和辅助咳嗽技术。

3. 胸部叩击和振动　临床上体位引流时配合胸部叩击技术，可使黏附在支气管内的分泌物脱落并移至较大的支气管较易排出。叩击时，应持续一段时间或直到患者需要改变体位想要咳嗽，治疗师应保持肩、肘和腕部灵活和松弛的操作。此操作不应引起身体不舒适或者疼痛。高龄或皮肤易破损者可用薄毛巾或其他保护物包盖在叩击部位以保护皮肤。注意观察患者的生命体征和表情。良好的振动操作来自治疗师从肩到手的等长收缩上肢的肌肉。胸部叩击和振动具体方法参照排痰技术中的叩击和振动技术。

4. 体位引流　通过摆放适当的体位，使患者受累肺段支气管尽可能垂直地面，利用重力作用，促使肺叶特别是肺段气道内的分泌物引流排出。适用于神志清楚、体力较好，分泌物较多的老年人。

引流体位的原则：应将病变部位置于高处，使引流支气管的开口方向向下（表8-12）。

**表8-12 常见的肺部引流体位**

| 引流部位 | 患者体位 |
| --- | --- |
| 双上叶前段 | 仰卧位 |
| 双上叶尖段前部 | 躯干后倾坐位 |
| 双上叶尖段后部 | 躯干前倾坐位 |
| 左上叶后段 | 右侧卧位，左侧向前转45°，头侧抬高45° |
| 右上叶后段 | 左侧卧位，右侧向前转45° |
| 左舌叶 | 右侧卧位，左侧向后转45°，头低位30° |
| 右中叶 | 左侧卧位，右侧向后转45°，头低位30° |
| 双下叶前基底段 | 仰卧，头低位45° |
| 双下叶后基底段 | 俯卧，头低位45° |
| 双下叶背段 | 俯卧位 |
| 左下叶外基底段和右下叶内基底段 | 右侧卧，头低位45° |
| 右下叶外基底段 | 左侧卧，头低位45° |

## （二）呼吸训练

1. 放松练习　放松练习有利于气急、气短所致的肌肉痉挛和精神紧张症状的缓解，减少体内能量消耗，提高呼吸效率。患者可采取卧位、坐位或站立体位，放松全身肌肉。还可以选择一个安静的环境，进行静气功练习或借助肌电反馈技术进行前额和肩带肌肉的放松。对肌肉不易松弛的患者可以教给放松技术，让患者先充分收缩待放松的肌肉，然后再松弛紧张的肌肉，达到放松的目的。还可以做肌紧张部位节律性摆动或转动，以利于该部肌群的放松。缓慢地按摩或牵拉也有助于紧张肌肉的放松。

2. 腹式呼吸　COPD患者多见于老年人胸廓活动受限。同时，患者胸廓多呈桶状，横膈下降，肋骨平直，肋间隙增宽，多已处于吸气位。为了获得足够的氧，患者改用胸式呼吸。由于病情发展，胸式呼吸也发生困难，故动用辅助呼吸肌增加通气量。辅助呼吸肌运动吸气时抬肩、伸颈、腹肌收缩、呼吸表浅、频率增快，不但未增加通气量，还减少了肺的有效呼吸。此时宜做腹式呼吸训练，增加膈肌运动，使浅快呼吸转为深慢呼吸，呼吸频率减少，呼吸量增加，提高呼吸效率。

腹式呼吸是一种低耗高效的呼吸模式，是COPD患者康复的重要措施。腹式呼吸的关键在于协调膈肌和腹肌在呼吸运动中的活动。它通过增加膈肌活动度提高通气功能，降低呼吸肌耗氧量。吸气时，膈肌收缩下降，腹肌松弛，保证最大的吸气量。呼气时，腹肌收缩帮助膈肌松弛，并随腹腔内压增加而上抬，增加呼气潮气量。

呼吸运动时，尽可能减少辅助呼吸肌的无效劳动，可采用腹部加压暗示呼吸法：患者取仰卧位、半卧位或坐位，一只手按压在上腹部，另一只手放在胸部感知胸廓活动。先闭嘴，经鼻腔做深吸气，上腹部对抗该手的压力，隆起腹部，而放在胸上的手使胸廓运动保持最小。呼气时，患者腹部下沉，此时该手再稍加压用力，使腹内压进一步增高，迫使膈肌上抬。也可在腹部放一个小重物以进行抗阻力呼吸训练。该压力既可吸引患者的注意力，又可诱导呼吸的方向和部位。每日2~3次，每次10~15min，持续6~8周。以后逐渐增加次数和时间，争取成为自然呼吸习惯。横膈活动范围每增加2~3cm，可有效地增加通气量达500ml以上。

3. 缩唇呼吸　也称吹笛样呼气法：患者闭嘴经鼻吸气后，将口唇收拢为吹口哨状，让气体缓慢地通过缩窄的口形，徐徐吹出。一般吸气2s，呼气4~6s，呼吸频率<20次/分。这一方法可以减少下呼吸道压力递减梯度，避免小气道过早闭合。呼气的时间不必过长，否则会导致过度换气。呼气流量以能使距口唇15~20cm处的蜡烛火焰倾斜而不熄灭为度，以后可逐渐延长距离至90cm，并逐渐延长时间（图8-11）。

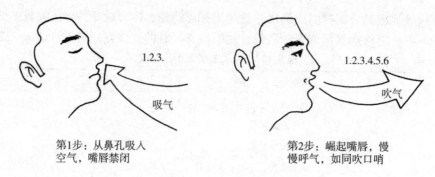

第1步：从鼻孔吸入　　　　　　　第2步：崛起嘴唇，慢
空气，嘴唇禁闭　　　　　　　　　慢呼气，如同吹口哨

**图 8 - 11　缩唇呼吸**

4. 主动呼气的习惯代替主动吸气的习惯　患者在呼气时轻轻收缩腹肌，使横膈上升，胸廓下降。每次呼气后不要急于吸气，应稍停片刻，适当延长呼气过程，减少肺泡内残存的气体。然后放松肌肉，轻轻吸气。这样，不但增加了呼气量，吸气量自然而然增加，使呼吸更加完全。

初练者应避免过多的深呼吸而发生过度通气综合征，每练习 3 ~ 5 次后暂停数分钟，然后再练，反复练习直到完全掌握。

### （三）提高活动能力的训练

1. 氧疗　COPD 患者由于通气和换气功能障碍导致缺氧和二氧化碳潴留。如 $PaO_2$ 持续低于 6.67kPa（50mmHg）或氧饱和度（$SO_2$）< 90%，给氧起到关键作用。可通过鼻导管、面罩或机械通气给氧，$SaO_2$ 上升至 > 90% 或 $PaO_2$ > 8.0kPa（60mmHg），而 $PaCO_2$ 上升不超过 1.3kPa（10mmHg）。每天持续低流量（小于 5L/min）吸氧 10 ~ 15h，可改善活动协调性、运动耐力和睡眠。

2. 有氧训练　适当的运动训练主要是有氧训练。为使训练能成功且持久，训练方案应结合患者个体情况、兴趣和环境，简单易行却不昂贵。户外步行（走平路）是一种简单易行又有效的方法。游泳、踏车、上下楼梯、爬山、做呼吸操、气功等也是有效的锻炼方法。通常先作最简单的 12 分钟行走距离测定，了解患者的活动能力。然后采用亚极量行走和登梯练习，改善患者的耐力。开始进行 5 分钟活动，休息适应后逐渐增加活动时间。当患者能耐受每次 20 分钟运动后，即可增加运动量。每次运动后心率应至少增加 20% ~ 30%，并在停止运动后 5 ~ 10min 恢复到安静值。

3. 上肢锻炼　上肢锻炼可以加强辅助呼吸肌群的力量，如胸大肌、胸小肌等。可以让患者用体操棒作高度超过肩部的各个方向的练习或高过头的上肢套圈练习，还可让患者手持重物（0.5 ~ 3kg）做高过肩部的活动，每活动 1 ~ 2min，休息 2 ~ 3min，每日 2 次。

4. 下肢训练　可以增加 COPD 患者的活动耐力、减轻呼吸困难的症状、改善整体功能和精神状态。呼吸功能康复锻炼过程传统上集中在下肢训练，常用活动平台 Treadmill，或步行、登山、骑车等方法。以骑自行车和行走锻炼的方式训练耐力是最常见的训练方法。

### （四）作业治疗

有针对性地选择可以提高全身耐力和肌肉耐力的作业活动，改善心肺功能，恢复活动能力。如训练上肢活动功能，内容包括日常生活活动能力、自我照顾能力（如穿衣、洗漱、洗澡、烹饪、清洁等能力）；功能性训练，如写字、打字等；娱乐消遣类训练，如绘画、园艺、弹琴等；生产性训练，如木工、编织、缝纫等。患者往往因呼吸问题和精神紧张，不能独立完成日常生活活动，日常生活活动能力的训练应为此设计。为了增强患者独立生活的信心，减少对他人的依赖，治疗师应提供患者功能状况的信息，必要时进行家庭和周围环境的改造，使患者发挥更大的潜能。康复的目的是使患者回归家庭、重返社会，治疗师可以指导患者根据实际情况，选择可以胜任的工作进行操作练习。

### （五）营养支持

营养状态是 COPD 患者症状、残疾和预后重要的决定因子。合理的膳食安排、食品调配、科学的烹饪方法、正确的饮食制度，可以改善代谢功能，增强机体抵抗力，促进疾病的康复。营养不良的主要原因是进食不足，能量消耗过大。约 25% COPD 患者体重指数下降，体重指数下降是导致 COPD 患者死亡的危险因素。营养过剩是由于进食过度和缺乏体力活动造成的，表现为肥胖。肥胖者呼吸系统做功增加，加剧了 COPD 患者症状，减肥是这类患者需要强调的内容。

## （六）中国传统康复疗法

太极拳、五禽戏、八段锦等对慢性阻塞性肺疾病有良好治疗作用，针灸、穴位按摩等也有一定的作用。中国传统方法强调身心调整训练，基本锻炼方法和要领有其共同之处，如调身——调整体态，放松自然；调心——调整神经、精神状态以诱导入静；调息——调整呼吸，柔和匀畅，以横膈呼吸为主。防感按摩操已经得到较普遍的应用，基本方法有按揉迎香穴、擦鼻两侧、按太渊穴、浴面拉耳和捏风池穴。

## （七）心理康复

心理社会支持是 COPD 康复治疗方案中的一个重要组成部分。COPD 患者由于严重的咳嗽、咳痰、气短、胸闷等，不能正常工作、生活和学习。患者心理常感到无望、抑郁、焦虑、失落、否认、发怒和孤独。心理康复可改善异常的心理状态，有助于患者以积极主动的态度参与康复治疗，提高疗效。

# 六、康复护理指导

1. 用药指导　患者在开始康复之前应根据情况给药，包括支气管扩张剂、黏液溶解剂、祛痰药、糖皮质激素、抗生素和抗过敏药等。在呼吸道感染过程的初期应尽早给予药物治疗，可采用雾化吸入的方式。同时根据需要湿化空气、摄入充足的液体，促进气道分泌物的清除。

2. 疾病知识指导　为了获得满意的康复治疗效果，患者及家属的主动参与和积极配合是非常重要的，这种自觉程度是建立在对疾病和康复治疗的认识基础之上的。所以，应向患者及家属解释本病的发生、发展过程及导致疾病加重的因素；嘱患者注意防寒、保暖，防治各种呼吸道感染；告知患者戒烟是防治本病的重要措施；改善环境卫生，加强劳动保护，避免烟雾、粉尘和刺激性气体对呼吸道的影响；在呼吸道传染病流行期间，尽量少去公共场所。

3. 康复训练指导　同大多数慢性病一样，慢性阻塞性肺病患者的康复训练对于锻炼呼吸肌力量、改善生活质量较为重要。根据患者心肺功能和体力情况，为患者制订康复锻炼计划，如慢跑、快走、打太极拳等，提高机体抵抗力。鼓励患者采取坐位或半卧位，进行有效咳嗽、胸部叩击、体位引流，保持和改善呼吸道的通畅。指导患者进行放松练习、腹式呼吸、缩唇呼吸、以主动呼气的习惯代替主动吸气的习惯等呼吸训练。鼓励患者进行耐寒锻炼，如冷水洗脸、洗鼻等。教会患者及家属判断呼吸困难的程度，合理安排工作和生活。康复训练一定要在病情稳定的时候进行，在训练中如果感到不适及时与医生取得联系。量力而行、循序渐进、持之以恒。

4. 家庭氧疗指导　让患者及家属了解吸氧的目的及必要性。长期持续低流量（小于 5L/min）吸氧可提高患者生活质量，使 COPD 患者生存率提高 2 倍。告知患者吸氧时注意安全，远离火源、高温，搬运时要轻拿轻放，防止火灾和爆炸。吸氧过程中禁止吸烟。氧疗装置要定期更换、清洁和消毒。

5. 戒烟指导　吸烟是公认的 COPD 危险因素之一。提高 COPD 治疗效果首先应戒烟。戒烟可使支气管壁的炎症减轻，黏液分泌减少，感染危险性降低，使支气管扩张剂发挥更有效的作用。在 COPD 的任何阶段戒烟，均可以延缓病情的发展和恶化，COPD 患者进行肺康复时如果仍在吸烟，必须将戒烟放在第一位。患者的承诺，医务人员提供帮助，使用尼古丁替代剂，以其他活动（如运动、深呼吸、散步等）转移自己对香烟的向往等，均会给戒烟提供有效的方法。针对性强的宣传教育也十分重要。

国外一项研究发现，慢性阻塞性肺疾病的易患患者，如果从 25 岁开始吸烟，大约 45 岁时就已经成为慢性阻塞性肺疾病的患者了，60～65 岁时可能发生严重的呼吸衰竭，其寿命平均不到 70 岁；已经患有慢性阻塞性肺疾病的患者如果在 45 岁开始戒烟，一般在 85 岁前不会发生呼吸衰竭，其预期寿命不会受到影响。

6. 预防感冒指导　COPD 患者易患感冒，继发细菌感染后，可使支气管炎症加重。可采用冷水洗脸、食醋熏蒸、积极参加户外体育运动锻炼、增强呼吸道局部免疫力、增强体质的方法来预防感冒。

（隋玉华）

# 参考文献

[1] 顾力华. 中风病临床实用康复技术. 北京: 中国中医药出版社, 2018.

[2] 陈锦秀. 康复护理技术全书. 北京: 科学出版社, 2018.

[3] 霍秀芝. 实用小儿脑瘫现代康复. 北京: 中国协和医科大学出版社, 2014.

[4] 王俊华. 康复治疗基础. 北京: 人民卫生出版社, 2014.

[5] 赵永康. 中医康复学. 北京: 科学出版社, 2018.

[6] 陈健尔, 甄德江. 中国传统康复技术. 北京: 人民卫生出版社, 2014.

[7] 范建中. 神经康复病例分析脑卒中康复治疗. 北京: 人民卫生出版社, 2016.

[8] 陈立典. 认知功能障碍康复学. 北京: 科学出版社, 2018.

[9] 郭铁成, 黄晓琳, 尤春景. 康复医学临床指南. 北京: 科学出版社, 2016.

[10] 王文燕, 等. 实用特殊儿童康复与训练. 山东: 山东大学出版社, 2016.

[11] 励建安, 张通. 脑卒中康复治疗. 北京: 人民卫生出版社, 2016.

[12] 何天有, 等. 脑卒中偏瘫的康复训练与针灸治疗. 北京: 中国中医药出版社, 2014.

[13] 桑德春. 老年康复学. 北京: 科学出版社, 2016.

[14] 孙晓莉. 作业疗法. 北京: 人民卫生出版社, 2016.

[15] 沈光宇. 康复医学. 南京: 东南大学出版社, 2016.

[16] 李晓捷. 实用儿童康复医学. 北京: 人民卫生出版社, 2016.

[17] 陈红霞. 神经系统疾病功能障碍. 北京: 人民卫生出版社, 2016.

[18] 陈立典, 吴毅. 临床疾病康复学. 北京: 科学出版社, 2016.

[19] 刘立席. 康复评定技术. 北京: 人民卫生出版社, 2016.

[20] 郭华. 常见疾病康复. 北京: 人民卫生出版社, 2016.

[21] 陈启明. 骨关节医学与康复. 北京: 人民卫生出版社, 2015.

[22] 陈卓铭. 特殊儿童的语言康复. 北京: 人民卫生出版社, 2015.

[23] 古剑雄. 临床康复医学. 北京: 科学出版社, 2015.

[24] 高强. 康复医学基础. 西安: 第四军医大学出版社, 2015.

[25] 郑彩娥. 实用康复护理学. 北京: 人民卫生出版社, 2018.